"十二五"职业教育国家规划教材

经全国职业教育教材审定委员会审定

供高职高专药学类、药品类等专业使用

药 剂 学

（第二版）

主　编　朱照静　贾　雷

副主编　祁秀玲　樊　燕　肖　兰　林凤云

编　者　（按姓氏汉语拼音排序）

樊　燕　贵阳护理职业学院

贾　雷　淄博职业学院

林凤云　重庆医药高等专科学校

李　鹏　沧州医学高等专科学校

祁秀玲　沧州医学高等专科学校

邱妍川　重庆医药高等专科学校

王丽梅　淄博职业学院

肖　兰　长沙卫生职业学院

余　巧　惠州卫生职业学院

张　晶　运城护理职业学院

张小勇　皖西卫生职业学院

朱照静　重庆医药高等专科学校

U0313714

科学出版社

北　京

内　容　简　介

药剂学(第二版)内容依据现行版 GMP 和《中国药典》,对药剂学的相关概念、药品质量标准、药品质量要求等进行了调整。本版教材与前版教材相比增加了一些内容,如药剂学相关概念、药品法律法规、制药卫生、溶液剂的形成理论、粉体学基础等;在剂型的安排上根据形态和制备方法进行分类,有利于掌握各剂型类别的特点和制备方法等。

本教材供高职高专药学类、药品类专业教学使用。

图书在版编目(CIP)数据

药剂学 / 朱照静,贾雷主编. —2 版. —北京:科学出版社,2015.1
"十二五"职业教育国家规划教材
ISBN 978-7-03-042388-7

Ⅰ. 药… Ⅱ.①朱… ②贾… Ⅲ. 药剂学-高等职业教育-教材 Ⅳ. R94

中国版本图书馆 CIP 数据核字(2014)第 257062 号

责任编辑:秦致中　格桑罗布 / 责任校对:胡小洁
责任印制:张欣秀 / 封面设计:范璧合

科 学 出 版 社 出版
北京东黄城根北街 16 号
邮政编码:100717
http://www.sciencep.com

北京虎彩文化传播有限公司 印刷
科学出版社发行　各地新华书店经销
*
2010 年 6 月第 一 版　　开本:787×1092　1/16
2015 年 1 月第 二 版　　印张:29
2019 年 4 月第十次印刷　　字数:695 000
定价:69.90 元
(如有印装质量问题,我社负责调换)

前　　言

药物在临床使用前都必须制成适合于临床应用且安全、有效、稳定的给药形式，即药物剂型。药剂学是以药物剂型的基本理论、处方设计、制备工艺、生产设备、质量控制及临床合理应用等多学科渗透的综合性技术学科。

随着我国高职高专教育教学改革的不断深入，专科层次的药学教育课程体系正在发生着深刻的变革，各学校都在积极探索药学教学内容与课程体系改革办法，并取得了显著的成效。

本教材本着由浅入深，从感性到理性，从理论到实践的原则，经与同行专家的探讨，在内容体系上进行了新的探索。参加编写的主编、副主编也都是多年从事药剂学教学与科研工作、药品生产的同志，具有丰富生产实践经验和教学经验，对教材内容、结构、编排进行了充分讨论，并咨询了医药企业专家的意见。

本教材吸收了现行《药剂学》教材及医药行业的最新成果，按照 GMP 药物制剂相关岗位任职要求，对上一版《药剂学》进行了调整、补充和提高，注重药学学生素质培养，注重理论与实践的有机结合，注重综合知识运用能力的培养，对实际工作环境和主要工作岗位所需知识进行了重点描述，实训内容结合了医药企业的生产工艺，并对生产工艺进行了分析讨论。

教材内容参照了现行版药品生产质量管理规范（GMP）和《中华人民共和国药典》，对药剂学的相关概念、药品质量标准、药品质量要求等进行了调整，以更好地适应企业的实际。

教材中增加"知识链接"、"拓展提高"、"案例分析"、"课堂互动"等教学内容，增加了教材的趣味性、拓展了学生的知识面。

教材强化了常规剂型的制备生产方法和设备的介绍，增加岗位所需的知识内容。教材配备了多媒体课件、实训、习题，更方便教学内容的理解和掌握。

教材与执业药师考试大纲进行了对接，全面覆盖知识点与考点。"目标检测"采用历年执业药师考试真题及高仿真模拟试题，搭建执业药师证书的绿色通道。

本教材与前版教材相比增加了一些内容，如药剂学相关概念、药品法律法规、制药卫生、溶液剂的形成理论、粉体学基础等。在剂型的安排上根据形态和制备方法进行分类，有利于掌握各剂型类别的特点和制备方法等。

本教材适用于药学类院校专科专业的教学，也可作为从事药物制剂开发与研制的科技人员的参考用书。

药剂学涉及的基础知识及技术领域非常广泛，专业性与实用性很强，并且本学科高职高专教育仍处于初级阶段，许多方面尚处于探索阶段；且限于编者的水平和时间的仓促，错误之处在所难免，希望读者提出宝贵意见和建议。

朱照静

2014 年 7 月 16 日于重庆

目　录

第一章 绪 论

学习目标

1. 掌握药剂学的概念及相关术语,熟悉药剂学的任务及分支学科。
2. 掌握药物剂型的重要性、药物分类方法及其特点。
3. 了解药物给药系统概念及分类。
4. 掌握药用辅料的概念、分类,熟悉药用辅料的安全性、与药剂学的关系。
5. 掌握药品标准的定义、特性及内容,熟悉药品标准的制定原则。
6. 了解药品管理法律体系及其内容。

第一节 药剂学概念及其相关常用术语

一、药剂学概念

药剂学是研究药物制剂的基本理论、处方设计、制备工艺、质量控制、临床合理使用等内容的综合性学科。药物不能以原料药直接用于临床,必须制成一定的形式,以利于充分发挥药物的治疗作用、减少毒副作用及便于运输、储存和应用。其宗旨是制备安全、有效、稳定、经济、方便使用的药物制剂。

随着药学科学的发展,人们不断加深了对药物的作用机制及药物在体内的吸收、分布、代谢、排泄等过程的认识,从而为制备安全、有效的制剂和选择合理的给药途径提供了理论依据,涌现出众多的药物新剂型,对提高患者的生命质量起到了重要的促进作用。

药剂学研究的内容涉及许多相关学科,如医学、生理学、病理学、生物化学、微生物学、药理学、物理化学、化学、物理学及化工原理、机械设备等。药剂学的研究成果与人的生命密切相关,其工作者应有扎实的理论基础与严格的科学作风。

二、药剂学的相关术语

(一) 药物与药品

1. 药物 用于治疗、预防、诊断疾病及有目的地调节人的生理功能的物质总称为药物,简称为药,包括原料药和药品。一般可分为天然药物、人工合成药物及生物技术药物三大类。

所有药物对患者既有益又有害,因此安全性是相对的。有效剂量和产生严重不良反应的剂量之间范围越宽,药物的安全性就越大。

2. 药品 用于预防、治疗、诊断疾病及有目的地调节人的生理功能,并规定有适应证或者功能主治、用法和用量的物质称为药品,包括中药材、中药饮片、中成药、化学原料药及其制剂、抗生素、生化药品、放射性药品、血清、疫苗、血液制品和诊断药品等。

药品是一种特殊的商品,具有以下特点。

(1) 种类复杂:药品按照功能与用途可分为抗生素类、心脑血管类、消化系统类、呼吸系统类等19类,每类用药又可进一步分类,如抗生素可分为氨基糖苷类、β-内酰胺类、大环内酯类、酰胺醇类等11种类型。由此可见,药品的种类复杂、品种繁多。

(2) 专属性强:药品是一种特殊商品,与医学紧密结合,与生命和健康息息相关。患者应在医生的指导下用药,才能达到治疗疾病、保护健康的目的。

(3) 质量严格:药品直接关系到人的身体健康甚至生命,其质量不能有半点马虎,必须确保安全、有效、均一、稳定,只有符合规定的产品才能允许销售。

(二) 假药与劣药

1. 假药　按照《中华人民共和国药品管理法》规定,有下列情形之一的为假药:①药品所含成分与国家药品标准规定的成分不符的;②以非药品冒充药品或者以他种药品冒充此种药品的。

有下列情形之一的药品按假药论处:①国务院药品监督管理部门规定禁止使用的;②依照本法必须批准而未经批准生产、进口,或者依照本法必须检验而未经检验即销售的;③变质的;④被污染的;⑤使用依照本法必须取得批准文号而未取得批准文号的原料药生产的;⑥所标明的适应证或者功能主治超出规定范围的。

2. 劣药　按照《中华人民共和国药品管理法》规定,药品成分的含量不符合国家药品标准的为劣药。

有下列情形之一的药品,按劣药论处:①未标明有效期或者更改有效期的;②不注明或者更改生产批号的;③超过有效期的;④直接接触药品的包装材料和容器未经批准的;⑤擅自添加着色剂、防腐剂、香料、矫味剂及辅料的;⑥其他不符合药品标准规定的。

(三) 药物制剂与药物剂型

1. 药物制剂　根据药典、部颁标准或其他规定处方,将原料药物加工制成具有一定规格的药物制品,简称制剂。

药物制剂解决药物临床应用和产生治疗作用的问题。例如,胰岛素是一种蛋白质,口服会被胃酸和酶分解,从而失去效用。但将胰岛素制成注射剂,直接注射,可避免口服造成的分解,从而发挥降糖作用。

2. 药物剂型　将原料药加工制成适合于医疗或预防应用的形式,简称剂型。例如,汤剂、散剂、丸剂、片剂、胶囊剂、注射剂等。

为了达到临床最佳治疗效果,根据治疗作用不同,同一种药物可加工成不同的剂型供临床使用。例如,左氧氟沙星有注射剂、滴眼剂、片剂、胶囊、软膏剂等。

(四) 制剂学与调剂学

1. 制剂学　研究药物制成适宜形式(剂型),以满足医疗用途需要的一门综合性应用技术学科。

2. 调剂学　调剂是指依据医师的处方笺,将药品调制成患者易于服用、能发挥预期疗效的剂型,以供特定的患者在一定时间内服用的操作技术。将研究此种技术的学问称为调剂学。

中药调剂学是指调剂人员根据医师处方,按照中药配方程序和原则,及时、准确地配制和发售药剂的一项操作技术。

(五) 方剂与处方

1. 方剂　按照医师处方为某一位患者专门调制,并且明确指出用法、用量的药剂。

在中医学中,方剂是在中医理论的指导下,经辨证审因、决定治法之后,选择适当的中药,按组方原则,酌定用量、用法,妥善配伍而成。

2. 处方　医生对患者用药的书面文件,是药剂人员调配药品的依据,具有法律、技术、经济责任。

处方分为医生处方、协定处方、法定处方。

处方共有三部分:①处方前记,包括医院全称、科别、患者姓名、性别、年龄、日期等,可添加特殊要求的项目,如麻醉药品和第一类精神药品处方还应当包括患者身份证号码,代办人姓名、身份证号码;②处方正方,处方以"R"或"RP"起头,意为拿取下列药品;接下来是处方的主要部分,包括药品的名称、剂型、规格、数量、用法等;③处方后记,包括医生、药剂人员、计价员签名以示负责,签名必须签全名。

(1) 法定处方:指药典、部颁标准和地方标准收载的处方。它具有法律的约束力,在制造或医师开写法定制剂时,均需遵照其规定。

(2) 协定处方:一般是根据某一地区或某一医院日常医疗用药需要,由医院药剂科与医师协商共同制定的处方。它适于大量配置和储备药品,便于控制药物的品种和质量、减少患者等候取药的时间。它的合理应用有其一定的优点,但还必须注意到,由于协定处方难以适应病情变化的多种要求,所以用它来完全代替医师处方是不恰当的。

(3) 医师处方:医师对个别患者用药的书面文件。处方除了作为发给患者药剂的书面文件外,还具有法律上、技术上和经济上的意义。由处方而造成的医疗事故,医师或药剂人员均负有法律责任。

(六) 处方药与非处方药

1. 处方药(Rx)　指有处方权的医生所开具出来的处方,并由此从医院药房购买的药物。这种药通常存在安全风险,必须在医生指导下使用。

处方药大多属于以下几种情况:①上市的新药,对其活性或副作用还要进一步观察;②可产生依赖性的某些药物,如吗啡类镇痛药及某些催眠安定药物;③药物本身毒性较大,如抗癌药物;④用于治疗某些疾病所需的特殊药品,如心脑血管疾病的药物,须经医师确诊后开出处方,并在医师指导下使用。

2. 非处方药(OTC)　指患者可根据药品说明书,自选、自购、自用的药物。这类药毒副作用较少、较轻,而且也容易察觉,不会引起耐药性、成瘾性,与其他药物相互作用也小,在临床上使用多年,疗效肯定。非处方药主要用于病情较轻、稳定、诊断明确的疾病。

(七) 新药与成药

1. 新药　指化学结构、药品组分和药理作用不同于现有药品的药物。根据《中华人民共和国药品管理法》及 2007 年 10 月 1 日开始执行的新《药品注册管理办法》,新药系指未曾在中国境内上市销售的药品。对已上市药品改变剂型、改变给药途径、增加新适应证的药品,不属于新药,但药品注册按照新药申请的程序申报。

2. 成药　一般系指按疗效确实、应用广泛的处方,将原料药物加工配制成一定剂量和规格的药剂,在其包装标签上其说明书中详细注明包括:批准文号、品名、规格、含量(保密品种除外)、应用范围、适应证、用法、禁忌、注意事项等,以便医疗单位和患者购用。

中成药是以中草药为原料,经制剂加工制成各种不同剂型的中药制品,包括丸、散、膏、丹各种剂型。

第二节　药剂学的任务

药剂学的基本任务是将药物制成适于临床应用的剂型,能批量生产的安全、有效、稳定、可控、经济的制剂。

一、研究药剂学基本理论

药物制剂涉及药物的理化性质、生物药剂学性质、药物动力学性质、药用辅料、临床合理应用等。如利用表面活性剂形成胶束理论来增加药物溶解度,以提高药物的生物利用度的研究;利用粉体学理论来解决固体物料的混合均匀性问题,以解决固体制剂的含量均匀性;利用片剂的压缩成形理论,解决片剂存在的崩解、溶出等问题。通过处方设计、制备工艺、质量研究、生物药剂学及药物动力学研究等手段,将药物制成安全、有效、稳定、经济、适宜于临床应用的药物制剂。

二、提高药物制剂的质量

药物制剂制备涉及药物、药用辅料、生产工艺、制剂处方、制剂生产等,任何一个环节出现问题,都将影响药物制剂的质量。因此,应采用工业药剂学的理论和方法对药物制剂制备中各环节进行研究,以提高药物制剂的质量。例如,采用三维混合技术可显著改善药物的混合均匀度,保证药物最小剂量的准确性;采用微粉化技术可改善难溶性药物的溶解度,提高药物生物利用度及临床治疗效果。

三、新制剂的研究和开发

高效、速效、长效、控释、定位、靶向制剂是药物制剂发展的方向,这些制剂可增强药物的治疗效果、降低毒副作用、增加药物的适用范围。例如,抗癌药物毒副作用强,将其制成脂质体,可达到靶向、高效、低毒的效果;经皮给药制剂可避免肝脏首过效应,维持稳定的血药浓度和随时终止给药,提高了药物的有效性和安全性。

四、生产工艺设计科学化

不同药物的物理性质、化学性质、生物活性差异大,在设计药物制剂生产工艺时,应充分考虑药物性质,选择合适的工艺路线和工艺参数,保证药品质量。例如,采用烘箱干燥时,干燥时间长、温度高,易造成药物分解变质;采用沸腾干燥时,可缩短干燥时间,降低干燥温度,避免或减少药物分解。沸腾干燥的干燥温度、进风量、干燥时间等工艺参数对药物的水分含量、稳定性影响较大,应仔细设计,以获得最佳工艺参数。

五、中药新剂型的研究与开发

中医药是中华民族的宝贵遗产,在继承和发扬中医中药理论和中药传统制剂的同时,运用现代科学技术和方法实现中药制剂现代化,使中药制剂从传统剂型(丸、丹、膏、散等)迈进现代剂型的行列,是中药制剂走向世界必须努力的方向。已上市的中药制剂类型很多,如注射剂、颗粒剂、片剂、胶囊剂、滴丸剂、栓剂、软膏剂、气雾剂等20多个新的中药剂型。近年来中药缓释制剂和中药靶向给药的微球制剂等也在开发或研究中,丰富和发展了中药的新剂型和新品种,但中药新剂型的研究与开发仍然是我国药剂工作者面临的一项长期而艰巨的重要任务。

六、生物技术药物制剂的研究与开发

生物技术药物是不同于传统西药的一类药物,由于其理化性质的特殊性,其制剂有特殊的要求。例如,预防乙肝的基因重组疫苗、治疗严重贫血症的红细胞生长素、治疗糖尿病的人胰岛素、治疗侏儒症的人生长激素、治疗血友病的凝血因子等特效药都是现代生物技术药物的新产品,它们正在改变医药科技界的面貌,为人类解决疑难病症提供了最有希望的途径。基因、核糖核酸、酶、蛋白质、多肽、多糖等生物技术药物普遍具有活性强、剂量小、可治疗各种疑难病症的优点,但同时具有分子质量大、稳定性差、吸收性差、半衰期短等问题。寻找和发现适合于这类药物的长效、安全、稳定、使用方便的新剂型是摆在我们药剂工作者面前的艰巨任务。

七、药用辅料的研究与开发

药用辅料是影响药物成型及药物制剂治疗效果的重要因素,在药物制剂生产中占有重要地位,对药物制剂的新剂型开发、成本控制、批量生产、批间质量稳定具有重要意义。利用高分子材料学等理论和方法开发新型的药用辅料和对传统的药用辅料进行改造,使之更适合制剂生产和临床应用的要求。例如,淀粉作为药物辅料具有容易吸湿成团块、流动性差、可压性差等缺点,可采用物理法、化学法和酶法对淀粉进行改造,开发出预胶化淀粉、淀粉乙酸酯、羧甲基淀粉钠等,不但改善了淀粉的不足,而且扩展了淀粉的应用范围。

八、制药机械和设备研究与开发

制药机械和设备是制剂生产的重要工具,研究和开发新型制药机械和设备,对药物制剂的稳定、批量、经济生产具有重要意义,可保证药物制剂质量和用药安全。药物制剂设备按照《药品生产质量管理规范》的要求,正向着密闭、高效经济和自动化方向发展。固体制剂生产中已实现了集混合、制粒、制丸、干燥、包衣为一体的高效流化设备,可一步制出合格的缓释颗粒或微丸,减少交叉污染,降低劳动强度,提高生产效率,保证药品质量。

第三节 药剂学的分支学科

药剂学是以多门学科的理论为基础的综合性学科,在其不断发展过程中,各学科互相影响、互相渗透,形成了药剂学的分支学科。

一、工业药剂学

研究药物制剂工业化生产的基本理论、工艺技术、生产设备、质量控制和生产管理的学科。其基本任务是研究和设计如何将药物制成适宜的剂型,并能批量生产出品质优良、安全有效的制剂,以满足医疗用途的需要。

二、物理药剂学

以物理化学原理为指导,揭示药物与制剂的共性,用各种化学及物理的变化规律与机制来指导药剂实践。其主要内容:药物与辅料的固相性质、结构、物态、不均匀分散系、溶液、离子平衡、溶解度、相变化、络合化学动力学、分解动力学、胶体界面现象、微粉学、流变学、热力学等。

三、生物药剂学

研究药物及其剂型在体内的吸收、分布、代谢与排泄过程,阐明剂型因素、生物因素与药物疗效的关系,对药物制剂的给药途径、剂型设计具有重要的指导意义。

四、药物动力学

药物动力学简称药动学,研究药物及其代谢物在体内药物的存在位置、数量(或浓度)的变化与时间的关系,为指导合理安全用药、剂型设计等提供量化指标。

五、临床药学

以患者为对象,研究合理、有效与安全用药的科学。其主要内容包括:临床用制剂和处方的研究;药物制剂的临床研究与评价;药物制剂生物利用度研究;药物剂量的临床监控;药物配伍变化及相互作用研究等。

六、药用高分子材料学

研究各种药用高分子材料的合成、结构和性能,为药物制剂提供新型药用辅料。

第四节 药物剂型分类及特点

任何药物在供给临床使用前,均必须制成适宜于医疗用途的应用剂型。为了最大的发挥作用,根据用药目的,可将同一种药物加工成不同的剂型供临床使用,以提高患者的依从性,提高药物的治疗效果。

一、剂型的重要性

根据需要可将药物制成片剂、注射剂、胶囊剂、软膏剂、栓剂、气雾剂等多种剂型。药物剂型的重要性主要体现在以下几个方面。

1. 剂型可影响药物的治疗效果 不同的剂型对药物的治疗效果有显著的影响。例如,难溶性药物制成普通片剂,其药物溶出度常不能达到要求,导致血药浓度不能达到有效浓度,从而影响药物的治疗效果。将难溶性药物制成分散片或混悬液,可提高药物的溶出度,从而提高血药浓度,改善治疗效果。

2. 剂型可确定药物的治疗方向 多数药物改变剂型,不改变药物的用途,但有些药物改变剂型可改变其用途。例如,硫酸镁口服剂型用作泻下药;5%硫酸镁注射液静脉滴注,能抑制大脑中枢神经,有镇静、镇痉作用。依沙吖啶(即利凡诺)1%注射液用于中期引产,0.1%~0.2%溶液局部涂抹有杀菌作用。

3. 剂型可改变药物作用的速率 注射剂、吸入剂等,药物可直接进入血液或病灶部位,起效快,常用于急救或应急处理;口服制剂要经过崩解、溶出、吸收、循环等过程,药物起效慢;缓控释制剂、植入剂药物可缓慢释放,可减少给药次数。

4. 剂型可降低药物的毒副作用 氨茶碱是治疗哮喘病的常用药物,口服给药能引起心跳加快,若采用栓剂直肠给药可减轻或消除心跳加快的副作用。缓释、控释制剂能使血药浓度平稳,避免血药浓度的峰谷现象,从而降低药物毒副作用。

5. 剂型可增加药物的靶向作用 例如,静脉注射脂质体、微球、微囊等微粒,进入血液循环系统后,可被网状内皮系统的巨噬细胞吞噬,从而使药物浓集于肝、脾等器官,发挥出药物剂型的肝、脾靶向治疗作用。

二、剂型的分类方法及其特点

(一) 按给药途径分类

1. 经胃肠道给药剂型 药物制剂经口服用后进入胃肠道,在胃肠道起局部作用,或经胃肠道吸收而发挥全身作用,如常用的散剂、片剂、颗粒剂、胶囊剂、溶液剂、乳剂、混悬剂等。容易受胃肠道中酸或酶破坏的药物一般不能采用简单口服剂型。

口腔黏膜吸收的剂型不属于胃肠道给药剂型。

2. 非经胃肠道给药剂型 除口服给药途径以外的所有其他剂型,这些剂型可在给药部位起局部作用或被吸收后发挥全身作用。

（1）注射给药剂型:如注射剂,包括静脉注射、肌内注射、皮下注射、皮内注射及腔内注射等多种注射途径。

（2）呼吸道给药剂型:如喷雾剂、气雾剂、粉雾剂等。

（3）皮肤给药剂型:如外用溶液剂、洗剂、搽剂、软膏剂、硬膏剂、糊剂、贴剂等。

（4）黏膜给药剂型:如滴眼剂、滴鼻剂、眼用软膏剂、含漱剂、舌下片剂、粘贴片及贴膜剂等。

（5）腔道给药剂型:如栓剂、气雾剂、泡腾片、滴剂及滴丸剂等,用于直肠、阴道、尿道、鼻腔、耳道等。

特点:这种分类方法,将给药途径相同的剂型作为一类,与临床使用紧密结合,反映给药途径和应用方法对剂型制备的特殊要求。其缺点是一种制剂由于给药途径或给药方式不同,可在多种剂型中出现,同时也不能反映制剂内在结构的特性和工艺学上的要求。

（二）按分散系统分类

1. 溶液型 药物以分子或离子状态(质点直径<1nm)分散于分散介质中所形成的均匀分散体系,也称为低分子溶液,如芳香水剂、溶液剂、糖浆剂、甘油剂、醋剂、注射剂等。

2. 胶体溶液型 主要以高分子(质点直径在1~100nm)分散在分散介质中所形成的均匀分散体系,也称高分子溶液,如胶浆剂、火棉胶剂、涂膜剂等。

3. 乳剂型 油性药物或药物油溶液以液滴状态分散在分散介质中所形成的非均匀分散体系,如口服乳剂、静脉注射乳剂、部分搽剂等。

4. 混悬型 固体药物以微粒状态分散在分散介质中所形成的非均匀分散体系,合剂、洗剂、混悬剂等。

5. 气体分散型 液体或固体药物以微粒状态分散在气体分散介质中所形成的分散体系,如气雾剂。

6. 微粒分散型 药物以不同大小微粒呈液体或固体状态分散,如微球制剂、微囊制剂、纳米囊制剂等。

7. 固体分散型 固体药物以聚集体状态存在的分散体系,如片剂、散剂、颗粒剂、胶囊剂、丸剂等。

特点:这种分类方法以剂型内在的结构特性来进行分类,基本上可反映出药剂的均匀性、稳定性及对制法的要求等,便于应用物理化学的原理来阐明各类制剂特征,但不能反映用药部位与用药方法对剂型的要求,甚至一种剂型可以分到几个分散体系中。

（三）按制法分类

1. 浸出制剂 用浸出方法制成的剂型,如流浸膏剂、酊剂等。

2. 无菌制剂 用灭菌方法或无菌技术制成的剂型,如注射剂、注射用冻干等。

特点:这种分类方法是将同样方法制备的剂型列为一类,强调的制备工艺的一致性,对实际应用指导意义较小,且不能包含全部剂型,现已少用。

（四）按形态分类

1. 液体剂型 如芳香水剂、溶液剂、注射剂、合剂、洗剂、搽剂等。

2. 气体剂型 如气雾剂、喷雾剂等。

3. 固体剂型 如散剂、丸剂、片剂、膜剂等。

4. 半固体剂型 如软膏剂、栓剂、糊剂等。

特点:这类剂型按物质形态分类,其制备特点和医疗用途有类似之处,在制备、储存和运输上有一定指导意义。

第五节　药物递释系统

药物递释系统(drug delivery systems,DDS)是指药物制剂在防治疾病的过程中,药物在体内的转运、释放过程。

在20世纪60年代以前,注射剂、片剂、胶囊剂、贴片、气雾剂等为传统剂型,还没有认识到药物制剂在体内的转运、释放问题。随着科学的发展,人们对给药形式有了更深的认识,剂型的内涵已远远不能涵盖给药形式的全部,需要用药物递释系统加以表述,将药物按照人们的设计来释放药物,从而达到更理想的临床治疗效果,降低毒副作用。

药物递释系统是对传统药物剂型的深化和发展,从而发展起了许多新的药物剂型,如为了克服普通制剂的有效血药浓度维持时间短的缺陷,发明了长效注射剂、缓/控释制剂、经皮给药系统等一系列新的制剂。

一、口服缓释控释给药系统

口服缓/控释系统是现代药剂学中发展最快的一类新型给药系统,该系统主要是在常规剂型(如片剂、胶囊剂、颗粒剂及溶液剂等剂型)的基础上,采用缓/控释制备技术,延缓或控制药物释放速度,达到平稳血药浓度、延长给药间隔、提高患者服药依从性、提高药物的治疗效果、降低毒副反应的目的。其主要剂型有缓/控释片剂、缓/控释颗粒剂、混悬溶液剂、长效注射剂等。

二、靶向给药系统

靶向给药系统是指借助载体、配体或抗体将药物通过局部给药或者全身血液循环选择性浓集于靶组织、靶器官、靶细胞或细胞内结构的给药系统。它可将治疗药物最大限度的运送到靶区,药物的治疗效果明显提高;减少药物用量,降低(减少)药物不良反应;便于控制给药的速度和方式,从而提高药物的安全性、有效性、可靠性和患者顺应性。其主要剂型有注射脂质体、微球、微囊、磁性微球、磁性纳米粒、热敏脂质体、pH敏感脂质体等。

三、透皮给药系统

透皮给药系统是经皮肤敷贴方式给药,药物经由皮肤吸收进入全身血液循环,实现疾病治疗或预防的一类制剂。它可避免口服给药可能发生的肝脏首过效应及肠胃灭活,相对减少患者个体间差异和个体内差异,可维持恒定的血药浓度或药理效应,减少了毒副作用。并且患者可自主用药和随时停止给药,患者用药依从性好。其主要剂型有贴剂、软膏剂、液体制剂等。

四、黏膜给药系统

黏膜给药系统是使用合适的载体将药物与人体的黏膜表面紧密接触,经该处上皮细胞进入循环系统发挥全身作用的给药方式,黏膜给药拓宽了许多药物的给药途径,越来越多的药物被发现可通过黏膜吸收,特别是一些多肽类、大分子类药物可通过鼻黏膜、眼黏膜吸收,孕酮、雌二醇等可通过子宫黏膜和阴道黏膜吸收。药物经黏膜吸收可避免首过效应,提高生物利用度;同时黏膜给药方法简便,患者易于接受。其主要剂型有黏膜贴附剂、喷雾剂、贴膜、舌下片、滴鼻剂、栓剂等。

五、新型给药系统

(一)智能型给药系统

智能型给药系统是一种按生物或疾病信息自动调节药物输出量的给药系统,称为自动控释或应答性给药系统。例如,胰岛素智能型给药系统是一种按患者体内血糖浓度的高低自动调节胰岛素释放量,使血糖水平始终保持在正常范围之内。该系统通过带血糖感知器的胰岛素注入泵,将血糖水平信息传送给计算机,进行快速分析,决定药物的输送量,随后由泵将药物注入体内。

(二) 脑给药系统

血脑屏障使很多药物不能进入脑部,限制了脑部疾病的治疗。脑给药系统主要通过前体药物(如药物制成亲脂性强的前体,通过血脑屏障进行脑内后,水解释放药物),鼻腔给药系统通过嗅觉上皮细胞将药物转运到脑内,渗透促进剂通过增加血脑屏障的通透性来提高药物在脑内的浓度,达到治疗的目的。

(三) 微囊免疫隔离释药系统

微囊免疫隔离系统是将需要移植的细胞或组织放于一个微囊中,囊壁是半透膜,允许小分子蛋白质通过,不允许大分子蛋白质(如抗体)和免疫细胞通过,从而保护囊内组织不被免疫系统攻击。这样既不需要使用免疫抑制剂,移植的组织或细胞也可长期存活。通过控制囊内细胞产生的有治疗作用的物质释放,从而达到治疗疾病的目的。例如,将啮齿动物的胰岛包裹成微囊,植入人体内,仅动物胰岛分泌出的胰岛素能通过半透膜,从而避免了免疫反应,又起到了调节血糖的作用。

(四) 应答式给药系统

应答式给药系统是按照生理和治疗的需要,而定时定量释药的一种新型给药系统。应答式释药系统包括开环和闭环两种体系。开环系统被称作外调或脉冲式释药系统,它是利用外界变化因素,如磁场、光、湿度、电场及特定的化学物质等的变化来调节药物的释放。闭环系统被称为自调式释药系统,是利用体内的信息反馈控制药物的释放。

第六节　药用辅料

一、概　念

药用辅料是指药物制剂除主药以外的一切成分的统称,在安全性方面已进行了适当评估,并且包含在药物制剂中的物质。

药用辅料是药物制剂的基础材料和重要组成部分,是保证药物制剂生产和发挥作用的物质基础,在制剂剂型生产中起着关键的作用。它不仅赋予药物一定剂型,而且与药物的疗效和不良反应有着密切的联系,具有保护、支持和增加药品质量的稳定性、安全性和有效性、患者的依从性等作用,在药品中除了充当载体、赋形、提高药物稳定性外,还具有增溶、助溶、缓/控释等重要功能。

药用辅料是与药物一同进入人体,应经安全性评估,对人体应无毒无害,化学性质稳定,不易受温度、pH、储存时间等影响,与主药及辅料之间无配伍禁忌,不影响药品检验,尽可能用较小的用量,发挥较大的作用。

二、分　类

药用辅料可从来源、作用和用途、给药途径等进行分类。

(一) 按辅料来源分类

药用辅料按来源不同可分为天然物、半合成物和全合成物。天然高分子辅料包括淀粉、阿拉伯胶、琼脂等天然产物;半合成高分子辅料是在天然高分子材料的基础上进行改构或衍生化而得,包括淀粉衍生物、纤维素衍生物、聚氧乙烯蓖麻油等;全合成高分子辅料是由简单的小分子化合物经过聚合反应或缩聚反应而成,包括各种单聚物(如聚乳酸、聚羟基乙酸、聚乙二醇、聚乙烯吡咯烷酮等)和共聚物(如乳酸-羟基丙酸共聚物、泊洛沙姆等)。

(二) 按辅料的作用和用途分类

药用辅料按其作用的不同,可分为溶媒、抛射剂、增溶剂、助溶剂、乳化剂、着色剂、黏合剂、崩解剂、填充剂、润滑剂、润湿剂、渗透压调节剂、稳定剂、助流剂、矫味剂、防腐剂、助悬剂、包衣材料、芳香剂、抗黏着剂、抗氧剂、抗氧增效剂、螯合剂、渗透促进剂、pH 调节剂、增塑剂、表面活性剂、发泡剂、消泡剂、增稠剂、包合剂、保湿剂、吸收剂、稀释剂、絮凝剂与反絮凝剂、助滤剂等。按其用途的不同,可分为固体制剂辅料、半固体制剂辅料、液体制剂辅料、气体制剂辅料和其他制剂辅料。

(三) 按辅料的给药途径分类

药用辅料按给药途径不同可分为口服给药、注射给药、黏膜给药、经皮给药、吸入给药、眼部给药等辅料。

三、药用辅料与药剂学的关系

长期以来,辅料都被视为惰性物质,随着对剂型认识的不断深入,人们认识到了药物从剂型中释放、被人体吸收的过程,通过药用辅料可改变药物从制剂中的释放速度、释放时间,从而影响药物的生物利用度和治疗效果。药物辅料与药剂学相互依存、相互促进、共同发展,从而推动着药剂学的整体发展。

药用辅料是药物制剂的基础材料和重要组成部分,是保证药物制剂生产和发展的物质基础,在制剂剂型和生产中起着关键的作用。它不仅赋予药物一定剂型,而且与提高药物的疗效、降低不良反应有很大的关系,其质量可靠性和多样性是保证剂型和制剂先进性的基础。

辅料在药物制剂中起两方面的作用:①药物必须通过辅料才能制成相应的制剂;②辅料可影响药物制剂的治疗效果和毒副作用。

制剂是药物与辅料组成的复杂物理化学系统,对制剂的类别、给药部位和给药的方法及制剂产品质量的优劣起着决定作用,对药物制剂的作用显效、强度、速度和持续时间有重大影响。

制剂中的药物决定着治疗作用的方向,辅料则是保证药物按一定的程序,将药物运送到一定的组织部位,保证药物在体内释放前的稳定性,保证药物在体内按一定的速度和时间释放。

通过辅料改变药物的理化特性、释药特性、溶出性能,从而有目的地控制药物的显效速度,甚至确定药物的治疗方向。

不同的药物剂型有不同的药物吸收速度:溶液型>胶体型>乳浊型>混悬型,难溶性药物可采取助溶剂来增加药物溶解度,常采用表面活性剂增溶难溶性药物。难溶性药物固体剂型可采用分散体载体辅料,制成固体分散体,使药物以微晶甚至分子分散在固体中,从而改善剂型的分散速度,药物的溶出、释放速度。

同一药物因使用辅料不同,可制备成不同剂型,可确定药物的治疗方向。例如,胰酶用肠溶衣辅料可制备成包衣片,供口服,有助于脂肪消化;若将其制成注射液,对胸腔积液、血栓性静脉炎和毒蛇咬伤有明显疗效。

四、药用辅料的安全性

长期以来,药用辅料被认为无活性成分、是安全的,与主药不发生任何反应。但事实上,理想的、完全没有活性的辅料并不存在,辅料也并非惰性物质。近年临床上由辅料引起的不良反应越来越多,如齐二药事件、中药注射剂中吐温 80 引发的过敏性事件及塑化剂邻苯二甲酸酯类污染药品事件等问题,辅料对药品安全性的影响也日益引起药品监管部门的重视。在 2010 年版《中国药典》的药用辅料定义中特别强调了对辅料的安全性评估。

> **知识链接**   **药用辅料的安全性**
>
> 实验室研究发现,无论是国产的还是进口的聚山梨酯 80(即吐温 80)都可以引发实验豚鼠和犬的过敏反应。无论植物提取的鲜鱼腥草油还是干鱼腥草油,只要加入 1% 的吐温 80,马上就会起过敏反应,而加其他的助溶剂则不起反应。并且,不含任何植物成分、完全化学合成的新鱼腥草素钠加了吐温 80 也同样引起豚鼠过敏反应,而加聚乙醇则没有反应。

从理论上讲,药用辅料是没有药理活性的物质,但同药物一样全程参与体内的吸收、分布、代谢、排泄过程,其安全性直接影响药物制剂的安全性。因此,药用辅料不能无限制的使用,并且有些药用辅料本身就有一定的毒副作用,如乳糖是固体制剂常用辅料,对乳糖酶缺乏的人,乳糖不在肠腔受细菌作用发酵产气,可出现腹胀、肠鸣、排气、腹痛、腹泻等症状;硬脂酸镁是片剂压片时常用的润滑剂,能与阿司匹林形成相应的乙酰水杨酸镁,溶解度增加;同时硬脂酸镁具弱碱性,具有催化降解阿司匹林的作用。

药用辅料的品种众多,成分复杂,影响药用辅料的安全性因素也较为复杂,近年来发生了种种药用辅料引起的药害事件,这些药害事件既有药用辅料质量不过关的原因,也有人为的使用假辅料,处方设计人员对药用辅料的功能性、性质等影响因素不了解等原因。因此,安全的药品离不开优良的辅料,更离不开辅料的合理使用。正确的使用辅料,首先应注意辅料自身的毒副反应,尽量避免使用毒副作用大的辅料,如果这种辅料必须使用且无可替代,应注意使用的剂量在安全剂量范围内,并在药品使用说明书中注明,提醒医生在开处方时注意;其次还应注意药用辅料的配伍禁忌,在处方设计时,避免所使用与药物发生配伍反应的辅料;最后应注意药用辅料的质量,应对供应商的资质进行审查,选取纯度高的药用辅料,避免辅料中的杂质引起的毒副作用。

第七节 药品标准

一、药品标准的定义

药品标准是指国家对药品的质量规格及检验方法所做的技术规定,是药品的生产、流通、使用及检验、监督管理部门共同遵循的法定依据。法定的药品质量标准具有法律的效力,生产、销售、使用不符合药品质量标准的药品是违法的行为。

我国的国家药品标准是指国家食品药品监督管理总局颁布的《中华人民共和国药典》、药品注册标准和其他药品标准,其内容包括质量指标、检验方法及生产工艺等技术要求。

我国的国家注册标准是指国家食品药品监督管理总局批准给申请人特定药品的标准、生产该药品的药品生产企业必须执行该注册标准,也属国家药品标准范畴。

目前药品所有执行标准均为国家注册标准,主要包括药典标准、卫生部颁布的药品标准、国家食品药品监督管理总局颁布或批准的药品标准。

中国现行的药品标准有《中华人民共和国药典》、《国家药品标准》(局标准或部颁标准)及省级的《中药饮片炮制规范》,前两者均由国家药典委员会制定和修订,由国家食品药品监督管理总局颁布,后者由省级医药行政单位制订,并颁布执行。《药品管理法》规定,药品必须符合上述三种药品标准,故药品标准为法定的、强制性的标准。

《企业药品标准》是药品生产企业为控制产品质量制定的内控标准,其部分或全部指标应高于法定标准,主要是通过增加检测项目或提高检测指标来保证生产、流通、使用各个环节中药品的质量,以确保药品的安全有效。同时药品生产企业还应有相应的物料、中间品、待包装产品和成品的内控质量标准,内控标准必须等于或高于法定标准。

(一)《药典》

药典是一个国家的药品规格标准法典,作为药品生产、检验、供应和使用的依据,具有法律效力,收载疗效确切、副作用小、质量较稳定的常用药物及其制剂。一个国家的药典在一定程度上反映这个国家的药品生产、医疗保健和科技水平。随着科学技术的不断发展和新药的相继出现,根据需要药典内容、检验方法等将随之修订和更新。

《中华人民共和国药典》简称《中国药典》,由中华人民共和国药典委员会组织编写,国家食品药品监督管理总局审批颁布。2010 年版《中国药典》分为三部,每部前有"凡例"、后有"附录"。一部收载中药材、中药成方制剂;二部收载化学药品、抗生素、生化药品、放射性药品;三部收载生物制品。"凡例"和"附录"是药典的重要组成部分。

"凡例"是使用药典的总说明,包括药典中各种术语的含义及其在使用时的有关规定。"附录"收载了制剂通则、重金属检查法、水分测定法、澄清度检查法、最低装量检查法、异常毒性检查法、热原检查法、降压物质检查法、无菌检查法、微生物限度检查法等内容,收载了药品标准分析方法、验证要求、药物稳定性试验等 6 项指导原则,这些指导原则对考察药品质量、规范和统一药品标准将起到指导作用。

(二) 国家药品标准

国家药品标准包括:卫生部中药成方制剂 1~21 册;卫生部化学、生化、抗生素药品第一分册;卫生部药品标准(二部)1~6 册;卫生部药品标准藏药第一册、蒙药分册、维吾尔药分册;新药转正标准 1~76 册(不断增加);国家药品标准化学药品地标升国标 1~16 册;国家中成药标准汇编内科心系分册,内科肝胆分册,内科脾胃分册,内科气血津液分册,内科肺系(一)、(二)分册,内科肾系分册,外科妇科分册,骨伤科分册,口腔肿瘤儿科分册,眼科耳鼻喉皮肤科分册,经络肢体脑系分册;国家注册标准(针对某一企业的标准,但同样是国家药品标准);进口药品标准(不断增加)。

(三)《中药饮片炮制规范》

由省级药品监督管理部门制定,报国家药品监督管理部门备案,也是法定的标准。

(四) 国外药典

世界上发达国家都有自己的药典,约有 38 个国家编制了国家药典,还有国际和区域性药典。影响较大的药典有:《美国药典》(Pharmacopoeia of The United States, USP);《英国药典》(British Pharmacopoeia, BP);《日本药局方》,简称 JP;《欧洲药典》,欧洲药品质量检测的唯一指导文献,所有药品在欧洲范围内推销和使用的过程中,必须遵循《欧洲药典》的质量标准;《国际药典》(International Pharmacopoeia),由世界卫生组织(World Health Orgnization, WHO)出版,对各国无法律的约束力,仅供各国编纂药典时作为参考标准。

二、药品标准的制定原则

药品是特殊商品,其质量的优劣是直接关系到人们的健康与生命安全。药品质量标准关系到人们用药的安全、有效,一个完整、科学性的药品质量标准的制定,应是药品各项研究工作的综合体现,制定过程中应结合我国实际情况,制定出一个既符合中国国情,又有较高水平的药品质量标准。其具体原则有如下几项。

（1）坚持质量第一，充分体现"安全有效、质量可控、经济合理"的原则，在符合中国国情的情况下，尽可能采用最优可控质量检测技术和方法。

（2）从生产、流通、使用各个环节了解影响药品质量的因素，有针对性地规定检测项目，切实加强药品质量控制。

（3）根据"准确、灵敏、简单、快速、经济"的原则选择检验方法，既要考虑实际条件，又要反映新技术的应用。

（4）药品标准中各种限度的规定应密切结合实际，应能满足药品在生产、储存、销售和使用过程中的质量控制。

三、药品标准的特性

药品应具有安全性、有效性、稳定性及可控性。药品标准在保证药品上述性质的同时，其本身又具有如下特性。

权威性：药品质量必须符合国家药品标准。

科学性：药品标准是对具体对象研究的结果，专属性和科学性强。

进展性：药品标准是对客观事物认识的阶段总结，随着科学技术的发展，分析、检测技术将不断提高，应对药品标准不断进行修订和完善。

四、药品标准的内容

国家药品标准的主要内容有品名、有机药物的结构式、分子式和分子质量、来源或有机药物的化学名称、含量或效价的规定、处方、制法、性状、鉴别、检查、含量或效价测定、类别、规格、储藏及制剂等。

 课堂互动

1. 企业标准为什么应高于国家标准？
2. 国家药品标准的权威性怎样体现？

第八节 药品法律、法规及行政规章

药品管理法律体系是我国医药卫生法律体系的重要组成部分，医药卫生法律体系由医疗服务法律体系和医疗产品法律体系构成。医疗产品法律体系包括：药品研发、生产、经营和使用管理，行政许可管理，规范认证管理，产品安全管理，产品价格管理，药品行政保护，行政立法和行政执法等。药品管理法律体系只涉及医疗产品法律体系的药品部分。

一、药品管理法律体系概况

从20世纪80年代至今，经过30多年的法制建设，我国已经建立了一个相对完整的，由法律、行政法规、部门规章及其他规范性文件构成的药品管理法律体系。按照法律部门分类，药品管理法律体系属于行政法范畴。

(一)《中华人民共和国药品管理法》

《中华人民共和国药品管理法》（简称《药品管理法》）是指由全国人民代表大会和全国人民

代表大会常务委员会依照《宪法》、《立法法》制定的药品管理规范性文件。

1985 年 7 月 1 日,人大常委会颁布实施了我国首部《药品管理法》,对药品生产企业管理、药品经营企业管理、医疗机构的药剂管理、药品管理、药品包装管理、药品价格和广告管理、药品监督、法律责任等进行了原则规定。

2001 年人大常委会对 1985 年的《药品管理法》进行了修订,修订后的《药品管理法》于 2001 年 12 月 1 日正式实施,成为我国现行药品管理法律体系中的效力层级最高的法律。

2001 年修订、施行的《药品管理法》已施行 13 年,已不能满足国内医药产业发展需求,现国家食品药品监督管理总局正在组织修订《药品管理法》,新修订的《药品管理法》将积极探索药品安全工作规律,创新治理理念、治理制度,明确药品安全相关各方权利和责任,着力构建企业负责、行业自律、政府监管、部门协同、社会参与的药品安全社会共治新格局;坚持依法从严治药,强化药品安全法律责任追究,严惩重处违法违规行为,全面提升药品安全管理水平。

(二) 行政法规

行政法规是指国务院根据《宪法》、《立法法》和其他法律规定而制定的各类法规。按照国务院 2002 年 1 月 1 日施行的《行政法规制定程序条例》,行政法规的名称一般称"条例",也可以称"规定"、"办法"等。

2002 年 9 月 15 日,国务院颁布实施了《药品管理法实施条例》,对《药品管理法》的规定进行了详细、具体的解释和补充,成为药品管理法律体系中最重要的行政法规。

与药品相关的行政法规还有:1992 年 12 月 19 日施行的《药品行政保护条例》、1993 年 1 月 1 日施行的《中药品种保护条例》、1988 年 12 月 27 日施行的《医疗用毒性药品管理办法》、1989 年 1 月 13 日施行的《放射性药品管理办法》、2003 年 10 月 1 日施行的《中医药条例》、2005 年 6 月 1 日施行的《疫苗流通和预防接种管理条例》、2005 年 11 月 1 日施行的《麻醉药品和精神药品管理条例》等。

(三) 部门规章

部门规章是指国务院各部门、各委员会等根据《宪法》、《立法法》、法律和行政法规及国务院的决定制定的规范性文件。按照国务院 2002 年 1 月 1 日施行的《规章制定程序条例》,规章的名称一般称"规定"、"办法"。

部门规章是我国药品监督管理法律体系重要的组成部分,数量较多,调整面广,对整个医药产业影响深远。通常情况下,绝大多数药品规章由国家食品药品监督管理总局和卫生部制定发布,但其他部委也会发布药品规章,如国家发展和改革委员会 2011 年 12 月 1 日发布的《药品出厂价格调查办法(试行)》,2012 年 1 月 1 日发布的《药品差比价规则》。

(四) 规范性文件

规范性文件是指政府部门、行业组织、社会团体等制定和发布的旨在规范和约束自然人或法人行为的非立法性文件。

药品管理法律体系中包含大量规范性文件,以"通知"、"公告"、"指导意见"和"回复"等形式发布,如 2011 年 12 月 22 日国务院办公厅发布了《关于转发发展改革委等部门疫苗供应体系建设规划的通知》,对"疫情监测预警和疫苗研发、生产、流通、接种、储备、监管等环节"提出了具体要求;商务部于 2011 年 5 月 5 日发布了《全国药品流通行业发展规划纲要(2011～2015)》;工业和信息化部 2012 年 1 月 19 日发布的《医药工业"十二五"发展规划》等。

国家行政机关为履行药品管理职能而制定行政法规和规章以外的行政规范性文件,实际是对药品领域具有普遍约束力的准立法行为。这些规范性文件数量众多,种类庞杂,有较强的时效性,常因专项事项完成或阶段性工作结束而失效或废止。

二、药品管理法律体系内容

我国现行药品管理法律体系由法律、行政法规、部门规章和规范性文件构成,其中又以部门规章为主。据统计,目前由卫生部与国家食品药品监督管理总局发布的部门规章占整个药品管理法律体系文件总和的90%以上,其主要内容涵盖了行政许可、规范认证、药品监管、药品安全、药品价格、行政保护、行政立法和行政执法等各个方面。

(一) 药品行政许可管理

行政许可是指在法律一般禁止的情况下,行政机关根据当事人的申请,经依法审查,通过颁发许可证、执照等形式,赋予申请人从事某种活动的法律资格或法律权利的一种具体行政行为。

我国现行药品管理实行严格的"行政许可"制度,一般分为两类:业务资格许可和药品上市许可。前者包括药品生产许可、药品经营许可、药品进(出)口许可等;后者包括新药许可、仿制药许可、进口药许可等。

(二) 药品规范认证管理

根据《药品管理法实施条例》规定,药品认证是指药品监督管理部门对药品研制、生产、经营、使用单位实施相应质量管理规范进行检查、评价并决定是否发给相应认证证书的过程。

截至目前,国家食品药品监督管理总局先后出台了7个药品质量管理规范:2000年7月1日实施的《药品经营质量管理规范》(Good Supply Practice,GSP)、2001年3月13日实施的《医疗机构制剂配制质量管理规范》(Good Hospital Preparation Practice,GPP)、2002年6月1日实施的《中药材生产质量管理规范》(Good Agricultural Practice,GAP)、2003年9月1日实施的《药物非临床研究质量管理规范》(Good Laboratory Practice,GLP)、2003年9月1日实施的《药物临床研究质量管理规范》(Good Clinical Practice,GCP),2006年3月23日实施的《药用辅料生产质量管理规范》和2011年3月1日实施的《药品生产质量管理规范(2010年修订)》(Good Manufacturing Practice,GMP)。

我国尚未出台统一的《药品使用质量管理规范》(Good Use Practice,GUP),但某些省、市级药监局已经发布地方规范,如2004年4月1日实施的《深圳市药品使用质量管理规范(试行)》、2007年10月1日实施的《山东省药品使用质量管理规范》等。另外,规范药品审评行为的《药品审评质量管理规范》(Good Reviewing Practice,GRP)正在酝酿当中。

附:　　　　　　　　　　　现行药品管理法律体系列表

制定机关	法律、行政法规名称	发布日期	实施日期
人大常务委员会	药品管理法(1985.7.1实施;2001年修订)	2001.2.28	2001.12.1
国务院	医疗用毒性药品管理办法	1988.12.27	1988.12.27
国务院	放射性药品管理办法	1989.1.13	1989.1.13
国务院	药品行政保护条例	1992.12.19	1992.12.19
国务院	中药品种保护条例	1992.10.14	1993.1.1
国务院	药品管理法实施条例	2002.8.4	2002.9.15
国务院	中医药条例	2003.4.7	2003.10.1
国务院	疫苗流通和预防接种管理条例	2005.3.24	2005.6.1
国务院	麻醉药品和精神药品管理条例	2005.8.3	2005.11.1
国家药品监督管理局	处方药与非处方药分类管理办法(试行)	1999.6.18	2000.1.1
国家药品监督管理局	药品研究和申报注册违规处理办法(试行)	1999.9.1	1999.9.1

制定机关	法律、行政法规名称	发布日期	实施日期
国家药品监督管理局	药品研究机构登记备案管理办法(试行)	1999.10.19	1999.10.19
国家药品监督管理局	药品研究实验记录暂行规定	2000.1.3	2000.1.3
国家药品监督管理局	药品经营质量管理规范,GSP	2000.4.30	2000.7.1.
国家药品监督管理局	药品临床研究的若干规定	2000.7.18	2000.7.18
国家药品监督管理局	一次性使用无菌医疗器械监督管理办法(暂行)	2000.10.13	2000.10.13
国家药品监督管理局	药品行政保护条例实施细则	2000.10.24	2000.10.24
国家药品监督管理局	医疗机构制剂配制质量管理规范(试行),GPP	2001.3.13	2001.3.13
国家药品监督管理局	药品监督管理统计管理办法(试行)	2001.3.21	2001.3.21
国家药品监督管理局	中药材生产质量管理规范(试行),GAP	2002.4.17	2002.6.1
国家药品监督管理局	国家药品监督管理局行政立法程序规定	2002.4.30	2002.7.1
国家药品监督管理局	国家药品监督管理局行政复议暂行办法	2002.8.5	2002.10.1
国家食品药品监管局	药品监督行政处罚程序规定	2003.4.28	2003.7.1
国家食品药品监管局	药物非临床研究质量管理规范,GLP	2003.8.6	2003.9.1
国家食品药品监管局	药品临床试验质量管理规范,GCP	2003.8.6	2003.9.1
国家食品药品监管局	《中药材生产质量管理规范认证管理办法》及《中药材GAP认证检查评定标准》(试行)	2003.9.19	2003.9.19
国家食品药品监管局 海关总署	药品进口管理办法	2003.8.18	2004.1.1
国家食品药品监管局	药品经营许可证管理办法	2004.2.4	2004.4.1
国家食品药品监管局	药物临床试验机构资格认定办法(试行)	2004.2.19	2004.3.1
国家食品药品监管局	国家食品药品监督管理局关于涉及行政审批的行政规章修改、废止、保留的决定	2004.6.30	2004.7.1
国家食品药品监管局	互联网药品信息服务管理办法	2004.7.8	2004.7.8
国家食品药品监管局	生物制品批签发管理办法	2004.7.13	2004.7.13
国家食品药品监管局	直接接触药品的包装材料和容器管理办法	2004.7.20	2004.7.20
国家食品药品监管局	药品生产监督管理办法	2004.8.5	2004.8.5
国家食品药品监管局	医疗机构制剂配制监督管理办法(试行)	2005.4.14	2005.6.1
国家食品药品监管局	医疗机构制剂注册管理办法(试行)	2005.6.22	2005.8.1
国家食品药品监管局	互联网药品交易服务审批暂行规定	2005.9.29	2005.12.1
国家食品药品监管局	接受境外制药厂商委托加工药品备案管理规定	2005.1.15	2006.1.1
国家食品药品监管局	国家食品药品监督管理局药品特别审批程序	2005.11.18	2005.11.18
国家食品药品监管局	进口药材管理办法(试行)	2005.11.24	2006.2.1
国家食品药品监管局	国家食品药品监督管理局听证规则(试行)	2005.12.30	2006.2.1
国家食品药品监管局	药品说明书和标签管理规定	2006.3.15	2006.6.1
国家食品药品监管局	药用辅料生产质量管理规范	2006.3.23	2006.3.23
国家食品药品监管局 海关总署、体育总局	蛋白同化制剂、肽类激素进出口管理办法(暂行)	2006.7.28	2006.9.1
国家食品药品监管局	关于清理规章和规范性文件的公告(2个附件)	2007.3.22	2007.3.22

续表

制定机关	法律、行政法规名称	发布日期	实施日期
国家食品药品监管局	药品流通监督管理办法	2007.1.31	2007.5.1
国家食品药品监管局 工商总局	药品广告审查发布标准	2007.3.3	2007.5.1
国家食品药品监管局 工商总局	药品广告审查办法	2007.3.13	2007.5.1
国家食品药品监管局	药物非临床研究质量管理规范认证管理办法	2007.4.16	2007.4.16
国家食品药品监管局	药品注册管理办法	2007.7.10	2007.10.1
国家食品药品监管局	中药、天然药物注射剂基本技术要求	2007.12.6	2007.12.6
国家食品药品监管局	药品召回管理办法	2007.12.10	2007.12.10
国家食品药品监管局	中药注册管理补充规定	2008.1.7	2008.1.7
国家食品药品监管局	药品注册现场核查管理规定	2008.5.23	2008.5.23
国家食品药品监管局	关于清理医疗器械注册管理文件有关问题的通知	2008.9.16	2008.9.16
国家食品药品监管局	关于培养基类产品分类界定的通知	2008.9.27	2008.9.27
卫生部 国家发展和改革委员会 工业和信息化部 监察部 财政部 人力资源和社会保障部 商务部 国家食品药品监管局 国家中医药管理局	国家基本药物目录管理办法(暂行)	2009.8.18	2009.8.18
国家食品药品监管局	新药注册特殊审批管理规定	2009.1.7	2009.1.7
国家食品药品监管局	关于做好药品再注册审查审批工作的通知	2009.7.31	2009.7.31
国家食品药品监管局	药品技术转让注册管理规定	2009.8.19	2009.8.19
国家食品药品监管局	关于加强基本药物质量监督管理的规定	2009.9.22	2009.9.22
国家发展和改革委员会 卫生部 人力资源和社会保障部	改革药品和医疗服务价格形成机制的意见	2009.11.9	2009.11.9
国家食品药品监管局	关于药械组合产品注册有关事宜的通告	2009.11.12	2009.11.12
国家食品药品监管局	药物致癌试验必要性的技术指导原则	2010.4.1	2010.4.1
国家食品药品监管局	预防用疫苗临床前研究技术指导原则	2010.4.12	2010.4.12
卫生部	药品类易制毒化学品管理办法	2010.3.18	2010.5.1
卫生部 国务院纠风办 国家发展和改革委员会 监察部 财政部 工商总局 国家食品药品监管局	医疗机构药品集中采购工作规范	2010.7.7	2010.7.7

制定机关	法律、行政法规名称	发布日期	实施日期
国务院纠风办 卫生部 国家发展和改革委员会 监察部 财政部 工商总局 国家食品药品监管局	药品集中采购监督管理办法	2010.7.15	2010.7.15
国家食品药品监管局	关于做好药品再注册审查审批工作的补充通知	2010.9.29	2010.9.29
国家食品药品监管局	中药注射剂安全性再评价7个技术指导原则	2010.9.29	2010.9.29
国家食品药品监管局	药物临床试验伦理审查工作指导原则	2010.11.2	2010.11.2
国家食品药品监管局	药品电子监管技术指导意见	2010.12.24	2010.12.24
卫生部	卫生部决定废止和宣布失效的部门规章目录(48件)(卫生部令第78号)	2010.12.28	2010.12.28
卫生部	卫生部关于公布现行有效部门规章目录的公告	2011.2.21	2011.2.21
卫生部	药品生产质量管理规范(2010年修订),GMP	2011.1.17	2011.3.1
国家食品药品监管局	关于废止和宣布失效的规范性文件目录(第二批)的公告	2011.6.28	2011.6.28
国家食品药品监管局	药品不良反应报告和监测管理办法	2011.5.4	2011.7.1
国家食品药品监管局	关于加强接受境外制药厂商委托加工药品监督管理的通知	2011.7.22	2011.7.22
国家食品药品监管局	药品生产质量管理规范认证管理办法	2011.8.2	2011.8.2
国家食品药品监管局	医疗机构药品监督管理办法(试行)	2011.10.11	2011.10.11
国家食品药品监管局	关于进一步加强基本药物生产监管工作的意见	2011.10.21	2011.10.21
国家发展和改革委员会	药品出厂价格调查办法(试行)	2011.11.9	2011.12.1
国家食品药品监管局	药物临床试验生物样本分析实验室管理指南(试行)	2011.12.2	2011.12.2
国家食品药品监管局	药物Ⅰ期临床试验管理指导原则(试行)	2011.12.2	2011.12.2
国家食品药品监管局	食品药品投诉举报管理办法(试行)	2011.12.29	2011.12.29
国家发展和改革委员会	药品差比价规则	2011.11.17	2012.1.1
卫生部	抗菌药物临床应用管理办法	2012.4.24	2012.8.1
国家食品药品监管局	加强药用辅料监督管理的有关规定	2012.8.1	2013.2.1
国家食品药品监管局	药品定期安全性更新报告撰写规范	2012.9.6	2012.9.6
国家食品药品监管局	化学药品注射剂与塑料包装材料相容性研究技术指导原则(试行)	2012.9.7	2012.9.7
国家食品药品监管局	药品电子监管工作指导意见	2012.9.20	2012.9.20

目标检测

一、选择题

（一）**A型题**（单项选择题）

1. 下列哪项不符合对药用辅料的要求（　　）

    A. 对人体无毒害作用

    B. 化学性质稳定

    C. 与主药形成稳定的络合物

    D. 不易受温度影响

    E. 不影响药品检验

2. 推行实施GMP的主要目的是（　　）

    A. 与国际标准接轨

B. 增强企业和产品的竞争力

C. 提高药品价格

D. 医药产品进入国际市场的先决条件

E. 保证用药安全

3. 下面哪一个规范是药品生产企业必须严格执行的( )

A.《药品经营质量管理规范》

B.《医疗机构制剂配制质量管理规范》

C.《药物非临床研究质量管理规范》

D.《药物临床研究质量管理规范》

E.《药品生产质量管理规范》

4. 以下不属于按形态分类的剂型是( )

A. 片剂　　　　　B. 液体剂型

C. 半固体剂型　　D. 气体剂型

E. 固体剂型

5. 以下剂型中,不属于黏膜给药的是( )

A. 软膏剂　　　　B. 舌下含片

C. 注射剂　　　　D. 滴眼剂

E. 栓剂

（二）**B 型题**（配伍选择题）

【6~9】

A. 1~100nm　　　B. 0.1~10μm（液态）

C. <1nm　　　　 D. >10μm

E. 0.1~10μm（固态）

6. 溶液型液体药剂中药物的粒径为( )

7. 混悬型液体药剂中药物的粒径为( )

8. 胶体溶液型液体药剂中药物的粒径为( )

9. 乳状液型液体药剂中药物的粒径为( )

【10~14】

A. 物理药剂学　　B. 工业药剂学

C. 生物药剂学　　D. 药物动力学

E. 临床药学

10. 采用化学动力学的原理研究药物在体内的吸收、分布、代谢和排泄过程的一门学科( )

11. 以相关科学理论和技术综合研究制剂生产实践的应用学科( )

12. 研究制剂工业生产的基本理论、工艺技术、生产设备和质量管理的一门学科( )

13. 研究药物及其剂型、生理因素与药效间关系的一门学科( )

14. 应用物理化学的基本原理和手段研究药剂学有关剂型的性质的一门学科( )

【15~18】

A. GSP　　　　　B. GMP

C. GLP　　　　　D. GCP

E. GAP

15.《药品经营质量管理规范》的英文缩写( )

16.《药物非临床研究质量管理规范》的英文缩写( )

17.《药物临床研究质量管理规范》的英文缩写( )

18.《药品生产质量管理规范》的英文缩写( )

（三）**X 型题**（多项选择题）

19. GMP 适用于( )

A. 药用包装材料生产　B. 原料药生产

C. 片剂生产　　　　　D. 药用辅料生产

E. 注射用水生产

20. 药品应具备以下哪些特性( )

A. 安全性　　　　B. 有效性

C. 标准性　　　　D. 稳定性

E. 可控性

21. 下列哪些情形按劣药论处( )

A. 未标明有效期

B. 更改生产批号

C. 直接接触药品的包装材料未经批准

D. 加入其他药品

E. 添加未经批准的矫味剂

22. 以下分类方法中,属于按分散系统分类的是( )

A. 气体分散型　　B. 胶体溶液型

C. 浸出制剂　　　D. 混悬液型

E. 注射给药

二、名词解释

1. 药物剂型　2. 药用辅料　3. 处方药　4. 药典

5. 麻醉药品

三、填空题

1. 药物剂型按分散系统分类可分为_____、_____、_____、_____、_____、_____等。

2. 药品标准的特性是_____、_____、_____。

四、问答题

1. 试述药物剂型的重要作用。

2. 简述药剂学的任务。

3. 简述药用辅料对药品的影响。

4. 简述不合理使用医疗用毒性药品对人体的危害。

（朱照静）

第二章 液体药剂

第一节 概 述

液体药剂是指药物分散在适宜的分散介质中制成的供内服或外用的液体剂型。液体药剂的分散相可以是固体、液体或气体药物,在一定条件下以不同的分散方法分别以颗粒、液滴、胶粒、分子、离子等形式存在于液体分散介质中。药物粒子分散度的大小与药剂的稳定性、理化性质、药效等密切相关(由浸出法或经灭菌法制备的液体药剂将分别在浸出药剂、注射剂等章节中介绍)。

一、液体药剂的特点

液体药剂与相应的固体药剂相比,有以下特点。

(1) 药物分散度大,吸收快,能迅速发挥药效。

(2) 便于分剂量,易于服用,特别适用于婴幼儿与老年患者。

(3) 给药途径广泛,可内服,也可用于皮肤、黏膜和腔道给药。

(4) 某些固体药物如溴化物、碘化物等制成液体药剂后可通过调整浓度而减少刺激性。

但是,液体药剂也存在着一些问题,如化学或物理稳定性较差,以水为溶剂的液体药剂易水解或霉败,非均相液体药剂易发生药物沉降、聚结等,体积一般较大,携带、储存不便等。

二、液体药剂的分类

液体药剂的分类方法主要有按分散系统分类和按给药途径分类两种。

(一) 按分散系统分类

液体药剂按分散系统,可分成均相液体药剂和非均相液体药剂。

1. 均相液体药剂 为单相分散体系,包括以下几类。

(1) 低分子溶液剂:又称真溶液,是由低分子药物以离子或分子状态分散在分散介质中形成的液体药剂。

(2) 高分子溶液剂:又称亲水胶体溶液,是由高分子药物以分子状态分散在分散介质中形成的液体药剂。

2. 非均相液体制剂 为不稳定的多相分散体系,包括以下几类。

(1) 溶胶剂:又称疏水胶体溶液,为不溶性成分以胶粒形式分散在分散介质中而成。

（2）乳剂：不溶性液体药物分散在分散介质中形成的不均匀分散体系。

（3）混悬剂：难溶性固体药物以微粒状态分散在分散介质中形成的不均匀分散体系。

由于被分散微粒的大小决定了分散体系的特征，所以在性质上有许多不同之处，见表2-1。

表 2-1　不同液体制剂的特征

	类型	微粒大小（nm）	特征与制备方法	举例
均相	低分子溶液剂	<1	以离子或分子分散，澄明溶液，体系稳定，溶解法制备	氯化钠溶液 葡萄糖溶液
	高分子溶液剂	1~100	以分子分散，澄明溶液，体系稳定，溶解法制备（有限溶胀和无限溶胀）	明胶溶液 淀粉溶液
非均相	溶胶剂	1~100	以胶粒分散，形成多相体系，聚结不稳定性，胶溶法制备	硫溶胶 氢氧化铁溶胶
	乳剂	>100	以微粒分散，形成多相体系，重力和聚结不稳定性，分散法制备	鱼肝油乳剂
	混悬剂	>500	以固体微粒分散形成多相体系，重力和聚结不稳定性，分散法制备	布洛芬混悬剂

（二）按给药途径分类

1. 内服液体药剂　如合剂、芳香水剂、糖浆剂、滴剂等。

2. 外用液体药剂　如皮肤用（如洗剂、搽剂等），五官科用（如洗耳剂、滴鼻剂、含漱剂等），直肠、阴道、尿道用（如灌肠剂、灌洗剂等）。

三、液体药剂的质量要求

均相液体药剂应澄明，非均相液体药剂应保证其分散相小而均匀，振摇后能迅速重分散；口服液体药剂的浓度应准确，口感适宜，外用液体药剂应无刺激性，易于涂展；液体药剂应有一定的防腐能力。

四、常用溶剂

液体药剂的分散介质一般称为溶剂，对药物的溶解和分散起着重要作用，对液体药剂的性质和质量影响很大。液体药剂常用的溶剂应具有以下几个条件：化学性质稳定，对药物有较好的溶解性和分散性，毒副作用小，成本低，无臭味，具防腐性，不影响主药的含量测定。同时符合这些条件的溶剂很少，所以实际生产中需要在掌握常用溶剂性质的基础上，依据"相似相溶"的原理综合选择。

药物的溶解或分散状态与溶剂的极性有密切的关系，溶剂按介电常数的大小可分为极性溶剂、半极性溶剂和非极性溶剂。

（一）极性溶剂

1. 水（water）　最常用的极性溶剂，本身无任何药理作用，可与乙醇、甘油、丙二醇等溶剂以任意比例混合。可以溶解大多数无机盐和极性有机物、生物碱类、苷类、糖类、树胶、黏液质、鞣质、蛋白质、酸类、某些合成药物及色素等。但有些药物在水中不稳定，容易发生霉变、不宜久储。配制水性液体药剂一般选用纯化水，不宜使用饮用水。

2. 甘油（glycerin）　无色黏稠性液体，味甜，毒性小，能与水、乙醇、丙二醇等以任意比例混溶，能溶解许多不易溶于水的药物，如硼酸、鞣质、苯酚等。无水甘油有吸水性，对皮肤黏膜有刺激性,但含水10%的甘油无刺激性,且对一些刺激性药物可起到缓和作用。甘油可内服,也可外用,在外用液体药剂中应用较多,常作为黏膜用药物、皮肤用药物的溶剂,起保湿、增加黏滞度、延长药效等作用。甘油含量在30%以上有防腐作用,但成本较高。

3. 二甲基亚砜(dimethyl sulfoxide,DMSO) 高极性溶剂,溶解范围很广,许多难溶于水、甘油、乙醇、丙二醇的药物,在本品中往往可以溶解,故有"万能溶剂"之称。对皮肤和黏膜的穿透能力很强,可促进药物的透皮吸收,常用作皮肤用制剂的溶剂。对皮肤有轻度刺激性,孕妇禁用。

(二) 半极性溶剂

1. 乙醇(alcohol) 常用的半极性溶剂,可与水、甘油、丙二醇等以任意比例混合。乙醇的溶解范围较广,可以溶解大部分的有机物质和植物中成分,如生物碱及其盐类、苷类、挥发油类、树脂、鞣质及某些有机酸和色素,毒副作用较小,浓度在20%以上具有防腐作用,浓度在40%以上可延缓一些药物的水解。但乙醇和水相比较,成本较高,本身有一定的药理作用,易挥发、燃烧,故其制剂应密闭保存。

2. 丙二醇(propylene glycol) 药用品是1,2-丙二醇,性质和甘油相似,但黏度较甘油小,可作为内服和肌内注射用药的溶剂,毒性及刺激性小。本品可与水、乙醇、甘油任意混合,能溶解很多有机药物,如磺胺类、维生素A、维生素D及性激素等。一定比例的丙二醇与水的混合溶剂能延缓某些药物的水解,增加药物的稳定性。

3. 聚乙二醇类(polyethylene glycol,PEG) 低聚合度的聚乙二醇,如PEG300~400,为透明液体,能与水任意混合,并能够溶解许多水溶性无机盐和水不溶性有机物,本品对易水解的药物具有一定的稳定作用。在外用洗剂中,本品能增加皮肤的柔韧性,并具有一定的保湿作用。

(三) 非极性溶剂

1. 脂肪油(fatty oils) 常用的非极性溶剂,如麻油、豆油、花生油、橄榄油等植物油。本品能溶解油溶性药物,如激素、挥发油、游离生物碱及许多芳香族化合物,多用作洗剂、搽剂、滴鼻剂等外用制剂的溶剂。易酸败,也易与碱性物质起皂化反应而影响制剂的质量。

2. 液状石蜡(liquid paraffin) 无色透明液体,是从石油中提炼所得的液状烃的混合物。化学性质稳定,但接触空气易氧化,产生臭味,能够溶解生物碱、挥发油等非极性物质,与水不能混溶。本品在肠道中不分解也不吸收,有润肠通便作用,可作口服制剂和搽剂的溶剂。

3. 乙酸乙酯 无色油状液体,微臭。相对密度(20℃)为0.897~0.906。有挥发性和可燃性。在空气中容易氧化、变色,需加入抗氧剂。能溶解挥发油、甾体药物及其他油溶性药物。常作为搽剂的溶剂。

4. 肉豆蔻酸异丙酯 透明、无色的流动性油状液体。化学性质稳定,不酸败,不易氧化和水解。可与液体烃类、蜡、脂肪及脂肪醇等混合,不溶于水、甘油和丙二醇,但溶于乙醇、丙酮、乙酸乙酯和矿物油中。常用作外用药剂的溶剂,尤其药物需要与患部直接接触或渗透时更为理想。刺激性极低,无过敏性,可忍受性优于麻油和橄榄油。

五、常用附加剂

(一) 防腐剂

1. 防腐目的 药物的水溶液易被微生物污染,尤其是在含有营养性物质如糖、蛋白质及中草药的液体制剂中。即使有些具抑菌作用的药物如磺胺类药物制剂,由于对其抗菌谱以外的微生物不起抗菌作用,也可能滋长微生物。而液体药剂一旦染菌长霉,就不能再供临床应用。《中国药典》2010年版对各种液体药剂的微生物限度和检查方法均有明确规定。按微生物限度标准,对液体制剂进行微生物限度检查,对提高液体制剂的质量,保证用药安全有效具有重要意义。

2. 防腐措施 为使液体药剂符合微生物限度标准,必须严格实施药品 GMP 制度,减少或防止微生物的污染。一般采取如下几种防腐措施。

(1)加强外界环境的卫生管理:包括厂区、车间及机械的清洁。

(2)加强对职工的卫生教育:包括人员的健康状况要求、工作服的清洗制度、个人卫生的具体标准、操作中的卫生限制事项等。

(3)加强生产中的卫生监督:包括各种设备、用具、材料、管道等的洗涤、灭菌;尽量缩短生产周期,避免与空气接触过久;减少暴露面积,容器中少留空隙;废弃物品妥善处理;储存时的防霉措施等。

知识链接 **《中国药典》2010 年版关于液体药剂的微生物限度规定**

口服溶液剂、糖浆剂、混悬剂、乳剂每 1g 含细菌数不得超过 1000 个,每 1ml 不得超过 100 个;真菌、酵母菌数每 1g 或每 1ml 不得超过 100 个,不得检出大肠埃希菌;滴鼻剂每 1g、1ml 或 10cm 含细菌数不得超过 100 个,真菌、酵母菌数不得超过 10 个,不得检出大肠埃希菌、金黄色葡萄球菌、铜绿假单胞菌;滴耳剂每 1ml 含细菌数不得超过 100 个,真菌、酵母菌不得超过 10 个,不得检出金黄色葡萄球菌、铜绿假单胞菌;洗剂、搽剂每 1ml 含细菌不得超过 10 个,真菌、酵母菌不得超过 100 个,不得检出金黄色葡萄球菌、铜绿假单胞菌。

---

(4)添加防腐剂:液体药剂常采用多剂量包装,用药时多次开启瓶塞可能造成污染,所以往往从处方设计上采取添加防腐剂的方法。

3. 常用防腐剂 又称抑菌剂,系指能抑制微生物生长、繁殖的物质。大多数防腐剂都有一定的毒性和异臭味,选用时应慎重,使用浓度要适当。如果防腐剂浓度太低,微生物仍可繁殖生长,使制剂发霉变质;如浓度过大,虽有杀菌作用,但毒性增加。理想的防腐剂应符合以下要求:用量很小、无毒、无刺激性;在溶液中的溶解度能达到有效的防腐浓度;性质稳定,储存期不发生变化,也不与制剂中的成分发生反应;对大多数微生物有较强的防腐能力;不影响药剂的色、香、味等。

(1)对羟基苯甲酸酯类:又称尼泊金类,是一类优良的防腐剂,无毒、无味、无臭、不挥发,化学性质稳定,在酸性、中性、碱性溶液中均有效,以酸性溶液中作用最好,碱性溶液中作用减弱。本类防腐剂的抑菌作用随烃基碳原子的增加而增强,但其溶解度则减小。几种酯的合并应用有协同作用,以乙酯和丙酯(1:1)或乙酯和丁酯(4:1)合用者为最多。各种酯类在不同溶媒中的溶解度及抑菌浓度不同(表 2-2)。

表 2-2 尼泊金类的溶解度及抑菌浓度

酯类	溶解度,g/100ml					抑菌浓度
	水	乙醇	甘油	丙二醇	脂肪油	
甲酯	0.25	52	1.3	22	2.5	0.05~0.25
乙酯	0.16	70		25		0.05~0.15
丙酯	0.40	95	0.35	26	2.5	0.02~0.075
丁酯	0.02	210		110		0.01

在含有吐温类表面活性剂的药液中不宜采用本类作为防腐剂,如吐温 20、吐温 60 及聚乙二醇 6000 等,虽能增加尼泊金类在水中的溶解度,但因其络合作用,使防腐能力降低。

（2）苯甲酸与苯甲酸钠：为常用防腐剂，常用量为 0.1% ~ 0.25%。本品的防腐作用主要是靠未解离的分子，因此，溶液的 pH 对其抑菌作用影响很大。降低 pH 对防腐作用有利，通常在 pH = 4 以下作用较好。苯甲酸的防霉作用较尼泊金类弱，而防发酵能力则较尼泊金类强，0.25% 的苯甲酸和 0.05% ~ 0.1% 的羟苯乙酯（尼泊金乙酯）联合应用对防止发霉和发酵最为理想。苯甲酸钠必须解离成苯甲酸后才有抑菌作用，故其防腐能力不如苯甲酸。

（3）山梨酸：本品微溶于水，可溶于乙醇，常用浓度为 0.15% ~ 0.2%，对真菌和细菌均有较强的抑制作用。本品起防腐作用的是未解离的分子，在 pH = 4 的酸性水溶液中效果较好。山梨酸钾、山梨酸钙的作用与山梨酸相同，在水中溶解度更大，需在酸性溶液中使用。

（4）其他防腐剂：0.05% 薄荷油、0.01% 桂皮醛、0.5% 三氯叔丁醇等均有一定防腐作用。浓度为 0.01% 的苯扎溴铵（新洁尔灭）、苯扎氯铵（洁尔灭）具有较好的防腐作用，可用于外用液体药剂的防腐。

（二）矫味剂

为掩盖或矫正药剂的不良气味而加入药剂中的物质称矫味剂。常用的矫味剂有甜味剂、芳香剂、胶浆剂及泡腾剂。使用矫味剂时应注意其与药剂质量之间的相互影响关系，避免产生配伍变化或影响药效、药剂的稳定性。

1. 甜味剂　可掩盖药物的咸、涩和苦味，包括天然品和合成品两大类。天然甜味剂有蔗糖，常以单糖浆或果汁糖浆、枸橼糖浆（如橙皮糖浆、樱桃糖浆）形式应用。合成的甜味剂如糖精钠，适用于不能食用蔗糖的糖尿病患者，常用量为 0.03%，其甜味是蔗糖的 200 ~ 700 倍。甜菊苷是从植物甜叶菊中提取精制而得的微黄色粉末，甜度比蔗糖大 300 倍，常用量 0.025% ~ 0.05%。甜菊苷甜味持久且易吸收，但甜中带苦，常与蔗糖或糖精钠合用。

2. 芳香剂　多为食用香精，如香蕉香精、菠萝香精、橘子香精、柠檬香精、樱桃香精、玫瑰香精等。各种芳香性挥发油也可用作芳香剂，如薄荷油、桂皮油、橙皮油、枸橼油、茴香油、留兰香油等。芳香剂可掩盖药物的不良嗅味，液体药剂中通常用 0.06% 的芳香剂，即能达到要求。

3. 胶浆剂　胶浆具黏稠、缓和性质，能干扰味觉而矫味。常用阿拉伯胶、西黄蓍胶、羧甲基纤维素钠、甲基纤维素、琼脂胶浆、海藻酸钠等。常于胶浆剂中加入适量糖精钠或甜菊苷等甜味剂，增加其矫味作用。

4. 泡腾剂　利用碳酸氢钠和有机酸（如酒石酸或枸橼酸等）混合产生二氧化碳，而二氧化碳溶于水呈酸性，能麻痹味蕾而矫味。对盐类的苦味、涩味、咸味有所改善，使患者乐于服用，常用于含苦味的盐类泻药的矫味。

（三）着色剂

着色剂又称色素和染料，可分为天然色素和人工合成色素两大类。应用着色剂能改善制剂的外观颜色，可用来识别制剂品种、区分应用方法和减少患者对服药的厌恶感。

1. 天然色素　有植物性和矿物性色素，如焦糖、叶绿素是我国传统采用的无毒天然植物性色素，氧化铁（外用呈肤色）、氧化锌、氧化铁红等属矿物性色素。

2. 合成色素　人工合成色素的特点是色泽鲜艳、价格低廉、大多数毒性比较大、用量不宜过多。我国批准的内服合成色素有苋菜红（又称杨梅红二）、柠檬黄（又称肼黄或枸橼黄二）、胭脂红（又称大红）、日落黄和亮蓝等，通常配成 1% 储备液使用，用量不得超过万分之一。外用色素有伊红（亦称曙红，适用于中性或弱碱性溶液）、品红（适用于中性、弱酸性溶液）及美蓝（亦称亚甲蓝，适用于中性溶液）等。

使用着色剂时应注意药剂所用的溶剂、pH 均对色调产生影响。大多数色素往往由于光线、氧化剂、还原剂的作用而褪色，不同色素相互配色可产生多样化的着色剂。

第二节　表面活性剂

在液体药剂乃至药物制剂的制备中表面活性剂被广泛应用,其作用是显著降低分散系统的表面张力,用作乳化剂、助悬剂、增溶剂、润湿剂、起泡剂与消泡剂、去污剂等,是药用乳剂、混悬剂、脂质体等的重要辅料。

一、表面活性剂的概念和结构

一定条件下的任何液体都具有表面张力。例如,20℃时,水的表面张力为 72.75mN·m^{-1},苯的表面张力为 28.88mN·m^{-1}。水溶液表面张力的大小因溶质不同而改变。例如,糖类、非挥发性的酸和碱、无机盐可使水的表面张力略有增加,一些有机酸和低级醇则使水的表面张力略有下降,但肥皂和洗衣粉可使水的表面张力显著下降。使液体表面张力降低的性质称为表面活性。

表面活性剂(surface-active agents surfactants)是指那些具有很强的表面活性,能使液体的表面张力显著下降的物质。此外,表面活性剂还应具有增溶、乳化、润湿、去污、杀菌、消泡和起泡等应用性质,这是其和乙醇、甘油等低级醇和无机盐等表面活性物质的重要区别。

表面活性剂分子一般由非极性烃链(疏水基)和极性基团(亲水基)组成。这种具有两亲性的物质溶解后,分子以一定方式定向排列并吸附在液体和气体的界面上,能明显降低表面张力。例如,肥皂是脂肪酸类(R—COO—)表面活性剂,其结构中的的脂肪酸碳链(R—)为亲油基团,解离的脂肪酸根(COO—)为亲水基团。

二、表面活性剂的分类

表面活性剂按其分子能否解离成离子,分为离子型表面活性剂和非离子型表面活性剂两大类。离子型又可根据解离后活性部分离子所带电荷的性质分为阴离子型表面活性剂、阳离子型表面活性剂和两性离子型表面活性剂。

(一) 阴离子型表面活性剂

阴离子型表面活性剂起表面活性作用的部分是阴离子。

1. 高级脂肪酸盐　系肥皂类,通式为$(RCOO^-)_nM^{n+}$,所用的脂肪酸烃链 R 一般为 $C_{11} \sim C_{17}$,M 为碱金属、碱土金属或有机胺。根据 M 的不同,可分为一价金属皂(如钾皂、钠皂)、二价或多价金属皂(如钙皂、铝皂、铅皂等)及有机胺皂(如三乙醇胺皂)。这类表面活性剂都具有良好的乳化能力,但遇酸或多价阳离子易被破坏,并有一定刺激性,常用作外用制剂的乳化剂。

2. 硫酸化物　主要有硫酸化油和高级脂肪醇硫酸酯类,通式为$ROSO_3^-M^+$,其中脂肪烃链 R 为 $C_{12} \sim C_{18}$。例如,硫酸化蓖麻油,俗称土耳其红油,在硫酸化油类中应用较为广泛;高级脂肪醇硫酸酯类中常用的有十二烷基硫酸钠(SDS,又称月桂醇硫酸钠)、十六烷基硫酸钠(又称鲸蜡醇硫酸钠)、十八烷基硫酸钠(又称硬脂醇硫酸钠)等。它们的乳化能力也很强,并比肥皂类稳定,但能与一些高分子阳离子药物发生作用而产生沉淀。在低浓度时对黏膜有一定刺激作用,所以应用受到一定限制,主要用作外用软膏的乳化剂,有时也用于固体制剂的润湿剂或增溶剂,但不宜用于注射剂。

3. 磺酸化物　是脂肪酸或脂肪醇经磺酸化后,用碱中和所得的化合物,通式为$RSO_3^-M^+$。常用的有二辛基琥珀酸磺酸钠(商品名为阿洛索-OT)、十二烷基苯磺酸钠等。磺酸化物在酸性介质中不水解,对热较稳定,去污力强,是优良的洗涤剂。

（二）阳离子型表面活性剂

该类表面活性剂起表面活性作用的部分是阳离子，因此又称阳性皂。其分子结构的主要部分是一个五价的氮原子，所以也称季铵化物。其特点是水溶性大，有良好的表面活性，在酸性和碱性溶液中均较稳定，杀菌力强，但毒性大，所以广泛用作消毒杀菌剂。常用品种有苯扎氯铵（洁尔灭）和苯扎溴铵（新洁尔灭）等。

（三）两性离子型表面活性剂

分子结构中同时具有正、负电荷基团，在不同溶液 pH 介质中表现出不同性质，在碱性水溶液中呈阴离子型表面活性剂的性质，具有很好的起泡、去污作用，在酸性溶液中则呈阳离子型表面活性剂的性质，具有很强的杀菌能力。

卵磷脂是天然的两性离子型表面活性剂，主要来源大豆和蛋黄，外观为半透明黄褐色油脂状物质，对油脂的乳化作用很强，可制成稳定的乳剂，是制备注射用乳剂及脂质微粒制剂的主要辅料。

氨基酸型和甜菜碱型两性离子型表面活性剂为合成化合物，其阴离子部分主要是羧酸盐，其阳离子部分为胺盐的即为氨基酸型，为季铵盐的则是甜菜碱型。常用的 Tego MHG（十二烷基双氨乙基甘氨酸盐）为氨基酸型两性离子型表面活性剂，有很强的杀菌作用，其 1% 溶液的喷雾消毒能力比相同浓度的苯扎溴铵强，且毒性小。

（四）非离子型表面活性剂

在水中不解离，亲水基团一般为甘油、聚乙二醇和山梨醇等多元醇，亲油基团是长链脂肪酸或长链脂肪醇及烷基或芳基等。因其毒性及溶血作用较小，能与大多数药物配伍，故广泛应用于外用制剂、口服制剂，某些品种也可用作静脉注射剂。

1. 脂肪酸甘油酯　主要是脂肪酸单甘油酯和脂肪酸二甘油酯。表面活性不强，HLB 值为 3~4，主要用作 W/O 型辅助乳化剂。

2. 脂肪酸山梨坦　系脱水山梨醇脂肪酸酯，由山梨醇与各种不同的脂肪酸反应而成的酯类化合物，商品名为司盘（Span）。根据脂肪酸的不同，可分为司盘 20、司盘 40、司盘 60、司盘 65、司盘 80 和司盘 85 等多个品种。脂肪酸山梨坦是黏稠状、白色至黄色的油状液体或蜡状固体，不溶于水，易溶于乙醇，在酸、碱和酶的作用下容易水解，其 HLB 值为 1.8~3.8，是常用的 W/O 型乳化剂，亦可与聚山梨酯配合用作 O/W 型乳剂的辅助乳化剂。

3. 聚山梨酯　系聚氧乙烯脱水山梨醇脂肪酸酯，是由脱水山梨醇脂肪酸酯与环氧乙烷反应生成的亲水性化合物。其结构与前者相比，增加了亲水性的聚氧乙烯基，使亲水性大大提高，HLB 值通常在 8 以上，可用作增溶剂、润湿剂及 O/W 型乳化剂。商品名为吐温（Tween），根据脂肪酸不同，有吐温 20、吐温 40、吐温 60、吐温 65、吐温 80 和吐温 85 等多个品种。聚山梨酯是黏稠的黄色液体，对热稳定，但在酸、碱和酶作用下也会水解。在水和乙醇及多种有机溶剂中易溶，不溶于油，低浓度时在水中形成胶束，其增溶作用不受溶液 pH 影响。

4. 聚氧乙烯脂肪酸酯　是由聚乙二醇与长链脂肪酸缩合而成的酯，通式为 $RCOOCH_2$-$(CH_2OCH_2)_nCH_2OH$，商品名为卖泽（Myrij）。根据聚乙二醇部分的分子质量和脂肪酸品种不同而有不同品种，如卖泽 45、卖泽 49、卖泽 51 等。该类表面活性剂有较强水溶性，乳化能力强，为 O/W 型乳化剂。

5. 聚氧乙烯脂肪醇醚　是由聚乙二醇与脂肪醇缩合而成的醚，通式为 $RO(CH_2OCH_2)_nH$，商品名为苄泽（Brij）。根据聚氧乙烯基聚合度和脂肪醇的不同，产品有苄泽 30 和苄泽 35 等。西土马哥（Cetomacrogol）为聚乙二醇与十六醇的缩合物；平平加 O（Perogol O）则是 15 个单位的氧乙烯与油醇的缩合物。以上品种均具有较强的亲水性，常用作增溶剂及 O/W 型乳化剂。

6. 聚氧乙烯-聚氧丙烯共聚物　系聚氧乙烯与聚氧丙烯聚合而成,又称泊洛沙姆(poloxamer),商品名为普朗尼克(Pluronic)。根据共聚比例的不同,有各种不同分子质量的产品。若聚氧乙烯基比例增加,亲水性增加;反之,聚氧丙烯基比例增加,亲油性增加。本品具良好的乳化、润湿、分散、起泡和消泡等性能,但增溶能力较弱。Poloxamer 188(分子质量约为7500)作为一种 O/W 型乳化剂,是目前可用于静脉乳剂的极少数合成乳化剂之一,用本品制备的乳剂能够耐受热压灭菌和低温冰冻而不改变其物理稳定性。

表面活性剂的分类、特点及应用见表 2-3。

表 2-3　表面活性剂的分类、特点及应用

类型	种类	组成	举例	特点及应用
阴离子型表面活性剂	肥皂类	$(RCOO^-)_nM^{n+}$	一价金属皂(如钾皂、钠皂)、二价或多价金属皂(如钙皂、铝皂、铅皂等)及有机胺皂(如三乙醇胺皂)	良好的乳化能力,有一定刺激性,常用作外用制剂的乳化剂
	硫酸化物	$ROSO_3^-M^+$	硫酸化蓖麻油(土耳其红油)、十二烷基硫酸钠(月桂醇硫酸钠)、十六烷基硫酸钠(鲸蜡醇硫酸钠)、十八烷基硫酸钠(硬脂醇硫酸钠)	乳化能力很强,主要用作外用软膏的乳化剂
	磺酸化物	$RSO_3^-M^+$	二辛基琥珀酸磺酸钠(阿洛索-OT)、十二烷基苯磺酸钠	酸性介质中稳定,去污力强,优良的洗涤剂
阳离子型表面活性剂	季铵盐类		苯扎氯铵(洁尔灭)、苯扎溴铵(新洁尔灭)	杀菌力强,但毒性大,用作消毒杀菌剂
两性离子型表面活性剂	天然品	阴离子:羧酸盐	卵磷脂	杀菌作用强,毒性小
	合成品	阳离子:胺盐(氨基酸型),季胺盐(甜菜碱型)	Tego MHG(十二烷基双氨乙基甘氨酸盐)	
非离子型表面活性剂	司盘类	脱水山梨醇脂肪酸酯	司盘 20、司盘 40、司盘 60、司盘 65、司盘 80 和司盘 85 等	常用的 W/O 型乳化剂
	吐温类	聚氧乙烯脱水山梨醇脂肪酸酯	吐温 20、吐温 40、吐温 60、吐温 65、吐温 80 和吐温 85 等	亲水性强,作增溶剂、润湿剂及 O/W 型乳化剂
	卖泽(Myrij)	$RCOOCH_2$ $(CH_2OCH_2)_nCH_2OH$	卖泽 45、卖泽 49、卖泽 51 等	水溶性强,乳化能力强,为 O/W 型乳化剂
	苄泽(Brij)	$RO(CH_2OCH_2)_nH$	苄泽 30、苄泽 35、西土马哥(Cetomacrogol)、平平加 O(Perogol O)	亲水性强,常用作增溶剂及 O/W 型乳化剂

三、表面活性剂的性质

(一)形成胶束

表面活性剂在水中低浓度时以单分子分散或被吸附在溶液的表面,当其浓度增加到溶液表面吸附达饱和时,表面活性剂分子自身依赖范德华力开始相互聚集,形成亲水基向外、疏水基向内的多分子聚合体,这种聚合体称为胶束(micelles)。表面活性剂分子缔合形成胶束的最低浓度即为临界胶束浓度(critical micell concentration,CMC)。

每一种表面活性剂都有自己特定的临界胶束浓度,并受溶液温度、pH、电解质的影响。当表面活性剂的溶液浓度达到临界胶束浓度时,溶液的多种物理性质发生急剧变化,如表面张力降低、增溶作用增强、起泡性能及去污力增大,渗透压、导电性、黏度等也都以此浓度为转折点而发生突变。

在一定浓度范围的表面活性剂水溶液中,胶束呈球状结构,亲水基团分布在球状胶束的表面,亲油基团上一些与亲水基相邻的次甲基形成整齐排列的栅状层,而亲油基团则紊乱缠绕形成内核,具非极性液态性质。若在非极性溶剂中则形成相似的反向胶束。随着表面活性剂浓度增加及类型不同,胶束结构逐渐从球状至棒状、束状,直至板状、层状等(图 2-1)。

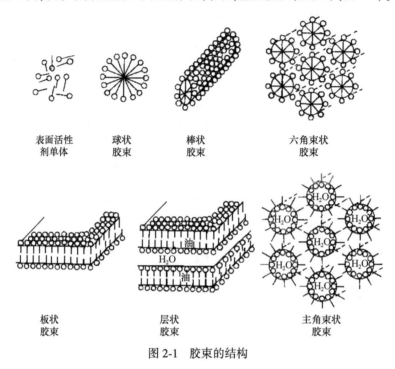

图 2-1　胶束的结构

(二) 亲水亲油平衡值

1. 亲水亲油平衡值的概念　表面活性剂分子中亲水和亲油基团对油或水的综合亲和力称为亲水亲油平衡值(hydrophile lipophile balance),简称为 HLB 值,表示表面活性剂亲水亲油性的强弱。1949 年,格里芬(Griffin)提出了 HLB 值的概念,他将非离子表面活性剂中亲水性最大的聚乙二醇基的 HLB 值定为 20,而将无亲水性的石蜡定为 0。由此可见,HLB 值越小,亲油性越强;HLB 值越大,亲水性越强。表面活性剂的 HLB 值与其应用性质有密切关系,HLB 值在 3~8 的表面活性剂适合用作 W/O 型乳化剂,HLB 值在 8~16 的表面活性剂,适合用作 O/W 型乳化剂,如表 2-4 所示。但实际应用并无严格界限。

表 2-4　表面活性剂的 HLB 值与应用的关系

HLB 值	应用	HLB 值	应用
3~8	W/O 型乳化剂	15~18	增溶剂
7~9	作润湿剂与铺展剂	1~3	消泡剂
8~16	O/W 型乳化剂	13~16	去污剂

2. HLB 值的计算　非离子表面活性剂的 HLB 值具有加和性,如简单的二组分非离子表面活性剂体系的 HLB 值可按式(2-1)计算:

$$HLB_{AB} = \frac{HLB_A \times W_A + HLB_B \times W_B}{W_A + W_B} \tag{2-1}$$

式中,HLB_A、HLB_B 分别代表 A、B 两种表面活性剂的 HLB 值;W_A、W_B 分别代表 A、B 两种表面活性剂的量。

例 2-1 将司盘 80(HLB 4.3)与聚山梨酯 80(HLB 15.0)等量混合,问混合物的 HLB 值应为多少?

$$HLB_{AB} = \frac{4.3 \times 1 + 15 \times 1}{1 + 1} = 9.65$$

例 2-2 用聚山梨酯 20(HLB 16.7)和司盘 80(HLB 4.3)制备 HLB 为 9.5 的混合乳化剂 100g,问两者应各用多少克?

设聚山梨酯 20 为 A、司盘 80 为 B,则:

$$9.5 = \frac{16.7 \times W_A + 4.3 \times (100 - W_A)}{100}$$

$$W_A = 42g, W_B = 100 - 42 = 58g$$

一些常用表面活性剂的 HLB 值见表 2-5。

表 2-5 常用表面活性剂的 HLB 值

表面活性剂	HLB 值	表面活性剂	HLB 值
司盘 20	8.6	吐温 20	16.7
司盘 40	6.7	吐温 40	15.6
司盘 60	4.7	吐温 60	14.9
司盘 65	2.1	吐温 65	10.5
司盘 80	4.3	吐温 80	15.0
司盘 85	1.8	吐温 85	11.0
卵磷脂	3.0	卖泽 45	11.1
明胶	9.8	卖泽 49	15.0
阿拉伯胶	8.0	卖泽 51	16.0
西黄蓍胶	13.0	苄泽 35	16.9
油酸钠	18.0	苄泽 30	9.5
油酸钾(软皂)	20.0	乳化剂 OP	15.0
十二烷基硫酸钠	40.0	泊洛沙姆 188	16.0

(三) Krafft 点与昙点

表面活性剂的溶解度与温度有关。

当温度升高至某一温度时,离子型表面活性剂在水中的溶解度急剧升高,该温度称为 Krafft 点,相对应的溶解度即为该离子表面活性剂的临界胶束浓度(CMC)。Krafft 点是离子型表面活性剂的特征值,Krafft 点越高,则 CMC 越小。Krafft 点亦是离子表面活性剂应用温度的下限,即只有高于 Krafft 点,表面活性剂才能更大地发挥作用。

某些含聚氧乙烯基的非离子型表面活性剂的溶解度,开始时随温度升高而增大,当上升到某一温度后,其溶解度急剧下降,使制得的澄明溶液变为混浊,甚至分层,可是冷却后又恢复为澄明。这种因温度升高而使含表面活性剂的溶液由澄明变为混浊的现象称为起昙,又称起浊。

出现起昙时的温度称为昙点(cloud point)或浊点。起昙的原因,主要是由于这些表面活性剂因其亲水基团聚氧乙烯链在水中与水形成氢键而呈溶解状态。这种氢键很不稳定,当温度升高到某一点时,氢键断裂使表面活性剂溶解度突然下降,出现混浊或沉淀。在温度降到昙点以下氢键重新形成,溶液又变澄明。

表面活性剂不同,其昙点也不同。聚氧乙烯基聚合度较低的表面活性剂与水的亲和力小,所形成的氢键也不稳定,故其昙点较低;反之,则昙点较高,通常昙点在 30~100℃。某些表面活性剂的溶液具有双重昙点,是因为表面活性剂不纯。也有的表面活性剂如 Pluronic F68 极易溶于水,甚至达到沸点时也不产生混浊,没有起昙现象。

(四) 表面活性剂的毒性

表面活性剂的毒性一般以阳离子型表面活性剂最大,其次是阴离子型表面活性剂,非离子型表面活性剂的毒性最小。故阳离子型表面活性剂常用作消毒杀菌剂,阴离子型表面活性剂常用于外用制剂,而非离子型表面活性剂可用于口服制剂,少数品种如 Pluronic 类可用于静脉注射制剂。

阴离子及阳离子型表面活性剂不仅毒性较大,而且还有较强的溶血作用。非离子型表面活性剂的溶血作用较轻微,吐温类的溶血作用通常比含聚氧乙烯基的其他表面活性剂小,其溶血作用的顺序为:吐温 20>吐温 60>吐温 40>吐温 80。因此,吐温类表面活性剂仅用于某些肌内注射液中。

长期应用含表面活性剂的外用制剂,可能出现皮肤或黏膜损害。阳离子型表面活性剂对皮肤的刺激最大,1% 的浓度即可对皮肤产生损伤。阴离子型表面活性剂对皮肤的刺激明显小于阳离子型,而非离子型的刺激性与其浓度及品种有关。在同类品种中,浓度越大,刺激性越强。而在相同浓度时,聚氧乙烯基的聚合度越大,亲水性越强,其刺激性越小。

四、表面活性剂的应用

(一) 增溶剂

表面活性剂在水溶液中达到临界胶束浓度后,一些水不溶性或微溶性物质在胶束溶液中的溶解度可显著增加,形成透明胶体溶液,这种作用称为增溶。例如,甲酚在水中的溶解度仅 2% 左右,但在肥皂溶液中,却能增加到 50%。具有增溶能力的表面活性剂称为增溶剂,被增溶的物质称为增溶质。在实际增溶时,增溶剂的增溶能力可因各组分的加入顺序不同出现差别。一般认为,将增溶质与增溶剂先行混合要比增溶剂先与水混合的效果好。

用于增溶的表面活性剂最合适的 HLB 值为 15~18,如聚山梨酯类、卖泽类等亲水性较强的表面活性剂。

(二) 乳化剂

具有乳化作用的物质称为乳化剂。许多表面活性剂和一些天然的两亲性物质,如阿拉伯胶、西黄蓍胶等均可作为乳化剂。乳化剂的作用是降低两种不相混溶液体的界面张力,同时,它在分散相液滴的周围形成一层保护膜,防止液滴碰撞时聚合,使乳剂易于形成并保持稳定。

表面活性剂的 HLB 值可决定乳剂的类型。通常选用 HLB 值 3~8 的表面活性剂作为 W/O 型乳化剂,选用 HLB 值 8~16 的表面活性剂作为 O/W 型乳化剂。

(三) 其他应用

1. 起泡剂和消泡剂 泡沫是一层很薄的液膜包围着气体,是气体分散在液体中的分散体系。一些含有表面活性剂的溶液在搅拌时,产生稳定的泡沫,这些物质称为"起泡剂"(foaming agent)。起泡剂通常有较强的亲水性和较高的 HLB 值。在产生稳定泡沫的情况下,加入一些 HLB 值为 1~3 的亲油性较强的表面活性剂,则可与泡沫液层争夺液膜表面而吸附在泡沫表面上,代替原来的起泡剂,而其本身并不能形成稳定的液膜,故使泡沫破坏,这种用来消除泡沫的表面活性剂称为"消泡剂"(antifoaming agent)。

> **知识链接**   **起泡和消泡**
>
> 表面活性剂既可以起泡,又可以消泡,这是一个十分有趣的现象。那么在日常生活中何时起泡、何时消泡呢?
>
> 起泡常见于肥皂或洗衣粉加水搅拌、啤酒冲入酒杯等情况;面包、馒头等食物中也要起泡;日常用的泡沫塑料,是使用起泡剂发泡后凝固而成;化妆用的摩丝就是一种泡沫;妇科用的泡沫药剂则可以有效地利用泡沫的巨大表面积和扩散力而抗菌、杀虫。在制药领域更多地用到消泡,如以后学到的膜剂、栓剂、滴丸剂、软膏剂、片剂包衣液等都要消泡,内窥镜插入胃时,会因为胃内大量泡沫的存在而影响视线,需加入硅油等消泡剂。

表面活性剂作为起泡剂主要应用于腔道及皮肤用药,可使泡腾产生的气泡持久充满腔道,增加治疗效果。消泡剂常用于微生物发酵生产和中药提取液的浓缩,比用机械破泡的办法消泡效率高。

2. 去污剂 也称洗涤剂,是用于除去污垢的表面活性剂,HLB 值一般为 13~16。常用的去污剂有油酸钠和其他脂肪酸的钠皂、钾皂、十二烷基硫酸钠等阴离子型表面活性剂。

3. 消毒剂和杀菌剂 大多数阳离子型表面活性剂和两性离子型表面活性剂都可用作消毒剂,少数阴离子型表面活性剂也有类似作用,如苯扎溴铵为一种常用广谱杀菌剂,可用于器械消毒和环境消毒等。

表面活性剂除用于增溶剂、乳化剂、起泡剂和消泡剂、去污剂、消毒剂和杀菌剂等外,还常用作助悬剂和润湿剂等,助悬剂和润湿剂的有关应用参见本章第七节。

第三节 溶 解 理 论

一、药物的溶解与稀释

(一) 药物的溶解

固体、液体或气体以分子或离子状态均匀分散在溶剂中形成溶液的过程,称为溶解。溶解的一般规律为相似者相溶,即溶质与溶剂极性程度相似的可以相溶。

1. 溶解度(solubility) 指在一定温度(气体在一定压力)下一定量的饱和溶液中溶解的溶质的量,一般以一份溶质(1g 或 1ml)溶于若干毫升溶剂中表示,也可用物质的量浓度来表示。《中国药典》2010 年版用极易溶解、易溶、溶解、略溶、微溶、极微溶解、几乎不溶和不溶等表示药品的近似溶解度。

2. 溶解速度 指在一定温度下单位时间内溶出溶质的量。溶解速度取决于溶剂与溶质分子之间的引力,以及溶质分子在溶剂中的扩散速度。

(二) 溶液的稀释

1. 溶液浓度的表示方法 溶液浓度是指一定量溶液或溶剂中所含溶质的量,其表示方法有多种。《中国药典》采用的滴定液和试液的浓度为物质的量浓度,表示方法是 mol/L(摩尔/升)。药物溶液的百分浓度,除另有规定外,指溶液 100ml 中含有溶质若干克。

知识链接 　　　《中国药典》2010 年版关于溶液百分比的规定

溶液的百分比,除另有规定外,系指溶液 100ml 中含有溶质 X 克。此外根据需要可采用下列符号:X%(g/g)表示溶液 100g 中含有溶质 X 克;X%(ml/ml)表示溶液 100ml 中含有溶质 X 毫升;X%(ml/g)表示溶液 100g 中含有溶质 X 毫升;X%(g/ml)表示溶液 100ml 中含有溶质 X 克。

---

2. 浓溶液的稀释方法 　在浓溶液中加入一定量的溶剂得到所需浓度的溶液,称为溶液的稀释。根据稀释前后溶液中所含溶质的量不变,稀释公式应为:

$$C_1V_1 = C_2V_2 \tag{2-2}$$

式中,C_1、V_1 分别为浓溶液的浓度和体积,C_2、V_2 分别为稀释后溶液的浓度和体积。使用本公式时,应注意等式两边的单位须一致。

课堂互动 　　　　　　　　**浓溶液的稀释**

用浓度为 38.0%(g/g)、相对密度为 1.18 的浓盐酸配制浓度为 10%(g/ml)的稀盐酸 1000ml,问需浓盐酸多少毫升?

二、影响药物溶解度与溶解速度的因素

(一) 影响药物溶解度的因素

1. 药物的性质 　药物极性的大小对溶解度有很大的影响,而极性取决于药物自身的结构。当药物的极性程度与溶剂的极性相似或相近时才能相溶,即相似者相溶。此外,药物的晶格引力也能影响药物的溶解性能。

2. 溶剂的极性 　对溶质的影响很大。物质的极性可用其介电常数来表示,介电常数越大则极性越大。极性溶剂可溶解离子型或其他极性溶质。水是极性最强的溶剂,25℃时的介电常数为 78.5。此外水可与多种物质形成氢键缔合。

3. 温度 　温度对固体药物溶解度的影响取决于溶解过程是吸热($\Delta H_f > 0$)还是放热($\Delta H_f < 0$)。溶解度与温度的关系可表示为:

$$\ln C = \frac{\Delta H_f}{R}\left(\frac{1}{T_f} - \frac{1}{T}\right) \tag{2-3}$$

式中,C 为溶质的溶解度(摩尔分数),T 为溶解时的温度,T_f 为药物的熔点,ΔH_f 为摩尔溶解热,R 为气体常数。由式可见,当 $\Delta H_f > 0$ 时,溶解度随温度升高而增加;当 $\Delta H_f < 0$ 时,温度升高,溶解度反而下降。一般来说药物的溶解度是一个吸热过程,所以升高温度有利于增大药物的溶解度。

4. pH 的影响 　难溶性弱酸、碱及其盐在水中的溶解度受 pH 影响很大。例如,磺胺嘧啶钠在水中的溶解度为 50%,10% 磺胺嘧啶钠水溶液 pH 约为 10,若使 pH 下降至 9.56 则会析出磺胺嘧啶。

5. 同离子效应和溶液离子强度的影响 　对于电解质类药物,当溶液中含有与其自身解离相同的离子时,溶解度会下降;当无相同离子存在时,则溶液的离子强度增加使药物的溶解度略有增大。

6. 晶型与粒子大小的影响 　同一化学结构的药物因结晶条件不同,形成结晶时分子排列与晶格结构不同,形成多种晶型称为多晶型。多晶型药物因晶格能不同,使药物的溶解度、溶解速度、熔点等均不同。稳定型溶解度小,亚稳定型溶解度大。例如,氯霉素棕榈酸酯有 A 型、B 型和无定形,其中 B 型、无定形溶解度大于 A 型,为有效型。

一般情况下粒子大小与溶解度无关,但当难溶性药物的粒子大小在 $0.1 \sim 100\text{nm}$ 时,溶解度随粒径减小而增加。

7. 其他 如助溶剂、增溶剂等的影响。

(二) 影响药物溶解速度的因素

药物的溶解过程可分两步进行。首先溶质分子经溶解离开固体粒子表面并在其表面上形成饱和溶液层,然后溶质分子由饱和溶液层向溶液内部扩散。溶解过程符合 Noyes-Whitney 方程:

$$\frac{\mathrm{d}C}{\mathrm{d}t} = \frac{DA}{Vh}(C_s - C) \tag{2-4}$$

式中,$\frac{\mathrm{d}C}{\mathrm{d}t}$ 为溶解速度,D 为扩散系数,A 为药物粒子的表面积,C_s、C 分别为扩散层内、溶出介质中的药物浓度,V 为溶出介质体积,h 为扩散层厚度。

由式可知,影响溶解速度的主要因素有以下几种。

1. 温度 温度升高药物的溶解度增大,同时药物分子的扩散速度亦增加,从而提高溶解速度。但对热不稳定的药物,温度不宜过高。

2. 搅拌 适当搅拌可以提高扩散速率,从而加速药物的溶解。

3. 粒子大小 固体药物粒子越细,比表面积越大,其表面形成饱和溶液的速率越大。所以对溶解速度慢的药物应先粉碎,再溶解。

三、增加药物溶解度的方法

1. 制成可溶性盐 一些难溶性弱酸和弱碱性药物,可加入适量的碱或酸制成盐而增加其溶解度。羧基、磺酰胺基、亚胺基等酸性基团的药物,可用碱(氢氧化钠、碳酸氢钠、氢氧化钾、氢氧化铵、乙二胺、二乙醇胺等)与其作用生成溶解度较大的盐。天然及合成的有机碱,一般用盐酸、硫酸、硝酸、磷酸或枸橼酸、水杨酸、马来酸、酒石酸、乙酸等制成盐类。

2. 使用增溶剂 许多难溶性药物如挥发油、脂溶性维生素、甾体激素类等均可通过加入适宜增溶剂而增大其在水中的溶解度。增溶剂主要是表面活性剂,有关内容见本章第二节。

3. 加入助溶剂 一些难溶性药物,当加入第 3 种物质时,能使其在水中的溶解度增加而不降低其活性的现象,称为助溶,加入的第 3 种物质称为助溶剂。助溶剂多为低分子化合物,与难溶性药物形成可溶性络合物或复盐。例如,咖啡因在水中的溶解度为 1:50,用苯甲酸钠助溶,形成安钠咖(苯甲酸钠咖啡因),溶解度可增大到 1:1.2;茶碱在水中的溶解度为 1:120,用乙二胺助溶形成氨茶碱,溶解度增大为 1:5。

常用的助溶剂可分为三类:①无机化合物,如碘化钾、氯化钠等;②某些有机酸及其钠盐,如苯甲酸钠、水杨酸钠、对氨基苯甲酸钠等;③酰胺类化合物,如乌拉坦、尿素、烟酰胺、乙酰胺、乙二胺等。其应用情况见表 2-6。

4. 使用潜溶剂 某些药物在单一溶剂中溶解性能差,但在混合溶剂中各溶剂达到某一比例时,药物的溶解度可出现极大值,此现象称潜溶,这种混合溶剂称为潜溶剂。可与水形成潜溶剂的有:乙醇、丙二醇、甘油、聚乙二醇等。例如,氯霉素在水中的溶解度仅 0.25%,若用水中含 25%

表 2-6 常用助溶剂的应用

难溶性药物	助溶剂
茶碱	乙二胺、水杨酸钠、苯甲酸钠、水杨酸钠
咖啡因	苯甲酸钠、水杨酸钠、枸橼酸钠、烟酰胺、乙酰胺、对氨基苯甲酸钠
氯霉素	二甲基甲酰胺、二甲基乙酰胺
安络血	水杨酸钠、烟酰胺、乙酰胺
氢化可的松	苯甲酸钠、羟基苯甲酸钠
核黄素	烟酰胺、水杨酸钠、乙酰胺
葡萄糖酸钙	乳酸钙、氯化钠、枸橼酸钠
碘	碘化钾

乙醇、55%甘油的混合溶剂,则可制成 12.5%氯霉素溶液;又例如,甲硝唑在水中的溶解度为 10%(W/V),如果使用水-乙醇混合溶剂,则溶解度可提高 5 倍。

> **课堂互动**
>
> 讨论增溶与助溶有哪些区别与联系?

第四节 低分子溶液剂

低分子溶液剂是指小分子药物以分子或离子状态分散在溶剂中形成的供内服或外用的液体药剂。它包括溶液剂、芳香水剂、糖浆剂等,大多采用溶解法制备。低分子溶液剂为澄明液体,药物在溶液中分散度大,口服后药物易吸收。但是,药物化学活性也随之增高,导致某些药物的水溶液不稳定。此外,多数药物的水溶液在储存过程中易发生变质,所以应注意药物稳定性和防腐问题。

一、溶 液 剂

溶液剂(solutions)是指非挥发性药物溶解于溶剂中形成的均相澄明溶液(浓氨溶液除外)。溶剂大多为水,也可用乙醇或油,如维生素 D_2。

溶液剂制备方法有溶解法、稀释法和化学反应法。

1. 溶解法 用于较稳定的化学药物,多数溶液剂都采用此法制备。一般包括称量、溶解、过滤、质量检查、包装等步骤(图 2-2)。

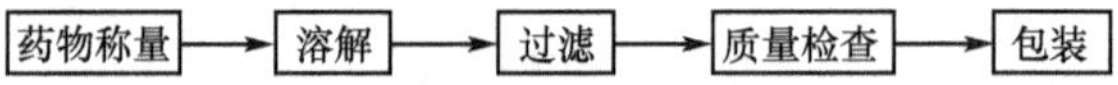

$$药物称量 \rightarrow 溶解 \rightarrow 过滤 \rightarrow 质量检查 \rightarrow 包装$$

图 2-2 溶解法制备溶液剂工艺流程

操作注意:① 取总体积 75%~80%的溶剂加入药物搅拌溶解;②小量药物(如毒药)或附加剂(如助溶剂、抗氧剂等)或溶解度小的药物应先溶解;③ 难溶性药物采用适当方法增加溶解度,溶解缓慢的药物采用粉碎、搅拌或加热等措施加快溶解;④液体药物及挥发性药物应最后加入;⑤溶剂应通过滤器加至全量。

例 2-1 碘化钾溶液

【处方】 碘化钾 100g 硫代硫酸钠 0.5g 纯化水加至 1000ml

【制法】 取碘化钾与硫代硫酸钠,加适量新鲜纯化水溶解,过滤,自滤器上添加纯化水至 1000ml 搅匀,即得。

【分析】 ①本品久储、遇光或露置空气中易分解,加硫代硫酸钠作稳定剂。②本品口服用于视神经萎缩,可促进玻璃体混浊的吸收,防治地方性甲状腺肿及祛痰。

2. 稀释法 先将药物制成高浓度溶液,再用溶剂稀释至需要浓度即得。用稀释法制备溶液剂时应注意浓度换算。对有较大挥发性和腐蚀性的浓溶液如浓氨水,稀释操作要迅速,操作完毕应立即密塞,以免过多挥发造成损失,影响浓度的准确性。

二、芳香水剂与露剂

芳香水剂(aromatic waters)系指芳香挥发性药物的饱和或近饱和水溶液。用水与乙醇的混合液作溶剂可制成挥发油含量较高的溶液,称为浓芳香水剂。芳香性植物药材用蒸馏法制成的含芳香性成分的澄明溶液,在中药制剂中称为药露或露剂。芳香水剂除要求澄明外,还需具有与原料药物相同的气味,不得有异臭、沉淀或杂质。

芳香水剂制法因原料不同而异,纯净的挥发油或化学药物多用溶解法或稀释法制备,含芳香挥发性成分的药材多用水蒸气蒸馏法。由于芳香水剂中的挥发性成分多半容易分解或变质,易霉败,故不宜大量配制和久储。

例 2-2　浓薄荷水(concentrated peppermint water)

【处方】　薄荷油 20ml　95%乙醇 600ml　纯化水加至 1000ml

【制法】　先将薄荷油溶于乙醇,少量多次加入纯化水至足量(每次加入纯化水后用力振摇),再加滑石粉 50g,振摇,放置数小时,并随时振摇,过滤,自滤器上添加适量纯化水至全量,即得。

【分析】　加入滑石粉作为分散剂,目的是使挥发性药物薄荷油被分散剂吸附,增加药物表面积,促进其分散与溶解;此外,滤过时分散剂在滤过介质上形成滤床吸附剩余的溶质和杂质,起助滤作用,利于溶液的澄清。所用的滑石粉不应过细,以免通过滤材使溶液混浊。

例 2-3　金银花露

【处方】　金银花 500g

【制法】　将金银花用水蒸气蒸馏法蒸取馏液,至金银花气味较淡为度(约 2000ml),取馏液在避菌条件下分装于清洁玻璃瓶(250ml/瓶或 500ml/瓶)中,瓶口密闭,流通蒸汽灭菌 100℃、20min 即得。

三、醑　　剂

醑剂(spiritus)系指挥发性药物的浓乙醇溶液剂,可供内服与外用。用于制备芳香水剂的药物一般均可制成醑剂。醑剂中药物浓度可达到 5%~10%,乙醇浓度一般为 60%~90%,醑剂除用作治疗(如樟脑醑、芳香氨醑)外,也可用来做芳香矫味剂(如复方橙皮醑、薄荷醑等)。醑剂应密闭储存且不宜时间过长。

醑剂的制备方法有溶解法和蒸馏法两种,制备过程中应注意防水。

例 2-4　樟脑醑的制备

【处方】　樟脑 100g　95%乙醇加至 1000ml

【制法】　取樟脑溶于约 800ml 乙醇中,充分溶解后再添加乙醇至全量,搅匀即得。必要时可用干燥滤器和滤材过滤。

【分析】　本品为无色液体,有樟脑特臭,含醇量应为 80%~87%。常温下易挥发,应密闭阴凉处保存。本品遇水易析出结晶,所用器材及包装材料应干燥。

 课堂互动

讨论醑剂和芳香水剂有哪些异同点?

四、糖　浆　剂

1. 概述　糖浆剂(syrups)是指含有药物、药材提取物或芳香物质的浓蔗糖水溶液。除另有规定外,糖浆剂含蔗糖量应不低于 45%(g/ml)。蔗糖的近饱和水溶液称为单糖浆或糖浆,浓度为 85%(g/ml)或 64.7%(g/g)。糖浆剂的特点是能掩盖某些药物的苦、咸及其他不适气味,易于服用。高浓度糖浆剂因渗透压大,自身有一定抑菌作用;低浓度糖浆剂易染菌,需添加抑菌剂。

糖浆剂根据用途不同可分为单糖浆、芳香糖浆和药用糖浆三类(表 2-7)。

表 2-7　糖浆剂的分类与用途

分类	特点和用途
单糖浆	不含药物,供制备含药糖浆及作为矫味剂、助悬剂使用
芳香糖浆	含芳香挥发性物质,用作矫味剂,如橙皮糖浆、姜糖浆
药用糖浆	含药物,主要用于治疗作用,如枸橼酸哌嗪糖浆、硫酸亚铁糖浆等

2. 制备方法

（1）溶解法

1）热溶法:将药用蔗糖置沸水中,继续加热至全溶,趁热过滤,加入可溶性药物(对热不够稳定的药物可在适当降温后加入),搅拌、溶解、过滤,并通过滤器加纯化水至全量,分装即得。本法优点:蔗糖溶解速度快,过滤速度快;加热过程易杀死微生物,糖内含有的某些高分子杂质可凝聚滤除。但加热过久或超过 100℃,使转化糖含量增加,制品的颜色容易变深。适用于对热稳定的药物和有色糖浆的制备。

2）冷溶法:室温下将蔗糖溶于纯化水或含药溶液中制备糖浆剂的方法。制备的糖浆剂颜色较浅,适用于对热不稳定或易挥发的药物。缺点是生产周期长,易染菌。

（2）混合法:将含药溶液与单糖浆均匀混合制备糖浆剂的方法,适合制备含药糖浆。优点:简便、灵活、可大量配制。

《中国药典》2010 年版规定:除另有规定外,糖浆剂一般采用将药物用新沸过的水溶解后,加入单糖浆的方法制备,即混合法制备。

3. 制备糖浆剂时应注意的问题

（1）药物的加入方法:水溶性固体药物可先用少量纯化水溶解再与单糖浆混合;水中溶解度小的药物可酌加少量其他的适宜溶剂使其溶解,然后加入单糖浆中;可溶性药物及药物的液体药剂可直接加入单糖浆中,必要时过滤;药物的醇性制剂与单糖浆混合时常出现浑浊,可加入适量乙醇助溶;若药物为水性浸出制剂,应将其纯化除去杂质后再加入单糖浆中。

（2）制备注意事项:应选择无色、无异臭的药用白糖;所用器具应洁净或灭菌处理并避菌操作、及时灌装;热溶法宜用蒸汽夹层锅加热,温度和时间应严格控制,注意调整 pH 等。

4. 常见质量问题及产生原因　糖浆剂的质量要求,除另有规定外,一般要求澄清,含糖量准确,储存中不得酸败、析出蔗糖结晶、变色等。糖浆剂常见的质量问题及原因,见表 2-8。

表 2-8　糖浆剂常见质量问题及产生原因

质量问题	原因
霉败	原料不洁净,用具、容器处理不当及生产环境不卫生
沉淀	蔗糖质量差,高浓度的糖浆剂在储存过程中可因温度降低而析出蔗糖结晶
变色	蔗糖加热时间长,特别在酸性环境下加热,可生成转化糖使糖浆剂颜色变深;有色糖浆剂,在光线或还原性物质等作用下也会逐渐褪色
其他	糖与药物之间存在竞争溶解现象,导致药物的溶解度降低,处方设计中应予以考虑

例 2-5　单糖浆

【处方】　蔗糖 850g　纯化水加至 1000ml

【制法】　取纯化水 450ml 加热至沸,加蔗糖搅拌溶解后,加适量注射用活性炭继续加热至 100℃,保温 15min,趁热用砂滤器过滤至澄明,添加纯化水至 1000ml,摇匀,即得。

例 2-6　磷酸可待因糖浆

【处方】　磷酸可待因 5g　纯化水 15ml　单糖浆加至 1000ml

【制法】　取磷酸可待因溶于纯化水中,加单糖浆至 1000ml,搅匀,即得。

第五节　高分子溶液剂

高分子溶液剂系指高分子化合物以分子状态溶解在溶剂中制成的均匀分散的液体药剂。

高分子溶液剂属于热力学及动力学稳定系统,在制剂生产中应用广泛。几乎所有的剂型都与高分子溶液有关。例如,液体制剂中的胃蛋白酶合剂;血浆代用品中的右旋糖酐注射液、聚氧乙烯吡咯烷酮注射液、羧甲基淀粉钠注射液;滴眼剂中的荧光素钠滴眼剂;作助悬剂的如明胶溶液、甲基纤维素溶液、甲基纤维素钠溶液等;片剂辅料如黏合剂淀粉浆、包衣材料(薄膜衣、肠溶衣);栓剂、软膏剂、胶囊剂、缓释与控释制剂、膜剂等剂型的制备等亦需应用大量各种高分子溶液。

一、高分子溶液的性质

1. 带电性　很多高分子化合物在溶液中带有电荷,主要是由于高分子化合物结构中的某些基团解离所致。由于高分子化合物种类不同,溶液中所带的电荷也不一样,如带正电的壳聚糖、带负电的阿拉伯胶、海藻酸钠,带两性电荷的蛋白质等。带两性电荷的蛋白质分子随溶液 pH 不同,可带正电或负电。当溶液的 pH 等于等电点时其分子呈中性,此时溶液的黏度、渗透压、溶解度、导电性等都变得最小。当溶液的 pH 大于等电点时,则蛋白质带负电荷;当溶液的 pH 小于等电点时,则蛋白质带正电荷。由于高分子化合物在溶液中带电,所以具有电泳现象。利用电泳法可测定高分子化合物所带电荷的种类。

2. 溶解性　一些水溶性高分子物质如树胶、淀粉、纤维素及其衍生物等能与水发生水合作用,溶解在水中形成黏稠性的液体,常称为胶浆剂,又称亲水胶。一些水不溶性高分子物质,能较好地分散在半极性或非极性溶剂中,常称为非水性高分子溶液,如玉米朊的乙醇溶液常作为片剂包衣时的隔离层材料。

3. 胶凝性　一些亲水性高分子溶液如明胶和琼脂的水溶液,在温热条件下为黏稠性流动液体。但当温度降低时,高分子溶液形成网状结构,水被全部包含在网状结构中,形成了不流动的半固体状物,称为凝胶,如软胶囊的囊壳就是这种凝胶。形成凝胶的过程称为胶凝。凝胶失去网状结构中的水分,体积缩小,形成的干燥固体称为干胶。例如,硬胶囊的囊壳、阿胶、龟板胶等都是干胶的存在形式。

4. 稳定性　主要由高分子化合物水化作用和荷电两方面决定。

高分子化合物含有大量亲水基如—NH$_2$、—OH、—COOH 等,能与水形成一层牢固的水化膜,阻碍高分子化合物分子之间的相互凝聚,这是高分子化合物稳定的主要原因。如果向亲水胶体溶液中加入大量脱水剂(如乙醇、丙酮等),可使胶粒失去水化层而沉淀。高分子代血浆右旋糖酐的制备,就是利用这一方法,通过控制所加乙醇的浓度,而将适宜分子质量的制品分离出来。如果向高分子溶液中加入大量电解质,由于电解质强烈的水化作用,结合了大量水分而破坏了水化膜,则会使高分子化合物发生凝聚而引起沉淀,这一过程称为盐析。高分子溶液在放置过程中会自发地凝结而沉淀,这一过程称为陈化。高分子溶液由于其他因素如盐类、pH、光线、絮凝剂、射线等的影响,使高分子化合物先聚集成大粒子后沉淀的现象,称为絮凝。

高分子所带电荷也影响其稳定性,如带相反电荷的两种高分子溶液混合时,由于相反电荷中和而产生凝结沉淀。例如,带负电荷的阿拉伯胶和带正电荷的明胶,在等电点以下混合时,形成高分子复合物而沉淀,这是复凝聚法制备微囊的基本原理。

二、高分子溶液剂的制备

高分子溶液剂的制备要经过一个溶胀过程。溶胀过程一般分为两个阶段,首先是高分子化合物吸收溶剂(水)使体积膨胀,这一过程称有限溶胀;然后是溶剂分子不断进入高分子的链段空隙间发生水化作用,降低了高分子分子间的作用力,导致高分子化合物完全分散在水中形成高分子溶液,这一过程称为无限溶胀。无限溶胀过程,通常需要以搅拌或加热等步骤才能完成。

胶溶过程的快慢取决于高分子的性质及工艺条件。制备明胶溶液时,先将明胶碎成小块,放于水中浸泡 3~4 小时,使其吸水膨胀(这是有限溶胀过程),然后加热并搅拌使其形成明胶溶液(这是无限溶胀过程)。琼脂、阿拉伯胶、西黄蓍胶、羧甲基纤维素钠等在水中均属于这一过程。甲基纤维素则需溶于冷水中完成这一制备过程。淀粉遇水立即膨胀,但无限溶胀过程必须加热至 60~70℃ 才能制成淀粉浆。胃蛋白酶等高分子药物,其有限溶胀和无限溶胀过程都很快,只需将其撒于水面,待其自然溶胀后再搅拌就可形成溶液,如果将它们撒于水面后立即搅拌则形成团块,给制备过程带来困难。

例 2-7　羧甲基纤维素钠胶浆

【处方】　羧甲基纤维素钠 5g　琼脂 5g　糖精钠 0.5g　纯化水适量共制 1000ml。

【制法】　取羧甲基纤维素钠分次加入热纯化水 400ml 中,轻加搅拌使其溶解;另取剪碎的琼脂加纯化水 400ml 浸泡使其溶胀,煮沸数分钟使琼脂溶解,两液合并,趁热过滤,再加入糖精钠、热纯化水使成 1000ml,搅匀,即得。

【分析】　本品为助悬剂、矫味剂。供外用时不加糖精钠。羧甲基纤维素钠如先用少量乙醇润湿,再按上法溶解更佳。

第六节　溶　胶　剂

溶胶剂系指固体药物微细粒子(1~100nm)分散在水中形成的非均相分散的液体药剂,又称疏水胶体溶液,如氧化银溶胶、氢氧化铁溶胶等。

溶胶剂属于热力学不稳定体系,将药物分散成溶胶状态,其药效会出现显著的变化。该制剂目前很少使用,但溶胶微粒的特殊性质对于纳米制剂的发展具有十分重要的意义。

一、溶胶剂的性质

1. 光学性质　当强光线通过溶胶剂时,从侧面可见到圆锥形光束,称为丁达尔效应。这是由于胶粒粒度小于自然光波长引起光散射所产生的。溶胶剂量的混浊程度用浊度表示,浊度越大表明散射光越强。

2. 电学性质　溶胶剂由于双电层结构而荷电,可以荷正电,也可以荷负电。在电场的作用下胶粒或分散介质产生移动,在移动过程中产生电位差,这种现象称为界面动电现象。溶胶的电泳现象就是界面动电现象所引起的。

3. 动力学性质　溶胶剂中的胶粒在分散介质中有不规则的运动,这种运动称为布朗运动。这种运动是由于胶粒受溶剂水分子不规则地撞击产生的。溶胶粒子的扩散速度、沉降速度及分散介质的黏度等都与溶胶的动力学性质有关。

二、溶胶剂的稳定性

溶胶剂属热力学不稳定系统,主要表现为聚结不稳定性和动力不稳定性。但由于胶粒表面电荷产生静电斥力,以及胶粒荷电所形成的水化膜,都增加了溶胶剂的聚结稳定性。由于重力作用胶粒产生沉降,但由于胶粒的布朗运动又使其沉降速度变得极慢,增加了动力稳定性。

溶胶剂对带相反电荷的溶胶及电解质极其敏感,将带相反电荷的溶胶或电解质加入到溶胶剂中,由于电荷被中和使ζ电位降低,同时又减少了水化层,使溶胶剂产生聚结进而产生沉降。向溶胶剂中加入天然的或合成的亲水性高分子溶液,使溶胶剂具有亲水胶体的性质而增加稳定性,这种胶体称为保护胶体。

三、溶胶剂的制备

1. 分散法

(1)机械分散法:常采用胶体磨进行制备。药物、分散介质及稳定剂从加料口处加入胶体磨中,胶体磨以 10 000r/min 转速高速旋转将药物粉碎成胶体粒子范围。本法可制成质量很高的溶胶剂。

(2)胶溶法:又称解胶法,系使新生的粗粒子重新分散成溶胶粒子的方法。例如,新生成的 AgCl 粗分散粒子加稳定剂,经再分散可制得 AgCl 溶胶剂。

(3)超声分散法:用 20 000Hz 以上超声波所产生的能量使粗分散相粒子分散成溶胶剂的方法。

2. 凝聚法

(1)物理凝聚法:通过改变分散介质的性质使溶解的药物凝聚成为溶胶的方法。例如,将硫磺溶于乙醇制成饱和溶液,过滤,将滤液细流加入水中,硫磺在水中的溶解度突然降低,迅速析出的硫磺凝聚成胶粒而分散于水中。

(2)化学凝聚法:借助于氧化、还原、水解、复分解等化学反应制备溶胶的方法。例如,用硫代硫酸钠与稀盐酸作用,生成的新生态硫分散于水中,形成溶胶。

第七节　混　悬　剂

 案例讨论

　　炎炎夏日,小王因晒伤去皮肤科看病,医生为她开具了炉甘石洗剂,还特别嘱咐她"别忘了,用时摇一摇!"当她拿到这种上层浮着粉红色的液体、下层沉积着一层厚厚的粉红色泥土样物质的药剂时,很疑惑:这究竟是一种什么药呢? 使用时为什么要摇一摇?

一、概　　述

混悬剂(suspensions)系指难溶性固体药物以微粒状态分散在分散介质中形成的非均相液体药剂。药物微粒直径一般在 $0.1 \sim 50\mu m$,分散介质大多为水,也有植物油。混悬剂可口服,亦可外用。

下列情况可考虑制成混悬剂:难溶性药物需制成液体剂型应用时;药物的剂量超过了溶解度而不能制成溶液剂时;两种溶液混合时药物的溶解度降低或产生难溶性化合物时;需要制成缓释制剂时。为安全起见,剧毒药物或剂量小的药物,不应制成混悬剂使用。

混悬剂属于热力学和动力学均不稳定的粗分散体系,药物颗粒受重力作用易沉降,影响剂量的准确性。因此,对混悬剂的质量要求如下。

(1)混悬微粒细微均匀,沉降缓慢剂量准确。

（2）微粒沉降后不结块，稍加振摇又能均匀分散。

（3）黏稠度适宜，便于倾倒且不沾瓶壁。

（4）外用混悬剂应易于涂展，不易流散，干后能形成保护膜。

混悬剂一般为液体药剂，可加入适宜的助悬剂、防腐剂等附加剂，但仍然存在储存过程中的稳定性问题。《中国药典》2005 年版收载了干混悬剂，它是按混悬剂的要求将药物用适当方法制成粉末状或颗粒状制剂，使用时加水分散成混悬剂，其优点是提高制剂稳定性，便于储存和携带。

二、混悬剂的稳定性

混悬剂中混悬的药物粒子分散度大，微粒具有较高的表面自由能，使混悬剂处于不稳定的状态。疏水性药物的混悬剂比亲水性药物混悬剂更不稳定。混悬剂的稳定性主要与混悬微粒的沉降、荷电、絮凝及润湿等有关。

（一）混悬微粒的沉降

混悬剂静置时，其中的微粒在重力作用下会自然沉降，沉降速率服从 Stoke's 定律：

$$V = \frac{2r^2(\rho_1 - \rho_2)g}{9\eta} \tag{2-5}$$

式中，V 为沉降速度（cm/s）；r 为微粒半径（cm）；ρ_1 和 ρ_2 分别为微粒和介质的密度（g/ml）；g 为重力加速度（cm/s^2）；η 为分散介质的黏度（Pa·s）。由式（2-5）可知，混悬微粒的沉降速度与混悬微粒半径的平方、微粒与分散介质的密度差成正比，与分散介质的黏度成反比。所以，增加混悬剂的动力稳定性可采取下列方法：尽量减小混悬微粒半径，以延缓微粒的沉降速度；增加分散介质的黏度，减小微粒与分散介质之间的密度差；使用助悬剂，增加微粒的亲水性。

（二）混悬微粒的荷电

混悬剂中的微粒可因吸附介质中的离子而荷电，也可因自身解离而荷电。由于微粒表面的电荷与介质中相反离子之间可构成双电层，产生 ζ 电位，加之水分子在微粒周围定向排列形成水化层等因素，阻止了微粒间的相互聚结，使混悬剂趋向稳定。但电解质可以改变疏水性微粒双电层的厚度，从而影响混悬剂的稳定性。

（三）混悬微粒的絮凝与反絮凝

混悬剂中的微粒由于分散度大而具有很大的总表面积，所以，微粒具有很高的表面自由能，存在着表面自由能降低、微粒相互聚结的趋势。但由于微粒荷电，电荷的排斥力阻碍了微粒的聚结。当向溶液中加入电解质时，使微粒双电层的 ζ 电位降低，减小微粒间的电荷排斥力，当 ζ 电位降到一定程度后，混悬剂中的微粒形成疏松状的絮状聚结体，使混悬剂处于稳定状态。形成絮状聚结体的过程称为絮凝，加入的电解质称为絮凝剂。制备混悬剂时，一般应控制絮凝剂用量使 ζ 电位在 20~25mV，以达到疏松的絮凝状态。絮凝剂主要是具有不同价数的电解质，其中阴离子比阳离子絮凝作用强，同时，离子价数增加 1，絮凝作用增加 10 倍。

向絮凝状态的混悬剂中加入电解质，使絮凝状态变为非絮凝状态的过程称为反絮凝，加入的电解质称为反絮凝剂。反絮凝剂可增加混悬剂流动性，使之易于倾倒。反絮凝剂所用的电解质与絮凝剂相同。

（四）混悬微粒的润湿

固体药物能否被润湿，与混悬剂制备的难易、质量的好坏及稳定性大小关系很大。混悬微粒若为亲水性药物，即能被水所润湿。与胶粒相似，润湿的混悬微粒可与水形成水化层，阻碍微粒的合并、凝聚、沉降。而疏水性药物不能被水所润湿,故不能均匀地分散在水中。但若加入润湿剂(表面活性剂)后,降低固-液相间的界面张力,改变了疏水性药物的润湿性,则可增加混悬剂的稳定性。

三、混悬剂的稳定剂

为了提高混悬剂的稳定性,在制备时可加入适当的稳定剂。常用的稳定剂有:助悬剂(suspending agents)、润湿剂、絮凝剂与反絮凝剂(表2-9)。

表2-9　混悬剂的稳定剂

类型	作用	品种及其他
助悬剂	①增加分散介质的黏度,降低微粒的沉降速度;②吸附在微粒表面,增加微粒亲水性,形成保护膜,阻碍微粒合并和絮凝,并能防止结晶转型;③触变胶具有触变性,可维持胶粒均匀分散	①高分子助悬剂,阿拉伯胶、西黄蓍胶、桃胶等(天然品);纤维素类如甲基纤维素、羧甲基纤维素钠、羟丙基纤维素及卡波普、聚维酮、葡聚糖等(合成或半合成品);②低分子助悬剂,如甘油、糖浆剂等;③触变胶,如单硬脂酸铝溶解在植物油中形成的典型触变胶
润湿剂	降低药物微粒与分散介质之间的界面张力,增加疏水性药物的亲水性,促使疏水微粒被水湿润	常用的多为表面活性剂,如洗剂、搽剂中常用肥皂类及月桂硫酸钠等;内服混悬剂中常用聚山梨酯类等
絮凝剂与反絮凝剂	絮凝剂的加入,使混悬剂处于絮凝状态,以增加混悬剂的稳定性;反絮凝剂可增加混悬剂流动性,使之易于倾倒,方便使用	不同价数的电解质,常用枸橼酸盐、酒石酸盐、磷酸盐及一些氯化物等。同一电解质因用量不同,可以是絮凝剂或反絮凝剂,应在试验基础上选择使用

四、混悬剂的制备方法

(一) 分散法

分散法是指将固体药物粉碎至符合混悬微粒分散度要求后,再混悬于分散介质中的方法。分散法制备混悬剂与药物的亲水性有关,亲水性药物制备时一般不加助悬剂,疏水性药物制备时应酌情添加润湿剂和助悬剂(图2-3)。

操作注意事项:

(1) 亲水性药物,如氧化锌、炉甘石、碳酸钙、碳酸镁、某些磺胺药等,由于能被水润湿,故可直接用加液研磨法制备。一般应先将药物粉碎到一定细度,再加处方中的液体适量研磨到适宜的分散

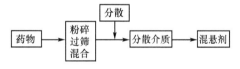

图2-3　分散法制备混悬剂工艺流程

度,最后加入其余的液体至全量。加液研磨时,药物与液体量应有适当比例。一般一份药物需加0.4~0.6份液体,即能产生最好的分散效果。加入的液体通常是处方中所含的,如水、芳香水、糖浆、甘油等。

(2) 疏水性药物,如樟脑、薄荷脑、硫等,不易被水润湿,必须先加一定量的润湿剂与药物共研后再加其他液体研磨混匀,最后加其余液体稀释至全量。

(3) 对于质重、硬度大的药物,可采用中药制剂常用的“水飞法”。“水飞法”可使药物粉碎到极细的程度。

混悬剂小量制备可用乳钵,大量生产可用乳匀机、胶体磨等机械。

例 2-8　氢氧化铝凝胶

【处方】

氢氧化铝	40g	三硅酸镁	80g
羧甲基纤维素钠	1.6g	苯甲酸钠	2.0g
羟苯甲酯	1.5g	柠檬香精	4ml
纯化水	加至1000ml		

【制法】　将苯甲酸钠、羟苯甲酯溶于蒸馏水中,与羧甲基纤维素钠制成胶浆,将氢氧化铝、三硅酸镁用羧甲基纤维素钠胶浆研磨,加柠檬香精混匀即得。

【分析】　羧甲基纤维素钠可增加分散介质的黏度,并能吸附在微粒周围形成保护膜,起助悬和分散作用。

(二) 凝聚法

1. 物理凝聚法　采用改变溶剂性质使药物快速结晶并絮凝形成混悬液的方法。一般将药物制成热饱和溶液,在急速搅拌下加至另一种不同性质的液体中,使药物快速结晶,可制得 10μm 以下微粒,再将微粒分散于适宜介质中制成混悬液。

例 2-9　醋酸可的松滴眼剂

【处方】

醋酸可的松(微晶)	5g
硼酸	20g
聚山梨酯-80	1.5g
羧甲基纤维素钠	2g
注射用水	加至1000ml

【制法】　取硼酸、羧甲基纤维素钠,溶于适量热注射用水中,过滤;另取醋酸可的松置乳钵内,加聚山梨酯-80研匀,然后加入少量上述溶液,研成糊状。再逐渐加入上液研匀,制成全量通过 200~250 目筛,在搅拌下分装,经100℃ ,30min 灭菌即得。

【分析】

(1) 微晶醋酸可的松的制备方法:取醋酸可的松溶于氯仿中,过滤至澄明,在不断搅拌下加至汽油中,继续搅拌 5 分钟,过滤,用少量无水乙醇洗涤,80℃真空干燥,可得 10~20μm 的细微结晶。

(2) 聚山梨酯-80 为分散剂,羧甲基纤维素钠为助悬剂。

2. 化学凝聚法　用化学反应法使两种药物生成难溶性的药物微粒,再混悬于分散介质中制备混悬剂的方法,如胃肠道透视用硫酸钡的制备。为使微粒细小均匀,化学反应在稀溶液中及尽量低的温度下进行并应急速搅拌。此法现已少用。

五、混悬剂的质量评价

混悬剂的质量主要考察其物理稳定性。

(一) 微粒大小

混悬剂中微粒的大小与混悬剂的质量、稳定性、药效和生物利用度密切相关,故微粒大小及其分布是评价混悬剂质量的重要指标。《中国药典》2010 年版二部规定用显微镜法和筛分法测定药物制剂的粒子大小,混悬剂中微粒大小测定常用前者。

(二) 微粒的沉降稳定性

评价混悬剂沉降稳定性的方法有沉降体积比和重新分散试验。

1. 沉降体积比　是指沉降物的体积与沉降前混悬剂的体积之比。检查方法为:用具塞量筒量取 50ml 混悬剂样品,密塞,用力振摇 1min,记录混悬物的开始高度 H_0,静置 3h,记录混悬物沉

降后的最终高度 H,则其沉降体积比 F 为:

$$F = \frac{H}{H_0} \tag{2-6}$$

F 值在 $1 \sim 0$。F 值愈大,表示沉降物的高度越接近混悬物的原始高度,混悬剂越稳定。口服混悬剂(包括干混悬剂)沉降体积比应不低于 0.90。

2. 重新分散试验 优良的混悬剂经过储存后再振摇,沉降物应能很快重新分散,以保证服用时的均匀性和分剂量的准确性。试验方法是将混悬剂置于 $100ml$ 具塞刻度量筒内,以 $20r/min$ 的速度转动,经过一定时间,量筒底部的沉降物应重新均匀分散,说明混悬剂再分散性良好。

第八节 乳 剂

一、概 述

乳剂(emulsions)系指一种液体以微小液滴的形式分散于另一种互不相溶的液体中形成的非均相液体分散体系。两种互不相溶的液体,通常是油和水。形成液滴的液体称为分散相、内相或非连续相,而包在液滴外面的一相则称为分散介质、外相或连续相。因制备方法不同,乳剂分散相直径亦不相同。当液滴直径在 $0.1 \sim 10\mu m$ 时,乳剂为乳白色不透明液体;当液滴直径在 $0.1 \sim 0.5\mu m$ 时,乳剂为乳白色半透明液体,称为亚微乳;当液滴直径小于 $0.1\mu m$ 时为透明液体,称为纳米乳,此时乳剂处于胶体分散范围。

乳剂属于热力学不稳定体系,加入乳化剂可使其容易形成和稳定,故乳剂是由水相、油相和乳化剂三者组成的液体制剂。乳剂可供内服和外用,经灭菌或无菌操作法制备的还可供注射用。

(一)乳剂的类型

根据分散相不同,乳剂可分为以下几种类型。

1. 水包油型乳剂 简写为油/水型或 O/W 型,其中油为分散相,水为分散介质。外观多为乳白色,用水稀释不致析出油滴,能被水溶性染料着色。

2. 油包水型乳剂 简写为水/油型或 W/O 型,其中水为分散相,油为分散介质。外观多为淡黄色半透明蜡状,可用油稀释而不能用水稀释,能被油溶性染料着色。

3. 复合型乳剂 即将水包油或油包水的初乳进一步分散在油相或水相中,经过二次乳化所形成的一类复合型乳剂,分 O/W/O 型和 W/O/W 型。

(二)乳剂的特点

(1)乳剂分散度大,总表面积大,使药物能较快地被吸收,生物利用度提高。

(2)油类药物制成乳剂,能保证分剂量准确,应用也方便。

(3)水包油型乳剂能遮盖油的不良臭味,并可添加芳香矫味剂,易于服用。

(4)外用乳剂能改善药物对皮肤、黏膜的渗透性及刺激性。

二、乳剂的形成条件

乳剂的形成包括分散过程和稳定过程。分散过程必须提供足够的能量使分散相能够分散成微小的乳滴,稳定过程是提供使乳剂稳定的必要条件。

(一)降低两相的界面张力

当水相和油相混合时,用力搅拌或振摇即可形成液滴大小不同的乳剂,但很快会合并分层。

这是因为形成乳剂的两种液体之间存在界面张力。

两种液体形成乳剂的过程,实际上也是两相液体间新界面形成的过程。乳剂的分散度越大,新界面增加就越多,液滴的表面自由能也就越大。因此,已分散的液滴又趋向于重新聚集合并,促使液滴变大甚至分层。为保持乳剂一定的分散状态,必须降低分散体系的界面张力。降低界面张力的有效措施是加入适宜的乳化剂。

(二) 加入适宜的乳化剂

乳化剂分子中含有亲水基和亲油基,形成乳剂时,亲水基伸向水相,亲油基伸向油相,若亲水基大于亲油基,乳化剂伸向水相的部分较大,使水的表面张力降低较多,可形成 O/W 型乳剂。相反,若亲油基大,则可形成 W/O 型乳剂。所以,乳化剂的性质是决定乳剂类型的主要因素。

(三) 形成牢固的乳化膜

乳化剂的重要作用之一是降低油、水之间界面张力,与此同时乳化剂能被吸附于液滴周围,有规律地定向排列形成一层乳化膜,形成的乳化膜越牢固,乳剂越稳定。表面活性剂类乳化剂可形成单分子层乳化膜,亲水性高分子化合物类乳化剂可形成多分子层乳化膜。某些固体微粒对水相和油相有不同的亲和力,在液滴的表面排列形成固体微粒膜,通过阻止液滴的合并,增加了乳剂的稳定性。

(四) 有适宜的相比

乳剂中油、水两相的容积比简称相比。制备乳剂时,分散相浓度一般在 10% ~ 50%,若分散相的浓度超过 50%,乳滴之间的距离很近,乳滴易发生碰撞而合并或引起转相,反而使乳剂不稳定。所以,制备乳剂时应有适宜的相比。

三、乳 化 剂

乳化剂的种类很多,优良的乳化剂应具备较强的乳化能力,能在液滴周围形成稳定的界面膜,增加乳剂的黏度、性质稳定、无毒、无刺激性等。

(一) 乳化剂的种类

1. 天然乳化剂 一般亲水性较强,多属于 O/W 型乳化剂。大多数具有较大的黏度,能增加乳剂的稳定性。天然乳化剂易被微生物污染变质,故应新鲜配制或添加适当的防腐剂。常用品种有阿拉伯胶、西黄蓍胶、明胶、卵磷脂(磷脂酰胆碱)等。其中阿拉伯胶、西黄蓍胶、明胶由于乳化能力较弱,往往混合使用;卵磷脂的乳化能力较强,精制品可用作制备静脉用乳剂的乳化剂。

2. 表面活性剂类乳化剂 这类乳化剂分子中有较强的亲水基和亲油基,乳化能力强,性质稳定,混合使用效果更好。常用品种有十二烷基硫酸钠、硬脂酸钠等阴离子型乳化剂,脂肪酸山梨坦类(W/O 型)、聚山梨酯类(O/W 型)、卖泽、苄泽、泊洛沙姆等非离子型乳化剂。其中脂肪酸山梨坦类、聚山梨酯类毒性低,刺激性小,性质稳定,应用较广泛。

3. 固体微粒乳化剂 一些溶解度小、颗粒细微的固体粉末,乳化时可被吸附于油水界面,形成乳剂。形成乳剂的类型,是由这些乳化剂的亲水性决定的,一般易被水润湿的形成 O/W 型乳剂,易被油润湿的形成 W/O 型乳剂。O/W 型乳化剂有氢氧化镁、氢氧化铝、二氧化硅、皂土等,W/O 型乳化剂有氢氧化钙、氢氧化锌、硬脂酸镁等。

(二) 乳化剂的选择

应根据制备乳剂的类型、乳化方法、使用目的、药物及乳化剂的性质综合考虑选择适宜的乳化剂。

1. 根据乳剂的类型选择 如制备乳剂类型已经确定,O/W 型乳剂应选择 O/W 型乳化剂,

W/O 型乳剂则应选择 W/O 型乳化剂。乳化剂的 HLB 值可作为选择的主要依据。

2. 根据乳剂给药途径选择　口服乳剂应选择无毒的天然乳化剂或某些亲水性高分子乳化剂。外用乳剂应选择局部无刺激性的乳化剂。注射用乳剂应选择卵磷脂、泊洛沙姆等乳化剂。

3. 根据乳化剂性能选择　应选择乳化性能强、性质稳定、受外界因素(如酸、碱、盐等)影响小、无毒、无刺激性的乳化剂。

4. 混合乳化剂的选择　原则上是同一类型的乳化剂可以合并使用。合并使用乳化剂的 HLB 值可用混合乳化剂 HLB 值的计算方法求得,所得数据可以预测混合乳化剂亲水性(或亲油性)的强弱。

四、乳剂的制备

(一) 乳剂的制备方法

1. 干胶法　又称油中乳化剂法。制备时,先将乳化剂与油混匀,加一定量水,同一方向研磨制成初乳,再逐渐加水稀释至全量。本法的特点是先制备初乳。若乳化植物油,初乳中油、水、乳化剂的比例为 4∶2∶1;若乳化挥发油,其比例为 2∶2∶1。本法一般选用阿拉伯胶或阿拉伯胶与西黄蓍胶的混合胶作乳化剂(图 2-4)。

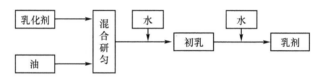

图 2-4　干胶法制备乳剂工艺流程

2. 湿胶法　又称水中乳化剂法。制备时,先将乳化剂分散于水中,再将油分次加入,同一方向研磨制成初乳,再加水至全量。本法也需制备初乳,初乳中油、水、乳化剂的比例与上法相同(图 2-5)。

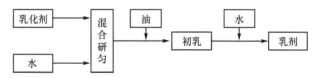

图 2-5　湿胶法制备乳剂工艺流程

干胶法和湿胶法主要用于乳剂的小量制备。

3. 新生皂法　利用植物油所含的硬脂酸、油酸等有机酸与加入的碱如氢氧化钠、氢氧化钙、三乙醇胺等,生成新生皂作为乳化剂,经搅拌或振摇制成乳剂。若生成钠皂、有机胺皂为 O/W 乳化剂,生成钙皂则为 W/O 型乳化剂。多用于乳膏剂的制备(图 2-6)。

应注意,当油与氢氧化钙的比例为 1∶1 时,油中游离脂肪酸的量可能不够。为保证制得质量好而均匀的乳剂,一般需要稍微过量的油,否则制剂表面可能会形成小水滴。由于此种乳剂外相为油相可理想地用于封闭和皮肤软化,如可用于发痒、干燥或阳光灼伤的皮肤。

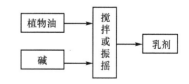

图 2-6　新生皂法制备乳剂工艺流程

4. 两相交替加入法　向乳化剂中少量多次交替地加入水或油,边加边搅拌,即可形成乳剂。天然胶类、固体微粒乳化剂等可用本法制备乳剂。尤其适用于乳化剂用量较多时。

5. 机械法 将油相、水相、乳化剂混合后用乳化机械制备乳剂的方法。本法可不考虑混合顺序,而是借助机械提供的强大能量制成质量较好的乳剂。制备时,将油及油相成分加在一起,加热至40~60℃;将水及水溶性成分加在一起,加热至与油相同样的温度,与乳化剂混合后用乳化机械直接制成乳剂。乳化机械主要有高速搅拌机、乳匀机、高压乳匀机、胶体磨、超声波乳化装置等。含有不溶性固体药物的乳剂常选用胶体磨制备(图2-7)。

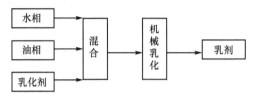

图2-7 机械法制备乳剂工艺流程

6. 微乳的制备 很多油如薄荷油、丁香油及维生素A、维生素D、维生素E等均可制成微乳。微乳除含有油相、水相和乳化剂外,还含有辅助成分。乳化剂和辅助成分应占乳剂的12%~25%。微乳的乳化剂主要是表面活性剂,不同的油对乳化剂的HLB值有不同的要求,制备O/W型微乳时,其HLB值应为15~18,通常选用聚山梨酯60和聚山梨酯80等。

7. 复合乳剂的制备 采用二步乳化法制备,即先将水、油、乳化剂制成一级乳,再以一级乳为分散相与含有乳化剂的水或油再乳化制成二级乳。例如,制备O/W/O型复合乳剂,先选择亲水性乳化剂制成O/W型一级乳,再选择亲油性乳化剂分散于油相中,在搅拌下将一级乳加于油相中,充分分散即得O/W/O型乳剂。

(二)乳剂中添加药物的方法

(1)水溶性药物,先制成水溶液,在初乳剂制成后加入。

(2)油溶性药物,先溶于油,乳化时尚需适当补充乳化剂用量。

(3)在油、水中均不溶解的药物,研成细粉后加入乳浊液中。

(4)大量生产时,药物能溶于油的先溶于油,可溶于水的先溶于水,然后将油、水两相混合进行乳化。

例2-10 鱼肝油乳剂

【处方】

鱼肝油	368ml
吐温80	12.5g
西黄蓍胶	9g
甘油	19g
苯甲酸	1.5g
糖精	0.3g
杏仁油香精	2.8g
香蕉油香精	0.9g
纯化水	适量
共制	1000ml

【制法】 将甘油、糖精、水混合,投入粗乳机搅拌5min,用少量的鱼肝油润匀苯甲酸、西黄蓍胶投入粗乳机,搅拌5min,投入吐温80,搅拌20min,缓慢均匀地投入鱼肝油,搅拌80min,将杏仁油香精、香蕉油香精投入搅拌10min后粗乳液即成。将粗乳液缓慢均匀地投入胶体磨中研磨,重复研磨2~3次,用二层纱布过滤,并静置脱泡,即得。

【分析】

（1）本品为 O/W 型乳剂,也可用阿拉伯胶为乳化剂采用干胶法或湿胶法制得。

（2）处方中吐温 80 为乳化剂,西黄蓍胶是辅助乳化剂,苯甲酸为防腐剂,糖精是甜味剂,杏仁油香精、香蕉油香精为芳香矫味剂。

（3）因本法采用机械法制备,成品液滴细小而均匀,较为稳定。

五、乳剂的稳定性

 案例讨论　　　　　**巧辨农药是否有效**

对于乳剂型农药,农民常常通过震荡法判断其是否有效,即先看上下是否分层,如果没有分层证明有效;如果分层,可上下用力振荡药瓶,静置 1h 后观察,如未分层则可再用,如仍出现分层,说明药液已变质失效。请问:这种判断方法可靠吗? 为什么?

乳剂属于热力学不稳定的非均相分散体系,其分散相有趋于合并而使体系不稳定的性质。影响乳剂稳定性的因素有:乳化剂的性质和 HLB 值,内外相的相对密度差,分散相的浓度及其液滴大小,分散介质的黏度,温度(过热、过冷),外加物质如电解质、反型乳化剂、pH、脱水剂及微生物的污染等。

乳剂的不稳定现象主要表现在以下几个方面。

1. 分层　分层又称乳析,指乳剂放置过程中出现分散相液滴上浮或下沉的现象。分层的主要原因是由于分散相和分散介质之间的密度差造成。液滴上浮或下沉的速度符合 Stokes 定律。减小液滴半径,减少分散相与分散介质之间的密度差,增加分散介质的黏度,均可减少乳剂分层的速率。乳剂分层也与分散相的相容积比有关,通常分层速度与相容积比成反比,相容积比低于 25% 时乳剂很快分层,达 50% 时就能明显减慢分层速度。分层现象是可逆的,分层的乳剂经振摇后仍能恢复成均匀的乳剂。但分层后的乳剂外观较粗糙,容易引起絮凝甚至破裂。优良的乳剂分层过程应十分缓慢。口服乳剂在规定条件下检查不应有分层现象。

2. 絮凝　乳剂中分散相液滴彼此聚结形成疏松的聚结体的现象,称为絮凝。乳剂中的电解质和离子型乳化剂的存在是产生絮凝的主要原因,同时絮凝与乳剂的黏度、相容积比等因素有关。絮凝状态仍保持液滴及其乳化膜的完整性,经振摇能恢复为均匀的乳剂,但絮凝物增加了分层速率,其出现表明乳剂稳定性降低,通常是乳剂合并破裂的前奏。

3. 破裂　乳剂中液滴周围的乳化膜被破坏导致液滴变大,称为合并。合并的液滴进一步分成油水两层称为破裂。此时液滴周围的水化膜已破坏,界面消失,虽经振摇也不可能恢复到原来的分散状态,故破裂是不可逆的变化。乳剂稳定性与乳化剂的理化性质及液滴大小密切相关。乳化剂形成的乳化膜越牢固,液滴越小,乳剂越稳定。故制备乳剂时尽可能使液滴大小均匀一致。此外,增加分散介质的黏度,也可使液滴合并速度减慢。

多种外界因素如温度的过高过低、加入相反类型乳化剂、添加高浓度电解质、添加油水两相均能溶解的溶剂(如丙酮)、微生物的污染、油的酸败等均可导致乳剂的合并和破裂。

4. 转相　由于某些条件的变化引起乳剂类型的改变,称转相,如由 O/W 型转变为 W/O 型或由 W/O 型转变为 O/W 型。转相的主要原因是乳化剂的 HLB 值发生变化。例如,油酸钠是 O/W 型乳化剂,加入足够量的氯化钙生成反型乳化剂油酸钙,使 HLB 值发生变化,乳剂则由 O/W 型转变为 W/O 型。

5. 酸败　乳剂受光、热、空气、微生物等外界因素影响,发生变质的现象称为酸败。可通过添加抗氧剂和防腐剂,采用适宜的包装及储存方法等防止或延缓酸败。

六、乳剂的质量评价

乳剂由于种类较多,给药途径与用途不一,目前尚无统一的质量标准。一般采用考察乳剂物理稳定性的方法,对乳剂质量进行一定的评价,包括乳剂粒径的测定、分层现象的观察、乳滴合并速度的测定、稳定常数的测定等。

第九节　不同给药途径用液体药剂

在本章前几节中介绍的液体药剂是按分散系统进行分类的,在临床工作中常常根据需要按照不同给药途径进行分类。

一、合　剂

合剂(mixtures)系指以水为溶剂含有一种或一种以上药物成分的口服液体制剂(滴剂除外)。临床上使用的所有的口服液体制剂除滴剂外都属于合剂。合剂可以是溶液型、混悬型或者乳剂型。制剂有浓口服补液盐合剂、小儿止咳合剂、复方甘草合剂等。合剂中可加入适宜的附加剂,如防腐剂、稳定剂等。若加入蔗糖作为附加剂,除另有规定外,含蔗糖量应不高于20%(g/ml)。

单剂量灌装的合剂也可称口服液,如双黄连口服液、安神补脑液等。口服液目前应用较多,主要是以水为溶剂,少数口服液中含有一定量的乙醇。口服液必须是澄明溶液或允许含有极少量的一摇即散的沉淀物。

例2-11　复方甘草合剂

【处方】
甘草流浸膏	120ml
酒石酸锑钾	0.24g
复方樟脑酊	120ml
甘油	120ml
纯化水	加至1000ml

【制法】取甘草流浸膏加甘油混合另取酒石酸锑钾加热蒸馏水20ml溶解,放冷,加入上液中,随加随搅拌,最后在搅拌下,缓缓加入复方樟脑酊及蒸馏水使成1000ml,搅匀,即得。

【分析】本品为镇咳祛痰剂。用于伤风咳嗽、支气管炎初期,刺激性干咳等。

二、搽剂和涂剂

1. 搽剂(linimients)　系指药物用乙醇、油或适宜的溶剂制成的溶液、乳状液或混悬液,供无破损皮肤揉擦用。有镇痛、收敛、保护、消炎、引赤、抗刺激作用等。起保护作用的搽剂多用油、液状石蜡为分散剂;起镇痛、抗刺激作用的多用乙醇为分散剂,如酮洛芬搽剂、硝酸咪康唑搽剂等。

例2-12　甲癣搽剂

【处方】
水杨酸	50g
丙酮	50ml
冰醋酸	300ml
碘	45g

碘化钾	27g
蒸馏水	27ml
乙醇	加至 1000ml

【制法】 水杨酸溶于适量乙醇后,加丙酮与冰醋酸混匀;另取碘化钾溶于 27ml 蒸馏水中,加碘与适量乙醇,使碘全部溶解,再与前液混合,最后加乙醇使成 1000ml,搅拌,即得。

【分析】 水杨酸与碘能结合成不溶物,故配制时不宜用碘酊直接溶解水杨酸。本品腐蚀性强,应用时只涂于病甲,注意不要涂在周围健康的皮肤组织上。

2. 涂剂 系指含药物的水性或油性溶液、乳状液、混悬液,临用前用纱布或棉花蘸取或涂于皮肤或口腔与喉部黏膜的液体制剂。多为消毒、消炎药物的甘油溶液,也有用其他溶剂者。甘油可使药物滞留于局部,并且有滋润作用,对喉头炎、扁桃体炎等均能起辅助治疗作用。

例 2-13　碘甘油

【处方】	碘	20g
	碘化钾	20g
	蒸馏水	20ml
	甘油	加至 1000ml

【制法】 取碘化钾加水溶解后,加碘搅拌使其溶解,再加入甘油使成 1000ml;搅匀即得。

【分析】 固体碘对黏膜有刺激性,本品中碘化钾为助溶剂,以保证碘完全溶解。

三、洗剂和冲洗剂

洗剂(lotions)系指供清洗或涂抹无破损皮肤用的、含药物的溶液、乳状液或混悬液。有消毒、消炎、止痒、收敛、保护等局部作用。其分散介质为水和乙醇。应用时一般轻轻涂于皮肤或用纱布蘸取敷于皮肤上应用,如二硫化硒洗剂、复方间苯二酚洗剂等。

冲洗剂系指用于冲洗开放性伤口或腔体的无菌溶液,如甘氨酸冲洗液等。

例 2-14　苯甲酸苄酯洗剂

【处方】	苯甲酸苄酯	250ml
	三乙醇胺	2~5g
	硬脂酸	20g
	蒸馏水	加至 1000ml

【制法】 取硬脂酸加适量水加热溶化,趁热缓缓加入三乙醇胺搅匀,再缓缓加入苯甲酸苄酯,随加搅拌,加蒸馏水搅匀,即得。

【分析】 三乙醇胺与硬脂酸作用生成胺肥皂,将苯甲酸苄酯乳化成 O/W 型乳剂。

四、滴　鼻　剂

滴鼻剂(nasal drops)系指药物与适宜辅料制成的澄明溶液、混悬液或乳状液,供滴入鼻腔使用,也可将药物以粉末、颗粒等形式包装,另备溶剂,临用前配成澄明溶液或混悬液使用。一般以水、丙二醇、液状石蜡、植物油为溶剂。

滴鼻剂应与鼻黏液等渗,不改变鼻黏液的正常黏度,不影响纤毛运动和分泌液离子组成,pH应为 5.5~7.5,如利巴韦林滴鼻液、盐酸麻黄碱滴鼻液、复方薄荷脑滴鼻液等。

例 2-15　盐酸麻黄碱滴鼻剂

【处方】	盐酸麻黄碱	10g
	氯化钠	6g

蒸馏水	加至 1000ml

【制法】 取盐酸麻黄碱与氯化钠,溶于 900ml 蒸馏水中,过滤,自滤器上添加蒸馏水至 1000ml,混匀,即得。

【分析】 本品具有收缩血管作用,用于鼻黏膜充血、急性鼻炎、鼻窦炎及慢性肥大性鼻炎等。

五、滴 耳 剂

滴耳剂(ear drops)系指药物与适宜辅料制成的水溶液或由甘油等其他适宜溶剂制成的澄明溶液、混悬液或乳状液,供滴入外耳道使用,也有药物以粉末等形式包装,另备溶剂,临用前配成澄明溶液或混悬液使用。常用溶剂有水、乙醇、甘油、丙二醇及聚乙二醇等。

滴耳剂有润滑、消毒、止痒、收敛、消炎等作用。用于耳部伤口的应灭菌并不得添加抑菌剂。制剂有氯霉素滴耳液、水杨酸滴耳液、碳酸氢钠滴耳液等。

例 2-16 复方硼酸滴耳剂

【处方】	硼酸	9g
	乙醇	25ml
	冰片	0.9g
	甘油	加至 100ml

【制法】 取冰片加乙醇搅拌溶解,再取甘油适量加热约 100℃,缓缓加入研细的硼酸粉,随加随搅拌使溶解,放冷,将两液合并,再加甘油至 100ml 即得。

【分析】 本品有消炎、止痛作用。用于治疗中耳炎。因冰片和乙醇都易挥发,所以应将溶液放冷后,再混合以免损失。

第十节 液体制剂的包装与储藏

一、液体制剂的包装

液体制剂的包装关系到产品的质量、运输和储存,因此包装容器的材料选择、容器的种类和形状及封闭的严密性等均非常重要。液体制剂的包装材料包括容器(玻璃瓶、塑料瓶等)、瓶塞(软木塞、橡胶塞、塑料塞)、瓶盖(金属盖、塑料盖)、标签、说明书、纸盒、塑料盒、纸箱、木箱等。液体制剂包装瓶上必须按照规定印有或贴有标签。医院液体制剂的投药瓶上应粘贴不同颜色的标签,习惯上内服液体制剂的标签为白底蓝字或黑字,外用液体制剂的标签为白底红字或黄字。大批量生产的液体制剂可特殊设计专用标签。

二、液体制剂的储藏

液体制剂尤其是以水为溶剂的液体制剂,在储存期间极易水解和污染微生物而沉淀、变质或败坏,因此流通性的液体制剂应注意采取有效的防腐措施,如添加适当的防腐剂,并密闭储存于阴凉、干燥处。医院液体制剂应尽量减小生产批量,缩短存放时间,以保证液体制剂的质量。

目标检测

一、选择题

(一) A 型题(单项选择题)

1. 下列药剂属于均相液体药剂的是(   )
   A. 溶胶剂　　　　　B. 高分子溶液剂
   C. 混悬剂　　　　　D. 乳剂

2. 下列哪项是常用防腐剂(   )
   A. 氯化钠　　　　　B. 苯甲酸钠
   C. 氢氧化钠　　　　D. 亚硫酸钠

3. 下列表面活性剂有起昙现象的主要是哪一类(   )

A. 肥皂　　　　　　B. 硫酸化物

C. 吐温　　　　　　D. 季铵化物

4. 具杀菌作用的表面活性剂是(　　)

A. 肥皂类　　　　　B. 两性离子型

C. 阴离子型　　　　D. 阳离子型

5. 下面哪种方法不能增加药物溶解度(　　)

A. 加入助悬剂

B. 加入非离子型表面活性剂

C. 制成盐类

D. 应用潜溶剂

6. 溶液剂制备工艺过程为(　　)

A. 药物的称量→溶解→滤过→灌封→灭菌→质量检查→包装

B. 药物的称量→溶解→滤过→质量检查→包装

C. 药物的称量→溶解→滤过→灭菌→质量检查→包装

D. 药物的称量→溶解→灭菌→滤过→质量检查→包装

7. 单糖浆含糖量(g/ml)为(　　)

A. 85%　　　　　　B. 67%

C. 64.7%　　　　　D. 100%

8. 在混悬剂中加入聚山梨酯类可作(　　)

A. 助悬剂　　　　　B. 润湿剂

C. 絮凝剂　　　　　D. 反絮凝剂

9. 下列不能作混悬剂助悬剂的是(　　)

A. 西黄蓍胶　　　　B. 硬脂酸钠

C. 海藻酸钠　　　　D. 羧甲基纤维素钠

10. 根据 Stoke's 定律,混悬微粒沉降速度与下列哪个因素成正比(　　)

A. 混悬微粒半径　　B. 分散介质的黏度

C. 混悬微粒直径　　D. 混悬微粒半径平方

11. 乳剂特点的错误表述是(　　)

A. 乳剂液滴的分散度大

B. 一般 W/O 型乳剂专供静脉注射用

C. 乳剂的生物利用度高

D. 静脉注射乳剂注射后分布较快,有靶向性

12. 制备 O/W 或 W/O 型乳剂的关键因素是(　　)

A. 乳化剂的 HLB 值

B. 制备工艺

C. 乳化剂的 HLB 值和两相的量比

D. 乳化剂的量

13. 与乳剂形成条件无关的是(　　)

A. 降低两相液体的表面张力

B. 形成牢固的乳化膜

C. 加入反絮凝剂

D. 有适当的相比

14. 干胶法乳化植物油,初乳中油、水、乳化剂的比例应为(　　)

A. 4:1:2　　　　　B. 4:2:1

C. 3:2:1　　　　　D. 2:2:1

15. 关于干胶法制备初乳剂叙述中,正确的是(　　)

A. 乳钵应先用水润湿

B. 分次加入所需水

C. 胶粉应与水研磨成胶浆

D. 需沿同一方向研磨至初乳形成

(二)B 型题(配伍选择题)

【16~20】

A. 甜味剂　　　　　B. 芳香剂

C. 胶浆剂　　　　　D. 泡腾剂

E. 着色剂

16. 能掩盖药物的咸、涩和苦味的是(　　)

17. 薄荷油可作为(　　)

18. 能麻痹味蕾而起矫味作用的是(　　)

19. 通过干扰味蕾的味觉而具有矫味作用的是(　　)

20. 可改善药剂外观并识别药剂的浓度的是(　　)

【21~25】

A. 絮凝剂　　　　　B. 反絮凝剂

C. 润湿剂　　　　　D. 助悬剂

E. 助溶剂

21. 在混悬剂的制备中西黄蓍胶常用作(　　)

22. 可使混悬微粒ζ电位降至一定的电解质(　　)

23. HLB 值在 7~11 的表面活性剂常用作(　　)

24. KI 在复方碘溶液的制备中用作(　　)

25. 可增加混悬剂流动性使之容易倾倒的是(　　)

【26~30】

A. 酸败　　　　　　B. 乳析

C. 转相　　　　　　D. 破裂

E. 絮凝

26. 乳剂中液滴周围乳化膜破坏导致液滴变大称(　　)

27. 分散相液滴合并进一步发展使乳剂分为油、水两相称(　　)

28. 由于某些条件的变化使乳剂类型改变称(　　)

29. 乳剂放置过程中出现分散相液滴上浮或下沉的现象称(　　)

30. 微生物使乳剂酵解是(　　)

(三)X 型题(多项选择题)

31. 下列哪些药剂属于均相液体制剂(　　)

A. 低分子溶液剂　　B. 混悬剂

C. 乳剂　　　　　　　D. 高分子溶液剂

32. 半极性溶剂有(　　)
   A. 水　　　　　　　B. 聚乙二醇类
   C. 甘油　　　　　　D. 丙二醇

33. 表面活性剂的特性是(　　)
   A. 增溶作用　　　　B. 杀菌作用
   C. 形成胶束　　　　D. HLB 值

34. 溶液剂的制备方法有(　　)
   A. 物理凝聚法　　　B. 溶解法
   C. 稀释法　　　　　D. 分解法

35. 关于混悬剂的说法正确的有(　　)
   A. 制成混悬剂后可产生一定的长效作用
   B. 沉降体积比小说明混悬剂稳定
   C. 毒性或剂量小的药物应制成混悬剂
   D. 干混悬剂有利于解决混悬剂在保存过程中的稳定性问题

36. 增加混悬剂稳定性的方法是(　　)
   A. 加入助悬剂　　　B. 加入润湿剂
   C. 加入絮凝剂　　　D. 减小混悬微粒半径

37. 关于乳化剂的说法正确的有(　　)
   A. 乳剂类型主要由乳化剂的性质和 HLB 值决定
   B. 亲水性高分子作乳化剂是形成多分子乳化膜
   C. 选用非离子型表面活性剂作乳化剂,其 HLB 值具有加和性
   D. 乳化剂混合使用可增加乳化膜的牢固性

38. 用于 O/W 型乳剂的乳化剂有(　　)
   A. 聚山梨酯 80　　　B. 脂肪酸山梨坦
   C. 豆磷脂　　　　　D. Poloxamer188

39. 吐温类表面活性剂具有(　　)
   A. 增溶作用　　　　B. 助溶作用
   C. 润湿作用　　　　D. 乳化作用

40. 可用作混悬剂中稳定剂的有(　　)
   A. 增溶剂　　　　　B. 絮凝剂
   C. 润湿剂　　　　　D. 助悬剂

二、名词解释

1. 表面活性剂　2. 临界胶束浓度　3. 起昙现象
4. HLB 值　5. 乳化剂　6. 助悬剂　7. 反絮凝
8. 絮凝　9. 转相　10. 乳析

三、填空题

1. 我国准予使用的食用色素主要有_____、_____、_____、_____和_____等。

2. 表面活性剂可分为_____、_____、_____和_____。

3. 表面活性剂的毒性大小,一般是_____>_____>_____。

4. 混悬剂的稳定剂根据所起作用不同,可分为_____、_____、_____和_____。

5. 乳剂是由_____、_____、_____三者组成。其类型有_____型和_____型及复合型乳剂。

四、处方分析

1. 复方硫洗剂

【处方】
沉降硫	5g
樟脑醑	5ml
西黄蓍胶	1g
氢氧化钙溶液	适量
共制成	100g

请问:(1) 本品属于何分散系统? 调配要点是什么?

(2) 为提高本品稳定性可采取哪些措施?

2. 鱼肝油乳

【处方】
鱼肝油	500ml
阿拉伯胶(细粉)	125g
西黄蓍胶(细粉)	17g
杏仁油	1ml
糖精钠	0.1g
尼泊金乙酯	0.5g
纯化水	适量
共制	1000ml

试分析处方中各成分的作用。

五、计算题

1. 欲配制 100g HLB 值为 6.8 的乳化剂,需吐温 80(HLB 值 15.0)和司盘 65(HLB 值 2.1)各多少?

2. 某处方中有单硬脂酸甘油酯 15g(HLB 值 3.8),西黄蓍胶 6g(HLB 值 13.2),问二者混合后的 HLB 值为多少?

(贾　雷)

第三章 浸 出 药 剂

学习目标

1. 掌握汤剂、酒剂、酊剂、浸膏剂、流浸膏、煎膏剂的概念、特点、质量要求。
2. 了解浸出过程与影响浸出的因素。
3. 熟悉常用的浸出、干燥方法。
4. 熟悉汤剂、酒剂、酊剂、浸膏剂、流浸膏、煎膏剂的制备方法。
5. 了解浸出液的分离纯化、浓缩方法。

第一节 概 述

一、浸出药剂的概念、分类

1. 浸出药剂的概念 浸出药剂系指用适宜的溶剂和方法将药材中有效成分浸出,直接制得或再经一定的加工处理制成的可供内服或外用的药物制剂。

>> **课堂互动**

牛黄解毒片清热解毒,用于火热内盛,咽喉肿痛,牙龈肿痛,口舌生疮,目赤肿痛。该片由牛黄、雄黄、石膏、大黄、黄芩、桔梗、冰片、甘草制成,由于组方众多,为减少服用量、提高疗效,部分饮片采取加水煎煮法提取药用成分后浓缩,再与其他饮片细粉制成薄膜衣片,见图 3-1。请思考牛黄解毒片是否属于浸出药剂。

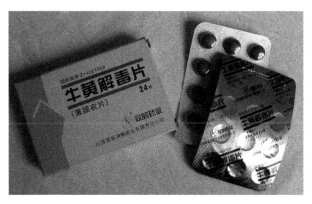

图 3-1 牛黄解毒片

2. 浸出药剂的分类 浸出制剂按所用溶剂和制备技术的不同,可分为以下四类。

(1)水性浸出制剂:指在一定的加热条件下,将药材中有效成分用水浸出的制剂。如汤剂、中药合剂等。

(2)醇性浸出制剂:指在一定条件下,将药材中有效成分用适当浓度的乙醇或酒浸出的制剂。如酊剂、酒剂、大部分流浸膏剂等。

(3)含糖浸出制剂:指在水性浸出制剂基础上,经精制、浓缩等处理后,加入适量蔗糖或蜂蜜或其他赋形剂制成。如煎膏剂、颗粒剂、糖浆剂等。

（4）精制浸出制剂：指选用适当溶剂浸出有效成分后，浸出液经过适当精制处理而制成的药剂。如口服液、注射剂、片剂、滴丸等。

知识链接	2010 年版《中国药典》收载的浸出制剂举例
浸出制剂类别	药典收载品种实例
水性浸出制剂	四逆汤、桑菊感冒合剂
醇性浸出制剂	当归流浸膏、三两半药酒、云香祛风止痛酊
含糖浸出制剂	川贝枇杷糖浆、山东阿胶膏、乙肝宁颗粒
精制浸出制剂	清开灵注射液、止嗽定喘口服液、风湿定片

二、浸出药剂的特点

浸出制剂多为复方，药材的种类较多，成分也很复杂，成品中除有效成分外，通常还含有一定量的辅助成分或无效成分，一般具有以下特点。

1. 具有药材中各成分的综合作用　浸出制剂疗效多为提取成分综合作用的结果。与同一药材提取的单体化合物相比，浸出制剂一般疗效更好，有时还能呈现单一成分起不到的作用，有利于发挥药材成分的多效性。例如，从阿片中浸出制得的阿片酊不仅具有镇痛作用，还有止泻功能，但从阿片粉中提取的纯吗啡只有镇痛作用。

2. 作用缓和、持久，毒性较低　浸出制剂中共存的辅助成分，常能延缓有效成分在体内的运转或抑制有效成分的分解。例如，鞣质可缓和生物碱的作用并使药效延长。在洋地黄叶制成的浸出制剂中，强心苷以与鞣酸成盐的形式存在，作用缓和、毒性较小；但由洋地黄叶提纯得到的强心苷单体化合物，不以与鞣酸成盐的形式存在，不仅药效维持时间短而且毒性大。

3. 有效成分浓度较高、服用量少　浸出制剂与原药材相比，去除了大部分药材组织物质和无效成分，相应地提高了有效成分浓度，从而减少了用量，便于服用。

4. 质量、疗效不稳定　浸出制剂均不同程度地含有无效成分，如高分子物质、黏液质、多糖、鞣质等，在储存时易发生沉淀、发霉或变质，影响浸出制剂的质量和药效。而且药材因产地、采收季节、储存条件差异，质量较难统一和稳定；同时很多浸出制剂药效物质不完全明确，影响了对提取、浓缩工艺条件合理性的判断，也影响了疗效。

> **知识链接**
>
> 抗病毒口服液由中药板蓝根、石膏、芦根、地黄、郁金、知母、石菖蒲、广藿香、连翘经煎煮、过滤、加乙醇除杂质、浓缩后加矫味剂、加水制成，为棕红色液体。具清热祛湿，凉血解毒之功效；用于风热感冒、流感。本品属于精制浸出制剂，因服用量少、吸收快、起效快、疗效好、携带、服用方便、口感好而深受广大消费者的喜爱。

三、药材成分与疗效的关系

每一种药材中都含有极其复杂的多种化学成分。根据不同成分在治疗中的作用不同，可以将所有成分分为有效成分、有效部位、辅助成分和无效成分等。

1. 有效成分　指从植物、动物、矿物等药材中提取得到的起治疗作用的天然单一成分。一般指化学上的单体化合物，能用分子式和结构式表达，并具有一定的理化性质，如长春新碱、黄芩苷、大黄酸、青蒿素等。

2. 有效部位 指从单一植物、动物、矿物等药材中提取的一类或几类有效成分的混合物,其含量应占总提取物的 50% 以上。常见的有效部位有总生物碱、总苷、总黄酮、总挥发油等。有效部位体现了中药多成分、多靶点、多途径作用的特点,有利于发挥其综合效能。故在药理和临床上能够代表或部分代表原药材的疗效,如人参总皂甙、银杏总黄酮、大黄总蒽醌等。

3. 辅助成分 指药材中本身没有特殊的生理活性,但能增加或缓和有效成分作用、有利于有效成分的浸出、增加制剂稳定性等作用的成分,如有机酸、鞣质、蛋白质、某些皂苷等。例如,帮助洋地黄毒苷溶解并促进其吸收的洋地黄皂苷。

4. 无效成分 指本身无生理活性,不起药效,有的甚至影响浸出效果、制剂质量和稳定性、外观和疗效的成分,如黏液质、树脂、酶类等。

值得注意的是:中药复方相辅相成,成分比较复杂,一些化学成分在某浸出制剂中为无效成分,在另一浸出制剂中可能为辅助成分甚至为有效成分。例如,鞣质在地榆与五倍子中为有效成分,在大黄中为辅助成分,而在肉桂中则为无效成分。

有效成分、有效部位、辅助成分被统称为药用成分。在制备浸出制剂的过程中,药用成分是浸提的主要对象,应最大限度地浸出,而无效成分则应尽量除去,以提高疗效、增加制剂稳定性、减少服用剂量。

知识链接 **中药制剂的发展**

中药制剂起源可追溯到夏禹时代,当时已有药酒的记载;商汤时期,伊尹首创汤剂。秦汉时期就有酒剂、汤剂、药末剂、洗浴剂、饼剂、曲剂、丸剂、膏剂等剂型记载。东汉医书中记载有栓剂、洗剂、软膏剂、糖浆剂等 10 余种剂型。晋代医书内记载了铅硬膏、干浸膏、蜡丸、浓缩丸、锭剂、尿道栓剂,并将成方、防疫药剂列为专章论述。唐代颁布了我国第一部药典《新修本草》,同期,有关制药理论、工艺、质量标准等在医书中有了专章论述。宋代颁布了我国第一部制剂规范《太平惠民和剂局方》,明代的《本草纲目》收载的剂型已达 40 多种。新中国成立以来,许多中药新剂型如颗粒剂、片剂、胶囊剂、滴丸剂、口服液、气雾剂、膜剂、涂膜剂、注射剂等被研发应用于临床。

第二节 中药浸提技术

一、浸提溶媒

浸提溶媒是用于浸出药材中有效成分的液体,浸提溶媒的选择直接关系到有效成分的浸出率和药剂的稳定性、安全性、有效性及经济性。理想的浸提溶媒应能最大限度地浸出有效成分,最低限度地浸出无效成分、有害物质;不与有效成分发生不应有的化学反应,不影响其含量测定;本身无药理作用;具有适宜的物理性质,如沸点低、黏度小、不易燃;来源广、价格低。但在现实中要找到完全符合上述要求的浸提溶媒非常困难。

(一) 常用浸提溶剂

1. 水 是最常用的浸提溶剂,具有极性大、溶解范围广、安全价廉的特点。生物碱盐类、苷类、有机酸盐、鞣质、蛋白质、糖、多糖类(果胶、黏液质、淀粉等)都能被水浸出。缺点是选择性差,容易浸出大量无效成分,给滤过带来困难;制剂色泽欠佳、易于霉变,不易储存;还能引起某些有效成分的水解或分解。

2. 乙醇 为半极性溶剂,既能溶解极性较大的生物碱盐类、苷类、糖、苦味质等,又能溶解极性较小的生物碱、树脂、挥发油、内酯、芳烃及少量脂肪油等。

乙醇能与水以任意比例混溶。通常利用不同浓度的乙醇有选择性地浸提药材有效成分。一般乙醇含量在90%以上时,适于浸提挥发油、有机酸、树脂、叶绿素等;乙醇含量在50%～70%时,适于浸提生物碱、苷类等;乙醇含量在50%以下时,适于浸提苦味质、蒽醌类化合物等;乙醇含量大于40%时,能延缓许多药物如酯类、苷类等成分的水解,增加制剂的稳定性;乙醇含量达20%以上时具有防腐作用。

但乙醇具挥发性、易燃,生产中应注意安全防护。此外,乙醇还具有一定的药理作用,故选择乙醇的浓度时以能浸出有效成分、稳定制剂质量为度。

3. 酒 是一种良好的溶剂,而且酒性味甘、辛、大热,具通血脉、行药势、散风寒之功效。浸出一般采用黄酒、白酒。黄酒,也称米酒,一般以大米、黍米为原料酿造而成;含醇量为12%～15%(ml/ml),为低度酒,酒液黄色、混浊,有特异的醇香气。白酒是由黄酒蒸馏而得,含醇量为50%～70%(ml/ml);酒液清澈透明,无混浊,口味芳香浓郁、醇和柔绵,刺激性较强。

4. 其他溶剂 氯仿、丙酮、乙醚、石油醚等溶剂因有强烈的药理作用,对人体毒害作用大,一般仅用于提纯精制有效成分,在浸出液中也应尽量除去。乙酸乙酯、正丁醇也是比较常用的浸出溶剂。

 课堂互动

请利用2010年版《中国药典》查找丹参片、双黄连口服液、小柴胡颗粒、国公酒、妇科千金片制备时所用的浸提溶剂。

(二) 浸提辅助剂

为提高浸出效率,增加有效成分的溶解度、稳定性,除去或减少杂质,通常在浸出溶剂中加入一些辅助物质即浸出辅助剂。

1. 酸 浸出溶剂中加酸可促进生物碱的浸出;使有机酸游离,便于用有机溶剂浸提;并可除去酸不溶性杂质。常用硫酸、盐酸、乙酸、酒石酸、枸橼酸等。如在提取溶媒中加入适量盐酸可大大提高乌头总生物碱的提取率。

2. 碱 浸出溶剂中加碱可促进内酯、蒽醌、黄酮、有机酸、酚类成分的溶出,并可除去碱不溶性杂质。常用氢氧化铵(氨水)、碳酸钙、氢氧化钙、碳酸钠等。例如,制备甘草流浸膏时,在水中加入少许氨水,能使甘草酸形成可溶性铵盐,可保证甘草酸的完全浸出。

3. 甘油 甘油与水、醇均可任意混溶,为鞣质的良好溶剂。将甘油加入浸出溶剂(水或乙醇)中,可增加鞣质的浸出;将甘油加到以鞣质为主成分的制剂中,可增强鞣质的稳定性。

4. 表面活性剂 在浸出溶剂中加入适宜的表面活性剂,能降低药材与溶剂间的界面张力、促使药材表面润湿、利于浸出。例如,用渗漉法提取颠茄,加入适量的聚山梨酯20可大大提高生物碱的含量。

二、浸 提 过 程

(一) 浸提基本原理

浸出过程系指溶剂进入药材细胞组织,溶解(或分散)有效成分后成为浸出液的全部过程。它实质上就是溶质由药材固相转移到液相中的传质过程,系以扩散原理为基础。对于细胞结构完好的中药材,浸出过程包括以下三个阶段。

1. 浸润与渗透阶段 药材与浸出溶剂接触后,溶剂首先附着于药材表面使之湿润,然后通过毛细管或细胞间隙渗透进入细胞组织中。

2. 解吸附与溶解阶段 药材细胞内的各成分之间以一定的亲和力相吸附,溶剂渗入药材时需以与被溶出成分更大的亲和力解除这种吸附作用，才能使各成分溶解、分散于溶剂中，形成溶液。药材中各成分被溶出的程度决定于溶剂和被溶出成分的性质，通常遵循"相似相溶"的原则。

3. 扩散与置换阶段　溶剂在细胞内溶解了大量可溶性成分后，在细胞内形成了浓溶液，造成了细胞内外的浓度差，促使其溶解的成分不断向细胞外扩散。同时，细胞内因浓溶液而具有的较高渗透压，又促使细胞外的溶剂不断地进入细胞内，如此反复，直至浓度、渗透压达到动态平衡。扩散速度与药材表面积、浓度梯度、浸出温度成正比，而与浸出物的分子半径、浸出液的黏度成反比。

提高浸出效率的关键在于保持最大的浓度梯度（药材细胞内外的浓度差）。搅拌或不断更换新溶剂、采用流动溶剂浸出等都能促使新鲜溶剂或稀浸出液置换药材周围的浓浸出液，将药材周围的溶液变稀，增加浓度梯度以利于浸出。

（二）浸提的影响因素

1. 药材结构特性与粉碎度　药材结构疏松则利于溶剂浸润，易于浸出，反之则难以浸出。药材粉碎后，表面积增大，扩散速度加快。但是，粉碎过细并不利于浸出，因为：①粉末过细，吸附作用增强，不利于有效成分的溶解、扩散。②粉碎过细，药材中大量细胞破裂，致使细胞内大量不溶物及较多树脂、黏液质混入、浸出，浸出液的黏度增大，扩散减慢，并造成过滤困难。③过细粉给操作带来困难，如渗漉时易造成堵塞；煎煮时易发生糊化。

因此，药材的粉碎度应视药材特性和溶剂而定。若用水作溶剂时，药材易膨胀，药材可粉碎得粗些，如切成薄片或小段；若用乙醇作溶剂时，因乙醇对药材膨胀作用小，可粉碎成粗粉。通常叶、花、草等质地疏松的药材，宜用最粗粉甚至不粉碎；坚硬的根、茎、皮宜粉碎成较细粉。

2. 浸出溶剂　溶剂的溶解性能、质量及理化性质对浸出影响较大。水是最常用的浸出溶剂，它对极性物质有较好溶解性能，一般采用蒸馏水或去离子水。乙醇也是常用的浸出溶剂之一，溶解性能介于极性与非极性之间，能与水以任意比例混溶，不同浓度的乙醇可以溶解不同性质的成分，如 50% 以下乙醇适于浸提皂苷类化合物等。另外，溶剂的 pH 黏度也影响药材成分的浸出。

3. 温度　温度升高，扩散加快，可溶性成分的溶解度加大，有利于加速浸出，一般药材的浸出在溶剂沸点温度下或接近于沸点温度进行比较有利；同时温度升高，使蛋白质凝固、酶破坏，有利于浸出和制剂的稳定性。但浸出温度过高能使某些药材中不耐热、挥发性的成分分解或挥散，故浸出时应控制适宜的温度。

4. 浓度梯度　浓度梯度大，浸出快、效率高。浓度梯度大小主要取决于选择的浸出工艺和设备。例如，渗漉法较浸渍法浓度梯度大，浸出效率高。在浸渍法中强制浸出液循环或分次加入溶剂均可提高浓度梯度、浸出效果。

5. 压力　提高浸出压力可加速浸润、渗透过程，使药材组织内更快地充满溶剂而形成浓溶液，较早发生溶质的扩散过程；加压下的渗透使部分组织细胞壁破裂，也有利于浸出成分的扩散。但加压对组织疏松、易浸润的药材浸出影响不显著；当药材组织内充满溶剂后，加大压力对扩散速度也没有什么影响。

6. 浸出时间　一般浸出时间越长，浸提量越大。但当扩散达到平衡后，浸出时间即不起作用；而且长时间的浸出会使大量杂质的溶出增加、苷类水解，水性浸出液也易霉败。因此，浸出时间应适宜。

7. 新技术的应用　应用超临界流体萃取法、半仿生提取法、超声波提取法等新技术有利于提高浸出效率、缩短浸出时间，如超声波浸提颠茄叶中生物碱，使原来由渗漉法 48h 缩短到 3h。

拓展提高　　　　浸出相关执业药师考题［X型题］

1. 药物浸出萃取过程包括下列哪些阶段(　　)
A. 粉碎　　　　　　　　B. 溶解　　　　　　　　C. 扩散
D. 浸润　　　　　　　　E. 置换

2. 常用的浸提方法有(　　)
A. 浸渍法　　　　　　　B. 渗漉法　　　　　　　C. 煎煮法
D. 逆流浸出法　　　　　E. 超临界流体萃取法

3. 生产中可用以提高药材浸提效率的措施有(　　)
A. 药材粉碎成适宜的粒度　　　　　　　B. 省去煎提前浸泡工序
C. 采用126℃热压煎提　　　　　　　　D. 增加煎煮次数至5~6次
E. 提取过程中强制循环

4. 影响浸提的因素有(　　)
A. 药材粒度　　　　　　B. 药材成分　　　　　　C. 浸提温度、时间
D. 浸提压力　　　　　　E. 溶剂用量

答案：1. BCDE　2. ABCDE　3. AE　4. ACDE

三、浸 提 方 法

(一) 煎煮法

煎煮法系指将药材加水煎煮,去渣取汁的操作过程,它是我国传统的浸出方法,但至今仍是制备浸出制剂有效的方法之一。浸出溶剂多用水,也有用乙醇。煎煮法适用于有效成分溶于水,对湿、热稳定的药材。

1. 煎煮法的生产工艺流程　其流程见图3-2。

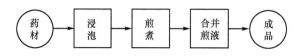

图3-2　煎煮法的生产工艺流程示意图

2. 操作要点　取药材适当地粉碎成粗粉或直接取用饮片,置适宜容器中;加适量冷水浸没药材,浸泡15~60min;加热至沸,保持微沸一定时间,分离煎液;药渣再加水反复煎煮1~2次,合并煎液即得。

注意事项:①本法能煎出大部分有效成分,但是,煎出液中杂质较多,易霉败,某些不耐湿热、易挥发成分易被破坏、损失;②煎煮的时间和次数,一般根据药材的性质、药物数量确定,生产上一般煎煮0.5~2h,煎煮2~3次;③煎煮法符合中医用药习惯,对有效成分尚不明确的中药或方剂制备浸出药剂时宜选用本法。

3. 常用设备

(1) 倾斜式夹层锅:小量生产一般使用,见图3-3,也可选用搪玻璃罐、不锈钢罐。

(2) 多功能提取罐:目前在中药生产中普遍采用,适用于多种有效成分的提取,可以进行常压常温提取、加压高温提取或减压低温提取。无论水提、醇提、提取挥发油、回收药渣中溶剂均能适用,见图3-4。

(二) 浸渍法

浸渍法系指将药材用一定量的适当溶剂在常温或温热条件下浸泡一定时间而浸出有效成

分的一种方法。

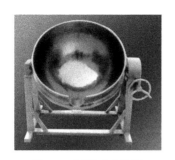

图 3-3 倾斜式夹层锅

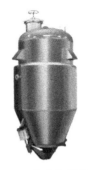

图 3-4 多功能提取罐

1. 浸渍法的生产工艺流程 见图 3-5。

2. 操作方法 根据浸渍温度与次数的不同,浸渍法可分为冷浸渍法、热浸渍法和重浸渍法。

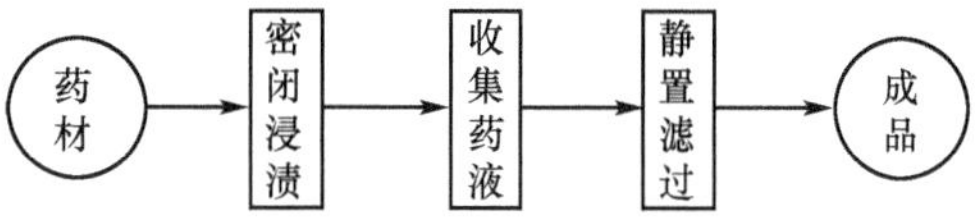

药材 → 密闭浸渍 → 收集药液 → 静置滤过 → 成品

图 3-5 浸渍法的生产工艺流程示意图

(1) 冷浸渍法:取药材饮片,置有盖容器中;加入定量的溶剂,密闭,在室温下浸渍 3~5 天或至规定时间,经常振摇或搅拌,使有效成分浸出,取上清液,滤过,压榨药渣,将压榨液与滤液合并,静置 24h 后,滤过,即得。

(2) 热浸渍法:系将药材饮片置密闭容器中,加定量的溶剂(如白酒或稀醇),通过水浴或蒸气加热,使在 40~80℃进行浸渍,以缩短浸渍时间,余同冷浸渍法操作。由于浸渍温度高于室温,故浸出液冷却后有沉淀析出,应分离除去。

(3) 重浸渍法:即多次浸渍法,系将全部浸出溶剂分为几份,先用其第一份浸渍后,药渣再用第二份溶剂浸渍,如此重复 2~3 次,最后将各份浸渍液合并处理,即得。多次浸渍法既有利于提高浸出时浓度梯度,使有效成分尽可能多地浸出;又能大大地降低药渣吸附浸渍液所引起的浸出成分的损失量。

浸渍法适用于黏性无组织的药材(如安息香、没药等)、新鲜易膨胀的药材(如大蒜、鲜橙皮等)及价格便宜的药材的浸出。浸渍法操作简单,浸提液澄明度较好,缺点是溶剂用量大、浸出时间长、效率低,不适用于贵重或有效成分含量低的药材的浸出。

注意事项:热浸渍法药渣对浸出液的吸附可引起浸出成分损失,冷浸渍法压榨药渣易使药材组织细胞破裂,使大量不溶性成分进入浸出液中,给后续工序带来不便。因此实际生产中常采用重浸渍法。

3. 常用设备

(1) 浸渍器:多功能提取罐、不锈钢罐、搪瓷罐或陶瓷罐均可用于浸渍。

(2) 压榨机:药渣吸附的药液浓度与浸出液相同,造成较大的有效成分损失,生产中常用压榨机挤压药渣中残留的药液。螺旋压榨机,见图 3-6,一般用于小量生产,大量生产可用水压机,见图 3-7。

(三) 渗漉法

渗漉法系指在药粉上不断添加浸出溶剂使其渗过药粉,从下端出口流出浸出液的一种浸出方法。渗漉时,溶剂渗入药材细胞中,溶解可溶性成分并使其扩散至渗漉液中,渗漉液浓度增高,比重增大而向下移动,上层溶剂或稀浸出液置换其位置,产生了浓度差,有利于扩散进行。

1. 渗漉法的工艺流程 其流程见图 3-8。

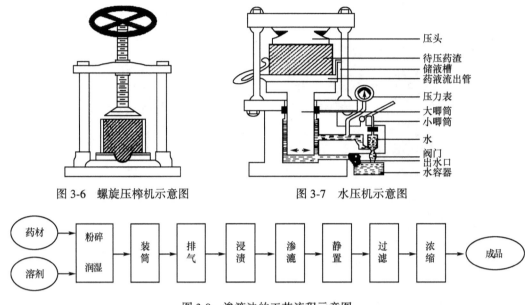

图 3-6　螺旋压榨机示意图　　　图 3-7　水压机示意图

图 3-8　渗漉法的工艺流程示意图

2. 操作步骤

（1）粉碎药材：药材应适当粉碎，药粉过细，溶剂流动阻力大，且易堵塞；药粉太粗，则不易压紧，且药粉与溶剂的接触面减少，浸出效果降低。一般用中粉或粗粉。

（2）润湿：加适量的溶剂润湿药粉，密闭放置一段时间；一般每 1000g 药粉用 600～800ml 溶剂润湿，放置 15min 至 6h。润湿能使药粉充分膨胀，以免在渗漉筒内膨胀，造成药粉过紧或上浮，使渗漉不均匀。

（3）装筒：取适量脱脂棉，用浸出液润湿后，轻轻垫铺在渗漉器的底部，然后将已润湿膨胀的药粉分次装入渗漉器内，每次投入后压平；填装应均匀，松紧一致。装完后，用滤纸或纱布覆盖于药粉上面，并放入一些洁净的玻璃珠或小石块等重物，以防止加溶剂时药粉漂浮影响渗漉。

（4）排气：打开渗漉器下部浸出液出口的活塞，从上部缓缓加入溶剂，尽量排除药材间隙的空气，待气体排尽、漉液自出口流出时，关闭活塞；然后将流出液倒回筒内。

（5）浸渍：添加溶剂至高出药粉面 2～3cm，加盖放置浸渍 24～48h，使溶剂充分渗透扩散，以利于有效成分充分溶解并浸出。

（6）渗漉：打开出口，进行渗漉，并收集渗漉液。渗漉速度应适当，漉速太快，则有效成分来不及充分渗出和扩散，漉出液浓度低，耗用溶剂多；漉速太慢则影响设备利用率和产量。一般以 1000g 药材每分钟流出 1～3ml 为慢速渗漉、每分钟流出 3～5ml 为快速渗漉。在渗漉过程中，应不断添加溶剂，防止渗漉筒内药面干涸，从而影响药材中有效成分充分浸出。

（7）漉液的收集和处理：收集 85% 饮片量的初漉液另器保存，续漉液经低温浓缩后与初漉液合并，调整至规定量，静置，取上清液分装。

渗漉法属于动态浸出过程，浸出效果优于浸渍法，提取比较完全，且省去了浸出液与药渣分离的操作。特别适用于剧、毒药材、有效成分含量低的药材及贵重药材的浸出。但对新鲜易膨胀的药材、无组织结构的药材不宜采用渗漉法。

3. 常用设备　实验室一般用渗漉筒，见图 3-9；工业生产中常用多功能提取罐或渗漉罐，见图 3-10。

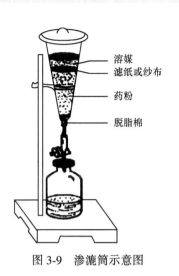

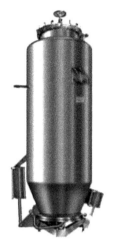

图 3-9　渗漉筒示意图　　　图 3-10　渗漉罐设备图

（四）回流法

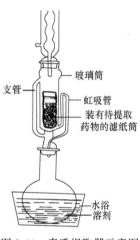

回流法系指用乙醇等挥发性溶剂浸提药材有效成分,加热时挥发性溶剂气化变成蒸汽馏出,经冷凝后重新流回浸提器中浸提药材,如此循环往复,直至有效成分提取完全的方法。采用回流法浸出时,溶剂因反复利用,用量较少。但加热时间长,不适于有效成分受热易破坏的药材的浸出。

> **知识链接**　　　**循环回流冷浸法**
>
> 　　循环回流冷浸法又称索氏提取法,是利用少量溶剂通过连续循环回流使药材中有效成分浸出的方法。实验室常用索氏提取器(图3-11)对小量药材进行浸提。索氏提取法适用于药材中有效成分在溶剂中不溶解或药材质地坚硬不易浸出者,不适于对热不稳定成分的浸提。

图 3-11　索氏提取器示意图

（五）水蒸气蒸馏法

水蒸气蒸馏法系将含有挥发性成分的药材与水共蒸馏,挥发性成分随水蒸气馏出,经冷凝后分取挥发性成分的方法,如薄荷中挥发油的提取。

> **知识链接**　　　**中药提取新技术——超临界流体提取法**
>
> 　　超临界流体是指处于临界温度、临界压力之上的流体,如 CO_2,经加压、加温至临界点以上(约13.3Mpa,313K)即成超临界 CO_2。超临界流体同时具有液态和气态的优点:黏度小,扩散系数大接近气体,扩散穿透性强;密度接近液体,有很强的溶解能力和传质特性。利用超临界流体的强穿透性和强溶解性能,可将药材中各种有效成分溶解浸出。提取完成后,通过改变系统温度、压力使超临界流体恢复为普通气体回收,并与提取物分离。

第三节　浸提液的分离与纯化、浓缩与干燥

一、浸提液的分离

中药在提取过程中由于高分子杂质的混入或高温提取等原因,在制备的提取液中往往会出

现沉淀物,为得到澄清的液体,需要进行固液分离操作。常用的固液分离方法有沉降分离法、过滤分离法、离心分离法。

1. 沉降分离法 系指利用固体微粒本身的重力在液体介质中自然下沉而达到与提取液分离目的的方法。该法适用于液固密度相差悬殊、固体量多、粒子较大的浸提液,但所需时间长、分离不完全。

2. 过滤分离法 系指利用中药提取液在通过过滤介质时固体微粒被截留在多孔介质表面或深层,液体则经介质孔道流出,而达到固液分离的方法。

3. 离心分离法 系指利用固体与液体的密度差,使提取液在离心力作用下实现固液分离的方法。由于离心力比重力大 2000～3000 倍,故分离效率高,目前离心法在中药制药领域应用广泛。

二、浸提液的纯化

中药浸提得到的是浸出溶媒可溶解成分的混合物,既含有有效成分,也含有无效成分。为除去提取液中的杂质,最大限度地富集有效成分,通常采用水提醇沉法、醇提水沉法、酸碱法、盐析法、透析法等技术纯化浸提液。近年来,大孔树脂法、澄清剂法、超滤法等纯化新技术在生产上的应用也越来越多。

1. 水提醇沉法与醇提水沉法

(1) 水提醇沉法:先以水为溶媒浸提药材有效成分,再用不同浓度的乙醇沉淀除去浸提液中杂质的方法。其原理是利用水、不同浓度的乙醇对有效成分和无效成分溶解度的不同使之分离。水提醇沉法是目前应用最广泛的纯化方法。因多数中药有效成分既可以溶于水,也可以溶于适当浓度乙醇,利用水提液中的一些大分子亲水性杂质难溶于乙醇的溶解特性,在水提液中加入适量乙醇,即可沉淀除去杂质。

(2) 醇提水沉法:先以适当浓度的乙醇提取药材成分,再加适量的水,以除去水不溶性杂质的方法。其基本原理与水提醇沉法基本相同。其特点在于醇提可减少中药材水溶性杂质的溶出,加水处理又可去除树脂、色素等醇溶性杂质。适用于含黏液质、蛋白质、糖类等水溶性杂质较多的药材的提取。

2. 酸碱法 利用药材中某些有效成分的溶解度随溶液 pH 的不同而变化的性质,通过加入适量的酸或碱调节 pH 至一定范围,使有效成分溶解或析出而分离。

3. 盐析法 在浸提液中加入大量的无机盐(如氯化钠、硫酸钠、硫酸铵等),使其高分子杂质溶解度降低而析出沉淀,然后过滤除去。

4. 透析法 利用有效成分为小分子物质在溶液中可通过半透膜,而鞣质、蛋白质、树脂等高分子杂质不能通过半透膜的性质去除杂质。

> **知识链接** **纯化新技术——大孔树脂法**
>
> 大孔树脂是一类有机高分子聚合物,是吸附性与筛分性相结合的分离材料。其内部具有很高的孔隙率,孔径在 100～1000nm,只有一定相对分子质量的物质才能进入树脂孔隙中。大孔树脂法是利用大孔树脂的选择性吸附功能将中药提取液中的有效成分吸附,再经洗脱回收,去除杂质的方法。近年来大孔树脂法在中药制剂生产中应用广泛,如 2010 年版《中国药典》收载的六味地黄胶囊制法中采用了大孔树脂法纯化煎煮液。

三、浸提液的浓缩

中药材经过适当的方法浸提后得到的浸出液通常体积较大、有效成分浓度较低,一般不能直接用于制备各种剂型;需经过蒸馏、蒸发或干燥等操作缩小体积、提高有效成分含量或得到固体原料以利于制剂的生产。

 课堂互动

在制备止喘灵注射液时,中药原料的处理步骤如下:麻黄、金银花、苦杏仁、连翘四味加水煎煮2次,第1次1h,第2次0.5h,合并煎液,过滤,浓缩,滤液浓缩至约150ml,用乙醇处理2次,第1次溶液含醇量为70%,第2次为85%,每次均于4℃冷藏放置24h,过滤,滤液浓缩至100ml。请分析上述生产工艺采用了什么浸提方法、纯化方法,并思考为什么要进行浓缩。

(一) 蒸发

蒸发系指通过加热作用使溶液中的溶剂气化并除去,从而提高溶液浓度的工艺操作。

1. 蒸发方式 蒸发有自然蒸发、沸腾蒸发两种方式。自然蒸发时,溶剂在低于沸点的情况下气化。沸腾蒸发时溶剂在沸腾条件下气化。由于沸腾蒸发速度快、效率高,生产中多采用沸腾蒸发。

2. 影响蒸发的因素 蒸发器的效率常以其生产强度来表示,即单位时间、单位传热面积上所蒸发的溶剂或水量。影响蒸发的因素有以下几种。

(1)液面上蒸气浓度:蒸发速度与蒸发时液面上大气中的蒸汽浓度成反比。蒸汽浓度大,分子不易逸出,蒸发速度就慢,反之则快。可采用排风或减压设备减小蒸气浓度,加速蒸发的进行。

(2)蒸发面积:在一定温度下,蒸汽蒸发速度与蒸发面积的大小成正比,即蒸发的表面积越大,蒸发速度越快。采用薄膜蒸发增加蒸发面积,可提高蒸发效率。

(3)液体表面的压力:液体表面压力越大,蒸发速度越慢。所以,有条件者可以采用减压蒸发,既可加速蒸发,又可避免药物受高温而破坏。

(4)传热温度差(Δt_m):系指加热蒸气的温度与溶液的沸点之差。汽化是由于分子受热后振动能力超过分子间内聚力而产生的,要使蒸发速度加快,必须使加热温度与液体温度间有一定的温度差,以使溶媒分子获得足够能量而不断汽化。提高加热蒸气的压力,以提高加热蒸气温度是提高Δt_m的方法之一,但温度高药物稳定性会降低。采用减压蒸发降低蒸发室的压力,可降低溶液的沸点,是提高Δt_m有效的方法。

(5)传热系数K:K值是提高蒸发器效率的主要手段,增大K值的主要途径是减少各部分的热阻。通常管壁热阻很小,可忽略不计,蒸气冷凝的热阻在总热阻中占的比例不大,但操作中应注意对不凝性气体的排除,否则其热阻会增大。管内溶液侧的垢层热阻在许多情况下是影响K的重要因素。为了减少垢层的热阻,实际生产中需加强搅拌、定期清除蒸发器的垢层,以增加传热系数,达到好的蒸发效果。

3. 常用蒸发方法 蒸发是药液浓缩的主要方法,根据原理和操作方法的不同分为常压蒸发、减压蒸发、薄膜蒸发和多效蒸发,见表3-1。

表3-1 常用蒸发方法

方法	常压蒸发	减压蒸发	薄膜蒸发	多效蒸发
含义	溶液在一个大气压下进行的蒸发	溶液在减压下进行的蒸发	使溶液形成薄膜状态而进行的快速蒸发	用多个减压蒸发器串联进行蒸发
特点	温度高、成分易被破坏	溶液沸点降低,蒸发效率高	传热快且均匀,受热时间短、可连续操作、缩短生产周期	可节省能源,蒸发效率高

续表

方法	常压蒸发	减压蒸发	薄膜蒸发	多效蒸发
适用范围	有效成分耐热的浸出液	有效成分不耐热的浸出液	热敏性药液	广
常用设备	敞口式蒸发锅	减压蒸馏器 真空浓缩罐	升膜式蒸发器、降膜式蒸发器 刮板式蒸发器、离心薄膜蒸发器	多效浓缩器

(二)蒸馏

通过加热使液体气化,再经冷凝成液体的过程称为蒸馏。蒸馏对浸出液进行浓缩的同时可以回收溶剂,如乙醇可通过蒸馏被回收。

常用的蒸馏方法有常压蒸馏、减压蒸馏、分段蒸馏(精馏),见表 3-2。生产中多采用减压蒸馏法。

表 3-2　常见蒸馏方法

方法	常压蒸馏	减压蒸馏	分段蒸馏
含义	在常压下进行的蒸馏	在减压条件下,使蒸馏液在较低的温度下蒸馏的方法	多次气化与冷凝同时进行的蒸馏
特点	设备简单、易于操作	温度低、效率高、速率快	可提高回收溶剂的浓度
适用范围	有效成分对热较稳定的浸出液	有效成分不耐热的浸出液	浸出溶剂可重复使用的浸出液
蒸馏装置	由蒸馏器、冷凝器、接受器等构成	减压蒸馏装置	由蒸馏器、冷凝器、分馏柱(塔)、接受器等构成

四、浓缩物的干燥

中药提取液经分离、纯化及浓缩后,还需进一步干燥以增强提取物的稳定性。干燥系指利用热能使湿物料中的湿分(水分或其他溶剂)汽化除去,从而获得干燥物品的工艺操作。干燥是制剂生产中不可缺少的基本操作,常用于固体原料药的除湿、湿法制粒的干燥、新鲜药材的除水、流浸膏剂和丸剂的制备。制剂干燥的目的在于控制成品或半成品的规格、保证制剂的质量、提高药物的稳定性。

1. 影响干燥的因素

(1)湿物料中所含水分的性质:在一定空气条件下,根据物料中所含水分能否干燥除去,可将其分为平衡水分和自由水分。平衡水分系指在一定空气状态下,物料表面产生的水蒸气分压与空气中水蒸气分压相等时,物料中所含的水分,即不能干燥除去的水分。自由水分系指物料中所含的大于平衡水分的那一部分水分,即在干燥中可以除去的水分。平衡水分与物料的种类、空气的状态有关。一般物料的平衡含水量随空气中相对湿度的增加而增大,所以物料的干燥是相对的。

(2)干燥速率:干燥过程分成两阶段,恒速阶段和降速阶段。在恒速阶段,物料中水分含量较多,干燥速率保持恒定,与物料湿含量(水分含量)无关;当含水量低于临界含水量时,干燥速率随物料湿含量的减少而降低,称为降速阶段。恒速阶段的干燥速率主要取决于水分在物料表面的气化速率,主要受物料外部条件的影响;降速阶段的干燥速率主要由物料内部水分向表面扩散的速率所决定,与物料特性有关。

（3）被干燥物料的性质：物料本身结构、形状大小、料层厚薄等特性均会影响干燥效果。一般颗粒状物料比粉末状物料因对水的吸附能力弱而干燥快。物料铺得越薄,干燥越快。

（4）干燥介质的温度、湿度和流速：干燥介质的温度越高、相对湿度越低、流速越大,干燥速率越快。生产中常采取排风、鼓风等措施增大干燥介质（空气）的流速、降低干燥空间的湿度,但空气流速对物料内部水分的扩散影响极小。

（5）干燥的方法：不同的干燥方法产生不同的干燥效果,如物料动态干燥较静态干燥的速率快、效率高。

（6）干燥压力：干燥压力与蒸发速率成反比,因此减压能促进水分蒸发,加快干燥。

2. 常用的干燥方法和设备

（1）常压干燥：系指在常压下进行干燥的方法。该法操作简单,但干燥时间长、温度高,易因过热引起有效成分破坏,干燥品较难粉碎。

常压干燥的方法有：①烘干干燥,指在常压下,将物料摊放在烘盘内,利用干热空气进行干燥的方法。常用的设备是厢式常压干燥器,见图3-12。②鼓式干燥,又称滚筒式干燥,是将已浓缩到一定程度的料液涂于滚筒加热面上使成膜,借热传导加热料液进行干燥,此法蒸发面及受热面都有显著增大,可缩短干燥时间。常用设备是鼓式薄膜干燥器。③带式干燥,系将湿物料平铺在帆布或金属丝网等传送带上,利用热气流、红外线、微波等方式干燥物料。特点是物料受热均匀、省时省力。

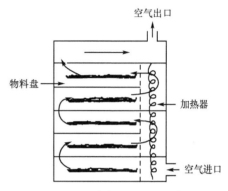

图 3-12　厢式常压干燥器示意图

（2）减压干燥：系指在密闭的容器中抽真空并进行加热干燥的方法。此法温度较低、速度较快,减少了物料与空气的接触,可防止药物被污染或氧化,产品呈疏松海绵状,易于粉碎。但操作、设备复杂。常用设备厢式减压干燥器,见图3-13。

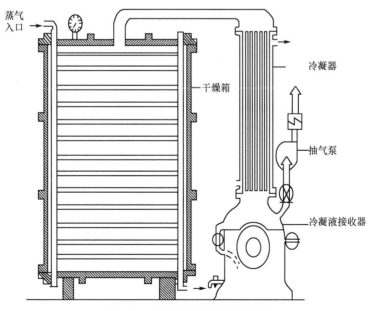

图 3-13　厢式减压干燥器示意图

（3）喷雾干燥：系指利用喷雾器将一定浓度的液态物料喷射成雾状,在一定流速的热气流中进行热交换,物料被迅速干燥的方法。此法的特点是物料的受热表面积大,传热传质迅速,水分蒸发极快,属于瞬间干燥,产品为松脆的空心颗粒,溶解性能好;而且干燥温度低,特别适用于热敏性物料的干燥。但需特殊设备,生产成本较高。常用喷雾干燥设备,见图3-14。

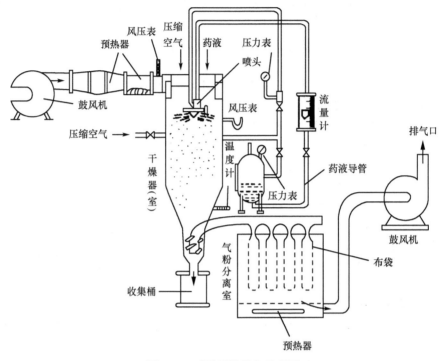

图3-14 喷雾干燥设备示意图

（4）冷冻干燥：系指先将被干燥液态物料冷冻成固体,再在低温减压条件下,使固态的冰直接升华为水蒸气排出去而达干燥目的的方法。此法可避免有效成分因高热而分解变质;产品多孔疏松,易于溶解。但操作复杂、需特殊设备,生产成本较高。常用冷冻干燥设备,见图3-15。

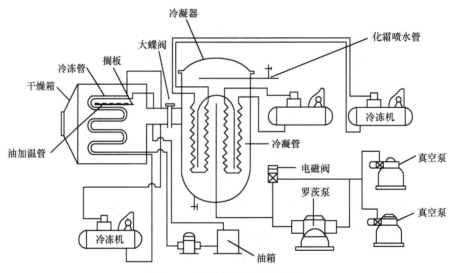

图3-15 冷冻干燥设备示意图

第四节　常用浸出药剂

一、汤　剂

汤剂系指中药材或饮片加水煎煮,去渣取汁制成的液体剂型。汤剂是中医应用最早、最多的一种剂型,主要供内服,少数外用作洗浴、熏蒸、含漱用。

1. 特点

(1) 适应中医辨证论治的需要,其处方组成、用量可根据病情变化灵活加减。

(2) 多为复方,成分复杂,成分之间相互促进、相互抑制,可增强药效,缓和药性,有利于发挥成分的多效性和综合作用。

(3) 易于吸收,奏效迅速。

(4) 制备简单易行。

但汤剂需临时煎煮,不利于抢救危重患者;服用量大,味苦,不适于儿童服用;易霉变。

2. 制备方法　汤剂的制备采用煎煮法,其工艺流程见图 3-16。

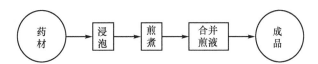

图 3-16　煎煮法工艺流程示意图

(1) 制备要点:①煎煮器具应选用化学性质稳定、不与药材中成分发生化学反应的器具,如传统的砂锅、瓦罐,制剂生产中多用不锈钢器具。②除特殊品种外,药材在煎煮前应加冷水浸泡15～30min,以利于溶剂渗透和有效成分浸出。③为保证汤剂疗效,在制备时需根据某些药材的特性进行特殊处理。④煎煮火候:沸前用武火,沸后用文火。⑤煎煮的时间和次数:应根据药材性质、质地、剂量大小确定,如解表药煎煮时间宜短,滋补药煎煮时间宜长。一般需煎煮2～3次,以保证药用成分完全浸出。

(2) 汤剂制备时药材的特殊入药处理,见表 3-3。

表 3-3　汤剂制备时药材的特殊入药处理

类型	方法	品种
先煎	某些药材先煎煮10～20min后再加其他药材共同煎煮	①矿石类、贝壳类、生石膏、生龙骨、生龟鳖甲等水分不易渗透,有效成分不易煎出的药材;②如生川乌、生半夏等有毒饮片;③党参等滋补性药材;④火麻仁、竹黄、石斛等药材只有先煎才有效
后下	在其他药材煎煮一段时间后加入某些药材共同煎煮	①薄荷、砂仁等含挥发性成分的饮片;②钩藤、苦杏仁、大黄、番泻叶等含久煎有效成分易破坏的饮片

续表

类型	方法	品种
包煎	把某些饮片装入纱布袋中,扎紧袋口后与其他药材共同煎煮	①车前子等含黏液质较多的饮片;②旋覆花等富含绒毛的饮片;③蚕砂、蒲黄、海金沙、菟丝子等粉类或细微饮片或细小种子
另煎	单独煎煮取汁,再与其他药材煎煮所得煎液混合	鹿茸、西红花、人参、西洋参、羚羊角等贵重中药
冲服	制成细粉,用其他药材煎煮所得煎液冲服	三七、羚羊角、鹿茸、珍珠、雄黄、沉香等不溶性或挥发性极强或贵重药材
烊化	溶化后,与其他药材煎煮所得煎液混合	①阿胶、鹿角胶、鳖甲胶等胶类药材;②糖、蜂蜜及芒硝等易溶性矿物药

3. 质量要求 汤剂应无纤维残渣、无焦糊气、无酸败霉变,有一定的浓度。

4. 案例

例 3-1 麻黄汤

【处方】 麻黄 9g 桂枝 9g 炙甘草 3g 杏仁 9g

【制法】 将麻黄先煎约 15min,再加入甘草、杏仁合煎 15min,桂枝最后加入,一起煎煮 15min,滤取煎液。药渣重新煎煮 25min,滤取煎液,将 2 次煎液合并即得。

【分析】 麻黄中的有效成分麻黄碱多分布于茎中心,为保证充分浸出,需先煎。桂枝含挥发性有效成分,宜后下。为保证药用成分浸出完全,本方煎煮了 2 次。

【功能与主治】 用于辛温发表,治风寒感冒、恶寒发热、无汗、咳嗽、气喘等症。

二、中药合剂与口服液

中药合剂系指中药饮片用水或其他溶剂,采用适宜方法提取、纯化、浓缩制成的口服液体制剂。其单剂量灌装者称为口服液。

1. 特点 合剂是对汤剂的改进和发展,即其保留了汤剂的多效性、综合性;又可选择不同的提取方法制备(如渗漉法、回流法),浸出效果好;能批量生产,省去了临时煎煮的麻烦;浸提液经浓缩后可加入防腐剂、矫味剂等,并在灌封后进行灭菌,服用量少、质量稳定、口感好。但合剂不像汤剂一样可随症加减,故不能代替汤剂。

2. 生产工艺流程(图 3-17)

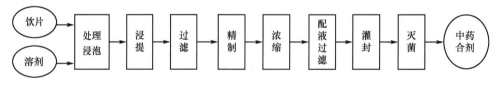

图 3-17 中药合剂的制备工艺流程示意图

3. 中药合剂的制备

(1)浸取:按处方称取炮制合格的饮片,依据各品种项下规定的方法进行浸提,一般采用煎煮技术煎煮 2 次,每次 1~2h,煎液静置沉降后过滤,含有芳香挥发成分的药材,可先用蒸馏法收集挥发性成分另器保存,再将其药渣与处方中其他药物一同煎煮。亦可根据药材中有效成分的特点,选用不同浓度的乙醇或其他溶剂,不同浸出方法,如渗漉法、醇提水沉法等进行浸提。

(2)纯化、浓缩:对所得浸提液进行纯化、浓缩,必要时加矫味剂与防腐剂,分装于灭菌的容器内,加盖,灭菌即得。

4. 中药合剂的质量要求　根据《中国药典》2010 年版规定,中药合剂在生产和储藏期间应符合下列有关规定。

(1) 饮片应按各品种项下规定的方法提取、纯化,浓缩至一定体积;除另有规定外,含有挥发性成分的饮片宜先提取挥发性成分,再与余药共同煎煮。

(2) 根据需要可加入适宜的附加剂。如需加入防腐剂,山梨酸和苯甲酸的用量不得超过 0.3%(其钾盐、钠盐的用量分别按酸计),羟苯酯类的用量不得超过 0.05%;如需加入其他附加剂,其品种与用量应符合国家标准的有关规定,不影响成品的稳定性,并应避免对检验产生干扰。必要时可加入适量的乙醇。

(3) 合剂若加蔗糖,除另有规定外,含蔗糖量应不高于 20%(g/ml)。

(4) 除另有规定外,合剂应澄清。在储存期间不得有发霉、酸败、异物、变色、产生气体或其他变质现象,允许有少量摇之易散的沉淀。合剂应密封,置阴凉处储存。

5. 中药合剂的质量检查　中药合剂一般应检查相对密度、pH 等。除另有规定外,还应进行装量、微生物限度检查。

(1) 装量:单剂量灌装的合剂,照下述方法检查应符合规定。

检查法:取供试品 5 支,将内容物分别倒入经标化的量入式量筒内,在室温下检视,每支装量与标示装量相比较,少于标示装量的不得多于 1 支,并不得少于标示装量的 95%。多剂量灌装的合剂,照最低装量检查法(附录ⅫC)检查,应符合规定。

(2) 微生物限度:照微生物限度检查法(附录ⅩⅢ C)检查,应符合规定。

6. 案例

例 3-2　小儿肺热咳喘口服液

【处方】

麻黄	50g	苦杏仁	100g	石膏	400g
甘草	50g	金银花	167g	连翘	167g
知母	167g	黄芩	167g	板蓝根	167g
麦冬	167g	鱼腥草	167g		

【制法】　以上十一味,石膏加水煎煮 0.5h,加入其余麻黄等十味,加水煎煮 2 次,每次 1h,合并煎液,滤过,滤液浓缩至相对密度为 1.10~1.15(80℃),放冷,加乙醇使含醇量达 75%,搅匀,静置 24h,滤过,滤液回收乙醇并浓缩至相对密度为 1.20~1.25(80℃)的清膏,加水约至 1000ml,搅匀,冷藏(4~7℃)96h,滤过,滤液加入苯甲酸钠 3g 和甜蜜素 5g,加水至 1000ml,搅匀,灌装,灭菌,即得。

【分析讨论】　小儿肺热咳喘口服液制备时,饮片采用煎煮法浸提有效成分,石膏因质地坚硬需先煎;并采用乙醇沉淀法纯化提取液。加入防腐剂苯甲酸钠、矫味剂甜蜜素,质量稳定、口感好。

【功能与主治】　清热解毒,宣肺化痰,用于热邪犯于肺卫所致发热、汗出、微恶风寒、咳嗽、痰黄,或兼喘息、口干而渴。

例 3-3　小建中合剂

【处方】

桂枝 111g	白芍 222g	炙甘草 74 g
生姜 111g	大枣 111g	

【制备】　以上五味,桂枝蒸馏提取挥发油,蒸馏后的水溶液另器收集;药渣与炙甘草、大枣加水煎煮 2 次,每次 2h,合并煎液,滤过,滤液与蒸馏后的水溶液合并,浓缩至约 560ml;白芍、生姜用稀乙醇作溶剂,浸渍 24h 后进行渗漉,收集渗漉液,回收乙醇后与上述药液合并,静置,滤过;另加饴糖 370g,再浓缩至近 1000ml,加入苯甲酸钠 3g 与桂枝挥发油,加水至 1000ml,搅匀,即得。

【分析】　桂枝中挥发油采用了水蒸气蒸馏法浸出,桂枝、炙甘草、大枣采用了煎煮法浸出,白芍、生姜采用渗漉法浸出。

【功能与主治】　本品温中补虚,缓急止痛。用于脾胃虚寒、脘腹疼痛、喜温喜按、嘈杂吞酸、食少、心悸、胃及十二指肠溃疡。

三、酒　　剂

酒剂系指饮片用蒸馏酒提取制成的澄清液体制剂。酒剂多供内服(如三两半药酒),少数作外用,也有兼供内服和外用者(如冯了性风湿跌打药酒)。

1. 特点　酒有行血活络的功效,易于吸收和发散,故酒剂多用于风寒湿痹,具祛风活血、止痛散瘀之功效。但小儿、孕妇、心脏病及高血压患者不宜用。

2. 制备　酒剂的生产工艺流程,见图3-18。

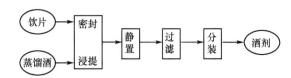

图3-18　酒剂制备的工艺流程图

酒剂可用浸渍法、渗漉法或其他适宜方法制备。生产内服酒剂应以谷类酒为原料,可加入适量的糖或蜂蜜调味。

3. 质量要求

(1) 配制后的酒剂须静置澄清,滤过后分装于洁净的容器中。在储存期间允许有少量摇之易散的沉淀。除另有规定外,酒剂应密封,置阴凉处储藏。

(2) 除另有规定外,酒剂应进行乙醇量、总固体、甲醇量、装量、微生物限度检查。

4. 案例

例3-4　冯了性风湿跌打药酒

【处方】
丁公藤	2500g	桂枝	75g	麻黄	93.8g
羌活	7.5g	当归	7.5g	川芎	7.5g
白芷	7.5g	补骨脂	7.5g	乳香	7.5g
猪牙皂	7.5g	陈皮	33.1g	苍术	7.5g
厚朴	7.5g	香附	7.5g	木香	7.5g
枳壳	50g	白术	7.5g	山药	7.5g
黄精	20g	菟丝子	7.5g	小茴香	7.5g
苦杏仁	7.5g	泽泻	7.5g	五灵脂	7.5g
蚕沙	16.2g	牡丹皮	7.5g	没药	7.5g

【制法】　以上二十七味,除乳香、五灵脂、木香、没药、麻黄、桂枝、白芷、小茴香、羌活、猪牙皂外,其余丁公藤等十七味混匀,蒸2h,取出,放冷,与上述各味合并,置容器内,加入白酒10kg,密闭浸泡30~40天,滤过,即得。

【分析】　冯了性风湿跌打药酒采用冷浸渍法制得,浸出溶剂为白酒,浸出时间较长;浸出液应滤过得澄清酒剂。

【功能与主治】　祛风除湿,活血止痛。用于风寒湿痹,手足麻木,腰腿酸痛,跌打损伤,瘀滞肿痛。

【用法与用量】　口服,一次10~15ml,一天2~3次。外用,擦于患处;若有肿痛黑瘀,用生姜捣碎炒热,加入药酒适量,擦患处。

四、酊　　剂

酊剂系指饮片用规定浓度的乙醇提取或溶解而制成的澄清液体制剂,也可用流浸膏稀释制成。可供口服或外用。

除另有规定外,含有毒性药的酊剂,每 100ml 应相当于原饮片 10g;其有效成分明确者,应根据其半成品的含量加以调整,使符合各该酊剂项下的规定;其他酊剂每 100ml 相当于原饮片 20g。

1. 特点　由于不同浓度的乙醇可选择性溶解药材中不同成分,故酊剂成分较为纯净,有效成分含量较高,用药剂量较小,服用方便。同时因乙醇具有防腐作用,故酊剂不易霉变。但乙醇本身具有一定的生理活性,在应用时有一定的局限。

2. 制备方法　酊剂可用溶解法、稀释法、浸渍法或渗漉法制备。

(1) 溶解法或稀释法:取药物粉末或流浸膏,加规定浓度的乙醇适量,溶解或稀释,静置,必要时滤过,即得。

(2) 浸渍法:取适当粉碎的饮片,置有盖容器中,加入溶剂适量,密盖,搅拌或振摇,浸渍 3~5 天或规定的时间,倾取上清液,再加入溶剂适量,依法浸渍至有效成分充分浸出,合并浸出液,加溶剂至规定量后,静置 24h,滤过,即得。

(3) 渗漉法:取药材,照流浸膏剂项下的方法(附录ⅠO),用适量溶剂渗漉,至漉液达到规定量后,静置,滤过,即得。

3. 质量要求　酊剂应检查乙醇量;口服酊剂甲醇量检查应符合规定。除另有规定外,酊剂应进行装量、微生物限度检查。酊剂久置产生沉淀时,在乙醇和有效成分含量符合各该品种项下规定的情况下,可滤过除去沉淀。除另有规定外,酊剂应遮光密封,置阴凉处储存。

4. 案例

例 3-5　姜酊

【处方】　姜流浸膏　200ml　　90%乙醇　适量

【制备】　取姜流浸膏 200ml,加 90%乙醇使成 1000ml,混匀,静置,滤过,即得。

【分析】　姜酊系用姜流浸膏加 90%乙醇稀释至规定量制得;每 100ml 姜酊相当于姜饮片 20g。

【类别】　健胃祛风。

例 3-6　十滴水

【处方】　樟脑 25g　　干姜 25g　　大黄 20g　　小茴香 10g

　　　　　肉桂 10g　　辣椒 5g　　　桉油 12.5ml

【制法】　以上七味,除樟脑和桉油外,其余干姜等五味粉碎成粗粉,混匀,照流浸膏剂与浸膏剂项下的渗漉法,用 70%乙醇作溶剂,浸渍 24h 后,进行渗漉,收集漉液约 7500ml,加入樟脑及桉油,搅拌,使完全溶解,再继续收集漉液,使成 1000ml,即得。

【功能与主治】　健胃,祛暑。用于因中暑而引起的头晕、恶心、腹痛、胃肠不适。

五、流浸膏剂

1. 概述　流浸膏剂系指药材用适宜的溶剂浸出有效成分,蒸去部分溶剂,调整浓度至规定标准而制成的液体制剂。流浸膏剂常用于配制合剂、酊剂、糖浆剂、丸剂等,也可作其他制剂的原料。

2. 流浸膏剂的生产工艺流程(图 3-19)

3. 流浸膏剂的制备

(1) 除另有规定外,流浸膏剂用渗漉法制备,也可用浸膏剂稀释制成。多以不同浓度的乙醇为提取溶剂,少数以水为溶剂,但在成品中应加适量乙醇作防腐剂。

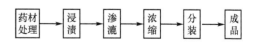

图 3-19　流浸膏剂的制备工艺流程示意图

(2) 采用渗漉法时,根据饮片的性质可选用圆柱形或圆锥形的渗漉器;饮片须适当粉碎后,加规定的溶剂均匀湿润,密闭放置一定时间,再装入渗漉器内;饮片装入渗漉器时应均匀,松紧一致,加入溶剂时应尽量排除药材间隙中的空气,溶剂应高出药材面,浸渍适当时间后进行渗漉;渗漉速度应符合各该流浸膏项下的规定;收集85%饮片量的初漉液另器保存,续漉液经低温浓缩后与初漉液合并,调整至规定量,静置,取上清液分装。

4. 质量要求 除另有规定外,流浸膏剂每1ml相当于原有药材1g。

流浸膏剂一般应检查乙醇量。久置若产生沉淀时,在乙醇和有效成分含量符合各品种项下规定的情况下,可滤过除去沉淀。

除另有规定外,流浸膏剂应置避光容器内密封,阴凉处保存。

5. 案例

例3-7 当归流浸膏

【处方】 当归(粗粉)1000g 乙醇(70%)适量

【制法】 取当归粗粉1000g,用70%乙醇作溶剂,浸渍48h后,缓缓渗漉,收集初漉液850ml,另器保存,继续渗漉,至渗漉液近无色或微黄色为止,收集续漉液,在60℃以下浓缩至稠膏状,加入初漉液850ml,混匀,用70%乙醇稀释至1000ml,静置数日,滤过,即得。

【分析】 制备当归流浸膏时采用的渗漉法浸出有效成分;每毫升当归流浸膏相当于当归药材1g。

例3-8 大黄流浸膏

【处方】 大黄(最粗粉)1000g 乙醇(60%)适量

【制法】 取大黄最粗粉1000g,用60%乙醇作溶剂,浸渍24h后,以每分钟1~3ml的速度缓缓渗漉,收集初漉液约850ml,另器保存。继续渗漉,至渗漉液色淡为止,收集续漉液,浓缩至稠膏状,加入初漉液,混匀,用60%乙醇稀释至1000ml,静置,待澄清,滤过,即得。

【分析】 大黄流浸膏采用渗漉法制备,60%乙醇为提取溶剂。

六、浸 膏 剂

1. 概述 系指药材用适宜溶剂浸出有效成分,蒸去全部溶剂,调整浓度至规定标准所制成的膏状或粉状的固体制剂。浸膏分为干浸膏(含水约5%,呈干燥块或干燥粉末)、稠浸膏(含水15%~20%,呈黏性、膏状半固体)。浸膏剂可用于制备酊剂、流浸膏剂、丸剂、片剂、软膏剂、栓剂等。

2. 特点 浸膏剂不含溶剂,有效成分含量高,体积小,疗效确切。但因蒸去溶剂需较长时间加热,不适用于有效成分受热易破坏、挥发的药材。

3. 浸膏剂的制备 除另有规定外,浸膏剂用煎煮法或渗漉法制备,全部煎煮液或漉液应低温浓缩至稠膏状,加稀释剂或继续浓缩至规定的量。常用的稀释剂有淀粉、乳糖、蔗糖、氧化锌、碳酸钙、药材细粉等。

4. 质量要求 除另有规定外,浸膏剂每1g相当于原有药材2~5g。含有生物碱或其他有效成分的浸膏剂,需经过含量测定后用稀释剂调整至规定的规格标准。

5. 案例

例3-9 肿节风浸膏

【制法】 取肿节风,加水煎煮3次,每次1h,合并煎液,滤过,滤液浓缩成稠膏,85℃以下减压干燥,即得。

【分析】 肿节风浸膏采用煎煮法提取;每1g干浸膏相当于原药材10g。

例3-10 刺五加浸膏

【处方】 刺五加1000g

【制法】 取刺五加1000g,粉碎成粗粉,加水煎煮2次,每次3h,合并煎液,滤过,滤液浓缩成浸膏50g(水浸膏),即得。或取刺五加1000g,粉碎成粗粉,加75%乙醇,连续回流提取12h,滤过,滤液回收乙醇至无醇味,浓缩成浸膏40g(醇浸膏),即得。

【分析】 制备刺五加水浸膏时采用的煎煮法浸出有效成分;制备刺五加醇浸膏时采用的回流法浸出有效成分。

七、煎 膏 剂

1. 概述 煎膏剂俗称膏滋,系指饮片用水煎煮,取煎煮液浓缩,加炼蜜或糖(或转化糖)制成的半流体制剂,主要供内服。

煎膏剂味甜、可口,利于服用;以滋补为主,兼有缓慢的治疗作用,多用于慢性疾病或体质虚弱者、小儿患者。止咳、活血通经、滋补性及抗衰老性方剂常制成膏滋。

2. 煎膏剂的制备

(1)生产工艺流程:其流程见图3-20。

(2)操作要点:饮片按各品种项下规定的方法煎煮,滤过,滤液浓缩至规定的相对密度,即得清膏。在浓缩过程中要特别注意随时除去浮沫(习称膏花)。清膏按规定量加入炼蜜或糖(或转化糖)收

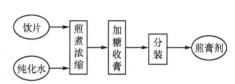

图3-20 煎膏剂的制备工艺流程示意图

膏;除另有规定外,加炼蜜或糖(或转化糖)的量,一般不超过清膏量的3倍。若需加入药粉,除另有规定外,一般应加入饮片细粉,待冷却后加入,搅拌混匀。

> **知识链接** **炼糖或炼蜜**
>
> 制备煎膏剂用的糖、蜂蜜必须经过炼制,以除去水分、杂质,破坏酶类,并起到灭菌、增加黏性的作用。而且糖经过炼制后,大部分转变成转化糖,可避免煎膏剂储存时析出结晶。根据处方中药材性质的不同,可将蜂蜜加热至不同温度以熬炼成含水量、相对密度、黏性不同的嫩蜜、中蜜、老蜜。糖的原料包括蔗糖、冰糖、红糖、饴糖,采用传统炒糖法或转化糖法来炼制。

3. 煎膏剂的质量要求 煎膏剂应无焦臭、异味,无糖的结晶析出;应密封储存,置阴凉处储存。除另有规定外,煎膏剂应进行相对密度、不溶物、装量、微生物限度的检查。

(1)相对密度:除另有规定外,取供试品适量,精密称定,加水约2倍,精密称定,混匀,作为供试品溶液。照相对密度测定法(附录Ⅶ A)测定,应符合各品种项下的有关规定。凡加饮片细粉的煎膏剂,不检查相对密度。

(2)不溶物:取供试品5g,加热水200ml,搅拌使溶化,放置3min后观察,不得有焦屑等异物。加饮片细粉的煎膏剂,应在未加入药粉前检查,符合规定后方可加入药粉。加入药粉后不再检查不溶物。

4. 案例

例3-11 二冬膏

【处方】 天冬500g 麦冬500g

【制法】 以上二味,加水煎煮3次,第1次3h,第2次、第3次各2h,合并煎液,滤过,滤液浓缩至相对密度为1.21~1.25(80℃)的清膏。每100g清膏加炼蜜50g,混匀,即得。

【分析】 本品系用煎煮法浸提并加炼蜜制成的煎膏剂。天冬、麦冬均为干寒养阴清润中药,具润肺作用,在处方中为主药;蜂蜜为辅料,并起协同作用。

【功能与主治】 养阴润肺。用于肺阴不足引起的燥咳痰少、痰中带血、鼻干咽痛。

例3-12 益母草膏

【处方】 益母草2500g 红糖适量

【制法】 取益母草,切碎,加水煎煮2次,每次2h,合并煎液,滤过,滤液浓缩至相对密度为

1.21～1.25(80℃)的清膏。每100g清膏加炼制红糖200g,加热熔化,混匀,浓缩至相对密度1.10～1.12,即得。

【分析】 益母草为浸出用药材,水为浸出溶剂,炼制红糖为收膏用辅料,起矫味、营养和辅助治疗作用。

【功能与主治】 活血调经。用于血瘀所致的月经不调、产后恶露不绝,症见月经量少、淋漓不净、产后出血时间过长、产后子宫复旧不全见上述症候者。

拓展提高 　　　　　　浸出药剂的质量控制

浸出药剂的质量不仅影响其临床有效性、安全性,还影响以其为原料的其他制剂的质量和稳定性。为确保浸出药剂的质量,应根据药材、药用成分的性质和浸出制剂的种类,优选出最佳生产工艺。提取过程中要选择最适宜的提取方法,使有效成分充分浸出。对同一制剂品种,必须严格控制提取工艺条件的一致性,以保证每一批提取物具有相同的质量和药效。含量控制是保证药效的最重要手段。有些浸出制剂无含量测定方法,可用无干扰、专属性强、灵敏快速、简便的特殊反应进行鉴别,以控制浸出制剂的质量。

目标检测

一、选择题

(一) A 型题(单项选择题)

1. 有关浸出制剂特点的叙述,错误的是 (　　)
   A. 有利于发挥药材成分的多效性
   B. 成分单一,稳定性好
   C. 有效成分浓度较高、服用量少
   D. 作用缓和、持久,毒性较低
   E. 质量、疗效不稳定

2. 下列属于含糖浸出剂型的是 (　　)
   A. 浸膏剂　　　　　　B. 流浸膏剂
   C. 煎膏剂　　　　　　D. 酊剂
   E. 酒剂

3. 下列不属于浸出辅助剂的是(　　)
   A. 甘油　　　　　　　B. 乙醇
   C. 乙酸　　　　　　　D. 氨水
   E. 聚山梨酯

4. 提取中药挥发油常选用的方法是 (　　)
   A. 煎煮法　　　　　　B. 浸渍法
   C. 渗漉法　　　　　　D. 水蒸气蒸馏法
   E. 超声波提取法

5. 渗漉法的正确操作为(　　)
   A. 粉碎→润湿→装筒→浸渍→排气→渗漉
   B. 粉碎→润湿→浸渍→装筒→排气→渗漉
   C. 粉碎→装筒→排气→润湿→浸渍→渗漉
   D. 粉碎→装筒→润湿→浸渍→排气→渗漉
   E. 粉碎→润湿→装筒→排气→浸渍→渗漉

6. 下列关于浸渍法特点的陈述,错误的是 (　　)
   A. 溶剂用量大,浸出时间长
   B. 浸渍法的浸出效率较渗漉法低

C. 适于黏性无组织、新鲜易膨胀的药材的浸出
   D. 当溶剂的量一定时,浸提效果与浸提次数有关
   E. 适用于有效成分含量低的药材的浸出

7. 除另有规定外,含有毒性药的酊剂,每100ml 应相当于原饮片(　　)
   A. 10g　　　　　　　　B. 20g
   C. 30g　　　　　　　　D. 40g
   E. 50g

8. 用中药流浸膏剂做原料制备酊剂,应采用(　　)
   A. 溶解法　　　　　　B. 回流法
   C. 稀释法　　　　　　D. 浸渍法
   E. 渗漉法

9. 益母草膏属于(　　)
   A. 混悬剂　　　　　　B. 煎膏剂
   C. 流浸膏剂　　　　　D. 浸膏剂
   E. 糖浆剂

10. 酊剂在储存过程中出现沉淀应怎样处理(　　)
    A. 过滤除去即可
    B. 应在乙醇含量符合要求的情况下才能过滤除去
    C. 应在有效成分含量符合要求的情况下才能过滤除去
    D. 应在乙醇、有效成分含量均符合要求的情况下才能过滤除去
    E. 不宜除去

(二) B 型题(配伍选择题)

【11～14】
　　A. 煎膏剂　　　　　　B. 酊剂

C. 糖浆剂　　　　　D. 酒剂

E. 口服液剂

11. 饮片用蒸馏酒提取制成的澄清液体制剂是(　　)

12. 饮片用水煎煮,取煎煮液浓缩,加炼蜜或糖(或转化糖)制成的半流体制剂是(　　)

13. 单剂量包装的合剂是(　　)

14. 饮片用规定浓度乙醇提取或溶解而制成的澄清液体制剂是(　　)

【15～18】

A. 流浸膏剂　　　　B. 煎膏剂

C. 浸膏剂　　　　　D. 口服液剂

E. 汤剂

15. 每1g制剂相当于原药材2～5g的是(　　)

16. 处方组成、用量可根据病情变化适当加减的剂型是(　　)

17. 除另有规定外,应进行相对密度、不溶物检查的制剂是(　　)

18. 每1ml相当于原药材1g的是(　　)

（三）X型题（多项选择题）

19. 影响浸出的因素有(　　)

A. 药材粉碎度　　　B. 药材成分

C. 浸出温度　　　　D. 浸出压力

E. 浸出溶剂

20. 与浸出过程有关的阶段包括(　　)

A. 浸润与渗透　　　B. 解吸与溶解

C. 精制　　　　　　D. 浓缩

E. 扩散与置换

21. 下列关于影响浸提效果的陈述,正确的是(　　)

A. 药材粉碎越细,越利于浸提

B. 浸提时间越长,越利于浸提

C. 浸提温度越高,越利于浸提

D. 浓度差增大利于成分的浸提

E. 酸性溶剂利于生物碱的浸提

22. 下列属于酒剂质量检查项目的是(　　)

A. 总固体量　　　　B. 乙醇量

C. 不溶物　　　　　D. 甲醇量

E. 含水量

二、名词解释

1. 浸渍法　2. 酊剂　3. 煎膏剂

三、填空题

1. 中药材的浸出过程,包括浸润与渗透、_____及扩散与置换等几个相互联系的阶段。

2. 常用的浸出方法有煎煮法、浸渍法、渗漉法、_____、_____。

3. 蒸发是药液浓缩的主要方法,根据原理和操作方法的不同分为常压蒸发、_____、_____和_____。

4. 煎膏剂除另有规定外,加炼蜜或糖量,一般不超过清膏量的_____倍。

5. 浸出制剂中共存的_____,常能延缓有效成分在体内的运转或抑制有效成分的分解。

6. 甘油与水、醇均可任意混溶,为_____的良好溶剂。

7. 提高浸出效率的关键在于保持最大的_____。

8. 干燥介质的温度越_____、相对湿度越_____、流速越_____,干燥速率越快。

四、简答题

1. 浸提时药材不宜粉碎得过细,为什么?

2. 根据蒸发的影响因素分析在实际制剂过程中可以采取什么措施提高蒸发效率?

五、分析题

颠茄浸膏

【处方】　颠茄草（粗粉）　　1000g

　　　　　适量　　　　　乙醇（85%）

【制法】　取颠茄草粗粉1000g,用85%乙醇作溶剂,浸渍48h后,以1～3ml/min的速度缓缓渗漉,收集初漉液约3000ml,另器保存。继续渗漉,待生物碱完全漉出,续漉液作下次渗漉的溶剂用。将初漉液在60℃减压蒸馏,回收乙醇,放冷至室温,分离除去叶绿素,过滤,滤液在60～70℃蒸至稠膏状,加10倍量的乙醇,搅拌均匀,静置,待沉淀完全,吸取上清液,在60℃减压回收乙醇后,浓缩至稠膏状。取稠膏约3g照含量测定项下的方法,测定生物碱的含量后,加稀释剂适量,使生物碱的含量符合规定,低温干燥,研细,过四号筛,即得。颠茄浸膏每1g含生物碱以硫酸阿托品计[$(C_{17}H_{23}NO_3)_2 \cdot H_2SO_4$],不得少于9.7mg。

分析:

1. 颠茄草采用什么方法浸出有效成分?简述其操作步骤。

2. 浸膏剂有什么质量要求和哪些质量检查项目?

（肖　兰）

第四章 制药卫生

第一节 概 述

一、制药卫生的含义

制药卫生是药品生产管理的一项重要内容,涉及药品生产的全过程,在药品生产的各个环节中,强化制药卫生的管理,落实各项制药卫生的措施,是确保药品质量的重要手段,也是实施 GMP 制度的具体要求。

制药卫生主要论述药剂微生物方面的要求及需达到要求所采取的措施与方法。药品不仅要有确切的疗效,而且还必须安全可靠、质量稳定。药品一旦受到微生物的污染,在某种适宜条件下微生物就会大量生长繁殖,从而导致药品变质、腐败、降低疗效或完全失效,甚至产生对人体有害的物质;给药后,不仅不能达到预期的防病治病的目的,甚至引起机体发热、感染,产生中毒等不良反应。因此,研究如何防止药品被微生物污染,如何抑制微生物在药品中的生长繁殖,如何除去或杀灭药品中的微生物,是确保药品质量的重要任务。

社会的发展与进步,让人们认识到药品的卫生标准更应该被引起重视,制药工业的现代化也对制药卫生提出了更高的要求,在药品生产过程中的每一个环节都应注意制药卫生的问题。不同的药物,不同的给药途径,不同的剂型,其相应的卫生标准也有差异。例如,直接注入机体,用于创口表面、外科手术、眼部或注射剂、眼用溶液剂、人血制剂、止血剂等药品,应该不含微生物,至少不得含有活的微生物;对口服给药的合剂、颗粒剂、糖浆剂、片剂、丸剂和皮肤给药的软膏剂、擦剂、糊剂、洗剂等药品,虽然不一定要达到完全无微生物,但要求不得含有致病的微生物,而且对含微生物的数量也有一定的限度要求。因此,在药品生产过程中,必须根据药物和剂型的种类、卫生标准的具体要求,有目的的采取制药卫生措施,以保证药品质量。

药品生产过程的复杂性,要求我们针对药品生产的现状,研究药品的卫生标准和达到该标准可采取的措施与方法,明确怎样结合实际,不断研究开发新技术和新手段,达到防止生产过程中微生物的污染,抑制微生物的生长繁殖、杀灭或除去药品中微生物的目的,这对于提高药品质量,保证药品疗效和促进制药工业进一步发展是十分重要的。

知识链接　　　　　　　　**中药制剂卫生标准**

（一）致病菌

口服药品每克或每毫升不得检出大肠埃希菌,含动物药及脏器的药品同时不得检出沙门氏菌;外用药品每克或每毫升不得检出铜绿假单胞菌、金黄色葡萄球菌;阴道、创伤、溃疡用制剂不得检出破伤风杆菌。

（二）活螨

螨不仅可蛀蚀药品,使其变质失效,而且也可直接危害人体健康或传播疾病。因此,用于口服、创伤、黏膜和腔道的药品,不得检出活螨。

（三）细菌和真菌

不同的剂型和给药方式,有不同的标准与要求。《药品卫生标准》根据中药制剂实际工艺过程的不同情况,制定了相应的细菌数和真菌数的限度标准。

1. 固体制剂

（1）不含生药原粉的制剂,每克中含细菌数不得过1000个,真菌数不得过100个。

（2）含生药原粉的制剂:①片剂:每克中含细菌数不得过10 000个,真菌数不得过500个。②丸剂:每克中含细菌数不得过50 000个,真菌数不得过500个。③散剂:每克中含细菌数不得过100 000个,真菌数不得过500个。

2. 液体制剂　每毫升中含细菌数、真菌数和酵母菌数均不得过100个。

3. 外用药品

（1）眼科用药:每克或每毫升中含细菌数不得过100个,不得检出真菌和酵母菌。

（2）阴道、创伤、溃疡用制剂:每克或每毫升中含细菌数不得过1000个,真菌数不得过100个。

（3）用于表皮、黏膜完整的含生药原粉制剂:每克中含细菌数不得过50 000个,真菌数不得过500个。

4. 暂不进行限度要求的药品

（1）不含生药原粉的膏剂,如狗皮膏、拔毒膏等。

（2）以豆原、神曲等发酵类药材为生药原粉的中药制剂。

二、微生物污染制剂的途径及预防措施

1. 原料　主要是指植物类药材和动物类药材,这类药材不仅直接带有各种微生物和螨,且有利于微生物和螨的生长繁殖。所以我们应根据原料的不同性质,分别采取适当的方法进行洁净处理。

2. 辅料　如水、蜂蜜、蔗糖、淀粉等常用辅料均存在一定数量的某种微生物。各种制药用水应符合现行版《中国药典》相应质量标准的规定。各种辅料使用前应严格按照规定标准进行选择或适当处理,以防止微生物带入制剂。

3. 设备、容器具　如药筛、粉碎机、混合机、制丸机、压片机及各种盛装药物的容器等均有可能带入微生物。设备和容器具使用后,应尽早清洗干净,消毒灭菌,保持洁净和干燥状态。

4. 环境空气　空气中含有许多微生物,尘埃越多,微生物也越多,故需净化空气,生产区周围应无露土地面和污染源,对不同制剂的生产厂房应根据GMP所规定的要求,达到相应的级别,含尘浓度和菌落数应控制在限度范围内。

5. 操作人员　人体的外表皮肤、毛发及穿戴的鞋、帽和衣服上都带有微生物,尤其手上则更多。操作中难免与药物接触,可能造成污染。为防止污染,操作人员必须注意个人卫生,严格执行卫生管理制度,穿戴专用的工作衣物,并定时换洗。应按GMP的要求,定期对药品生产人员进行健康检查。

6. 包装材料 装药用的玻璃瓶、塑料瓶、塑料袋、包装纸等若不经消毒和灭菌处理,均有可能带入某些微生物。应采取适当的方法清洗、洁净,并作相应的灭菌处理,以杜绝微生物污染。

7. 药品储藏运输的管理 药品在搬运和储藏时应注意防止由于包装材料破损而引起的微生物再次污染,为了药物制剂在储藏过程中不变质,应采取适当的防腐措施,并注意将药品储藏于阴凉、干燥处。

三、制药环境的净化

(一) 制药环境的基本要求

《中华人民共和国药品管理法》、《中华人民共和国药品管理法实施办法》、《药品生产质量管理规范》等文件对药品生产企业的环境、布局、厂房、设施、人员等方面提出了基本要求,它是实施制药环境卫生管理的基本准则,药品生产企业都必须按上述文件的有关要求执行。

制药环境的基本要求,主要包括生产厂区的环境:厂房的选址、设计、布局、建造、改造和维护必须符合药品生产要求,应当能够最大限度地避免污染、交叉污染、混淆和差错,便于清洁、操作和维护。应当根据厂房及生产防护措施综合考虑选址,厂房所处的环境应当能够最大限度地降低物料或产品遭受污染的风险。企业应当有整洁的生产环境;厂区的地面、路面及运输等不应当对药品的生产造成污染;生产、行政、生活和辅助区的总体布局应当合理,不得互相妨碍;厂区和厂房内的人、物流走向应当合理。

(二) 空气洁净技术与应用

空气洁净技术是指能创造洁净空气环境(洁净空气室、洁净工作台),以保证产品纯度,提高成品率的一门新技术。空气洁净技术在药品生产场所应用,能有效地控制空气中的含尘浓度,进而防止由于大气的原因而引起药品被微生物污染的情况发生。目前,常用的空气洁净技术通常有空调净化和层流净化两种方法,特别是后一种方法,有较强的净化效果。

空调净化系统是将经过净化并调温调湿后的洁净空气由安置在天棚侧墙上的一个或几个进风口送入洁净室,出风口一般安在进风口对面墙的下部,或者直接从走廊出风,空气在室内的运动成乱流状态,或称非层流。这是使用高度净化的空气将操作室内产生的尘粒稀释的空气净化方式,只能达到稀释空气中尘粒浓度的效果,不能除尽尘粒。若要求更高的空气洁净度,应采用层流洁净技术。

层流净化系统是将经过净化并调温调湿后的洁净空气由进风孔均匀地吹送入室,再由出风格栅流出,空气在室内的运动呈层流状态。这是使用高度净化的气流作载体,使室内存留的尘粒保持在层流中运动,不易碰撞结成大粒子,无死角,同时可除去室内新产生的粉尘,将操作室内产生的尘粒排出较完全的空气净化方式。根据气流方向,还可分为水平层流与垂直层流。

无论是空调系统还是层流系统均须设置专门的空气过滤,调温调湿设施,以保证吹入空气的洁净。但是,由于两种系统中室内空气的流动方式不同,其实际净化效果也相差很大。

层流洁净室和洁净台我国已有定型产品,净化效果可达每升空气中≥0.5μm 的尘粒不多于3.5粒,均可达 A 级,符合无菌操作的需要。

第二节　灭菌方法与无菌操作

为了保证用药安全,必须对药物制剂,特别是对无菌、灭菌制剂(如注射用、眼用制剂)、敷料和缝合线等进行灭菌,灭菌操作是灭菌制剂生产过程中最主要的单元操作之一。

1. 无菌和无菌操作法

（1）无菌是指在任一指定物体、介质或环境中，不得存在任何活的微生物。

（2）无菌操作法是指在整个操作过程中使产品避免被微生物污染的操作方法或控制技术。

2. 灭菌和灭菌法

（1）灭菌是指使用物理或化学等方法杀灭或除去所有致病和非致病微生物的繁殖体和芽胞。

（2）灭菌法是指杀灭或除去所有致病和非致病微生物繁殖体和芽胞的方法或技术。

3. 消毒和防腐

（1）消毒是指用物理或化学等方法杀灭或除去病原微生物。对病原微生物具有杀灭或除去作用的物质称消毒剂。

（2）防腐是指用物理或化学等方法抑制微生物的生长与繁殖，亦称抑菌。对微生物的生长与繁殖具有抑制作用的物质称抑菌剂或防腐剂。

 课堂互动

1. 生活中为了避免食物腐败变质，我们会采取哪些办法？

2. 结合灭菌、抑菌、消毒的概念，谈谈哪种方法最有效？

灭菌的基本目的是既要杀灭或除去药物制剂中的微生物，又要保证药物的理化性质稳定及临床疗效不受影响。灭菌应以杀死芽胞为标准。

灭菌的方法可分为物理灭菌法、化学灭菌法、滤过除菌法和无菌操作法。

一、F 与 F_0 值在灭菌中的意义与应用

（一）D 值

微生物耐热参数，是指在一定温度下，杀灭90%微生物（或残存率为10%）所需的灭菌时间，单位为分钟。D 值是一定灭菌温度条件下的杀菌速率，D 值越大表示该微生物的耐热性越强。不同微生物种类、环境、灭菌工艺、灭菌温度，D 值各不相同。

（二）Z 值

灭菌温度系数，是指将灭菌时间减少到原来的 1/10 时需要升高的温度或在相同灭菌时间内，杀灭99%的微生物所需提高的温度。Z 值反应 D 值对温度的变化速率。不同的微生物，在不同的介质中 Z 值不同，同种微生物在不同介质中的 Z 值也各不相同。

（三）F_T 值

F_T 值是指在一定灭菌温度（T）下给定的 Z 值所产生的灭菌效果与在参比温度（T_0）下给定的 Z 值所产生的灭菌效果相同时所相当的时间。即灭菌程序所赋予待灭菌品在温度 T 下的灭菌时间，以分钟表示。

由于 D 值是随温度的变化而变化，所以要在不同温度下达到相同的灭菌效果，F_T 值将随 D 值的变化而变化。灭菌温度高时，F_T 值就小，灭菌温度低时，所需 F_T 值就大。

（四）F_0 值

F_0 值系灭菌过程赋予待灭菌品在121℃下的等效灭菌时间，即 $T=121℃$、$Z=10℃$ 时的 F 值。121℃为标准状态，F_0 值即标准灭菌时间，以分钟表示。也就是说 F_0 是将各种灭菌温度对微生物的致死效力转换为灭菌物品完全暴露于121℃时的致死效力。F_0 值目前仅限于验证热压灭菌的效果。

F_0 值将温度与时间对灭菌的效果统一在 F_0 值中，而且更为精确，故 F_0 值可作为灭菌过程的

比较参数。一般规定 F_0 值不低于 8min,实际操作应控制 F_0 值为 12min。对热极为敏感的产品,可允许 F_0 值低于 8min。但要采取特别的措施确保灭菌效果。

影响 F_0 值的因素有:①容器的大小、形状、热穿透系数等;②灭菌产品溶液性质、容器充填量等;③容器在灭菌器内的数量与排布。该项因素在生产过程中影响最大,故必须注意灭菌器内各层、四角、中间位置热分布是否均匀,灭菌时应将灵敏度、精密度均为 0.1℃ 的热电偶的探针置于被测物内部,通过柜外的温度记录仪记录,有些灭菌的记录仪附有 F_0 显示器。

二、物理灭菌法

物理灭菌法是指利用加热、干燥、辐射、声波等物理手段达到灭菌目的的方法。该法包括热力灭菌法、紫外线灭菌法、微波灭菌法和辐射灭菌法。

(一) 热力灭菌法

热力灭菌法是指利用热能将微生物进行杀灭的灭菌技术。该法包括干热灭菌法和湿热灭菌法。

1. 干热灭菌法 是利用火焰或干热空气(高速热风)进行灭菌的方法。通过加热可破坏蛋白质与核酸中的氢键,导致蛋白质变性或凝固,核酸破坏,酶失去活性,使微生物死亡。

(1) 火焰灭菌法:是指用火焰直接烧灼以达到灭菌的方法。常用于手术刀、白金耳、镊子、剪刀、研钵、玻璃及搪瓷盘或桶的灭菌,不适合药品的灭菌。

(2) 干热空气灭菌法:是指在干热灭菌器中用高温干热空气灭菌的方法。由于空气是一种不良的传热物质,其穿透力弱,且不太均匀,所需的灭菌温度较高,时间较长,容易影响药物的理化性质。本法适用于耐高温的玻璃、金属器具和搪瓷容器及不允许湿气穿透的油脂类,如液体石蜡、油类、脂肪类、滑石粉、活性炭等;亦可用于耐高温的无机化学药品的灭菌,不适于橡胶、塑料器具及大部分有机药品的灭菌。

(3) 高速热风灭菌法:通常采用风速 30~80m/s,风温 190℃ 的高速热风使细菌被杀灭。与热压灭菌相比,不但具有同等效果,而且缩短了药液降解程度。

干热灭菌的主要设备有烘箱、干热灭菌柜、隧道灭菌系统等。《中国药典》现行版通常的干热灭菌条件为:160~170℃,不少于 2h;170~180℃,不少于 1h;250℃,45min 以上;280~340℃ 10min 以上。

2. 湿热灭菌法 是指物质在灭菌器内利用饱和蒸汽或沸水来杀灭微生物的方法。由于蒸汽潜热大,热穿透力强,容易使蛋白质变性或凝固,故其灭菌可靠,时间短,且操作简便、易于控制,是药物制剂生产过程中最常用的灭菌方法,缺点是不适用于对湿热敏感的药物。在同一温度下,湿热灭菌的效果要比干热灭菌好。其原因是:① 湿热灭菌时,有水分存在,能促使蛋白质加速变性和凝固。② 湿热的穿透力比干热大,热量易穿透菌体内。③ 湿热灭菌时,水蒸气不断凝结成水,从而放出潜热,加速细菌死亡。

(1) 热压灭菌法:是指在热压灭菌器内,利用高压饱和水蒸气杀灭微生物的方法。本法是最可靠的湿热灭菌法,经热压灭菌处理,能杀灭被灭菌物品中的所有细菌增殖体和芽胞,故凡能耐热压灭菌的药物制剂,都可采用此法。热压灭菌法适用于耐热药物及其水溶液、外科敷料、手术器械及用具等物品的灭菌。一般热压灭菌法所需的温度及与温度相对应的压力和时间,见表4-1。

表 4-1 热压灭菌温度、压力与时间表

温度(℃)	绝对压力 kPa(kg/cm²)	表压 kPa(kg/cm²)	时间(min)
115.5	166.72(1.7)	68.65(0.7)	30
121.5	196.14(2.0)	98.07(1.0)	20
126.5	235.37(2.4)	137.0(1.4)	15

热压灭菌器种类很多,结构基本相似。凡热压灭菌器均应密封耐压,有排气口、安全阀、压力表和温度计等部件。有的是直接通入高压饱和蒸汽加热,有的是在灭菌器中加水,再以煤气、电热等加热。常用的热压灭菌器有:手提式热压灭菌器、卧式热压灭菌柜、快速冷却灭菌柜、水浴式灭菌柜等。

1)卧式热压灭菌柜:结构见图4-1,系全部用坚固的合金制成的带有夹套的灭菌柜,柜内备有带轨道的格车,分为若干格,车上有活动的铁丝网格架,格架上可摆放输液瓶或其他待灭菌的物品。灭菌柜顶部装有两只压力表,一只指示蒸汽夹套的压力,一只指示柜内的蒸汽压力;还装有反映柜内温度的温度表。灭菌柜上方装有安全阀,在一侧装有蒸汽阀门、排气阀及放水阀等。

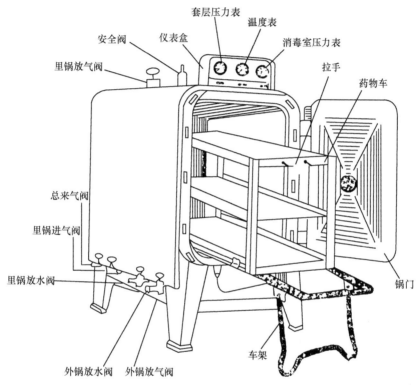

图 4-1 卧式热压灭菌柜

卧式热压灭菌柜操作步骤如下:

a. 将待灭菌物品装在格车上,推至搬运车上,再推入灭菌柜内。

b. 关闭柜门,打开蒸汽阀,同时打开排气阀,预热 10~15min,排净冷空气,当柜下部温度达 100~101℃时(排气孔没有雾状水滴),即可关闭排气阀,等柜内温度上升至比规定温度低 1~2℃时,调节进气阀,维持要求达到的灭菌温度。

c. 灭菌时间必须由全部药液温度真正达到要求的温度算起。到达灭菌时间后,关闭进气阀,渐开排气阀,约在 5min 内表压下降到零,等排气阀中没有余气排出,可将柜门稍稍打开,待 10~15min,再全部打开。

d. 稍冷却后,可将格车推至搬运车上。

2)快速冷却灭菌柜:由卧式矩形灭菌室、蒸汽系统、冷却系统、PC 机控制系统、压缩空气系统、安全、仪器、仪表监视系统组成,适用于瓶装液体、软包装的消毒与灭菌。其具有灭菌可靠、灭菌时间短、节约能源等优点。当药品灭菌后,排除室内蒸汽,然后利用逐渐降温的循环水进行冷却,可以将冷却到 45℃ 的时间由自然冷却的 180min 缩短为 40min。

3）水浴式灭菌柜：采用热水直接喷淋方式，即计算机控制灭菌柜的循环水，在泵的作用下，通过柜室外的蒸汽（冷却水）和热交换器加热、恒温、冷却，自上而下喷淋达到灭菌效果，见图4-2。此种类型的灭菌柜利用真空检漏原理对药瓶进行检漏、清洗。

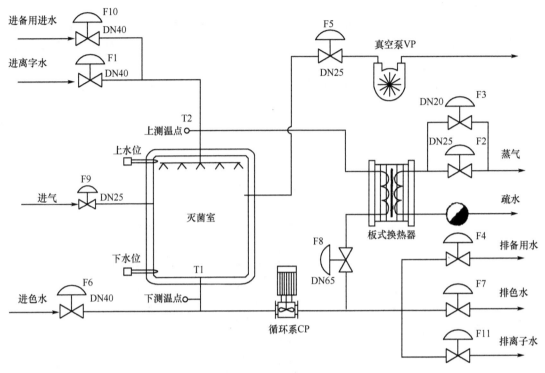

图 4-2　安瓿水浴灭菌柜

灭菌柜按压力容器标准设计制造，柜体由安全阀进行过压保护，柜体两端不锈钢滑槽门由气缸驱动。灭菌柜的主要机件和配置设备采用不锈钢制造，控制柜带有显示系统，实时提供运作情况。设有GMP验证的专用接口，配置真空检漏系统。

4）热压灭菌操作注意事项：热压灭菌柜为高压设备，必须严格按照操作规程进行操作。使用热压灭菌柜应注意以下几点事项。

a. 灭菌柜的结构、被灭菌物品的体积、数量、排布均对灭菌的温度有一定影响，故应先进行灭菌条件实验，确保灭菌效果。

b. 灭菌前应先检查压力表、温度计是否灵敏，安全阀是否正常，排气是否畅通；如有故障必须及时修理，否则可能造成灭菌不完全，也可能因压力过高，使灭菌柜发生爆炸。

c. 必须排尽灭菌柜内的冷空气，使蒸汽与温度相符合。如果灭菌柜内残留有空气，则压力表所表示的压力是柜内蒸汽和空气两者压力之和，结果柜内的实际温度并未达到灭菌所需要的温度，致使灭菌不完全。另外由于水蒸气被空气稀释，妨碍了水蒸气与灭菌物品的接触，从而降低了水蒸气的灭菌效果。因此若表压与温度表指示不一致时，应找出空气未排尽的原因，加以解决。

d. 灭菌时间必须在全部灭菌物品的温度真正达到所要求的温度算起，以确保灭菌效果。

e. 灭菌完毕后停止加热，待压力表指针降至零或温度下降到40～50℃时，再缓缓开启灭菌柜的柜门。可免压力骤然降低而冲开瓶塞，甚至玻瓶爆炸。为缩短灭菌周期，也有对灭菌柜内盛溶液的容器喷雾冷却水，以加速冷却。

f. 为了确保灭菌效果,应定期对灭菌柜内温度进行检查,常用的方法有:使用生物指示剂、使用自动记录热电偶、使用化学药品指示剂。

(2)流通蒸汽灭菌法和煮沸灭菌法:流通蒸汽灭菌法是在常压下,不密闭的容器内,用100℃的水蒸气杀灭微生物的方法。1~2ml的注射剂及不耐热药品均采用流通蒸汽灭菌。煮沸灭菌法是把待灭菌物品放入沸水中煮沸灭菌的方法。该法灭菌效果较差,常用于注射器、注射针等器皿的消毒。

流通蒸汽灭菌与煮沸灭菌的灭菌条件一般是100℃,30min或60min。此法不能保证杀死所有的芽胞,故制备过程中要采用避菌操作,尽可能避免细菌污染。若加入适量抑菌剂时,药液经100℃、30min灭菌,可杀死抵抗力强的芽胞。

(3)低温间歇灭菌法:是将待灭菌的制剂或药品,用60~80℃加热1h,将其中的细胞繁殖体杀死,然后在室温或孵卵箱中放置24h,让其中的芽胞发育成为繁殖体,再用60~80℃加热1h第2次将其细胞繁殖体杀死。加热和放置需连续3次以上,至全部芽胞消灭为止。此法适用于必须用加热法灭菌但又不耐较高温度的制剂。此法缺点是时间长,且消灭芽胞的效果不够完全。应用本法灭菌的制剂,除本身具有抑菌作用外,须加适量抑菌剂,以增加灭菌效力。

(4)影响湿热灭菌的因素

1)微生物的种类与密度:各种微生物对热的抵抗力各不相同,处于不同生长期的微生物,所需灭菌的温度与时间也不相同,繁殖期的微生物对高温的抵抗力比衰老期的小得多,细菌的芽胞的耐热性最强。由于大多数微生物受湿热死亡遵循一级动力学过程,所以湿热灭菌的效果与菌体密度有关。微生物体密度小,灭菌时间短且灭菌效果好;微生物体密度大,耐热个数出现的几率增大,故灭菌效果降低,且即使杀死了细菌,而注射液中微生物尸体过多,亦会引起临床上的热原及其他不良反应,所以生产过程中应竭力避免污染。

2)药液的性质:药液中若含有营养性物质如糖类、蛋白质等,对微生物可能有一定的保护作用,能增强其抗热性。此外,药液的pH对微生物的活性也有一定影响。一般微生物在中性溶液中耐热性最大,在碱性溶液中次之,酸性溶液最不利于微生物的发育生长。所以pH较低的生物碱盐类注射液,用流通蒸汽灭菌即可。

3)药物性质:温度增高,化学反应速度加快,时间越长,起反应的物质越多,药物降解的程度也越大。为此,在能达到灭菌效果的前提下,可适当降低温度和缩短灭菌时间。

4)蒸汽的性质:湿热灭菌效果与蒸汽性质有关,饱和蒸汽中热含量高,潜热大,热穿透力亦较大,灭菌效力高。而湿饱和蒸汽含热量较低,穿透力较差,灭菌效果较低。过热蒸汽与空气的干热状态相似,其穿透力差,因此灭菌效力不及饱和蒸汽。

5)其他:被灭菌物品在灭菌器内排列的松紧程度、数量及操作是否得当都可影响灭菌效果。

(二)紫外线灭菌法

紫外线灭菌法是指用紫外线(能量)照射杀灭微生物的方法。紫外线是由汞蒸气灯产生,用于灭菌的紫外线波长为200~300nm,其中254nm的紫外线杀菌力最强,可作用于核酸蛋白促使其变性;同时空气受紫外线照射后产生微量臭氧,从而起到协同杀菌的作用。紫外线直线传播,其强度与距离平方成比例地减弱,其穿透作用微弱,但易穿透洁净空气及纯净的水,故广泛用于纯净水、空气灭菌和表面灭菌;不适合于药液的灭菌及固体物料深部的灭菌。

1. 影响紫外线灭菌的因素

(1)辐射强度与辐射时间:随着辐射强度的增加,对微生物产生致死作用所需的辐照时间会缩短。

(2)微生物对紫外线的敏感性:微生物种类不同,对紫外线的耐受性不同,如处于同一平面上辐射强度相等的紫外线,杀死枯草杆菌芽胞需18.6min,而对溶血性链球菌芽胞,只需4.6min。

紫外线对酵母菌、真菌的杀菌力较弱。

（3）温度和湿度：空气的湿度过大，紫外线穿透力降低，因而灭菌效果降低。紫外线灭菌以空气的相对湿度为45%～60%较为适宜，温度宜于在10～55℃。

（4）紫外线照射灯的安装形式及高度：一般在6～15m³的空间可装置30W紫外灯一只，灯距地面距离为1.8～2.0m为宜。

2. 应用紫外线灭菌注意事项

（1）人体照射紫外线时间过久，易产生结膜炎、红斑及皮肤烧灼等现象，因此必须在操作前开启紫外灯1～2h，关闭后进行操作。在操作时如需继续照射，应有劳动保护措施。

（2）各种规格的紫外灯都有规定的有效使用时限，一般在2000h。故每次使用应登记开启时间，并定期进行灭菌效果检查。

（3）紫外灯管必须保持无尘、无油垢，否则辐射强度将大为降低。

（4）普通玻璃可吸收紫外线，故装在玻璃容器中的药物不能用紫外线进行灭菌。

（5）紫外线能促使易氧化的药物或油脂等氧化变质，故生产此类药物时不宜与紫外线接触。

（三）微波灭菌法

微波灭菌法是指采用微波（频率为300MHz～300GHz）照射产生的热能杀灭微生物的方法。水可强烈地吸收微波，使极性分子转动，由于分子间的摩擦而生热，热是在被加热物质内部产生的，所以加热均匀，且升温迅速。同时，微波能穿透到介质的深部，可使介质表里一致地加热。微波主要依靠热效应发挥干燥、灭菌的作用。该法适合固体药物的干燥、灭菌及水溶性注射液的灭菌。

JEOLJSA-5型微波灭菌器与注射剂生产组成联动线，灭菌温度为125～135℃，灭菌时间短，受热均匀，灭菌效果好，产量为12000支/h。

（四）辐射灭菌法

辐射灭菌法是指将最终产品的容器和包装暴露在由适宜放射源（通常用^{60}Co）辐射的γ射线或电子加速器发出的射线中，达到杀灭细菌的方法。

γ射线是由钴^{60}Co或铯^{137}Cs发出的电磁波，穿透力很强，可使有机化合物的分子直接发生电离，产生破坏正常代谢的自由基，导致大分子化合物分解，而起杀菌作用。此法特点是灭菌过程中不升高灭菌产品温度，故特别适用于一些不耐热药物的灭菌。对湿热灭菌法、干热灭菌法、滤过除菌法不适应的医疗器械、容器、不受辐射破坏的药品等可采用。亦适用于较厚样品的灭菌，可用于固体、液体药物的灭菌。对已包装好的药品也可进行灭菌，因而大大减少了污染的机会。

辐射灭菌的设备造价高，另外某些药物经辐射灭菌后，效力有可能降低，产生毒性物质或发热性物质，应注意选用，同时注意安全防护。

三、化学灭菌法

化学灭菌法指用化学药品直接作用于微生物而将其杀灭的方法。对微生物具有触杀作用的化学药品称杀菌剂，可分为液体杀菌剂与气体杀菌剂。杀菌剂仅对微生物繁殖体有效，并不能杀死芽胞。杀菌剂的杀灭效果主要取决于微生物的种类与数量、物体表面光洁度或多孔性及杀菌剂的性质等。化学灭菌的目的在于减少微生物的数目，以控制一定的无菌状态。

（一）药液灭菌法

药液灭菌法是指采用杀菌剂溶液进行灭菌的方法。该法常用作其他灭菌法的辅助措施，适合于皮肤、无菌器具、设备的消毒,而不用于产品生产中。常用的化学杀菌剂有75%乙醇、0.1%~0.2%苯扎溴铵(新洁尔灭)溶液、1%聚维酮碘溶液、2%煤酚皂溶液、3%酚溶液等。杀菌剂与抑菌剂(防腐剂)之间有时没有严格界限,同一种化学药品在低浓度时呈现抑菌作用,而在高浓度时则能起杀菌作用。由于化学杀菌剂常施用于物体表面,要注意其浓度不要过高,以防止化学腐蚀作用。

(二) 气体灭菌法

气体灭菌法指用化学杀菌剂形成的气体对所需灭菌的药品或物料进行灭菌的方法。该法特别适合环境消毒及不耐加热灭菌的医用器具、设备和设施等的消毒,亦用于粉末注射剂,不适合对产品质量有损害的场合。常用气体有以下几种。

1. 环氧乙烷

(1) 环氧乙烷的性质和应用。

1) 性质:环氧乙烷沸点为10.9℃,室温下为无色气体,在水中溶解度很大,1ml水中可溶195ml(20℃,101.3kPa);具较强的穿透能力,易穿透塑料、纸板及固体粉末等物质并易从这些物品上移除;灭菌作用快,对细菌芽胞、真菌和病毒等均有杀灭作用;具可燃性,与空气混合时,当含量达3.0%(v/v)时即可发生爆炸,因此,应用时需用90%二氧化碳或88%氟里昂稀释。对中枢神经有麻醉作用,人与大剂量环氧乙烷接触,可发生急性中毒,并损害皮肤及眼黏膜,可产生水泡或结膜炎,严重者可引起肺水肿。

> **知识链接**　　　　　**环 氧 乙 烷**
>
> 1999年联合国粮农组织、国际原子能机构、世界卫生组织共同在土耳其召开国际食品辐射大会,要求发达国家在2005年以前完全禁止环氧乙烷和溴甲烷的使用,发展中国家最迟在2015年以前完全禁止使用环氧乙烷和溴甲烷。美国率先从2001年1月1日起开始禁用环氧乙烷和溴甲烷。我国则必须考虑选择代替环氧乙烷的灭菌方法,最有可能取代环氧乙烷灭菌法的技术是辐射杀菌技术,既能保持原有的灭菌效果,又可以减少环境污染和致癌风险,保障人民健康。

2) 应用:本法主要适用于塑料容器、对热敏感的固体药物、纸或塑料包装的药物、橡胶制品、注射器、注射针头、衣服、敷料及器械等对环氧乙烷稳定的物质。灭菌后,应给予足够的时间和措施使残留环氧乙烷和其他易挥发性残留物消散,并用适当方法对灭菌后的残留物加以监控。

(2) 环氧乙烷灭菌机制:环氧乙烷为烷化剂,作用于菌体后,使菌体蛋白质分子、酶、核酸中的—COOH、—NH$_2$、—SH、—OH基的H,被—CH$_2$—CH$_2$—OH所置换,对菌体细胞的代谢产生不可逆的破坏,从而杀灭微生物。

(3) 影响灭菌效果的因素。

1) 环氧乙烷浓度大,灭菌所需时间短,如浓度为850~900mg/L(45℃)时,灭菌时间为3h;浓度为450mg/L(45℃),灭菌时间为5h。

2) 环氧乙烷灭菌的适宜温度为55~65℃,温度低,则灭菌效果差。

3) 相对湿度为30%~60%,灭菌效果最好。相对湿度小于25%,对芽胞不起作用,小于20%或大于80%,灭菌效果减弱。

4) 灭菌器内压强较大时,灭菌效果较好。

(4) 灭菌操作程序:将待灭菌的物品置于环氧乙烷灭菌器内,用真空泵抽出灭菌器内的空气,预热至55~65℃,当灭菌器内真空度达到要求时,充入环氧乙烷混合气体(用环氧乙烷12%、氟利昂88%或用环氧乙烷10%、二氧化碳90%)。保持一定浓度、湿度及温度,经过一定时间后,抽真空排除环氧乙烷通入水中,生成乙二醇(可回收利用或排放掉)。然后充入无菌空气将环氧乙烷完全去除。灭菌后的物品应置于受控的通风环境中,以使残留气体及反应产物降至规定限度。

典型的环氧乙烷灭菌工艺为:54±2℃,相对湿度(60±10)%,灭菌压力 $8×10^5$ Pa,灭菌时间 90min。

2. 甲醛、丙二醇、三甘醇、过氧乙酸、β-丙内酯等 常用于无菌操作室的灭菌。

四、滤过除菌法

(一) 原理

繁殖型细菌很少小于 1μm,芽胞大小大多为 0.5μm 或更小些。滤过除菌法利用细菌不能通过致密具孔滤材(孔径为 0.22μm)的原理,除去对热不稳定的药品溶液或液体物质中的细菌从而达到无菌要求。此法适用于很不耐热药物溶液的灭菌,但必须无菌操作,供灭菌用滤器,要求能有效地从溶液中除净微生物,溶液顺畅地通过滤器,且无任何物质脱落,才能确保制品完全无菌。滤过除菌的特点如下。

(1) 不需要加热,可避免因过热而破坏分解药物成分。

(2) 过滤不仅将药液中微生物除去,而且可除去微生物尸体,这样可减少药品中热原的产生,药液澄明度也好。

(3) 在除菌过程中,同时除去一些微粒杂质。

(4) 加压、减压过滤均可以。但加压过滤一方面可避免药液污染,另一方面不影响室温下易氧化、易挥发药物的稳定性,因此生产上多采用加压过滤。

(5) 本法必须配合无菌操作技术,成品必须经无菌检查合格后方可出厂。

(6) 某些滤材有吸附性,能降低某些药物的含量。

(二) 过滤器材

过滤器材通常有滤柱、滤膜等。滤柱系用硅藻土或垂熔玻璃等材料制成。滤膜大多由聚合物制成,种类较多,如醋酸纤维素、硝酸纤维素、丙烯酸聚合物、聚氯乙烯、尼龙等。靠阻留于孔道之内或静电作用的滤器,孔径稍大些,如垂熔玻璃滤器 G_6,可做粗滤(图 4-3)。以过筛作用滤过的滤器,其孔径为 0.22μm,常用微孔滤膜过滤器,可做精滤(图 4-4)。

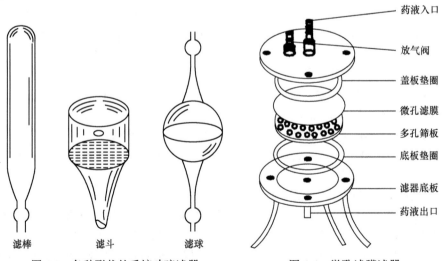

滤棒	滤斗	滤球	药液入口
			放气阀
			盖板垫圈
			微孔滤膜
			多孔筛板
			底板垫圈
			滤器底板
			药液出口

图 4-3 各种形状的垂熔玻璃滤器　　　图 4-4 微孔滤膜滤器

过滤器的过滤能力可用 LRV 表示,LRV 表示在规定条件下,指定菌液通过滤器后截留在滤器上的孢子数的对数值。对 0.22μm 的滤器而言,每 1cm² 的有效滤过面积的 LRV 应不小于 7。

新置的滤器应先用水洗净,事先进行灭菌或紫外线灭菌,除菌滤过前后均应进行过滤器的完好性试验,即压力维持试验或起泡点试验(图 4-5)。过滤器不得对被过滤成分有吸附作用,也不能释放物质,不得使用有纤维脱落的过滤器,禁用含有石棉的过滤器。为保证过滤效果,应采用两个灭菌过滤器串联滤过法,或在灌装前再用已灭菌的无菌过滤器进行滤过的方法。通常使用两级粗滤和两级精滤组成。第一级粗滤,主要滤除药液中的大部分颗粒状杂质。第二级粗滤起保护精滤段的作用。为保证药液除菌要求而采用两级精滤。

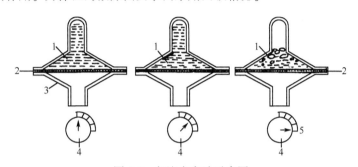

图 4-5 起泡点实验示意图

1. 水;2. 微孔滤膜;3. 滤器;4. 压力表;5. 起泡点压力

知识链接   **起泡点实验测定**

起泡点实验可测定微孔滤膜孔径大小。我国《药品生产质量管理规范》规定微孔滤膜使用前后均要进行起泡点试验。

测定方法:将微孔滤膜湿润后装在过滤器中,并在滤膜上覆盖一层水,从过滤器下端通入氮气,以每分钟压力升高 34.3kPa 的速度加压,水从微孔中逐渐被排出。当压力升高至一定值,滤膜上面水层中开始有连续气泡逸出,产生第一个气泡的压力即为该滤膜的起泡点。

经验证的混合纤维素酯膜起泡点与流速为:0.8μm,103.9kPa;0.65μm,143.2kPa;0.45μm,225.5kPa;0.22μm,377.5kPa。

(三) 操作注意事项

(1) 过滤除菌法必须配合无菌操作技术进行。

(2) 安装滤膜前,必须对所有器件及管道清洗干净,对最后一级精滤器具及出液管道要求进行无菌处理。

(3) 过滤前,药液应进行预过滤。

(4) 对初次使用的孔径为 0.22μm 的滤膜,必须用 3% 医用甲醛水浸泡 24h 进行灭菌,使用此滤膜前,必须用无菌注射用水冲洗一段时间;药液经滤过除菌后,应进行无菌检查,合格后方能应用。

(5) 一个过滤器的使用时间应根据品种决定,一般不超过 8h。

五、无菌操作法

无菌操作法是整个过程控制在无菌条件下进行的一种操作方法。无菌操作法在技术上并非灭菌操作,因其与灭菌操作有密切联系,而于本节内讨论。在药物制剂生产中,一些不耐热的药物,需要制成注射剂、眼用溶液、眼用软膏等,往往需要无菌操作法制备。无菌操作法不适仅用于上述制剂,而且对海绵剂和创伤制剂也均适用。某些药品加热灭菌后发生变质、变色或降低含量者也可采用无菌操作法制备。

无菌操作所用的一切用具、材料(原辅料)及环境(操作空间),均需按前述灭菌法灭菌,操作须在无菌操作室或无菌操作柜内进行,且对操作人员的卫生有严格的要求。目前无菌操作室多利用层流洁净技术,确保无菌环境。对一些能耐加热灭菌的药物制剂,如多数注射剂,制备过程中仍需尽量避免细菌污染,最后还必须加热灭菌。而按无菌操作制备的产品,最后一般不再灭菌,直接使用,故无菌操作法对于保证不耐热产品的质量至关重要。无菌操作室的灭菌是关键。

(一) 无菌操作室的灭菌

无菌操作室的空气灭菌,可应用甲醛、丙二醇、乳酸等的蒸汽熏蒸。药厂大型无菌操作室,常用甲醛溶液加热熏蒸进行空气灭菌,其装置见图4-6。将甲醛溶液放入气体发生装置瓶内,逐渐被吸入蒸汽夹层加热锅中,甲醛溶液被加热,产生的甲醛蒸汽经蒸汽出口送入总送风道,由鼓风机吸入无菌操作室,连续3h后,将鼓风机关闭。室温保持在25℃以上,湿度保持在60%以上,密闭熏蒸12~24h后,再将25%氨水加热(8~10ml/m³),从总风道送入氨气约15min,以吸收甲醛蒸汽,然后开启总出口排风,并通入经处理过的无菌空气直到室内无臭气为止。

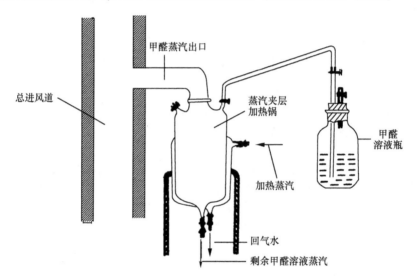

图4-6 甲醛气体发生装置

除定期用甲醛熏蒸进行较彻底灭菌外,还要对室内的用具(桌椅等)、地面、墙壁等,用3%苯酚溶液、2%甲酚皂溶液、0.2%苯扎溴铵或75%乙醇喷洒或擦拭。其他用具尽量用热压灭菌法或干热灭菌法灭菌。每天工作前开启紫外线1h,中午休息时间也要开0.5~1h,以保证操作环境的无菌状态。无菌室用的消毒剂必须在层流工作台中,用0.22μm的滤膜过滤后方能使用。定期进行菌落试验,以测试无菌操作室的灭菌效果。

(二) 无菌操作

操作人员进入无菌操作室之前要沐浴并换上已经灭菌的工作服和清洁的鞋子,不使头发、内衣等露出来,双手应按规定洗净并消毒后方可进行操作,以免造成污染。小量无菌制剂的制备,可采用层流洁净工作台进行无菌操作,使用方便,效果可靠。大量生产应在A级洁净级别的洁净室中进行。

(三) 无菌检查法

对经灭菌或无菌操作的产品,进行检验以证实是否无菌的方法。无菌检查的全部过程应严格遵守无菌操作,防止微生物污染。《中国药典》现行版二部附录中的无菌检查法,包括有直接接种法和薄膜过滤法。直接接种法是将供试品溶液接种于培养基上,培养数日后观察培养基上是否出现浑浊或沉淀,并与阳性及阴性对照品比较。薄膜过滤法是取规定量供试品溶液经薄膜过滤器滤过后,接种于培养基上或直接用显微镜观察。薄膜过滤无菌检查的突出优点,在于可过滤较大量的样品和滤除抑菌性物质,过滤的薄膜,即可直接接种于培养基管中,或直接用显微镜检查。故此法灵敏度高,不产生假阳性结果,检测次数减少,节省培养基,操作也比较简便。无菌检查多在层流洁净工作台上进行。

第三节 制药用水

水是药物生产中用量大、使用广的一种辅料,用于生产过程和药物制剂的制备。《中国药典》现行版中所收载的制药用水,因其使用的范围不同而分为饮用水、纯化水、注射用水及灭菌注射用水。一般应根据各生产工序或使用目的与要求选用适宜的制药用水。药品生产企业应确保制药用水的质量符合预期用途的要求。

制药用水的原水通常为饮用水。制药用水的制备从系统设计、材质选择、制备过程、储存、分配和使用均应符合药品生产质量管理规范的要求。制水系统应经过验证,并建立日常监控、检测和报告制度,有完善的原始记录备查。制药用水系统应定期进行清洗与消毒,消毒可以采用热处理和化学处理等方法。采用的消毒方法及化学处理后消毒剂的去除应经过验证。

一、饮 用 水

饮用水为天然水经净化处理所得的水,其质量必须符合现行中华人民共和国国家标准《生活饮用水卫生标准》。饮用水可作为药材净制时的漂洗、制药用具的粗洗用水。除另有规定外,也可作为饮片的提取溶剂。

经净化、消毒的自来水比较洁净;而来源于江、河、湖、塘、井、泉的天然水,往往含有悬浮物、无机盐、有机物、细菌及热原等杂质,故应根据原水的色、臭味、浊度、硬度及 pH 等,采取相应的预处理。常用方法有以下几种。

1. 滤过澄清法 将水通过砂滤桶、砂滤缸或砂滤池。滤层通常由洗净的碎石、粗砂、细砂、木炭、陶制滤棒组成。经过滤过、吸附,可除去水中悬浮粒子。

2. 明矾凝聚法 明矾为硫酸钾铝 $[AlK(SO_4)_2 \cdot 12H_2O]$,经水解作用或与水中的碳酸盐、重碳酸起反应生成氢氧化铝胶体,此种胶体吸附力强,能将水中混浮物、微生物等吸附凝聚在一起而沉淀除去。

3. 硫酸铝 $[Al_2(SO_4)_3 \cdot 18H_2O]$ 法 其凝聚原理与明矾相同。但在应用时应同时以石灰水或氢氧化钠液调整 pH 至中性,有利于氢氧化铝凝胶的形成。

4. 碱式氯化铝凝聚法 在水中铝离子形成羟基多核络合物,并带有大量正电荷,可使水中带阴电荷颗粒、微生物及热原等吸附凝聚而沉淀除去。

5. 石灰高锰酸钾法 本法的原理是:

$$CaO+H_2O \rightarrow Ca(OH)_2$$

$$Ca(OH)_2+Ca(HCO_3)_2 \rightarrow 2CaCO_3\downarrow+2H_2O$$

$$Ca(OH)_2+Mg(HCO_3)_2 \rightarrow MgCO_3\downarrow+CaCO_3\downarrow+2H_2O$$

说明石灰可除去水中的 Ca^{2+}、Mg^{2+}、HCO_3^- 离子,降低水的硬度。

$$2KMnO_4+3H_2O \xrightarrow{\text{中性或微碱性}} 2MnO(OH)_2\downarrow+2KOH+3[O]$$

新生态氧有氧化破坏细菌和热原作用,同时生成的水合二氧化锰对热原、有机物有吸附作用。

二、纯 化 水

纯化水为饮用水经蒸馏法、离子交换法、反渗透法或其他适宜的方法制备的制药用水。不含任何附加剂。纯化水可作为配制普通药物制剂用的溶剂或试验用水;可作为中药注射剂、滴眼剂等灭菌制剂所用饮片的提取溶剂;口服、外用制剂配制用溶剂或稀释剂;非灭菌制剂用器具的精洗用水;也用作非灭菌制剂所用饮片的提取溶剂。纯化水不得用于注射剂的配制与稀释。

(一) 纯化水的质量要求

纯化水的质量必须符合《中国药典》现行版规定,应为无色的澄清液体;无臭、无味;硝酸盐含量不超过 0.000 006%,亚硝酸盐含量不超过 0.000 002%,氨含量不超过 0.000 03%,总有机碳不得过 0.50mg/L,不挥发物不得过 1mg,重金属含量不超过 0.000 01%;微生物限度检查中,细菌、真菌、酵母菌总数不得过 100 个/100ml,酸碱度、电导率均应符合规定。

(二) 纯化水的制备方法

1. 离子交换法 离子交换树脂是一种球形、多孔性网状结构的固体高分子共聚物,不溶于水、酸和碱,但能吸水膨胀。离子交换树脂上含有极性与非极性基团两部分。离子交换树脂分为两大类:一类为能与阳离子交换的树脂称为阳离子交换树脂,另一类为能与阴离子交换的树脂称为阴离子交换树脂。离子交换法制备纯水,就是利用阳、阴离子交换树脂分别同水中存在的阳离子(如 K^+、Na^+、Ca^{2+}、Mg^{2+} 等)和阴离子(如 SO_4^{2-}、Cl^-、HCO_3^-、$HSiO_3^-$ 等)交换,除去这些离子,以达纯化水的目的。

国内常用于制备纯水的树脂是 732 型苯乙烯强酸性阳离子交换树脂和 717 型或 711 型苯乙烯强碱性阴离子交换树脂。

阳树脂上的 H^+ 与水中阳离子交换,被置换到水中后,与水中的阴离子组成相应的无机酸。

当水通过阳离子交换树脂处理后,生成含无机酸的水,再通过 OH^- 型阴离子交换树脂时,水中的阴离子又被阴离子交换树脂交换而除去,树脂上的 OH^- 被置换到水中并与水中的 H^+ 结合成水。

2. 电渗析法 电渗析纯化水的原理是:在特制电渗析器中,在外加电场的作用之下,根据电场中异性相吸、同性相斥的特性,水中的阴、阳离子发生走向移动,分别通过具有选择透过性的、良好导电性的阴离子交换膜和阳离子交换膜(阴离子交换膜显示强烈正电场,排斥阳离子,只允许阴离子透过;而阳离子交换膜则显示强烈的负电场,排斥阴离子,只允许阳离子透过),从而使水得到纯化(图 4-7)。

3. 反渗透法 如果在一 U 形管内用一半透膜将纯水和盐溶液隔开,则纯水就透过半透膜扩散到盐溶液一侧,这称为"渗透"。两侧液柱产生的高度差,即表示此盐溶液所具有的渗透压。但若开始时就在盐溶液上施加一个大于此盐溶液渗透压的压力,则盐溶液中的水将向纯水扩散,结果水就从盐溶液中分离出来,这称为"反渗透"。

用反渗透法制备注射用水时,必须选用适宜的反渗透膜,如三醋酸纤维素膜。若供反渗透用的多孔性膜的化学结构适宜,使得它能在同盐水溶液相接触时,此膜的表面选择性地吸附水分子而排斥溶质。这样,在膜与溶液的界面上将形成一层纯水层。其厚度视界面性质而异,或为单分子层,或为多分子层,通常认为纯水层为 1~2 个分子的厚度。在施加压力的情况下,界面上纯水层中的纯水便不断通过毛细管而渗出,这就是纯水从盐水中分离的过程。

反渗透的装置有:板框式、管式、螺旋式和中空纤维式四种。

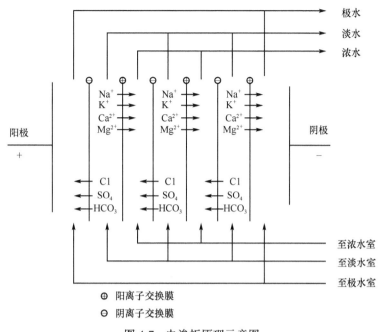

图 4-7 电渗析原理示意图

反渗透法制备注射用水的流程：一般采用二级反渗透系统，即进水→膜过滤（5μm）→一级泵→一级渗透器→二级泵→二级渗透器→纯水。

采用反渗透法制备的纯水能完全达到注射用水的标准，而且又比较经济。《美国药典》第十九版已开始收载此法为制备注射用水的法定方法之一。

三、注 射 用 水

注射用水为纯化水经蒸馏所得的水，应符合细菌内毒素实验要求。注射用水必须在防止细菌内毒素产生的设计条件下生产、储藏及分装。其质量应符合二部注射用水项下的规定。注射用水可作为配制注射剂、滴眼剂的溶剂或稀释剂及容器的精洗。

为保证注射用水的质量，应减少原水中的细菌内毒素，监控蒸馏法制备注射用水的各生产环节，并防止微生物的污染，应定期清洗与消毒注射用水系统。注射用水的储存方式和静态储存期限应经过验证确保水质符合质量要求。例如，可以在80℃以上保温或70℃以上保温循环或4℃以下的状态下存放。注射用水的制备、储存及质量要求详见第五章注射剂。

拓展提高　　　　　　　　　　　**灭菌注射用水**

灭菌注射用水为注射用水按照注射剂生产工艺制备所得。不含任何添加剂。主要用于注射用灭菌粉末的溶剂或注射剂的稀释剂。灭菌注射用水的质量必须符合《中国药典》现行版规定，应为无色的澄明液体；无臭、无味；pH要求5.0~7.0，氨含量不超过0.000 02%，硝酸盐含量不超过0.000 006%，亚硝酸盐含量不超过0.000 002%，总有机碳不得过0.50mg/L，不挥发物不得过1mg，重金属含量不得过0.000 01%，细菌内毒素含量应小于0.25EU/ml；微生物限度检查中，细菌、真菌、酵母菌总数不得过10个/100ml，电导率、氯化物、硫酸盐与钙盐、二氧化碳、易氧化物均应符合规定。灭菌注射用水灌装规格应适应临床需要，避免大规格、多次使用造成的污染。

第四节 洁净区的卫生管理

一、不同洁净区的划分原则及要求

采用空气洁净技术,能使洁净室达到一定的洁净度,可满足制备各种制剂的需要。洁净厂房的温度和湿度应与其生产及工艺要求相适应,一般温度控制在 18~24℃,相对湿度控制在 45%~65% 为宜。

洁净区的设计必须符合相应的洁净度要求,包括达到"静态"和"动态"的标准。静态指所有生产设备均已安装就绪,但没有生产活动且无操作人员在场的状态。动态指生产设备按预定的工艺模式运行并有规定数量的操作人员在现场操作的状态。

关于洁净室的等级标准与要求,各国都有具体的规定,我国 2010 年版《药品生产质量管理规范》根据"静态"和"动态"时空气中的悬浮粒子数和微生物数把洁净度分为以下 4 个级别,见表 4-2 与表 4-3。

表 4-2 洁净区空气悬浮粒子的标准规定

洁净度级别	悬浮粒子最大允许数/立方米			
	静态		动态	
	≥0.5μm	≥5.0μm	≥0.5μm	≥5.0μm
A 级	3520	20	3520	20
B 级	3520	29	352 000	2900
C 级	352 000	2900	3520 000	29 000
D 级	3520 000	29 000	不作规定	不作规定

表 4-3 洁净区微生物监测的动态标准

洁净度级别	浮游菌 cfu/m³	沉降菌(ϕ90mm) cfu/4h	表面微生物	
			接触(ϕ55mm) cfu/碟	5 指手套 cfu/手套
A 级	<1	<1	<1	<1
B 级	10	5	5	5
C 级	100	50	25	—
D 级	200	100	50	—

A 级:高风险操作区,如灌装区、放置胶塞桶和与无菌制剂直接接触的敞口包装容器的区域及无菌装配或连接操作的区域,应当用层流操作台(罩)维持该区的环境状态。单向流指空气朝着同一个方向,以稳定均匀的方式和足够的速率流动。单向流能持续清除关键操作区域的颗粒。

B 级:指无菌配制和灌装等高风险操作 A 级洁净区所处的背景区域。

C 级和 D 级:指药品生产过程中重要程度较低操作步骤的洁净区。

二、人员进出洁净区的卫生管理

(一) 人员进出洁净区的卫生管理制度

1. 培训管理

(1) 所有人员都应当接受卫生要求的培训,企业应当建立人员卫生操作规程,最大限度地降低人员对药品生产造成污染的风险。人员卫生操作规程应当包括与健康、卫生习惯及人员着装相关的内容。生产区和质量控制区的人员应当正确理解相关的人员卫生操作规程。企业应当采取措施确保人员卫生操作规程的执行。

(2) 凡在洁净区工作的人员(包括清洁工和设备维修工)应当定期培训,使无菌药品的操作符合要求。培训的内容应当包括卫生和微生物方面的基础知识。未受培训的外部人员(如外部施工人员或维修人员)在生产期间需进入洁净区时,应当对他们进行特别详细的指导和监督。

(3) 参观人员和未经培训的人员不得进入生产区和质量控制区,特殊情况确需进入的,应当事先对个人卫生、更衣等事项进行指导。

2. 健康管理

(1) 企业应当对人员健康进行管理,并建立健康档案。直接接触药品的生产人员上岗前应当接受健康检查,以后每年至少进行一次健康检查。

(2) 企业应当采取适当措施,避免体表有伤口、患有传染病或其他可能污染药品疾病的人员从事直接接触药品的生产。

3. 卫生管理

(1) 洁净区内的人数应当严加控制,检查和监督应当尽可能在无菌生产的洁净区外进行。

(2) 进入洁净生产区的人员不得化妆和佩戴饰物。

(3) 操作人员应当避免裸手直接接触药品、与药品直接接触的包装材料和设备表面。

(4) 应当按照操作规程更衣和洗手,尽可能减少对洁净区的污染或将污染物带入洁净区。

(5) 任何进入生产区的人员均应当按照规定更衣。工作服及其质量应当与生产操作的要求及操作区的洁净度级别相适应,其式样和穿着方式应当能够满足保护产品和人员的要求。

各洁净区的着装要求规定如下。

D级洁净区:应当将头发、胡须等相关部位遮盖。应当穿合适的工作服和鞋子或鞋套。应当采取适当措施,以避免带入洁净区外的污染物。

C级洁净区:应当将头发、胡须等相关部位遮盖,应当戴口罩。应当穿手腕处可收紧的连体服或衣裤分开的工作服,并穿适当的鞋子或鞋套。工作服应当不脱落纤维或微粒。

A/B级洁净区:应当用头罩将所有头发及胡须等相关部位全部遮盖,头罩应当塞进衣领内,应当戴口罩以防散发飞沫,必要时戴防护目镜。应当戴经灭菌且无颗粒物(如滑石粉)散发的橡胶或塑料手套,穿经灭菌或消毒的脚套,裤腿应当塞进脚套内,袖口应当塞进手套内。工作服应当为灭菌的连体工作服,不脱落纤维或微粒,并能滞留身体散发的微粒。

个人外衣不得带入通向B级或C级洁净区的更衣室。每位员工每次进入A/B级洁净区,应当更换无菌工作服;或每班至少更换一次,但应当用监测结果证明这种方法的可行性。操作期间应当经常消毒手套,并在必要时更换口罩和手套。

洁净区所用工作服的清洗和处理方式应当能够保证其不携带有污染物,不会污染洁净区。应当按照相关操作规程进行工作服的清洗、灭菌,洗衣间最好单独设置。

(二) 人员进出洁净区的操作规程

人员进出洁净区流程见图4-8。

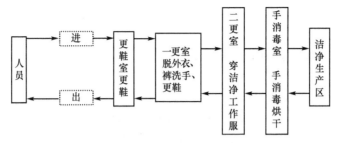

图 4-8　人员进出洁净生产区流程图

1. 人员进入洁净生产区程序

（1）人员进入大厅，先将携带物品（雨具等）存放在指定位置。

（2）更鞋：在更鞋室脱下外鞋放入外侧专用更鞋柜内，坐在更鞋柜上，转身从内侧对应的鞋柜内取出塑料鞋穿上，进入一更室。

（3）一更

1）更衣：在一更室脱下外衣、外裤，并放入专用编号的衣柜内。

2）洗手：洗手流程见图 4-9。

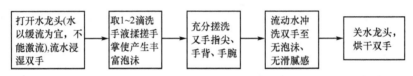

图 4-9　人员进出洁净生产区洗手流程图

3）更鞋：坐在一更鞋柜上，将所穿塑料鞋放入专用的外侧鞋柜中，转身从对应的内侧鞋柜中取出洁净工作鞋穿上，进入二更室。

（4）二更：在二更室按专人编号取衣，脱掉洁净工作鞋，站在更衣踏步垫上，戴上洁净口罩，穿上洁净衣，合上拉链、戴上连衣帽、封好领口，再穿洁净裤，避免洁净裤着地；洁净衣扎入洁净裤内，穿上鞋套，裤腿塞入鞋套内，再穿上洁净工作鞋；在更衣镜前自检或互检更衣是否符合要求，进入消毒间。

（5）手消毒：人员进出洁净生产区水消毒流程见图 4-10。

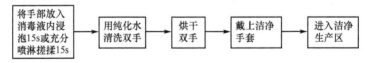

图 4-10　人员进出洁净生产区手消毒流程图

1）消毒液有 0.1% 苯扎溴铵溶液和 75% 乙醇，应定期交替使用。

2）如用 75% 乙醇消毒，则不需用纯化水清洗。

2. 注意事项

（1）除洁净生产区工作人员外，外来人员进入洁净生产区不得超过 6 人，提取洁净生产区不得超过 2 人。

（2）进、出洁净生产区人员应随手关门，且动作尽量缓慢，避免剧烈运动、大声喧哗，以减少人的发尘量，保持洁净生产的风速、风量、风型和风压。

（3）进入洁净生产区内的人员不能触摸口罩或揉鼻子，不能拾掉在地上的物品，开始工作前和碰了未消毒的东西后均要以消毒剂擦洗。

（4）走进工作台旁的操作者时,应从后面靠近。

（5）禁止面对药品打喷嚏和咳嗽。

（6）手套破损应及时更换,如触摸到非无菌物体(如打电话)后亦及时更换。

（7）洁净生产区的工作服材质要求发尘量少,不脱落纤维和颗粒性物质、不起球、不断丝、质地光滑、不易产生静电、不黏附粒子、洗涤后平整、柔软、穿着舒适并有良好的过滤性,保证人体和内衣的尘粒不透过,同时耐腐蚀。不同洁净级别的工作服不得混用。

3. 人员退出洁净生产区程序　退出洁净生产区时,按进入洁净生产区时更衣、更鞋程序的逆向顺序,在二更换下洁净服,将洁净服按号归位(包括衣服、裤子、帽子、鞋套、口罩、鞋子)或放入指定的容器内,进入一更穿上自己的衣服。更鞋程序按进入时的逆向顺序操作,然后离开洁净生产区。

三、物料进出洁净区的卫生管理

（一）物料包括

1. 维修工具类型

（1）钳工工具:内六角扳手、固定外六角扳手、套筒扳手、活动扳手、螺丝刀、夹钳等。

（2）电工工具:万用电表、摇表、交流电流表、电笔等。

2. 维修材料类型

（1）红纸板、生胶带、润滑油、润滑脂等。

（2）零件、备品、备件、标准件、电功元件。

3. 原料、辅料和包装材料等

（二）物料进出洁净区的卫生管理制度

应当建立物料和产品的操作规程,确保物料和产品的正确接收、储存、发放、使用和发运,防止污染、交叉污染、混淆和差错。

物料和产品的处理应当按照操作规程或工艺规程执行,并有记录。

物料和产品的运输应当能够满足其保证质量的要求,对运输有特殊要求的,其运输条件应当予以确认。

物料的外包装应当有标签,并注明规定的信息。必要时,还应当进行清洁,发现外包装损坏或其他可能影响物料质量的问题,应当向质量管理部门报告并进行调查和记录。

（三）物料进出洁净区的操作规程

物料进出洁净区流程见图4-11。

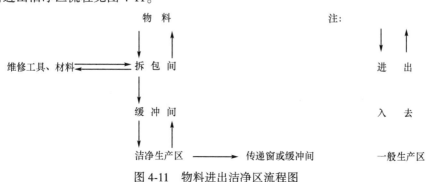

图4-11　物料进出洁净区流程图

1. 物料进入洁净区程序

(1) 维修工具、材料:首先在拆包间用毛刷或抹布将其表面上的粉尘清除,用消毒剂全面擦拭,通过缓冲间传入洁净生产区;不用的维修工具、材料及时用容器装好,再通过物流通道传出洁净生产区外。

(2) 原料、辅料和包装材料:首先在拆包间除尘或去除外包装;必要时用饮用水擦拭外表面。除去外包装后的物料放在地托上,由洁净生产区人员用消毒剂全面擦拭或喷洒(能转入容器的物料用消毒液消毒外包装剪口,将物料转入洁净的容器中)后送至洁净区物料暂存室,分区分类分别码放整齐,填写状态标识。每次送料后将外包装物运出拆包间,并打扫干净。

2. 物料送出洁净区程序

(1) 剩余物料在洁净生产区用洁净袋装好,贴上标志,送出缓冲间用洁净的容器装好密封,并在容器外贴好标志,由车间后勤人员运走。

(2) 洁净生产区内生产废弃物之类应用专用容器或塑料袋盛装好后送到缓冲间,由车间后勤人员将垃圾废弃物运出生产区。

(3) 及时做好维修工具、材料及原料、辅料和包装材料进出生产区的交接记录,外清洁、消毒记录。

3. 操作注意事项

(1) 进出拆包间须随时关门。

(2) 缓冲间设置连锁装置或门铃,两扇门不能同时打开,送料人员及洁净生产区操作人员均不能超过红线。

四、洁净室的卫生管理

(一) 洁净室的设计要求

应当根据药品品种、生产操作要求及外部环境状况等配置空调净化系统,使生产区有效通风,并有温度、湿度控制和空气净化过滤,保证药品的生产环境符合要求。

洁净厂房的设计,应当尽可能避免管理或监控人员不必要的进入。B级洁净区的设计应当能够使管理或监控人员从外部观察到内部的操作。

洁净区与非洁净区之间、不同级别洁净区之间的压差应当不低于10Pa。必要时,相同洁净度级别的不同功能区域(操作间)之间也应当保持适当的压差梯度。

口服液体和固体制剂、腔道用药(含直肠用药)、表皮外用药品等非无菌制剂生产的暴露工序区域及其直接接触药品的包装材料最终处理的暴露工序区域,应当参照"无菌药品"附录中D级洁净区的要求设置,企业可根据产品的标准和特性对该区域采取适当的微生物监控措施。

(二) 洁净室的卫生

应当按照操作规程对洁净区进行清洁和消毒。一般情况下,所采用消毒剂的种类应当多于一种。不得用紫外线消毒替代化学消毒。应当定期进行环境监测,及时发现耐受菌株及污染情况。

应当监测消毒剂和清洁剂的微生物污染状况,配制后的消毒剂和清洁剂应当存放在清洁容器内,存放期不得超过规定时限。A/B级洁净区应当使用无菌的或经无菌处理的消毒剂和清洁剂。

必要时,可采用熏蒸的方法降低洁净区内卫生死角的微生物污染,应当验证熏蒸剂的残留水平。

(三) 洁净室的设施卫生

洁净区的内表面(墙壁、地面、天棚)应当平整光滑、无裂缝、接口严密、无颗粒物脱落,避免积尘,便于有效清洁,必要时应当进行消毒。各种管道、照明设施、风口和其他公用设施的设计和安装应当避免出现不易清洁的部位,应当尽可能在生产区外部对其进行维护。排水设施应当大小适宜,并安装防止倒灌的装置。应当尽可能避免明沟排水;不可避免时,明沟宜浅,以方便清洁和消毒。

制剂的原辅料称量通常应当在专门设计的称量室内进行。产尘操作间(如干燥物料或产品的取样、称量、混合、包装等操作间)应当保持相对负压或采取专门的措施,防止粉尘扩散、避免交叉污染并便于清洁。

生产区应当有适度的照明,目视操作区域的照明应当满足操作要求。

为减少尘埃积聚并便于清洁,洁净区内货架、柜子、设备等不得有难清洁的部位。门的设计应当便于清洁。

无菌生产的 A/B 级洁净区内禁止设置水池和地漏。在其他洁净区内,水池或地漏应当有适当的设计、布局和维护,并安装易于清洁且带有空气阻断功能的装置以防倒灌。同外部排水系统的连接方式应当能够防止微生物的侵入。

应当按照气锁方式设计更衣室,使更衣的不同阶段分开,尽可能避免工作服被微生物和微粒污染。更衣室应当有足够的换气次数。更衣室后段的静态级别应当与其相应洁净区的级别相同。必要时,可将进入和离开洁净区的更衣间分开设置。一般情况下,洗手设施只能安装在更衣的第一阶段。

气锁间两侧的门不得同时打开。可采用连锁系统或光学或(和)声学的报警系统防止两侧的门同时打开。

在任何运行状态下,洁净区通过适当的送风应当能够确保对周围低级别区域的正压,维持良好的气流方向,保证有效的净化能力。

应当特别保护已清洁的与产品直接接触的包装材料和器具及产品直接暴露的操作区域。

(四) 洁净室的设备卫生

1. 设备的设计和安装 设备的设计、选型、安装、改造和维护必须符合预定用途,应当尽可能降低产生污染、交叉污染、混淆和差错的风险,便于操作、清洁、维护,以及必要时进行的消毒或灭菌。

设备及辅助装置的设计和安装,应当尽可能便于在洁净区外进行操作、保养和维修。需灭菌的设备应当尽可能在完全装配后进行灭菌。

生产设备不得对药品质量产生任何不利影响。与药品直接接触的生产设备表面应当平整、光洁、易清洗或消毒、耐腐蚀,不得与药品发生化学反应、吸附药品或向药品中释放物质。

设备所用的润滑剂、冷却剂等不得对药品或容器造成污染,应当尽可能使用食用级或级别相当的润滑剂。

2. 设备的使用和清洁 应当建立设备使用、清洁、维护和维修的操作规程,并保存相应的操作记录。用于药品生产或检验的设备和仪器,应当有使用日志,记录内容包括使用、清洁、维护和维修情况及日期、时间、所生产及检验的药品名称、规格和批号等。

生产设备应当有明显的状态标识,标明设备编号和内容物(如名称、规格、批号);没有内容物的应当标明清洁状态。

不合格的设备如有可能应当搬出生产和质量控制区,未搬出前,应当有醒目的状态标识。

主要固定管道应当标明内容物名称和流向。

应当按照详细规定的操作规程清洁生产设备。

生产设备清洁的操作规程应当规定具体而完整的清洁方法、清洁用设备或工具、清洁剂的名称和配制方法、去除前一批次标识的方法、保护已清洁设备在使用前免受污染的方法、已清洁设备最长的保存时限、使用前检查设备清洁状况的方法,使操作者能以可重现的、有效的方式对各类设备进行清洁。

如需拆装设备,还应当规定设备拆装的顺序和方法;如需对设备消毒或灭菌,还应当规定消毒或灭菌的具体方法、消毒剂的名称和配制方法。必要时,还应当规定设备生产结束至清洁前所允许的最长间隔时限。

已清洁的生产设备应当在清洁、干燥的条件下存放。

3. 设备的清洁消毒操作规程

(1) 清洁周期:使用或维修结束后。

(2) 清洁地点:在线清洗,可拆卸部分拿到工模具清洗间清洗。

(3) 清洁工具:不脱落纤维清洁布、毛刷、吸尘器、水桶、清洁盆。

(4) 清洁剂:

1) 清洁剂名称:洗洁精溶液(1:500ml)。

2) 配制方法:取洗洁精原液适量,加入 500 倍体积的纯化水,混匀即得。

(5) 消毒剂:

1) 75% 的乙醇溶液:取 3947ml 的 95% 乙醇溶液,加纯化水至 5000ml,混匀即得。

2) 3% 的双氧水溶液:取 30% 的双氧水溶液 1000ml,加纯化水至 10000ml,混匀即得。

两种消毒剂每月更换使用。

(6) 清洁消毒程序:

1) 将标明生产批号的标识牌取下,用 75% 乙醇溶液擦掉字迹待用。

2) 待设备冷却后,用吸尘器、毛刷清除设备主料斗的角料及设备内外壁的粉尘。

3) 设备的可拆卸部分,拆下后拿到工模具清洗间用饮用水粗洗,用洗洁精溶液清洗掉残留的物料,拿到精洗水槽内用纯化水冲洗精清洁剂残留至中性(如果是生产无菌或灭菌制剂用设备,还需用注射用水精洗),然后用消毒剂浸泡 15min 消毒、捞出烘干,或放入热压灭菌柜内灭菌后拿到模具指定存放处存放。

4) 设备的不可拆卸部分,用不脱落纤维清洁布浸湿饮用水擦洗设备内、外壁各处的粉尘、灰尘,有残留污渍时用洗洁精溶液擦洗掉;再用不脱落纤维清洁布浸湿纯化水擦洗至无清洁剂残留(同样如果是生产无菌或灭菌制剂用设备,最后还需用注射用水擦洗干净);然后用消毒剂擦拭或喷洒一遍,自然晾干。

5) 设备清洁消毒完毕后,目测检查设备内外表面无可见残留、污物,用手触摸无粘手感,挂"设备完好"与"已清洁"状态标识,填写相关记录。

(7) 清洁工具使用结束后,按《洁净区卫生工具管理规程》进行清洁、消毒,放置于洁具间指定位置存放。

(8) 为使设备在再次使用前免受污染,操作人员离场后紧锁操作间门,禁止人员入内。

(9) 清洁有效期为 3 天,超过有效期重新进行清洁、消毒。

目标检测

一、选择题

(一) A 型题(单项选择题)

1. 不属于物理灭菌法的是( )

　A. 气体灭菌法　　B. 火焰灭菌法

　C. 干热空气灭菌法　D. 流通蒸汽灭菌法

　E. 热压灭菌法

2. 与热压灭菌有关的数值是( )

　A. F 值　　　B. Z 值

　C. D 值　　　D. F_0 值

　E. T 值

3. 影响湿热灭菌的因素不包括( )

　A. 灭菌器的大小　B. 细菌的种类和数量

　C. 药物的性质　　D. 蒸汽的性质

　E. 介质的性质

4. 操作热压灭菌柜时应注意的事项中不包括( )
   A. 必须使用饱和蒸汽
   B. 必须将灭菌柜内的空气排除
   C. 灭菌时间应从开始灭菌时算起
   D. 灭菌完毕后应停止加热
   E. 必须使压力逐渐降到零才能放出柜内蒸汽

5. 滤过除菌用微孔滤膜的孔径应为( )
   A. 0.8μm   B. 0.22μm
   C. 0.1μm   D. 0.8nm
   E. 1.0μm

6. 《中国药典》规定的配制注射剂用水应是( )
   A. 纯净水   B. 蒸馏水
   C. 去离子水   D. 灭菌蒸馏水
   E. 注射用水

7. 灭菌的标准以杀死( )为准
   A. 热原   B. 微生物
   C. 细菌   D. 芽胞
   E. 以上都不对

8. 在无菌操作的情况下,空安瓿应选用的灭菌方法是( )
   A. 紫外线灭菌法   B. 干热空气灭菌法
   C. 火焰灭菌法   D. 湿热灭菌法
   E. 煮沸灭菌法

9. 热压灭菌应采用( )
   A. 过饱和蒸汽   B. 饱和蒸汽
   C. 过热蒸气   D. 流通蒸气
   E. 不饱和蒸气

10. 不宜采用干热灭菌的是( )
    A. 耐高温玻璃陶瓷制品
    B. 凡士林
    C. 滑石粉
    D. 塑料制品
    E. 金属制品

11. 极不耐热药液采用何种灭菌法( )
    A. 流通蒸气灭菌法   B. 低温间歇灭菌法
    C. 紫外线灭菌法   D. 滤过除菌法
    E. 微波灭菌法

12. 空气和物体表面灭菌最通用的方法是( )
    A. 干热灭菌   B. 热压灭菌
    C. 微波灭菌   D. 辐射灭菌
    E. 紫外线灭菌

13. 下列化合物能作气体灭菌的是( )
    A. 乙醇   B. 氯仿

C. 丙酮   D. 环氧乙烷
E. 二氧化碳

14. 无菌操作法的主要目的是( )
    A. 除去细菌   B. 杀灭细菌
    C. 阻止细菌繁殖   D. 稀释细菌
    E. 保持原有无菌度

(二) **B 型题**(配伍选择题)

【15~17】
   A. 干热灭菌法   B. 热压灭菌法
   C. 紫外线灭菌法 D. 滤过除菌
   E. 流通蒸气灭菌

下述情况可选用的灭菌方法是:

15. 5% 葡萄糖注射液( )

16. 安瓿( )

17. 无菌室空气( )

(三) **X 型题**(多项选择题)

18. 有关灭菌法叙述正确的是( )
    A. 辐射灭菌法特别适用于一些不耐热药物的灭菌
    B. 滤过灭菌法主要用于含有热稳定性物质的培养基、试液或液体药物的灭菌
    C. 灭菌法是指杀灭或除去所有微生物的方法
    D. 煮沸灭菌法是化学灭菌法的一种
    E. 热压灭菌法可使葡萄糖注射液的 pH 降低

二、名词解释

1. 灭菌 2. F_0 值 3. 热压灭菌法 4. 无菌操作法
5. 注射用水

三、填空题

1. 灭菌应以杀死_____为标准。

2. D 值为微生物耐热参数,系指在一定灭菌温度条件下,将被灭菌物品中微生物杀灭_____所需的时间,单位为分钟。

3. F_0 值系灭菌过程赋予待灭菌品在_____下的等效灭菌时间,即 $T =$ _____、$Z =$ _____时的 F_T 值。

4. 滤过除菌法常用孔径为_____的微孔滤膜。

5. 注射用水为纯化水经_____所得的水,应符合_____实验要求。

四、问答题

1. 简述微生物污染制剂的途径。

2. 常用的灭菌方法有哪些?

3. 简述热压灭菌法的特点与应用。

(樊　燕)

第五章 注 射 剂

学习目标

1. 掌握注射剂的概念、特点、分类和质量要求。
2. 掌握注射剂的溶剂及附加剂。
3. 掌握注射剂、输液剂的制备与质量检查。
4. 熟悉热原的概念、组成、性质。
5. 熟悉污染热原的途径、热原的检查方法和除去方法。
6. 熟悉输液剂的制备及生产中出现的问题和解决方法。
7. 熟悉注射用无菌粉末的概念、制备、生产工艺和质量检查。

课堂互动

1. 若患者高热或昏迷不醒,医生会如何用药呢?
2. 实物演示:注射用青霉素钠、维生素 C 注射液和 0.9% 氯化钠溶液。

讨论:三种药剂以何种方式给药? 如何制备?

第一节 概 述

一、注射剂的概念、特点与分类

注射剂是指药物与适宜的溶剂或分散介质制成的供注入体内的无菌溶液、乳状液、混悬液,以及供临用前配制或稀释成溶液或混悬液的粉末或浓溶液的无菌制剂。

注射剂是临床应用最广泛的剂型之一,其主要特点如下所述。

1. 作用可靠,药效迅速 因为药液直接注入组织或血管,所以吸收快,作用迅速,适用于危重患者的抢救或提供能量。注射剂由于不经过胃肠道,不受消化液及食物的影响,无肝脏首关效应,因此作用可靠,易于控制。

2. 适用于不宜口服的药物 某些药物如青霉素或胰岛素可被消化液破坏,链霉素口服不易吸收,因此将这些药物制成注射剂后,才能发挥应有的疗效。

3. 适用于不能口服给药的患者 注射剂适用于不能吞咽、昏迷、术后禁食、严重呕吐等患者,通过注射给药,提供营养或治疗药物,以达到治疗和维持患者生命的目的。

4. 产生局部定位作用 注射剂局部注射可产生局部作用,如局部麻醉药、注射封闭疗法、穴位注射药物可产生特殊疗效。有些药物还可用注射方式延长药物的作用。

注射剂与其他剂型相比也存在不足之处:注射剂不如口服给药安全,注射剂一经注入体内,药物起效快,易产生不良反应,需严格控制用药;注射剂用药必须有一定的注射技术,用药不方便,一般患者不能自行使用;注射剂注射时引起疼痛,药液的刺激性也引起疼痛;工艺复杂,有严格的质量要求,必须具有相应的生产条件和设备,生产成本高。

按照药物的分散方式,注射剂可分溶液型注射剂、混悬型注射剂、乳剂型注射剂和粉末型注射剂四类。

1. 溶液型注射剂 包括用水、油及非水溶剂制备的溶液型注射液。易溶于水且在水溶液中稳定的药物可制成水溶液型注射剂,如维生素 C 注射剂;不溶于水而溶于油中的药物则可制成油溶液型注射剂,如黄体酮注射剂、己烯雌酚注射剂等。也有用其他非水性溶剂或复合溶剂制成的溶液型注射剂,如氯霉素注射剂等。

2. 混悬型注射剂 水不溶性药物或注射后要求延长作用时间的药物,可制成水或油的混悬注射剂,供肌内注射。《中国药典》2010 年版二部规定:除另有规定外,药物的粒度应控制在 15μm 以下,含 15~20μm(间有个别 20~50μm)者不应超过 10%,若有可见沉淀,振摇时应容易分散均匀。混悬型注射液不得用于静脉注射或椎管注射,如醋酸可的松注射液。

3. 乳剂型注射剂 水不溶性液体药物或油性液体药物,根据医疗需要可以制成乳剂型注射剂,如静脉注射脂肪乳剂。《中国药典》2010 年版二部规定:乳剂型注射液应稳定,不得有相分离现象,不得用于椎管注射。静脉用乳状液型注射液中乳滴的粒度 90% 应在 1μm 以下,不得有大于 5μm 的乳滴。

4. 粉末型注射剂(注射用无菌粉末) 亦称为粉针剂,系将供注射用的无菌粉末状药物装入安瓿或其他适宜容器中,临用前用适当的注射用溶剂溶解或混悬后使用的制剂,如青霉素、阿奇霉素、辅酶 A 等粉针剂。

目前临床采用的注射给药途径主要有皮内注射、皮下注射、肌内注射、静脉注射、脊椎腔注射等。给药途径不同,注射剂的要求不同,作用与特点也不一样。

1. 皮内注射 注射于表皮和真皮之间,一般注射部位在前臂,一次注射剂量在 0.2ml 以下,常用于过敏性试验或疾病诊断,如青霉素皮试液、白喉诊断毒素等。

2. 皮下注射 注射于真皮和肌肉之间的软组织内,注射部位多为上臂外侧,一般用量为1~2ml。皮下注射剂主要是水溶液,如胰岛素注射液、疫苗等。由于人的皮下感觉比肌肉敏感,故具有刺激性的药物及油或水的混悬液一般不宜作皮下注射。

3. 肌内注射 注射于肌肉组织中,一般用量为 1~5ml,药物吸收较皮下注射快。水溶液、油溶液、混悬液、乳浊液均可肌内注射。

4. 静脉注射 分静脉推注和静脉滴注,前者用量小,一般为 5~50ml,后者用量大(除另有规定外,一般不少于 100ml),多至数千毫升。静脉注射药效最快,常作急救、补充体液和供营养之用。静脉注射剂多为水溶液,油溶液和混悬型注射液不宜静脉注射。凡能导致红细胞溶解或使蛋白质沉淀的药物,均不宜静脉给药。

5. 脊椎腔注射 是将药物注入脊椎四周蛛网膜下腔内,由于神经组织比较敏感,脊髓液循环较慢,易出现渗透压的紊乱,能很快引起头痛和呕吐,所以脊椎腔注射产品质量应严格控制,其渗透压必须与脊椎液相等,注射体积在 10ml 以下,注入的速度应缓慢。

此外,还有动脉内注射、心内注射、关节内注射、穴位注射及鞘内注射等注射给药途径。

二、注射剂的质量要求

由于注射剂直接注入人体内,所以其质量控制指标比其他剂型更加严格。注射剂的质量应符合下列要求。

1. 无菌 注射剂成品中不应含有任何活的微生物。任何注射剂都必须达到《中国药典》2010 年版无菌检查的要求。

2. 无热原 无热原是注射剂的重要质量指标,特别是用量大的,供静脉注射及脊椎腔注射的制剂,均需进行热原检查,合格后方能使用。

3. 可见异物和不溶性微粒 注射剂要在规定条件下检查,不得有肉眼可见的混浊或异物。微粒引入人体可能造成很大危害,可见异物检查只能检查大于 50μm 的微粒和异物,但是不可见的微粒和异物也能造成严重的后果,所以《中国药典》2010 年版二部附录Ⅸ对溶液型静脉用注射剂中的不溶性微粒的大小和数量进行检查。

4. 安全性 注射剂不能引起对组织刺激或发生毒性反应,特别是非水溶剂及一些附加剂,必须经过必要的动物实验,确保使用安全。

5. 渗透压 注射剂要有一定的渗透压,要求其渗透压与血浆的渗透压相等或接近。供静脉注射用的大容量注射剂还要求具有等张性。

6. pH 注射剂的 pH 要求与血液相等或接近(血液 pH 7.4),一般控制在 pH 4~9。

7. 稳定性 注射剂按要求应具有一定的物理稳定性、化学稳定性与生物学稳定性,确保在储存期内安全有效。

8. 降压物质 有些注射液,如复方氨基酸注射液,其降压物质必须符合规定,以保证用药安全。

9. 其他 注射剂中有效成分含量、最低装量和装量差异等,均应符合药品标准要求。混悬型注射液对药物的粒度有规定,并不得用于静脉注射或椎管注射。静脉用乳剂型注射液对分散相的粒度应符合规定,乳剂型注射液不得用于椎管注射。

知识链接   **注射剂的 pH 要求**

正常人体血液的 pH 为 7.35~7.45,主要是血液中的缓冲系统、细胞间离子交换、肺清除、肾排泄等一系列调整活动维持的结果。所以注射液的 pH 只要不超过血液的缓冲极限,机体即能自行调节。因此,一般对肌内和皮下注射液及小剂量的静脉注射液,要求其 pH 为 4~9;大剂量的静脉注射液原则上要求尽可能接近正常人血液的 pH,以防引起酸碱中毒;脊椎腔注射液的 pH 应接近 7.4,因脊髓液只有 60~80ml 且循环较慢,易受酸碱影响,故应严格控制。

第二节 热 原

一、热原的概念、组成和性质

热原是由微生物代谢产生的微量就可以引起恒温动物体温异常升高的致热物质,是由磷脂、脂多糖和蛋白质组成的复合物,其中脂多糖是热原的活性中心。在产生热原的微生物中,致热能力最强的是革兰阴性杆菌的产物,其次是革兰阳性杆菌类,革兰阳性球菌则较弱;真菌、酵母菌,甚至病毒也能产生热原。

含有热原的注射剂注入人体,大约半小时以后,就使人体产生发冷、寒战、体温升高、身痛、出汗、恶心呕吐等不良反应,有时体温可升至 40℃ 以上,严重者出现昏迷、虚脱,甚至有生命危险,该现象称为"热原反应"。

热原除致热性以外,还有以下性质。

1. 耐热性 一般说来,热原在 60℃ 加热 1h 不受影响,100℃ 也不会发生热解;在 180℃、3~4h,250℃、30~45min 或 650℃、1min 的条件下可使热原彻底破坏。

2. 滤过性 热原体积小,为 1~5nm,可通过一般滤器和微孔滤膜,但孔径小于 1nm 的超滤膜可除去绝大部分甚至全部热原。

3. 水溶性 热原能溶于水,在水或水溶液中呈分子状态。

4. 不挥发性 热原具有不挥发性,但可溶于水蒸气所夹带的雾滴而带入蒸馏水中,因此,蒸馏水器上因附有隔沫装置。

5. 吸附性 热原可以被活性炭吸附。

6. 其他 热原能被强酸、强碱、强氧化剂、超声波等所破坏。

二、污染热原的途径

1. 注射用水 注射用水含热原是注射剂污染热原的主要原因。由于蒸馏器结构不合理,或操作不当,或注射用水储藏时间过长等都会污染热原。故使用新鲜注射用水是防止污染的有效措施,最好随蒸随用。

2. 原辅料 合成的化学原料污染的机会比较少,而生物方法制造的药品如右旋糖酐、水解蛋白或抗生素等,由于细菌容易增殖而容易引起热原污染,营养性药物如注射用葡萄糖由于储存和运输过程中包装损坏而容易被污染。

3. 容器、用具、管道和装置等 应严格按 GMP 要求认真清洗处理,合格后方能使用,以防止热原污染。

4. 制造过程及生产环境 注射剂在制造过程中,由于操作人员未能严格按照操作工艺生产,操作时间过长,产品灭菌不及时等均会增加微生物的污染机会而产生热原。另外,车间空气洁净度、温度、湿度等不符合要求,使操作室有细菌污染。

5. 输液器具 有时注射液本身并不含有热原,而是由于输液器具如输液瓶、胶管、注射用针头、针筒等未处理干净而带入热原。

三、除去热原的方法

1. 高温法 对于注射用的针筒或其他玻璃器皿,在洗涤干燥后,于 250℃加热 30min 以上,可以破坏热原。

2. 酸碱法 热原能被强酸强碱所破坏,因此玻璃容器等用具可用重铬酸钾硫酸清洁液或稀氢氧化钠处理,可有效破坏热原。

3. 吸附法 常用的吸附剂有活性炭,活性炭对热原有较强的吸附作用,同时有助滤脱色作用,所以在注射剂中使用较广。常用量为 0.1%～0.5%。此外还可用活性炭与白陶土合用除去热原。

4. 蒸馏法 利用热原的不挥发性,在多效蒸馏水器中制备蒸馏水时,热原仍留在浓缩水中。为了防止热原随水蒸气中的雾滴带入蒸馏水,在蒸发室的上部设有隔沫装置,以分离雾滴和上升蒸汽,或采用旋风分离法进行水汽分离,确保去除热原。

5. 离子交换法 一般去热原的效果不可靠,但国内有用 10%的#301 弱碱性阴离子交换树脂与 8%的#122 弱酸性阳离子交换树脂成功地除去丙种胎盘球蛋白注射液中的热原。

6. 凝胶滤过法 国内有用二乙氨基乙基葡聚糖凝胶(分子筛)制备无热原去离子水。

7. 反渗透法 通过三醋酸纤维素膜除去热原,这是近几年发展起来有实用价值的新方法。

8. 其他 超滤法(使用 3～15nm 的超滤膜)也能除去热原,微波也可破坏热原。

四、检查热原的方法

《中国药典》2010 年版规定热原检查采用热原检查法和细菌内毒素检查法。

1. 热原检查法 由于家兔对热原的反应与人基本相似,试验成本相对比较低,试验结果比较可靠,所以目前家兔法仍为各国药典规定的检查热原的法定方法之一。

《中国药典》2010 年版规定的热原检查法系将一定剂量的供试品,静脉注入家兔体内,在规定时间内,观察家兔体温升高的情况,以判定供试品中所含热原的限度是否符合规定。检查结果的准确性和一致性取决于试验动物的状况、实验室条件和操作的规范性。供试验用家兔应按药典要求进行选择,以免影响结果。家兔法检测内毒素的灵敏度为 0.001μg/ml,试验结果接近人体真实情况,但操作繁琐费时,不能用于注射剂生产过程中的质量监控,且不适用于放射性药物、肿瘤抑制剂等细胞毒性药物制剂。

2. 细菌内毒素检查法 细菌内毒素检查法系利用鲎试剂来检测或量化由革兰阴性菌产生的细菌内毒素,以判断供试品中细菌内毒素的限量是否符合规定的一种方法。细菌内毒素的量用内毒素单位(EU)表示。

细菌内毒素检查包括凝胶法和光度测定法两种方法,前者利用鲎试剂与细菌内毒素产生凝集反应的原理来检测或半定量内毒素,后者包括浊度法和显色基质法,系分别利用鲎试剂与内毒素反应过程中的浊度变化及产生的凝固酶使特定底物释放出呈色团的多少来测定内毒素。

鲎试剂法检查内毒素的灵敏度为 0.0001μg/ml,比家兔法灵敏 10 倍,操作简单易行,试验费用低,结果迅速可靠,适用于注射剂生产过程中的热原控制和家兔法不能检测的某些细胞毒性药物制剂,但其对革兰阴性菌以外的内毒素不灵敏,目前尚不能完全代替家兔法。

第三节　注射剂的溶剂与附加剂

一、注射剂的溶剂

注射剂大多数为液体制剂,因此制备时,药物必须用适当的溶剂溶解、混悬或乳化,即使是注射用粉末,使用时也必须用溶剂溶解。制备注射剂用的溶剂可分三类:注射用水、注射用油和其他非水溶剂。

溶剂的选用主要根据注射剂中药物的性质(如溶解度、稳定性等)及临床要求(如速效、控释、减轻刺激、安全等)确定。注射用水对机体组织具有良好的生理适应性,是首选的注射用溶剂,只有当注射用水不能满足要求时才考虑选用其他溶剂。

1. 注射用水 注射用水为纯化水经蒸馏后所制得的水,主要用于注射剂、输液、眼用制剂的配制及其容器的精洗。灭菌注射用水为经灭菌后的注射用水,主要用作注射用无菌粉末的溶剂或注射剂的稀释剂。

注射用水的质量必须符合《中国药典》2010 年版二部注射用水项下的规定:应为无色的澄明溶液,pH 要求 5.0~7.0,氨含量不超过 0.00002%,细菌内毒素应小于 0.25EU/ml;氯化物、硫酸盐与钙盐、硝酸盐与亚硝酸盐、二氧化碳、易氧化物、不挥发物与重金属及微生物限度检查均匀符合规定。

注射用水的制备是用纯化水经蒸馏制得。目前生产上多采用多效蒸馏水器。

多效蒸馏水器是近年发展并迅速成为生产厂制备注射用水的主要设备,其结构主要由蒸馏塔、冷凝器及控制元件组成(图 5-1,图 5-2)。五效蒸馏水器的工作原理:进料水(去离子水)进入冷凝器被塔 5 进来的蒸气预热,再依次通过塔 4、塔 3、塔 2 及塔 1 上部的盘管而进入 1 级塔,这时进料水温度可达 130℃或更高。在 1 级塔内,进料水被高压蒸汽加热,一方面蒸汽本身被冷凝为回笼水,同时进料水迅速被蒸发,蒸发的蒸汽进入 2 级塔作为 2 级塔的热源,并在其底部冷凝为蒸馏水。2 级塔的进料水由 1 级塔经压力供给,3 级、4 级和 5 级塔经历同样的过程。最后,由 2 级、3 级、4 级和 5 级塔产生的蒸馏水加上 5 级塔的蒸汽被第一及第二冷凝器冷凝后得到的蒸馏水(80℃)均汇集于收集器即成为注射用水。多效蒸馏水器的产量可达 6t/h。本法的特点是耗能低、质量优、产量高及自动控制等。

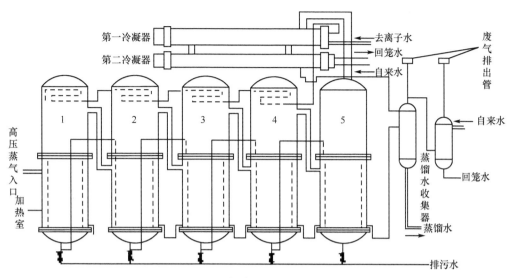

图 5-1　多效蒸馏水器示意图

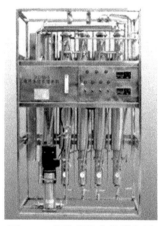

图 5-2　多效蒸馏水机设备图

注射用水收集器应采用密闭收集系统,收集时应弃去初馏液,经检查合格后方可收集。注射用水的储存可采用 80℃以上保温或 70℃以上保温循环或 4℃以下保存,储存周期不宜超过 12h。

2. 注射用油　一些水不溶性药物,如激素、甾体类化合物与脂溶性维生素等,可选择溶解性能好、可被机体代谢的植物油作为溶剂制成注射剂,供肌内注射用。

注射用油有芝麻油、大豆油、茶油等植物油,主要使用的是供注射用的大豆油。《中国药典》2010 年版规定注射用油的质量要求为:无异臭,无酸败;色泽不得深于黄色 6 号标准比色液;10℃时应保持澄明;碘值为 79～128,皂化值为 185～200,酸值应不大于 0.56。

> **知识链接**　　　　　注射用油的碘值、皂化值和酸值
>
> 碘值反映油脂中不饱和键的多少,碘值过高,则不饱和键多,油易氧化酸败,不适合注射用。
>
> 皂化值表示油中游离脂肪酸和结合成酯的脂肪酸的总量,反映油的种类和纯度,过低表明油脂中脂肪酸相对分子质量较大或含不皂化物(如胆固醇等)杂质较多;过高则表明油脂中脂肪酸相对分子质量较小,亲水性较强,失去油脂的性质。
>
> 酸值说明油中游离脂肪酸的多少,酸值高表明油脂酸败严重,不仅影响药物稳定性,且有刺激性。

3. 其他注射用溶剂

(1)乙醇:可与水、甘油、挥发油等任意混溶。用乙醇为注射用溶剂的浓度可高达 50%,如氢化可的松注射液,可供肌内或静脉注射。但含醇量超过 10% 的注射剂,肌内注射就有疼痛感。

(2)甘油:黏度、刺激性均较大,不宜单独使用。由于甘油对许多药物具有较大的溶解性能,故常与注射用水、乙醇、丙二醇等组成复合溶剂使用。

(3)丙二醇:即 1,2-丙二醇,本品溶解范围较广,毒性较小,但有一定的刺激性,能与水、乙醇、甘油相混溶,能溶解多种挥发油。可供肌内、静脉给药,如苯妥英钠注射液中含 40% 的丙二醇。

(4) 聚乙二醇(PEG)：PEG300、PEG400 的黏度中等,化学性质稳定,能与水、乙醇混合,如塞替派注射液即以 PEG400 为溶剂。

(5) 苯甲酸苄酯：不溶于甘油和水,但能与乙醇(95%)、脂肪油相混溶,为水不溶性溶剂。

(6) 二甲基乙酰胺(DMA)：为澄明的中性液体,能与水及乙醇任意混溶。但连续使用时,应注意其慢性毒性。常用浓度为 0.01%。

(7) 二甲基亚砜(DMSO)：溶解范围广,有良好的防冻作用,肌内或皮下注射均安全。

二、注射剂的附加剂

为了保证注射剂的安全、有效与稳定,注射剂中除主药外,根据需要还可添加适宜的附加剂,如渗透压调节剂、pH 调节剂、增溶剂、助溶剂、抗氧剂、抑菌剂、乳化剂、助悬剂等。所用附加剂应不影响药物的疗效,避免对检验产生干扰,使用浓度不得引起毒性或过度的刺激。

1. pH 调节剂　在注射剂处方设计时,考虑到产品在储存期内的稳定性、对机体的安全性等因素,注射剂均应有适宜的 pH。一般注射液的 pH 通常调节为 4~9;大剂量的静脉注射液 pH 应尽可能接近正常人血液的 pH;椎管注射液的 pH 应接近 7.4。常用的 pH 调节剂有盐酸、氢氧化钠、碳酸氢钠和磷酸盐缓冲对、乙酸盐缓冲对、酒石酸盐缓冲对等。

2. 抑菌剂　为防止注射液在制备过程中或多次使用过程中被微生物污染,往往加入抑制细菌增殖的抑菌剂。多剂量包装的注射液可加适宜的抑菌剂,抑菌剂的用量应能抑制注射液中微生物的生长,加有抑菌剂的注射液,仍应采用适宜的方法灭菌。静脉输液与脑池内、硬膜外、椎管内用的注射液均不得加抑菌剂。除另有规定外,一次注射量超过 15ml 的注射液,不得加抑菌剂。

常用的抑菌剂见表 5-1。

3. 抗氧剂　有些药物配成注射液后,会出现药液颜色逐渐变深,析出沉淀,甚至药效消失或产生毒性物质等现象。这往往是由于注射液中的主药被氧化引起的。为延缓或防止注射剂中药物的氧化,在配制注射剂时在注射剂处方中常采用加抗氧剂、金属络合剂及通惰性气体等方法解决。

表 5-1　注射剂中常用的抑菌剂

抑菌剂	浓度范围
苯酚	0.25%~0.5%
甲酚	0.25%~0.3%
三氯叔丁醇	0.25%~0.5%
苯甲醇	1%~3%
尼泊金类	0.01~0.25%

(1) 抗氧剂：为一类易氧化的还原剂。当抗氧剂与药物同时存在时,空气中的氧首先与抗氧剂发生作用而保持了主药的稳定性。注射液中抗氧剂的选用应根据主药的理化性质和药液的 pH 等,经过实验观察决定。常用的抗氧剂有水溶性抗氧剂和油溶性抗氧剂两类,见表 5-2。

表 5-2　注射剂中常用的抗氧剂

类型	名称	浓度范围	应用范围
水溶性抗氧剂	亚硫酸钠	0.1%~0.2%	常用于偏碱性的药液
	亚硫酸氢钠	0.1%~0.2%	常用于偏酸性的药液
	焦亚硫酸钠	0.1%~0.2%	常用于偏酸性的药液
	硫代硫酸钠	0.1%	适用于偏碱性药液
	硫脲	0.05%~0.1%	适用于中性或偏酸性药液
	维生素 C	0.2%	适用于 pH4.5~7.0 的药液
油溶性抗氧剂	丁基羟基茴香醚(BHA)	0.005%~0.02%	
	二丁基羟基甲苯(BHT)	0.005%~0.02%	
	没食子酸丙酯	0.05%~0.1%	

（2）惰性气体：注射剂中通入惰性气体以驱除注射用水中溶解的氧和容器空间的氧，防止药物氧化。常用的惰性气体有氮气和二氧化碳两种。一般情况应首选氮气，因二氧化碳能改变有些药液的 pH，且易使安瓿破裂。

（3）金属络合剂：有些注射剂，常因药液中有微量金属离子的存在，而加速主药的氧化、变质，可加入能与金属离子络合的络合剂，使之与金属离子生成稳定的水溶性络合物，延缓主药氧化。常用的金属离子络合剂有乙二胺四乙酸（EDTA）、乙二胺四乙酸二钠（EDTA-2Na）等，常用量为 0.03% ~ 0.05%。必要时，采用加抗氧剂、金属络合剂、充惰性气体的综合方法，抗氧效果更好。

4. 渗透压调节剂

（1）等渗溶液：是指与血浆渗透压相等的溶液。例如，0.9% 的氯化钠溶液、5% 的葡萄糖溶液与血浆具有相同的渗透压，为等渗溶液。高于或低于血浆渗透压的溶液则称为高渗溶液或低渗溶液，如 20% ~ 25% 的甘露醇溶液为高渗溶液。静脉滴注的大输液，若大量输入低渗溶液，水分子可迅速进入红细胞，使红细胞破裂而溶血。若输入大量高渗溶液，红细胞可皱缩。

（2）等张溶液：是指与红细胞膜张力相等的溶液，这是一个生物学概念。红细胞膜对于许多药物的水溶液可视为理想的半透膜，即它只让溶剂分子通过，而不让溶质分子通过。因此，它们的等渗浓度与等张浓度相等，如 0.9% 的氯化钠溶液既是等渗溶液也是等张溶液。而对于尿素、甘油、普鲁卡因等药物的水溶液，红细胞膜并不是理想的半透膜，它们能自由通过细胞膜，同时促进细胞外水分进入细胞，使红细胞胀大破裂而溶血。所以 1.9% 的尿素溶液、2.6% 的甘油溶液是等渗溶液但不是等张溶液。

由于等渗和等张溶液的定义不同，等渗溶液不一定等张，等张溶液也不一定等渗。因此，在新产品的处方设计时，即使所设计的溶液为等渗溶液，为安全用药，也应进行溶血试验，必要时加入氯化钠、葡萄糖等调节成等张溶液。

常用的渗透压调节剂有氯化钠、葡萄糖等。调节渗透压的方法有冰点降低数据法、氯化钠等渗当量法等。

（1）冰点降低数据法：本法的依据是冰点相同的稀溶液具有相等的渗透压。人的血浆和泪液的冰点值均为 -0.52℃，因此，根据物理化学原理，任何溶液只要将其冰点调整为 -0.52℃，即成等渗溶液。表 5-3 列出一些药物的 1% 水溶液的冰点降低数据，根据这些数据，可以计算该药物配成等渗溶液的浓度。

等渗调节剂的用量可用式（5-1）计算。

$$W(g/100ml) = (0.52 - a)/b \qquad (5-1)$$

式中，W 为配制 100ml 等渗溶液需添加等渗调节剂的克数；a 为未调节的药物溶液的冰点降低值，若溶液中含有两种或多种药物，或有其他附加剂时，则 a 为各物质冰点降低值的总和；b 为 1%（g/ml）等渗调节剂的冰点降低值。

表 5-3 一些药物水溶液的冰点降低值与氯化钠等渗当量

药物名称	1%（g/ml）水溶液冰点降低值（℃）	1g 药物氯化钠等渗当量（E）	等渗溶液的溶血情况		
			浓度（%）	溶血（%）	pH
硼酸	0.28	0.47	1.9	100	4.6
盐酸乙基吗啡	0.19	0.15	6.18	38	4.7
硫酸阿托品	0.08	0.10	8.85	0	5.0
盐酸可卡因	0.09	0.14	6.33	47	4.4

续表

药物名称	1%(g/ml)水溶液冰点降低值(℃)	1g药物氯化钠等渗当量(E)	等渗溶液的溶血情况		
			浓度(%)	溶血(%)	pH
氯霉素	0.06				
依地酸钙钠	0.12	0.21	4.5	0	6.1
盐酸麻黄碱	0.16	0.28	3.2	96	5.9
无水葡萄糖	0.10	0.18	5.05	0	6.0
含水葡萄糖	0.091	0.16	5.51	0	5.9
氢溴酸后马托品	0.097	0.17	5.67	92	5.0
盐酸吗啡	0.086	0.15			
碳酸氢钠	0.381	0.65	1.39	0	6.3
氯化钠	0.58		0.9	0	6.7
青霉素钾		0.16	5.48	0	6.2
硝酸毛果芸香碱	0.133	0.22			
聚山梨酯80	0.01	0.02			
盐酸普鲁卡因	0.12	0.18	5.05	91	5.6
盐酸丁卡因	0.109	0.18			

 案例分析1

【案例】　配制100ml 2%的盐酸普鲁卡因溶液,需加入多少克氯化钠,才能成为等渗溶液?

【分析】　由表5-3查得,1%盐酸普鲁卡因溶液的冰点降低值为0.12℃,因此2%盐酸普鲁卡因溶液的冰点降低值为 $a=0.12\times2=0.24℃$,1%氯化钠的冰点降低值为 $b=0.58$,代入式(5-1):

$W=(0.52-0.24)/0.58=0.48(g)$

即配制2%的盐酸普鲁卡因溶液100ml,需加入0.48g氯化钠,才能调整为等渗溶液。

(2) 氯化钠等渗当量法:与1g药物呈等渗效应的氯化钠量称为氯化钠等渗当量,用 E 表示。例如,硼酸的氯化钠等渗当量为0.47,即1g硼酸在溶液中能产生与0.47g氯化钠相同的渗透效应。因此,查出药物的氯化钠等渗当量后,即可按式(5-2)计算所需等渗调节剂的用量

$$X=0.009V-EW \tag{5-2}$$

式中,X 为配成体积为 V(ml)的等渗溶液需要加入氯化钠的量(g);V 为欲配制溶液的体积(ml);E 为药物氯化钠等渗当量;W 为配液用药物的重量(g);0.009为每毫升等渗氯化钠溶液中所含氯化钠的量(g)。

 案例分析2

【案例】　配制2%的盐酸可卡因注射液150ml,需加入多少克氯化钠才能调整为等渗溶液?

【分析】　查表5-3知盐酸可卡因的 E 值为0.14,2%的盐酸可卡因注射液150ml需要药物 $W=3g$,代入式(5-2):

$X=0.009\times150-0.14\times3=0.93(g)$

即配制2%的盐酸可卡因注射液150ml,需加入0.93g氯化钠才能调整为等渗溶液。

5. 其他附加剂

(1) 增溶剂:在注射剂中常用聚山梨酯80。

(2) 乳化剂:在静脉注射剂中常用卵磷脂、泊洛沙姆188等。

（3）助悬剂：常用明胶、甲基纤维素、羟丙甲基纤维素等。

（4）局部止痛剂：常用的有苯甲醇、三氯叔丁醇、盐酸普鲁卡因、利多卡因等。

（5）根据具体产品的需要还可以加入特定的助溶剂、稳定剂、填充剂（冷冻干燥制品中）、保护剂（蛋白类药物中）等。

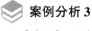 **案例分析 3**

【案例】　分析维生素 C 注射液处方中各成分的作用。

【处方】　维生素 C　　　　104g

　　　　　碳酸氢钠　　　　49g

　　　　　依地酸二钠　　　0.05g

　　　　　亚硫酸氢钠　　　2g

　　　　　注射用水　　　加至1000ml

【分析】　维生素 C 是主药，碳酸氢钠是 pH 调节剂，依地酸二钠是金属离子络合剂，亚硫酸氢钠是抗氧剂，注射用水是溶剂。

第四节　注射剂的制备

一、注射剂的生产工艺流程

注射剂为无菌制剂，不仅要按照生产工艺流程进行生产，还要严格按照 GMP 进行生产管理，以保证注射剂的质量和用药安全。液体安瓿剂一般生产工艺流程见图5-3。

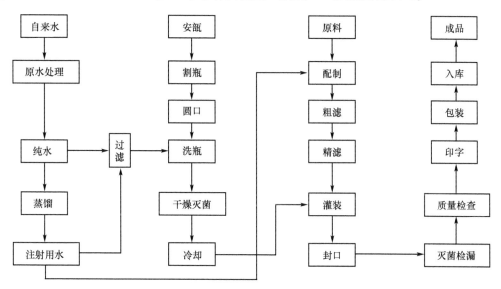

图 5-3　液体安瓿剂一般生产工艺流程图

二、注射剂的容器和处理方法

1. 注射剂容器的种类和式样　注射剂的容器是由硬质中性玻璃制成的安瓿或其他样式的容器（如青霉素小瓶、输液瓶等）。由于塑料工业的发展，注射剂的包装也有采用塑料容器的。

安瓿的式样目前采用有颈安瓿与粉末安瓿两种，其容积通常为 1、2、5、10、20ml 几种规格，为避免折断安瓿瓶颈时造成玻璃屑、微粒进入安瓿污染药液，国家食品药品监督管理总局（SFDA）

已强制推行曲颈易折安瓿。国标 GB2637—1995 规定水针剂使用的安瓿一律为曲颈易折安瓿。易折安瓿有两种：一种称为"色点刻痕易折安瓿"，是在曲颈部位划有一微细刻痕，在刻痕上方中心标有直径为 2mm 的色点，折断时，施力于刻痕中间的背部，折断后断面平整；另一种称为"环折安瓿"，是将膨胀系数高于安瓿玻璃 2 倍的低熔点玻璃粉末，熔固在安瓿颈部（成环状），冷却后由于两种玻璃膨胀系数不同，在环折部位产生一圈永久应力，用时一折即平整断裂，使用方便。

粉末安瓿系供分装注射用粉末或结晶性药物之用。为便于装入药物，其瓶身与颈同粗，在颈与身的连接处吹有沟槽，用时锯开，灌入溶剂溶解后注射。

近年来开发了一种同时可盛装粉末与溶剂的注射容器，容器分为两室，下隔室装无菌药物粉末，上隔室盛装溶剂，中间用特制的隔膜分开，用时将顶部的塞子压下，隔膜打开，溶剂流入下隔室，将药物溶解后使用。这种注射用容器特别适用于一些在溶液中不稳定的药物。

2. 安瓿的质量要求　安瓿用来灌装各种性质不同的注射液，不仅在制备注射剂的过程中要经高温灭菌，而且还要适应不同环境的长期储藏。因此，安瓿的质量对注射液的稳定性影响很大。例如，灭菌时安瓿发生爆裂、漏气，储藏时 pH 改变、沉淀、变色、脱片等，因此，安瓿应达到以下质量要求。

（1）无色透明，以便于检查澄明度、杂质及变质等情况。

（2）具有低膨胀系数和优良的耐热性，在生产过程中不易冷爆破裂。

（3）有足够的物理强度，以耐受洗涤和灭菌过程中所产生的较高压力差，并避免在生产、运输及储存过程中所造成的破损。

（4）具有高度的化学稳定性，不改变溶液的 pH，不易被注射液所侵蚀。

（5）熔点较低，易于熔封。

（6）不得有气泡、麻点及砂粒等。

目前制造空安瓿的玻璃有 3 种：中性玻璃、含钡玻璃及含锆玻璃。①中性玻璃是低硼硅酸盐玻璃，化学稳定性较好，可作为 pH 接近中性或弱酸性注射剂的容器。例如，各种输液、葡萄糖注射液、注射用水、维生素 B_{12} 注射剂等，但不宜用于碱性注射液。②含钡玻璃的耐碱性能较好，可用作碱性较强的注射剂的容器，如磺胺类钠盐及 5-氟尿嘧啶注射液等，缺点是性质发脆、熔点高、熔封时废品率高。③含锆玻璃是含有少量锆的中性玻璃，具有更高的化学稳定性，耐酸、耐碱性能好，不受药液的侵蚀。乳酸钙、葡萄糖酸钙、碘化钠、水杨酸钠、磺胺嘧啶钠、酒石酸锑钠等注射液宜选用含锆玻璃安瓿。

3. 安瓿的处理方法

（1）安瓿的切割与圆口：空安瓿带有细长的颈丝，必须割至适宜的长度后使用，一般用金刚砂石切割。截口因粗糙有玻璃屑脱落的弊病，所以需将安瓿截口经喷枪火焰灼烧，使截口熔融光滑，称为"圆口"。安瓿的切割与圆口一般采用自动安瓿割圆机，由空安瓿生产厂家完成。

（2）安瓿的洗涤：经割圆后的安瓿必须经洗涤工序，以除去内壁附着的尘埃、溶解玻璃表面的微量游离碱，提高安瓿的清洁度和化学稳定性。目前国内使用的安瓿洗涤方法常用的有：甩水洗涤法、加压气水喷射洗涤法和超声洗涤法。其中超声洗涤法是采用超声波洗涤与气水喷射式洗涤相结合的方法，具清洗洁净度高、速度快等特点。洗瓶效果与洗涤用水和空气的滤过质量密切相关，特别是空气的滤过。若压缩空气中所带有的尘埃及润滑油雾滤过不净，则反而污染安瓿，出现"油瓶"。因此，压缩空气应先经过冷却，然后经储气筒，使压力平衡，再经过焦炭（或木炭）、瓷圈、砂棒等滤过，使空气净化。图 5-4 为超声波洗瓶机示意图。

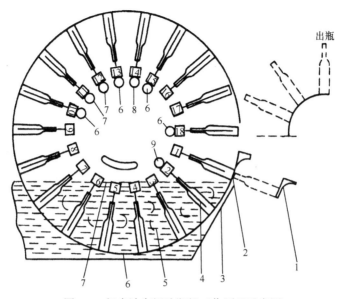

图 5-4　超声波安瓿洗瓶机工作原理示意图

1. 推瓶器；2. 水箱；3. 针管；4. 超声波；5. 液位；6. 吹气；7. 冲纯化水；8. 冲注射用水；9. 注水

知识链接　　　　　　　　**超声波安瓿洗瓶机工作流程**

　　洗瓶时由推瓶器 1 将瓶斗中的安瓿推入针盘的第 1 个工位。当针盘转到第 2 个工位时由针管 2 注水。从第 2~7 个工位，安瓿浸没在水箱内，在超声波发生器作用下，安瓿与水接触的界面处于剧烈的超声振动状态，使安瓿内外表面的污垢受冲击、溶解、剥落，这一阶段称为"粗洗"。当安瓿转到第 10 工位时，针管喷出净化压缩空气将安瓿内部的污水吹净。在第 11 个、第 12 个工位，针管对安瓿冲注滤过的纯化水，对安瓿再次进行冲洗。到第 13 个工位再吹气，第 14 个工位冲注滤过的注射用水，第 15 个工位再吹气。至此，安瓿已洗涤干净，这一阶段称为"精洗"。当安瓿转到第 18 个工位时，针管再次对安瓿吹气并利用气压将安瓿从针管架上推离出来，安瓿由出瓶器送入输送带。在整个超声波洗瓶过程中，安瓿均处于倒置状态，压缩空气及洗涤用水按气→水→气→水→气顺序洗涤，为保证清洗质量，洗涤水温度应控制在 40~50℃，压缩空气及洗涤用水应采用 0.45μm 或 0.22μm 膜滤器做终端滤过。

　　（3）安瓿的干燥和灭菌：安瓿洗涤后，一般要在烘箱内用 120~140℃ 温度干燥。盛装无菌操作或低温灭菌的安瓿则须用 180℃ 干热灭菌 1.5h。

　　大量生产，现多采用隧道式烘箱，采用适当的辐射元件组成的远红外干燥装置，温度可达 250~350℃，一般 350℃ 经 5min，能达到安瓿灭菌的目的。

　　干燥或灭菌好的空安瓿应在层流洁净空气下存放，时间不应超过 24h。

三、注射液的配制

　　1. 原辅料的质量要求与投料计算　供注射用原料药，必须符合《中国药典》2010 年版所规定的各项检查与含量限度。注射用原辅料，生产前还需做小样试制，检验合格后方能使用。有时甚至同一药厂的原料，由于批号不同，制成注射液的质量优劣就不同。所以小样试制是大生产前的必要步骤，否则将使生产造成重大损失。

　　在配制前，应先将原料按处方规定计算其用量，如果注射剂在灭菌后含量有下降时，应酌情增加投料量。在称量计算时，如原料含有结晶水应注意换算，在计算处方时应将附加剂的用量一起算出,然后分别准确称量。称量时应两人核对。

2. 配液用具的选择与处理 配液用具应不影响药液的稳定性。配液用具的材料有玻璃、耐酸碱搪瓷、聚乙烯、不锈钢等。大量生产时,配制药液使用的容器,多采用装有搅拌器的夹层锅,夹层可通蒸汽加热或通冷却水冷却(图5-5)。配制用具在用前要用硫酸清洁液或其他洗涤剂洗净,并用新鲜注射用水荡洗或灭菌后备用。操作完毕后立即清洗干净。

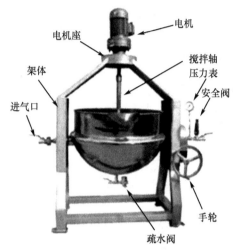

图 5-5 夹层配液锅设备图

3. 配液方法 药物溶液的配制有浓配法和稀配法两种:①浓配法系指将全部药物用部分处方量溶剂配成浓溶液,加热或冷藏后过滤,然后稀释至所需浓度的方法,此法优点是可滤除溶解度小的一些杂质;②稀配法系指将全部药物用处方量的全部溶剂一次性加入,配成所需浓度后过滤的方法,此法可用于优质原料。

注意事项:①配制注射液时应在洁净的环境中进行,所用器具、原料和附加剂尽可能无菌,以减少污染;②配制剧毒药注射液时,严格称量与校核,并谨防交叉污染;③对不稳定的药物应注意调配顺序,先加稳定剂或通惰性气体等,有时要控制温度与避光操作;④对于不易滤清的药液可加 0.1% ~ 0.3%活性炭处理,小量注射液可用纸浆混炭处理。使用活性炭时还应注意其对药物(如生物碱盐等)的吸附作用,而且活性炭用酸碱处理并活化后才能使用。

四、注射液的滤过

(一) 过滤器

滤过是制备注射剂的关键操作之一。由于不同滤器的滤过性能不同,故应根据具体情况合理选择,才能达到最佳效果。

注射剂生产中常用的滤器有如下几种。

1. 砂滤棒过滤器 国产主要有两种。一种是以硅藻土为主要原料烧结而成,主要成分为 SiO_2;这种滤棒质地疏松,一般适用于黏度高、大量滤液的过滤。根据自然滤速分为粗号(500ml/min 以上)、中号(500~300ml/min)、细号(300ml/min 以下)。另一种是多孔素瓷滤棒,系白陶土烧结而成。这种滤棒质地致密,滤速比硅藻土滤棒慢,特别适用于低黏度液体的过滤。

砂滤棒价廉易得,滤速快,适用于大生产中粗滤。但砂滤棒易于脱砂,对药液吸附性强,难清洗,且有改变药液 pH 的现象,滤器吸留滤液多。

2. 垂熔玻璃过滤器 这种过滤器系用硬质玻璃细粉烧结而成。根据过滤器的形状不同而命名为垂熔玻璃漏斗、垂熔玻璃滤球和垂熔玻璃滤棒三种。按过滤介质的孔径大小,分为 6 种规格,详见表5-4。

垂熔玻璃过滤器在注射剂生产中常做精滤或膜滤前的预滤。3 号多用于常压过滤,4 号多用于减压或加压过滤,6 号用于除菌过滤。

垂熔玻璃过滤器的优点是:①化学性质稳定,除强碱与氢氟酸外几乎不受化学药品的腐蚀;②过滤时无渣脱落,对药物无吸附作用,对药液的 pH 一般无影响;③易于清洗,不易出现裂漏、碎屑脱落等现象。缺点是:价格较贵,脆而易破。使用时可在垂熔漏斗内垫上一绸布或滤纸,可防污物堵塞滤孔,也有利于清洗,可提高滤液的质量。这种滤器,操作压力(表压)不得超过98.06kPa(1kg/cm²),可热压灭菌。垂熔漏斗使用后要用水抽洗,并以1%~2%硝酸钠硫酸液浸泡处理。

表 5-4　垂熔玻璃过滤器规格表

上海玻璃厂		长春玻璃厂	
滤板号	游板孔径大小(μm)	滤板号	游板孔径大小(μm)
1	180~120	G1	20~30
2	40~80	G2	10~15
3	15~40	G3	4.5~9
4	5~15	G4	3~4
5	2~5	G5	1.5~2.5
6	2以下	G6	1.5以下

3. 微孔滤膜过滤器　以微孔滤膜作过滤介质的过滤装置称为微孔滤膜过滤器。微孔滤膜是用高分子材料制成的薄膜过滤介质。在薄膜上分布有大量的穿透性微孔,孔径从0.25~14μm,分成多种规格。

微孔滤膜过滤器的优点:①微孔孔径小、均匀、截留能力强,不受流体流速和压力的影响,有利于提高注射剂的澄清度;②质地轻而薄(0.1~0.15mm),而且孔隙率大(80%左右),因此药液通过薄膜时阻力小、滤速快;③滤膜是一个连续的整体,过滤时无介质脱落,不会影响药液的pH;④滤膜吸附性小,不滞留药液;⑤滤膜用后弃去,不会造成产品之间的交叉污染。由于微孔滤膜的过滤精度高,广泛应用于注射剂生产中。主要缺点:易堵塞,有些纤维素类滤膜稳定性不理想。

微孔滤膜的常用材料:①醋酸纤维素膜:适用于无菌过滤;②硝酸纤维素膜:适用于水溶液、空气、油类、酒类除去微粒和细菌;③醋酸纤维与硝酸纤维混合酯膜:性质与硝酸纤维素膜类同;④聚酰胺(尼龙)膜:适用于过滤弱酸、稀酸、碱类和普通溶剂,如丙酮、二氯甲烷、乙酸乙酯的过滤;⑤聚四氟乙烯膜:用于过滤酸性、碱性、有机溶剂的液体;⑥聚偏氟乙烯膜(PVDF):过滤精度0.22~5.0μm,具有耐氧化性和耐热的性能,适用pH为1~12;⑦其他还有聚砜膜、聚氯乙烯膜、聚乙烯醇缩醛膜、聚丙烯膜等多种滤膜。

微孔滤膜过滤器有两种安装方式,即圆盘形膜滤器(单层板式压滤器)和圆筒形膜滤器。圆盘形微孔滤膜滤器,由底盘、底盘圆圈、多孔筛板(支撑板)、微孔滤膜、板盖垫圈及板盖等部件所组成,见图5-6。如单层板式微孔薄膜的大小有φ90,φ142,φ293mm等多种。安放滤膜时,反面朝向待滤液体,有利于防止膜的堵塞。安装前,滤膜应放在注射用水中浸渍润湿12h(70℃)以上。安装时,滤膜上还可以加2~3层滤纸,以提高过滤效果。

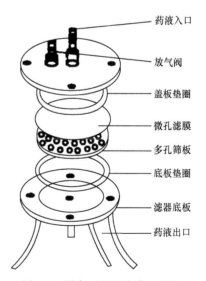

药液入口
放气阀
盖板垫圈
微孔滤膜
多孔筛板
底板垫圈
滤器底板
药液出口

图 5-6　圆盘形微孔滤膜过滤器

4. 其他过滤器　其他过滤装置有板框压滤机、钛滤器、核径迹微孔滤膜和超滤等。板框压滤机是一种在加压下间歇操作的过滤设备,在注射剂生产中,多用于预滤。核径迹微孔滤膜又称为核径迹蚀刻膜,简称核孔膜,是利用重粒子辐照和径迹蚀刻技术制备而成的,是一种新型精密过滤和筛分粒子的理想滤膜。超滤是一个压力驱动的膜分离过程,超滤膜的典型孔径在 $0.01\sim0.1\mu m$,可用于除去水中的微粒、胶体、细菌、病毒、热原、蛋白质及高分子有机物。

(二) 过滤方式

注射液的过滤通常采用粗滤和精滤二级过滤,以保证终产品的澄清度。粗滤多采用砂滤棒或玻璃垂熔过滤器,精滤多采用微孔滤膜过滤器。常见的过滤方式有高位静压过滤、减压过滤与加压过滤 3 种。

1. 高位静压过滤 此种装置适用于生产量不大、缺乏加压或减压设备的情况。药液在楼上配制,通过管道到楼下过滤和灌封。此法压力稳定,滤速稍慢。

2. 减压过滤 在过滤介质下部减压的过滤操作,亦称抽滤。其特点为从过滤到灌注都在密闭的情况下进行,药液不易被污染。图 5-7 所示为常见的减压过滤装置。减压过滤的操作压力不够稳定,操作不当,易使滤层松动,影响质量。

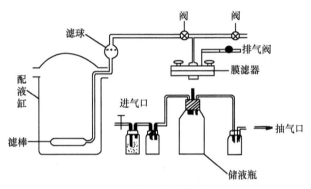

图 5-7　减压过滤装置图

3. 加压过滤 在过滤介质上部加压的过滤操作。图 5-8 所示的加压过滤系用离心泵将药液打到过滤器进行过滤,其特点为压力稳定、滤速快、质量好、产量高,多用于药厂大量生产。由于全部装置保持正压,外界空气不易漏入过滤系统,有利于防止污染,适合无菌过滤,但需要耐压设备。

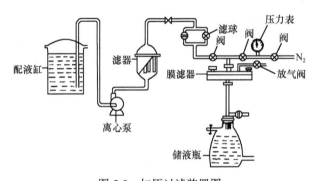

图 5-8　加压过滤装置图

五、注射液的灌封

灌封操作是指将经滤过的药液按规定的装量灌注入洁净的容器内并封口的全过程,包括灌装注射液和封口两步,灌注后应立即封口,以免污染。

药液的灌封要求做到剂量准确,药液不沾瓶口。注入容器的量要比标示量稍多,以补偿在给药时由于瓶壁黏附和注射器及针头的吸留而造成的损失,保证用药剂量。易流动液体可增加少些,黏稠性药液宜增加多些,《中国药典》2010 年版规定的注射剂的增加装量见表 5-5。

表 5-5　注射液的增加装量通例表

标示装量(ml)	0.5	1	2	5	10	20
易流动液增加量(ml)	0.10	0.10	0.15	0.30	0.5	0.6
黏稠液增加量(ml)	0.12	0.15	0.25	0.50	0.7	0.9

封口方法有拉封和顶封两种。拉封封口比较严密,是目前常用的封口方法。

工业化生产多采用全自动灌封机,灌封机上的灌注药液由五个动作协调进行:①移动齿档送安瓿;②灌注针头下降;③灌注药液入安瓿;④灌注针头上升后安瓿离开灌注工位,同时灌注器吸入药液;⑤灌好药液的安瓿在封口工位进行熔封。上述五个动作必须按顺序协调进行。药液的容量是由容量调节螺旋上下移动而完成的。我国已有安瓿洗涤、灭菌、灌装、封口联动机,生产效率高,见图 5-9。

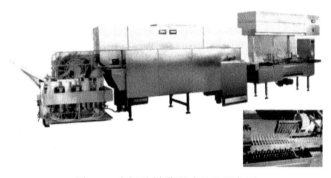

图 5-9　安瓿洗烘灌联动机组设备图

灌装药液时应注意:①剂量准确,可按药典要求适当增加药液量,以保证注射用量不少于标示量;②药液不沾瓶口,为防止灌注器针头"挂水",活塞中心常设有毛细孔,可使针头挂的水滴缩回并调节灌装速度,灌装速度过快时药液易溅至瓶壁;③通惰性气体时既不使药液溅至瓶颈,又使安瓿空间的空气除尽。一般采用空安瓿先充惰性气体,灌装药液后再充一次效果更好。

在安瓿灌封过程中可能出现的问题有:剂量不准、封口不严(毛细孔)、出现大头、焦头、瘪头、爆头等。焦头是常出现的问题,主要由安瓿颈部沾有的药液在熔封时炭化而致。灌装时给药太急,溅起药液;针头安装不正等,都会导致颈部沾药,以致焦头产生。充 CO_2 时容易发生瘪头、爆头。对于出现的各种问题,应逐一分析原因,予以解决。

六、注射液的灭菌和检漏

1. 灭菌　熔封后的安瓿应立即进行灭菌,不能久置,注射剂从配制到灭菌必须在规定时间内完成,一般不应超过 12h。灭菌方法根据具体品种的药物性质来选择,既要保证药液的稳定,又要保证成品无菌。凡对热稳定的产品,应采用 115℃、30min 热压灭菌。对热不稳定,在避菌条件较好的情况下生产的溶液型注射剂,一般 1~5ml 安瓿可用流通蒸汽 100℃、30min 灭菌,10~20ml 安瓿使用 100℃、45min 灭菌。

灭菌与保持药物稳定性是矛盾的两个方面,温度高灭菌时间长,容易把微生物杀死,但却不利于药物的稳定。因此在选择灭菌方法时,必须注意这两个方面,根据具体品种的性质,选择不同的灭菌方法和时间,必要时,可以采用几种灭菌方法联合使用。

2. 检漏 安瓿如果熔封不严,有毛细孔或小的裂缝存在,药液容易流出且微生物或污物可以进入安瓿,在储存过程中因药液污染可能逐渐变质。因此,灭菌后应立即进行安瓿的漏气检查。检漏有下列几种方法。

(1)灭菌后减压到常压开锅门,放进冷水淋洗降温,然后关紧锅门抽气(抽出漏气安瓿内气体),抽气完毕开启色水阀,使色液(0.05%曙红或亚甲蓝)进入锅内直至淹没安瓿时止,开启气阀使锅内压力回复常压,此时色液被吸入漏气安瓿中,再将色液抽回储器,开启锅门、用水淋洗安瓿后,清晰可见带色的漏气安瓿,便可剔除。

(2)在灭菌后,趁热立即放颜色水于灭菌锅内,安瓿遇冷内部压力收缩,颜色水即从漏气的毛细孔进入而被检出。

(3)深色注射液的检漏,可将安瓿倒置进行热压灭菌,灭菌时安瓿内气体膨胀,将药液从漏气的细孔挤出,使药液减少或成空安瓿而被剔除。

七、注射剂的质量检查

制备的注射剂必须经过质量检查,每种注射剂均有具体规定,包括含量、pH 及特定的检查项目。除此之外,尚需符合《中国药典》2010 年版注射剂项下的各项规定,包括装量、可见异物、无菌检查、热原或内毒素检查等。

1. 装量 按《中国药典》2010 年版二部规定方法进行。注射液的标示装量为不大于 2ml 者取供试品 5 支,2ml 以上至 50ml 者取供试品 3 支。开启时注意避免损失,将内容物分别用相应体积的干燥注射器及注射针头抽尽,然后注入经标化的量入式量筒内(量筒的大小应使待测体积至少占其额定体积的 40%),在室温下检视。测定油溶液或混悬液的装量时,应先加温摇匀,再用干燥的注射器及注射针头抽尽,同前法操作,放冷,检视,每支的装量均不得少于其标示量。

标示装量为 50 ml 以上的注射液及注射用浓溶液照最低装量检查法(附录 X F)检查,应符合规定。

2. 可见异物检查 可见异物系指在灯检条件下目视可观察到的不溶性物质,其粒径或长度通常大于 50μm。按照《中国药典》2010 年版附录 IX H 中规定的可见异物检查法进行检查,应符合规定。

3. 无菌 按照《中国药典》2010 年版附录 XI H 中规定的无菌检查法进行检查,应符合规定。

4. 细菌内毒素或热原 除另有规定外,静脉用注射剂按各品种项下的规定,照《中国药典》2010 年版附录 XI E 细菌内毒素检查法或附录 XI D 热原检查法检查,应符合规定。

此外,注射用浓溶液应进行不溶性微粒检查,某些注射剂如生物制品要求检查降压物质,此外鉴别、含量测定、pH 测定、毒性试验、刺激性试验等应根据具体品种项下规定进行检查。

八、注射剂的印字与包装

注射剂生产的最后一步即印字、包装,应予重视,必须杜绝混药事件的发生。印字包装过程包括安瓿印字、装盒、加说明书、贴标签等工序。安瓿的印字要求字迹清晰,标明注射剂名称、规格及批号;标签上内容应包括注射剂名称、内装支数、每支装量及主药含量、附加剂名称及含量、批号、制造日期与失效期、厂名与商标、批准文号等;产品说明书中还应介绍应用范围、用量、禁忌、储藏方法等。

目前生产单位多采用机械化安瓿印包生产线,使开盒、印字、装盒、盖盒、贴签及包扎等工序组成流水线,大大提高了生产效率。

九、注射剂的举例

1. 维生素 C 注射液

【处方】　维生素 C　　　　　104g

碳酸氢钠　　　　　49g

依地酸二钠　　　　0.05g

亚硫酸氢钠　　　　2g

注射用水　　　加至 1000ml

【制法】　在配制容器中,加入处方量 80% 的注射用水,通二氧化碳饱和,加维生素 C 溶解后,分次缓缓加入碳酸氢钠,搅拌使完全溶解,加入预先配制好的依地酸二钠溶液和亚硫酸氢钠溶液,搅拌均匀,调节药液 pH6.0~6.2,添加二氧化碳饱和的注射用水至足量,用垂熔玻璃漏斗与膜滤器过滤,溶液中通二氧化碳,并在二氧化碳或氮气流下灌封,最后用 100℃ 流通蒸汽 15min 灭菌。

【注解】　①维生素 C 分子中有烯二醇式结构,显强酸性。注射时刺激性大,产生疼痛,故加入碳酸氢钠(或碳酸钠),使部分维生素 C 中和成钠盐,以避免疼痛,同时碳酸氢钠起调节 pH 的作用,可增强本品的稳定性。②维生素 C 易氧化水解而失效,原辅料的质量,特别是维生素 C 原料和碳酸氢钠,是影响制剂质量的关键。③影响本品稳定性的因素有空气中的氧、溶液的 pH 和金属离子,特别是铜离子。因此生产上采取充填惰性气、调节药液 pH、加抗氧剂及金属络合剂等措施。但实验表明抗氧化剂只能改善本品色泽,对稳定制剂的含量没有作用,亚硫酸盐和半胱氨酸对改善本品色泽作用较显著。④本品稳定性与温度有关。实验证明,用 100℃ 流通蒸汽 30min 灭菌,含量减少 3%,而 100℃ 流通蒸汽灭菌 15min,含量只减少 2%,故以 100℃ 流通蒸汽 15min 灭菌为宜。但目前认为 100℃ 流通蒸汽 15min 或 30min 均难以杀灭芽胞,不能保证灭菌效果,因此操作过程应尽量在无菌条件下进行,或先进行除菌过滤,以防污染。

2. 醋酸可的松注射液

【处方】　醋酸可的松微晶　　　　　　　　25g

硫柳汞　　　　　　　　　　0.01g

氯化钠　　　　　　　　　　3g

聚山梨酯 80　　　　　　　　1.5g

羧甲基纤维素钠(30~60cPa·s)　　5g

注射用水　　　　　　　　加至 1000ml

【制法】　①取总量 50% 的注射用水,加硫柳汞、羧甲基纤维素钠溶解,用 200 目尼龙筛滤过,密闭备用;②另取适量注射用水加氯化钠溶解,用 G4 垂熔漏斗滤过,密闭备用;③将①项溶液置于水浴中加热,依次加入②项溶液及聚山梨酯 80 搅匀,使水浴沸腾,加醋酸可的松,搅匀,继续加热 30min。取出冷却至室温,加注射用水调至总体积,用 200 目尼龙筛滤过两次,于搅拌下分装于瓶内,扎口密封,用 100℃、30min 不断振摇下灭菌。

【注解】　①本品为混悬型注射剂,质量检查除按溶液型注射剂的项目检查外,另应增加刺激性试验、过敏性试验等项目。原料在配制前进行异物和细度检查。②为防止药物微晶结块,混悬型注射剂灭菌过程中必须振摇。灭菌前后均应检查有无结块现象。

> ▶▶ **课堂互动**
>
> 根据盐酸普鲁卡因药物的结构特性,设计盐酸普鲁卡因注射液处方,制定生产工艺,说明制备要点,解释注意事项。

第五节 输 液 剂

一、概 述

输液是指由静脉滴注输入体内的大剂量(一次给药在 100ml 以上)注射液,是注射剂的一个分支,通常包装在玻璃或塑料的输液瓶或袋中,不含防腐剂或抑菌剂。使用时通过输液器调整滴速,持续而稳定地进入静脉。

输液在现代医疗中占有十分重要的地位,临床上已形成了独立的输液疗法。由于其用量大而且是直接进入血液,故质量要求高,生产工艺等亦与小容量注射剂有一定差异。

1. 输液的分类及临床用途

(1) 电解质输液:用以补充体内水分、电解质,纠正体内酸碱平衡等,如氯化钠注射液、复方氯化钠注射液、乳酸钠注射液等。

(2) 营养输液:用于不能口服吸收营养的患者。其主要有糖类、氨基酸、维生素、脂肪乳等。糖类输液中最常用的为葡萄糖注射液。此外,还有果糖、木糖醇等。这些糖类糖尿病患者也能使用,因其在无胰岛素存在的情况下也可进行正常代谢,不致引起血糖升高。

(3) 胶体输液:用于调节体内渗透压。胶体输液有多糖类、明胶类、高分子聚合物等,如右旋糖酐、淀粉衍生物、明胶、聚维酮等。

(4) 含药输液:含有治疗药物的输液,如替硝唑输液、苦参碱输液等。

> **》 课堂互动**
> 刚做完手术的患者,不能立即饮食,为维持生命,应该以什么方式,给予哪些种类的药剂?

2. 输液剂的质量要求 与注射剂基本上是一致,但由于这类产品的注射量大,直接进入血液循环,故对无菌、无热原及可见异物这三项,要求更加严格,也是当前输液生产中存在的主要质量问题。此外,还应注意以下的质量要求:①输液的 pH 应在保证疗效和制品稳定的基础上,力求接近人体血液的 pH,过高或过低都会引起酸碱中毒;②输液的渗透压应为等渗或偏高渗;③输液中不得添加任何抑菌剂,并在储存过程中质量稳定;④应无毒副作用,要求不能有引起过敏反应的异性蛋白及降压物质,输入人体后不会引起血常规的异常变化,不损害肝、肾功能等;⑤乳剂型输液剂除应符合上述质量要求外,其分散相液滴粒度绝大多数应在 $1\mu m$ 以下,并不得大于 $5\mu m$,应能耐受热压灭菌,储藏期间稳定。

二、输液剂的制备

玻璃瓶包装输液剂制备工艺流程,见图 5-10。

1. 输液容器及其他包装材料的处理

(1) 玻璃瓶:是最传统的输液容器,其质量应符合国家标准。玻璃瓶具有透明、热稳定性好、耐压、瓶体不变形等优点,但存在口部密封性差、易碎不利于运输等缺点。

清洗玻璃瓶在一般情况下,用硫酸重铬酸钾清洁液洗涤效果较好。因为它既有强力的消灭微生物及热原的作用,还能对瓶壁游离碱起中和作用。碱洗法是用 2% 氢氧化钠溶液(50~60℃)冲洗,也可用 1%~3% 碳酸钠溶液。由于碱对玻璃有腐蚀作用,故碱液与玻璃接触时间不宜过长(数秒钟内)。

(2) 塑料瓶:亦称 PP 瓶,系医用聚丙烯塑料制成,现已广泛使用。此种输液瓶耐腐蚀,具有无毒、质轻、耐热性好可以热压灭菌、机械强度高、化学稳定性好等优点。而且还有装入药液后

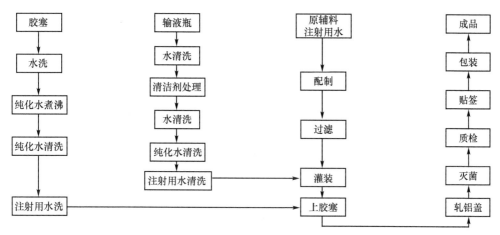

图 5-10 玻璃瓶包装输液剂制备工艺流程图

口部密封性好、无脱落物、在生产过程中受污染的概率小、使用方便、一次性使用等优点。

目前,新型输液生产设备已将制瓶、灌装、密封三位一体化,在无菌条件下完成大输液的自动化生产,精简了输液的生产环节,有利于对产品质量的控制。

(3) 塑料袋:软塑料袋吹塑成型后立即灌装药液,不仅减少污染,而且提高工效。它具有重量轻、运输方便、不易破损、耐压等优点。因此,自 20 世纪 70 年代起,欧美国家开始用 PVC 软塑料袋替代塑料瓶。但在使用中发现,PVC 由聚氯乙烯单体(VCM)聚合而成,而其中未经聚合的 VCM 和增塑剂邻苯二甲酸-2-乙基己酯(DEHP)会逐渐迁移进入输液,对人体产生毒害。为此,在 20 世纪 90 年代以后,又禁止生产 PVC 输液软塑料袋。

目前上市的非 PVC 新型输液软塑料袋是当今输液体系中较理想的输液形式,代表国际最新发展趋势。由于制膜工艺和设备较复杂,到目前为止国内尚未有技术成熟的生产这种薄膜的企业,主要依赖进口,生产成本较高。

> **🔲 知识链接** 　　　　　　　　　　**多室袋输液**
>
> 　　非 PVC 复合膜输液袋可以制作成单室、双室及多室输液。非 PVC 膜多室袋有多个室腔,各室腔的交接处为虚焊,其他地方为实焊,不同的药物被装在不同的室腔内,使用时通过对多室袋的挤压,各室腔交接的虚焊处在一定的压力下被挤压开,各室腔中的药物被混合在一起。此种包装杜绝了临床配药的交叉污染,减少了配药成本和护士的劳动强度,提高了用药的安全性。更为重要的是多室袋输液这种包装形式,彻底杜绝了普通包装输液将不同的药物长期混合在一起造成的药物之间的化学反应及药效的降低。从理论上来说,临床上所有药物与大输液配伍的方案都可以通过多室袋大输液来实现。因此,其应用前景十分广阔。目前,多室袋输液已成为输液行业的发展方向。

(4) 橡胶塞:输液瓶所用橡胶塞对输液的质量影响很大,因此对橡胶塞有严格的质量要求:①富有弹性及柔软性;②针头刺入和拔出后应立即闭合,能耐受多次穿刺而无碎屑脱落;③具有耐溶性,不会增加药液中的杂质;④可耐受高温灭菌;⑤有高度的化学稳定性;⑥对药物或附加剂的作用应达最低限度;⑦无毒性,无溶血作用。但目前使用的橡胶塞还不能全部满足上述要求,加之橡胶塞组成复杂,必须加强对橡胶塞的处理,以减少对药液的污染。

橡胶塞的处理:橡胶塞先用酸碱法处理。水洗至 pH 呈中性。再用纯水煮沸 30min,用注射用水洗净备用。我国规定使用合成橡胶塞,如丁基橡胶塞,具备诸多优异的物理和化学性能,符合药品对瓶塞材料的质量要求。但一些活性比较强的药物可能和丁基胶塞发生反应,如头孢菌素类药物、治疗性输液及中药注射剂等。因此在国内多采用涤纶膜将药液和橡胶塞隔离,称为覆膜胶塞。其特点是:对电解质无通透性,理化性能稳定,用稀盐酸(0.001 mol/L 的 HCl)或水煮均无溶解物脱落,耐热性好(软化点230℃以上)并有一定的机械强度,灭菌后不易破碎。

2. 输液剂的配制 配液必须采用新鲜注射用水,原料应选用优质注射用原料。输液的配制,可根据原料质量好坏,分别采用稀配法和浓配法。其操作方法与注射液的配制相同。

(1) 稀配法:原料质量较好,药液浓度不高,配液量不太大时,可采用稀配法。配成所需浓度后再调节 pH 即可,必要时用 0.1% ~ 0.3% 可用于注射剂生产的活性炭搅匀,放置约 30min 后过滤,此法一般不加热。配制好后,要检查半成品质量。

(2) 浓配法:药液的配制多用浓配法,方法同注射剂。大量生产时,加热溶解可缩短操作时间,减少污染机会。

配制输液时,常使用活性炭,具体用量视品种而异。活性炭有吸附热原、杂质和色素的作用,并可作助滤剂。根据经验,活性炭分次吸附较一次吸附好。

3. 输液的过滤 同注射剂一样先预滤,然后用微孔滤膜精滤。预滤时,滤棒上应吸附一层活性炭,过滤开始,反复进行过滤至滤液澄明合格为止。过滤过程中,不要随便中断,以免冲动滤层,影响过滤质量。再用微孔滤膜精滤,滤膜孔径为 0.65μm 或 0.85μm。也可用加压三级(砂滤棒→G3 滤球→微孔滤膜)过滤装置,也可用双层微孔滤膜过滤,上层为 3μm 微孔滤膜,下层为 0.8μm 微孔滤膜,这些装置可大大提高过滤效率和产品质量。

4. 输液的灌封 输液灌封由药液灌注、盖胶塞和轧铝盖三步连续完成。药液维持 50℃ 为好。目前药厂生产多用旋转式自动灌封机、自动翻塞机、自动落盖轧口机完成整个灌封过程,实现联动化机械化生产。

5. 输液的灭菌 灌封后的输液应立即灭菌,以减少微生物污染繁殖的机会。灭菌输液从配制到灭菌的时间间隔应尽量缩短,以不超过 4h 为宜。输液通常采用热压灭菌,灭菌条件为 121℃、15min 或 116℃、40min。塑料袋装输液常采用 109℃、45min 灭菌,且具有加压装置以免爆破。

三、输液剂生产中常出现的问题及解决办法

当前输液生产中主要存在三个问题,即可见异物、染菌和热原反应。

1. 可见异物与微粒的问题 注射液中常出现的微粒有炭黑、碳酸钙、氧化锌、纤维素、纸屑、黏土、玻璃屑、细菌和结晶等。

产生微粒的原因及解决办法。

(1) 原辅料质量:常用于渗透压调节剂的葡萄糖有时含有少量蛋白质、水解不完全糊精、钙盐等杂质;氯化钠中含有较高的钙盐、镁盐和硫酸盐等杂质;其他附加剂中含有的杂质或脱色用活性炭等可使输液出现乳光、小白点、发浑等现象。因此,原辅料的质量必须严格控制,国内已制订了输液用的原辅料质量标准。

(2) 输液容器与附件质量:输液中发现的小白点主要是钙、镁、铁、硅酸盐等物质,这些物质主要来自橡胶塞和玻璃输液容器。

(3) 生产工艺及操作:车间洁净度差,容器及附件洗涤不净,滤器的选择不恰当,过滤与灌封操作不合要求,工序安排不合理等都会增加澄清度的不合格率。解决的办法为加强工艺过程管理,采用层流净化空气、微孔薄膜过滤和联动化等措施,效果显著。

(4) 医院输液操作及静脉滴注装置的问题:无菌操作不严,静脉滴注装置不净或不恰当的输液配伍都可引起输液的污染。安置终端过滤器(0.8μm 孔径的薄膜)是解决微粒污染的重要措施。

知识链接　　　　　　　　　　**异物与微粒的危害**

影响澄明度的主要因素是异物与微粒的污染,注射液中的微粒包括碳黑、碳酸钙、氧化锌、纤维素、纸屑、黏土、玻璃屑、细菌、真菌、真菌芽胞和结晶体等。若输液中含有大量肉眼看不见的微粒、异物,其对人体的危害是潜在的、长期的,可引起过敏反应、热原样反应等。较大的微粒,可造成局部循环障碍,引起血管栓塞;微粒过多,会造成局部堵塞和供血不足,组织缺氧,产生水肿和静脉炎;异物侵入组织,由于巨噬细胞的包围和增殖而引起肉芽肿。

2. 染菌问题　有些输液染菌后出现霉团、云雾状、浑浊、产气等现象,也有些即使含菌数很多,但外观上没有任何变化。如果使用这种输液,将引起脓毒症、败血病、内毒素中毒,甚至死亡。

输液染菌的主要原因:生产过程受到严重污染,灭菌不彻底,瓶塞不严、松动、漏气等。在输液的制备过程中染菌越严重,耐热芽胞菌类污染的机会就越多,不仅对灭菌造成很大压力,而且输液多为营养物质,细菌易于滋长繁殖,即使经过了灭菌,但大量的细菌尸体存在,也能引起发热反应。因此,最根本办法是尽量减少生产过程中的污染,同时严格灭菌,严密包装。

3. 热原反应　关于热原污染的途径及防止办法,参阅本章第二节注射剂热原项下。

四、营 养 输 液

将患者所需一切营养完全由非胃肠途径输入体内的疗法称为胃肠外的全营养。它对于某些疾病的治疗,有着重要的作用,尤其对不能口服的危重患者,为挽救生命,将患者所需的营养全部通过静脉给药,则称为全静脉营养。糖、脂肪、蛋白质是人的三大营养成分,营养输液剂即是根据这种需要制备的,主要有碳水化合物的输液剂、静脉注射脂肪乳剂、复方氨基酸输液剂。对于长期的全静脉营养,还必须给以适量的电解质、维生素和微量元素,才能保证全部营养。

处方举例:静脉注射脂肪乳剂

【处方】　注射用大豆油　　　　　100g
　　　　　注射用甘油　　　　　　22.5g
　　　　　精制卵磷脂　　　　　　12g
　　　　　注射用水　　　　　加至 1000ml

【制法】　①取适量注射用水置配液罐中,加热至55℃,加卵磷脂,在氮气流下搅拌分散;②将甘油与稳定剂用注射用水溶解,用 0.2μm 微孔滤膜滤过后加入配液罐中;③大豆油经 0.2μm 微孔滤膜滤过后加入配液罐中,在氮气流下搅拌均匀,制成初乳;④分散均匀的初乳液,在氮气流下用 40μm 微孔滤膜滤过,然后经高压乳匀机进行两次乳化。在搅拌下加水至足量,调 pH。检查半成品质量,合格后再经 10μm 滤膜滤过、灌装、充氮气、塞橡胶塞、轧铝盖。用旋转高压灭菌器在 121℃、F_0 值为 20min 的条件下灭菌。灭菌完毕后,冲热水逐渐冷却即得。

【用途】　适用于需要高热量的患者(如肿瘤及其他恶性病)、肾损害、禁用蛋白质的患者和由于某种原因不能经胃肠道摄取营养的患者,以补充适当热量和必需脂肪酸。

【注解】

(1)静脉注射脂肪乳剂是以植物油为主要成分,加乳化剂与注射用水制成的水包油型乳剂,静脉注射后能完全被机体代谢与利用,体积小、能量高、对静脉无刺激,是一种浓缩的高能量肠外营养液。1L 20%的静脉注射脂肪乳剂相当于 10L 5%葡萄糖输液的热量,与氨基酸输液、维生素、电解质适当配合,是比较理想的静脉注射营养剂。

(2)制备静脉注射脂肪乳剂的关键是选用高纯度原料,乳化能力强、毒性低的乳化剂,采用合理的处方、严格的制备工艺和必要的设备。原料一般选用植物油,如大豆油等,必须精制,提高纯度,减少副作用,并符合注射用质量控制标准,如碘值、酸值、皂化值、过氧化值、折光率、黏度等;此外还应检查农药残留量。乳化剂常用精制的卵磷脂、大豆磷脂及泊洛沙姆188等,卵磷脂最好,国内多用大豆磷脂。稳定剂常用油酸钠。甘油为等渗调节剂。为保证产品质量的稳定,整个操作过程应在氮气流下进行。

（3）质量要求:注射用乳剂除应符合注射剂各项规定外,还必须符合下列条件:①分散相液滴粒径90%应在1μm以下,大小均匀;不得有大于5μm的液滴;②成品耐受高压灭菌,在储存期内乳剂稳定,成分不变;③无副作用,无抗原性,无降压作用与溶血作用;④无热原。

因此成品需经过显微镜检查,测定油滴分散度;并进行热原试验、溶血试验、降压物质试验、油及甘油含量、过氧化值、酸值、pH等各项质量检查。

（4）本品在4~10℃下储存,不可冰冻,否则油滴变大。

五、血浆代用液

血浆代用液在机体内有代替血浆的作用,但不能代替全血。对于血浆代用液的质量,除符合注射剂有关质量要求外,代血浆应不影响血型试验,不妨碍红细胞的携氧功能,在血液循环系统内,可保留较长时间,易被机体吸收,不得在脏器组织中蓄积。血浆代用液主要是胶体输液,常用的有右旋糖酐注射液、羟乙基淀粉、氟碳乳剂等。

处方举例:右旋糖酐注射液

【处方】　右旋糖酐(中分子)　　　　　60g

　　　　　氯化钠　　　　　　　　　　9g

　　　　　注射用水　　　　　　加至1000ml

【制法】　将注射用水适量加热至沸,加入处方量右旋糖酐,搅拌使溶解,配制成12%~15%的浓溶液,加入1.5%的针用活性炭,保持微沸1~2h,加压滤过脱炭,再加注射用水稀释成6%的溶液,然后加入氯化钠,搅拌使溶解,冷却至室温,取样,测定含量和pH,pH宜控制在4.4~4.9;再加0.5%针用活性炭,搅拌,加热至70~80℃,滤过至药液澄明后灌装,封口,112℃热压灭菌30min。

【用途】　用于治疗低血容量性休克,如外伤出血性休克。低分子右旋糖酐有扩容作用,但维持时间短。它能使红细胞带负电荷,由于同性电荷相斥,故可防止红细胞相互黏着,同时也可防止红细胞与毛细管(负电荷)的黏附。因此,可避免血管内红细胞凝聚,减少血栓形成,改善微循环。

【注解】　①本品为无色、稍带黏性的澄明液体,有时显轻微的乳光;②右旋糖酐是用蔗糖经特定细菌发酵后生成的葡萄糖聚合物,易夹杂热原,因此活性炭用量较大。同时因本品黏度高,需在较高温度下滤过。本品灭菌一次,其分子质量下降3000~5000,故受热时间不能过长,以免产品变黄。本品在储存过程中易析出片状结晶,主要与储存温度和分子质量有关。右旋糖酐按分子质量不同分为中分子质量(4.5万~7万)、低分子质量(2.5万~4.5万)和小分子质量(1万~2.5万)3种。分子质量越大,排泄越慢,一般中分子右旋糖酐24h排出50%左右,而低分子则排出70%。中分子右旋糖酐与血浆有相似的胶体特性,可提高血浆渗透压,增加血容量,维持血压。

> ▣　知识链接　　　　　　　　　　**人 造 血 液**
>
> 　　1979年,一种新型的氟碳化合物乳剂作为人造血液,首次在日本应用于人体单肾脏移植手术,并取得成功。时隔不久,美国也报道了人造血液给一位信仰宗教、拒绝输血的老人治疗血液病获得成功。
>
> 　　1980年8月,我国科学工作者也研制成功人造血液,它是氟碳化合物在水中的超细乳状液。这种奇妙的白色血液注入人体后,同人体正常血中的红细胞一样,具有良好的载氧能力和排出二氧化碳的能力,可以说,它是一种红细胞的代用品。氟碳化合物像螃蟹的螯那样,能够把氧抓住,在人体里再把氧气

放出来,进行人体里的特种氧化还原反应。它的生物化学性质十分稳定,不管哪种血型的人,都能使用人造血液。

人造血液与人体内的血液相比,还有许多缺点,它不能输送养分,也凝固血液,更缺乏对外界感染至关重要的免疫能力,因此要研究出与人的血液类似的代用品,还要经过很大的努力。

六、输液剂的质量检查

输液剂由于其用量和给药方式与其他注射剂有所不同,故从生产工艺、设备、包装材料到质量要求等均有所区别。按照《中国药典》2010年版规定需进行以下项目检查。

1. 可见异物与不溶性微粒检查 可见异物按《中国药典》规定方法检查,应符合规定,如发现崩盖、歪盖、松盖、漏气、隔膜脱落的成品,应剔除。

由于肉眼只能检出 $50\mu m$ 以上的粒子,《中国药典》规定在可见异物检查符合规定后,还应对溶液型静脉注射用注射液、注射用无菌粉末及注射用浓溶液进行不溶性微粒检查,检查方法参看《中国药典》2010年版附录Ⅸ C。

不溶性微粒检查法包括光阻法和显微计数法。当光阻法测定不符合规定或供试品不适于用光阻法测定时,应采用显微计数法进行测定,并以显微计数法的测定结果作为判断依据。

(1)光阻法:光阻法的检测原理,系当液体中的微粒通过一窄小的检测区时,与流体流向垂直的入射光由于被微粒阻挡所减弱,因此由传感器输出的信号降低,这种信号变化与微粒的截面积成正比。该法不适用于黏度过高或易析出结晶的制剂,也不适用于进入传感器时产生气泡的注射剂。

结果判定:①标示装量为 100ml 或 100ml 以上的静脉用注射液,除另有规定外,每 1ml 中含 $10\mu m$ 及 $10\mu m$ 以上的微粒不得超过 25 粒,含 $25\mu m$ 及 $25\mu m$ 以上的微粒不得超过 3 粒;②标示装量为 100ml 以下的静脉用注射液、注射用无菌粉末、注射用浓溶液及供注射用无菌原料药,除另有规定外,每个供试品容器(份)中含 $10\mu m$ 及 $10\mu m$ 以上的微粒不得超过 6000 粒,含 $25\mu m$ 以上的微粒不得超过 600 粒。

(2)显微计数法:将药物溶液用微孔滤膜滤过,然后在显微镜下对微粒的大小及数目进行计数的方法。

结果判定:①标示装量为 100ml 或 100ml 以上的静脉用注射液,除另有规定外,每 1ml 中含 $10\mu m$ 及 $10\mu m$ 以上的微粒不得超过 12 粒,含 $25\mu m$ 及 $25\mu m$ 以上的微粒不得超过 2 粒;②标示装量为 100ml 以下的静脉用注射液、注射用无菌粉末、注射用浓溶液及供注射用无菌原料药,除另有规定外,每个供试品容器(份)中含 $10\mu m$ 及 $10\mu m$ 以上的微粒不得超过 3000 粒,含 $25\mu m$ 及 $25\mu m$ 以上的微粒不得超过 300 粒。

2. 热原与无菌检查 对于输液,热原和无菌检查都非常重要,必须按《中国药典》2010年版规定方法进行检查。

3. 含量、pH 及渗透压检查 根据品种按《中国药典》2010年版中该项下的各项规定进行。

七、输液剂举例

葡萄糖输液

【处方】

	5%	10%	25%	50%
注射用葡萄糖	50g	100g	250g	500g
1%盐酸	适量	适量	适量	适量
注射用水	加至1000ml	1000ml	1000ml	1000ml

【制备】 按处方量将葡萄糖投入煮沸的注射用水内,使成 50% ~ 60% 的浓溶液,加盐酸适量,同时加浓溶液量的 0.1% (g/ml) 的活性炭,混匀,加热煮沸约 15min,趁热过滤脱炭,滤液加注射用水稀释至所需量,测定 pH 及含量合格后,反复过滤至澄清,即可灌装,封口,于 116℃、40min 热压灭菌。

【注解】 ①5%、10% 葡萄糖注射液,具补充体液、营养、利尿、强心、解毒作用,用于大量失水、血糖过低、高热、中毒等症;25%、50% 葡萄糖注射液,因其渗透压高,能降低组织内压,常用于降低眼压及因颅压升高引起的各种病症。②由于原料不纯或滤过时漏炭等原因,葡萄糖注射液有时出现云雾状沉淀,造成可见异物不合格。故一般采用浓配法,微孔滤膜滤过,并加入适量盐酸,中和胶粒上的电荷,加热使糊精水解、蛋白质凝聚,用活性炭吸附滤除。原料较纯净时活性炭用量为 0.1% ~ 0.8%,若杂质较多,则需提高用量至 1% ~ 2% ;③葡萄糖注射液可能出现颜色变黄、pH 下降,原因一般认为是葡萄糖在酸性溶液中产生有色物质和酸性物质。溶液的 pH、灭菌温度和时间是影响本品稳定性的主要因素,故制备过程中应调节 pH 在 3.8 ~ 4.0,并严格控制灭菌温度和时间。

第六节 注射用无菌粉末

一、概 述

注射用无菌粉末亦称粉剂,是指药物制成的供临用前用适宜的无菌溶液配制成澄清溶液或均匀混悬液的无菌粉末或无菌的块状物,可用适宜的注射用溶剂配制后注射,也可用静脉输液配制后静脉滴注。注射用无菌粉末在标签中应标明所用溶剂。

在水溶液中不稳定的药物,特别是一些对湿热十分敏感的抗生素类药物及酶或血浆等生物制品,如青霉素 G 的钾盐和钠盐、头孢菌素类及一些酶制剂(胰蛋白酶、辅酶 A 等),用一般药剂学稳定化技术尚难得到满意的注射剂产品时,可制成固体形态的注射剂。

根据生产工艺条件和药物性质不同,注射用无菌粉末分为两种:一种是用冷冻干燥工艺制得,称为注射用冷冻干燥制品(简称冻干粉针);另一种是用适宜方法制得的粉末无菌分装制得,称为注射用无菌分装制品。

粉针剂为非最终灭菌药品,其生产必须采用高洁净度控制技术工艺。注射用无菌粉末的质量应按照《中国药典》2010 年版附录的规定,进行装量差异、不溶性微粒、无菌、含量均匀度等项目检查,并符合规定。

二、注射用无菌粉末的制备

1. 注射用无菌分装制品的生产 注射用无菌分装制品是将符合注射用要求的药物粉末,在高洁净度控制技术工艺条件下直接分装于洁净灭菌的西林小瓶中,密封制成的粉针剂。药物若能耐受一定的温度,则可进行补充灭菌。

(1) 生产工艺

1) 原辅料准备:西林小瓶及胶塞均按规定方法处理,但均需灭菌。玻璃瓶可 180℃ 干热灭菌 1.5h,胶塞洗净后要用硅油进行硅处理,再用 125℃ 干热灭菌 2.5h。灭菌空瓶的存放柜应有净化空气保护,存放时间不超过 24h。无菌原料可采用无菌结晶法、喷雾干燥法精制或发酵法制备而成,必要时需进行粉碎、过筛等操作。

2) 分装:必须在规定的洁净环境中按照无菌生产工艺操作进行。目前使用分装机械有螺杆式分装机、气流式分装机等。进瓶、分装、压塞或封口在局部 100 级层流装置下进行;分装后应立即加塞、轧铝盖密封。

3）灭菌和异物检查:对于能耐热的品种如青霉素,可进行补充灭菌,以确保安全。对于不耐热的品种,必须严格高洁净度控制技术工艺操作。异物检查一般在传送带上,用目检视。

4）印字、贴签与包装:目前生产上均已实现机械化,印字或贴印有药物名称、规格、批号、用法等的标签,并装盒。

（2）无菌分装工艺中存在的问题

1）装量差异问题:物料的流动性是影响装量差异的主要因素,药粉的物理性质如吸潮性、晶型、粒度、粉末松密度及机械设备性能等因素均能影响装量差异。应根据具体情况采取相应措施,尤其应控制分装环境的相对湿度。

2）不溶性微粒问题:按《中国药典》2010年版附录的规定,注射用无菌粉末应进行不溶性微粒检查。由于制备药物粉末的工艺步骤多,以致污染机会增多,易使药物粉末溶解后出现纤毛、小点,以致不溶性微粒检查不合格。因此应从原料的精制处理开始,控制环境洁净度,严格防止污染。

3）无菌问题:由于产品系无菌生产工艺操作制备,稍有不慎就有可能使局部受到污染,而微生物在固体粉末中繁殖又较慢,不易为肉眼所见,危险性更大。为了保证用药安全,解决无菌分装过程中的污染问题,应注意生产的各个环节,包括无菌室的洁净环境。

4）吸潮变质问题:在储存过程中的吸潮变质,对于瓶装无菌粉末时有发生。原因是由于橡胶塞的透气性所致,铝盖轧封不严。因此,应对所有橡胶塞进行密封防潮性能测定,选择性能符合规定的橡胶塞,同时铝盖压紧后瓶口烫蜡,防止水汽透入。

2. 注射用冷冻干燥制品的生产 注射用冷冻干燥制品是将药物制成无菌水溶液,进行无菌灌装,再经冷冻干燥,在无菌生产工艺条件下封口制成的粉针剂。凡对热敏感、在水溶液中不稳定的药物,可采用此法制备。

注射用冷冻干燥制品具有以下优点:①生物活性不变,对热敏感的药物可避免高温而分解变质,如蛋白质及酶制剂;②制品质地疏松,加水后迅速溶解恢复原有特性;③含水量低,同时由于在真空中进行,药物不易氧化;④产品所含微粒较其他生产方法产生的少;⑤外观色泽均匀、形态饱满。

（1）冷冻干燥的原理及设备

1）原理:冷冻干燥的原理可用水的三相图(图5-11)加以说明,图中O点是冰、水、气的平衡点,该点温度为0.01℃,压力为610.38Pa。在三相平衡点以下的条件下,升高温度或降低压力都可以使冰从冻结状态不经过液态而直接升华变成水蒸气。冷冻干燥就是根据这个原理进行的:将被干燥的物品先冻结到三相平衡点温度以下,然后在真空条件下,缓缓加热,使物品中的固态水分(冰)直接升华成水蒸气,从物品中排除达到干燥。

2）设备:冷冻干燥机系由制冷系统、真空系统、加热系统、电器仪表控制系统所组成。主要部件为冻干箱、凝结器、冷冻机组、真空泵、加热/冷却装置等。物料经前处理后,被送入速冻仓冻结,再送入干燥仓升华脱水,之后在后处理车间包装。真空系统为升华干燥仓建立低气压条件,加热系统向物料提供升华潜热,制冷系统向冷冻仓和干燥室提供所需的冷量。

要获得高质量的制品,对冻干的理论和工艺应有一个比较全面的了解,合理而有效地缩短冻干的周期在工业生产上具有明显的经济价值。

（2）注射用冷冻干燥制品制备工艺

注射用冷冻干燥制品制备工艺流程,见图5-12。

1）测定产品低共熔点:新产品冻干时,先应预测出其低共熔点,然后控制冷冻温度在低共熔点以下,以保证冷冻干燥的顺利进行。低共熔点是在水溶液冷却过程中,冰和溶质同时析出结晶混合物(低共熔混合物)时的温度。

2）配液、滤过和分装:冻干前的原辅料、西林小瓶需按适宜的方法处理,然后进行配液、无菌

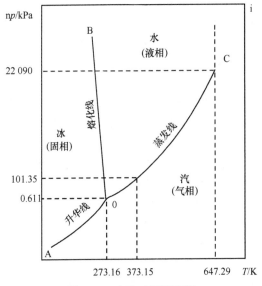

图 5-11　水的三相平衡图

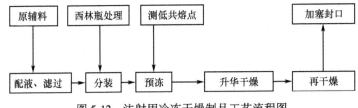

图 5-12　注射用冷冻干燥制品工艺流程图

过滤和分装,其制备应在 100 级洁净条件下操作。当药物剂量和体积较小时,需加适宜稀释剂 (甘露醇、乳糖、山梨醇、右旋糖酐、牛白蛋白、明胶、氯化钠和磷酸钠等)以增加容积。溶液经无 菌滤过(0.22μm 微孔滤膜)后分装在灭菌西林瓶内,容器的余留空间应较水性注射液大,一般分 装容器的液面深度为 1~2cm,最深不超过容器深度的 1/2。

3)预冻:是恒压降温过程,随着温度下降,药液形成固体,一般应将温度降至低于共熔点以 下 10~20℃,以保证冷冻彻底无液体存在。预冻方法包括速冻法和慢冻法。速冻法降温速度 快,易形成细微冰晶,制得产品疏松易溶,且对生物活性物质(如酶类、活菌、活病毒等)破坏小, 但可能出现冻结不实;慢冻法降温速度慢,冻结较实,但形成的结晶较粗。在实际工作中应按药 液性质采用不同的冷冻方法。

4)升华干燥:首先将冷冻体系进行恒温减压,至一定真空度后关闭冷冻机,缓缓加热,以供 给制品在升华过程中所需的热量,使体系中的水分基本除尽,进行再干燥。针对结构较复杂、黏 度大及熔点低的制品,如蜂蜜、蜂王浆等,可采用反复预冻升华法。

5)再干燥:升华完成后使体系温度升高,具体温度根据制品的性质确定,如 0℃或 25℃,保 持一定的时间使残留的水分与水蒸气被进一步抽尽。

6)加塞、封口:冷冻干燥完毕,从冷冻机中取出分装瓶,加塞、封口。国外有些设备已设计自 动加塞装置,西林小瓶从冻干机中取出之前,能自动压塞,避免污染。为此还有专门设计的橡皮 塞,在分装液体后,橡皮塞被放置瓶口上,因橡皮塞下部有一些缺口,可使水分升华逸出。

(3)冷冻干燥中存在的问题及处理方法

1)含水量偏高:装入容器的药液过厚,升华干燥过程中供热不足,冷凝器温度偏高或真空度不够,均可能导致含水量偏高。可采用旋转冷冻机及其他相应的措施去解决。

2)喷瓶:如果供热太快,受热不匀或预冻不完全,则易在升华过程中使制品部分液化,在真空减压条件下产生喷瓶。为防止喷瓶,必须控制预冻温度在共熔点以下 10~20℃,同时加热升华,温度不宜超过共熔点。

3)产品外形不饱满或萎缩:一些黏稠药液由于结构过于致密,在冻干过程中内部水蒸气逸出不完全,冻干结束后,制品因潮解而萎缩。可在处方中加入适量甘露醇、氯化钠等填充剂,并采取反复预冻法,以改善制品的通气性,产品外观即可得到改善。

三、注射用无菌粉末举例

1. 注射用辅酶 A 的无菌冻干制剂

【处方】 辅酶 A   56.1 单位

水解明胶(填充剂)   5mg

甘露醇(填充剂)   10mg

葡萄糖酸钙(填充剂)   1mg

半胱氨酸(稳定剂)   0.5mg

【制备】 将上述各成分用适量注射用水溶解后,无菌过滤,分装于西林瓶中,每支 0.5ml,冷冻干燥后封口,漏气检查即得。

【注解】 ①辅酶 A 易被空气、过氧化氢、碘、高锰酸盐等氧化成无活性二硫化物,故在制剂中加入半胱氨酸等,用甘露醇、水解明胶等作为赋形剂;②辅酶 A 在冻干工艺中易丢失效价,故投料量应酌情增加。

2. 注射用细胞色素 C

【处方】 细胞色素 C   15mg

葡萄糖   15mg

亚硫酸钠   2.5mg

亚硫酸氢钠   2.5mg

注射用水   0.7ml

【制法】 在无菌操作室中,称取细胞色素 C、葡萄糖,置于适当的容器中,加注射用水,在氮气流下加热(75℃以下),搅拌使之溶解,再加入亚硫酸钠与亚硫酸氢钠使溶解,用 2mol/L 的NaOH 溶液调节 pH 至 7.0~7.2,然后加配制量 0.1%~0.2% 的针用炭,搅拌数分钟,滤过;测定含量与 pH,合格后精滤,分装于西林瓶中,低温冷冻干燥约 34h,全压塞、轧盖,即得。

【注解】 ①本品是用细胞色素 C 加适宜的赋形剂与抗氧剂,经冷冻干燥制得的无菌制品。含细胞色素 C 应为标示量的 90.0%~115.0%;②本处方测得的最低共熔点为-27℃。

目标检测

一、选择题

(一) A 型题(单项选择题)

1. 有关热原性质的叙述,错误的是(   )

A. 耐热性   B. 可滤过性

C. 不挥发性   D. 水不溶性

E. 不耐酸碱性

2. 外源性热原主要是微生物的代谢产物,其致热中心为(   )

A. 蛋白质   B. 脂多糖

C. 磷脂   D. 胆固醇

E. 激素

3. 己烯雌酚注射液采用的灭菌方法是(   )

A. 100℃流通蒸汽 30min

B. 115℃流通蒸汽 30min

C. 115℃干热 1h

D. 150℃干热 1h

E. 180℃干热 1h

4. 注射于真皮与肌肉之间软组织内的给药途径为
( )

    A. 静脉注射　　　　　B. 椎管注射

    C. 肌内注射　　　　　D. 皮下注射

    E. 皮内注射

5. 关于输液的叙述,错误的是( )

    A. 输液是指由静脉滴注入体内的大剂量注射液

    B. 除无菌外还必须无热原

    C. 渗透压应为等渗或偏高渗

    D. 为保证无菌,需添加抑菌剂

    E. 澄明度应符合要求

6. 冷冻干燥制品的正确制备过程为( )

    A. 预冻→测定产品低共熔点→升华干燥→再
干燥

    B. 预冻→升华干燥→测定产品低共熔点→再
干燥

    C. 测定产品低共熔点→预冻→升华干燥→再
干燥

    D. 测定产品低共熔点→升华干燥→预冻→再
干燥

    E. 测定产品低共熔点→干燥→预冻→升华再
干燥

7. 适用于偏酸性药液的水溶性抗氧剂是( )

    A. 对羟基茴香醚(BHA)

    B. 亚硫酸钠

    C. 焦亚硫酸钠

    D. 生育酚

    E. 硫代硫酸钠

8. 可用于静脉注射脂肪乳的乳化剂是( )

    A. 阿拉伯胶　　　　　B. 西黄芪胶

    C. 豆磷脂　　　　　　D. 脂肪酸山梨坦

    E. 十二烷基硫酸钠

9. 以下改善维生素C注射剂稳定性的措施中,不正
确的是( )

    A. 加入抗氧剂 BHA 或 BHT

    B. 通惰性气体二氧化碳或氮气

    C. 调节 pH 6.0~6.2

    D. 采用100℃流通蒸汽15min灭菌

    E. 加 EDTA-2Na

10. 对维生素C注射液错误的表述是( )

    A. 可采用亚硫酸氢钠作抗氧剂

    B. 处方中加入碳酸氢钠调节 pH 使成偏碱性,
避免肌内注射时疼痛

    C. 可采用依地酸二钠络合金属离子,增加维生
素C稳定性

    D. 配制时使用的注射用水需用二氧化碳饱和

    E. 采用 100℃ 流通蒸汽 15min 灭菌

11. 生产注射剂最可靠的灭菌方法是( )

    A. 流通蒸汽灭菌法　　B. 滤过灭菌法

    C. 干热空气灭菌法　　D. 热压灭菌法

    E. 气体灭菌法

(二) B 型题(配伍选择题)

【12~14】

    A. 油相　　　　　　　B. 乳化剂

    C. 等渗调节剂　　　　D. pH 调节剂

    E. 抑菌剂

12. 大豆磷脂在静脉注射脂肪乳剂中的作用是( )

13. 静制豆油在静脉注射脂肪乳剂中的作用是
( )

14. 甘油在静脉注射脂肪乳剂中的作用是( )

【15~18】

    A. 静脉滴注　　　　　B. 椎管注射

    C. 肌内注射　　　　　D. 皮下注射

    E. 皮内注射

15. 不超过 10ml( )

16. 1~5ml( )

17. 1~2ml( )

18. 0.2ml 以下( )

【19~20】

    A. 纯化水　　　　　　B. 注射用水

    C. 无菌注射用水　　　D. 原水

    E. 饮用水

19. 用于配制普通制剂的水( )

20. 用于注射用无菌粉末的溶剂为( )

【21~22】

    A. 有利于制剂稳定　　B. 减少制剂刺激性

    C. 调节 pH　　　　　D. 抑制微生物生长

    E. 增溶

21. 葡萄糖注射剂加适量盐酸( )

22. 己烯雌酚注射剂中加入苯甲醇( )

【23~25】

    A. 溶剂　　　　　　　B. pH 调节剂

    C. 渗透压调节剂　　　D. 抗氧剂

    E. 抑菌剂

在盐酸普鲁卡因注射液处方中,下列物质的作用是

23. 注射用水( )

24. 氯化钠( )

25. 盐酸(0.1mol/L) (　　)

【26~29】
  A. 水中难溶且稳定的药物
  B. 水中易溶且稳定的药物
  C. 油中易溶且稳定的药物
  D. 水中易溶且不稳定的药物
  E. 油中不溶且不稳定的药物

26. 适合于制成注射用无菌粉末(　　)
27. 适合于制成乳剂型注射剂(　　)
28. 适合于制成混悬型注射剂(　　)
29. 适合于制成溶液型注射剂(　　)

【30~33】
  A. 抑菌剂　　　　　　B. 等渗调节剂
  C. 抗氧剂　　　　　　D. 润湿剂
  E. 助悬剂

下列注射剂附加剂的作用是
30. 聚山梨酯类(　　)
31. 甲基纤维素(　　)
32. 硫代硫酸钠(　　)
33. 葡萄糖(　　)

(三) X 型题(多项选择题)
34. 可作为注射剂的抑菌剂有(　　)
  A. 苯甲醇　　　　　　B. 苯酚
  C. 聚山梨酯40　　　　D. 亚硫酸钠
  E. 硫柳汞
35. 关于热原的叙述,错误的是(　　)
  A. 热原是指微量即可引起恒温动物体温异常升高的物质总称
  B. 大多数细菌都能产生热原,致热能力最强的是革兰阳性杆菌
  C. 热原是微生物产生的一种内毒素,它存在于细菌的细胞膜和固体膜之间
  D. 内毒素是由磷脂、脂多糖和蛋白质所组成的复合物
  E. 由于蛋白质易引起过敏反应,所以蛋白质是内毒素的主要成分和致热中心
36. 有关热原性质的正确表述有(　　)
  A. 耐热性　　　　　　B. 可滤过性
  C. 不挥发性　　　　　D. 水不溶性
  E. 不耐酸碱性
37. 调节溶液渗透压的方法有(　　)

  A. 氯化钠等渗当量法　B. 氯化钠当量法
  C. 冰点降低法　　　　D. 饱和溶液法
  E. pH 降低法
38. 在生产注射用冻干制品时,常出现的异常现象是(　　)
  A. 成品含水量偏高
  B. 冻干物萎缩成团粒状
  C. 喷瓶
  D. 冻干物不饱满
  E. 絮凝

二、名词解释
1. 注射剂　2. 热原　3. 等渗溶液　4. 输液剂
5. 注射用无菌粉末

三、填空题
1. 注射剂的 pH 一般控制在_____范围内。
2. 能引起恒温动物体温升高的微生物代谢产物称为_____,又称为_____。
3. 法定的热原检查方法为_____、_____。
4. 因为热原具有不_____,所以制备注射用水采用_____。
5. 注射用水为纯水经_____所得的水。
6. 配制注射剂,必须采用_____制备的注射用水,储存不得超过_____h。
7. 兼有止痛和抑菌作用的附加剂有苯甲醇和_____。
8. 常用的渗透压调节剂有_____和_____。
9. 注射剂的配制方法有_____和_____。
10. 输液剂从配制到灭菌,一般不超过_____h。

四、问答题
1. 注射剂的定义和特点是什么?
2. 注射剂的质量要求有哪些?
3. 热原的定义和性质是什么?
4. 简述污染热原的途径有哪些?
5. 简述安瓿注射剂生产的工艺流程。
6. 输液按规定的灭菌条件灭菌后,为什么还会出现染菌现象?
7. 输液常出现澄明度问题,简述微粒产生的原因及解决的方法。
8. 配制2%盐酸普鲁卡因溶液200ml,问需加氯化钠多少克,使成为等渗溶液?(1%盐酸普鲁卡因溶液的冰点下降度为0.12℃)

（樊　燕　余　巧）

第六章　滴　眼　剂

学习目标

1. 掌握滴眼剂的概念、质量要求。
2. 熟悉滴眼剂药物的吸收途径与影响吸收的因素。
3. 掌握滴眼剂的附加剂的选择。
4. 掌握滴眼剂的制备。

课堂互动

1. 你知道的眼部疾病都有哪些？
2. 说说眼球各部位的名称。
3. 你用过哪些眼用剂型？

第一节　概　　述

一、滴眼剂的概念

滴眼剂是指由药物与适宜辅料制成的供滴入眼内的无菌液体制剂。以水溶液为主，包括少数水性混悬液，也有将药物做成片剂等固态形式，临用时配成水溶液。眼用液体药剂按用法可分为滴眼剂及洗眼剂。滴眼剂常用作消炎杀菌、散瞳缩瞳、降低眼压、麻醉或诊断，也可用作润滑或代替泪液等。

> **知识链接**　　　　　　　　　　**洗眼剂、眼内注射溶液**
>
> 　临床上还有洗眼剂、眼内注射溶液等。洗眼剂如生理盐水、2%硼酸溶液等，一般由医院制剂科配制，供眼部冲洗清洁用；眼内注射溶液系指药物与适宜辅料制成的无菌澄明溶液，供眼周围组织（包括球结膜下、筋膜下及球后）或眼内注射（包括前房注射、前房冲洗、玻璃体注射、玻璃体内灌注等）的无菌眼用液体制剂。
>
> 　为增加药物与作用部位的接触时间，减少给药次数与提高疗效，除适当增加滴眼剂的黏度外，近年来，还发展了一些新型的眼用剂型，如眼用膜剂、眼用凝胶制剂等。

二、滴眼剂的质量要求

滴眼剂虽然是外用剂型，但质量要求类似注射剂，对 pH、渗透压、无菌、澄明度等都有一定的要求。

1. pH　对滴眼剂有重要的影响，由 pH 不当而引起的刺激性，可增加泪液的分泌，导致药物迅速流失，甚至损伤角膜。正常眼可耐受的 pH 为 5.0~9.0。pH 6~8 时无不舒适感觉，小于 5.0 和大于 11.4 有明显的感觉。眼对碱性比较敏感，较强酸更能使眼损伤。滴眼剂的 pH 应兼顾药物的溶解度和稳定性的要求，滴眼剂的用量不大，由于眼泪的稀释与缓冲作用，刺激时间一般较短。至于 pH 对药物吸收及药效的影响，也应考虑。

2. 渗透压　眼球能适应的渗透压范围相当于浓度为 0.6%~1.5% 的氯化钠溶液，超过 2% 就有明显的不适。低渗溶液应该用合适的药物调成等渗，如氯化钠、硼酸、葡萄糖等。眼球对渗透压的感觉不如对 pH 的敏感。

3. 无菌 眼部有无外伤是滴眼剂无菌要求严格程度的界限。用于眼外伤的眼用制剂要求绝对无菌,包括手术后用药在内。正常人的泪液中可能因含有溶菌酶,故有杀菌作用,同时泪液不断地冲洗眼部,使眼部保持清洁无菌,角膜、巩膜等也能阻止细菌浸入眼球内。因此,对于眼部有外伤的患者,所用的滴眼剂要绝对无菌。《中国药典》2010 年版规定,眼内注射溶液、供角膜创伤或手术用的滴眼剂须进行无菌检查,应符合规定。眼外伤患者用的眼用制剂,应严格控制的条件下制备,并经过可靠的灭菌操作,且按注射剂要求进行单剂量包装。这类滴眼剂不允许加入抑菌剂,所以一经开启,不能放置再用。一般滴眼剂是一种多剂量剂型,患者在多次使用时,很易染菌,所以要加抑菌剂,使它在被污染后,于下次再用之前恢复无菌。因此滴眼剂的抑菌剂要作用迅速,要在 1~2h 内达到无菌。

4. 可见异物(澄明度) 滴眼剂的澄明度要求比注射剂要低些。一般玻璃容器的滴眼剂按注射剂的澄明度检查方法检查,但有色玻璃或塑料容器的滴眼剂应在照度 3000~5000lx 下用眼检视,溶液应澄明,特别不得有玻璃屑。混悬型滴眼剂应进行药物颗粒细度检查,大于 50μm 的颗粒不得超过 2 粒,并不得检出大于 90μm 的粒子。

5. 黏度 滴眼剂的黏度适当增大可使药物在眼内停留时间延长,从而增强药物的作用,同时黏度增加后减少刺激作用,也能增加药效。合适的黏度为 4.0~5.0cPa·s。

6. 稳定性 眼用溶液类似注射剂,也要注意稳定性问题。

三、滴眼剂中药物吸收途径与影响药物吸收的因素

用于眼部的药物,多数情况下以局部作用为主。当滴入给药吸收太慢时,可将其注射入结膜下或眼角后的眼球囊内,药物可通过巩膜进入眼内,对睫状体、脉络膜和视网膜发挥作用。若将药物注射于眼球后,则药物进入眼后段,对球后神经及其他结构发挥作用(图 6-1)。

1. 吸收途径

(1)角膜吸收:药物滴眼给药后,使大部分药物在结膜的下穹隆中,借助毛细血管、扩散或眨眼等进入角膜前的薄膜层,药物与角膜表面接触并渗入角膜,进一步进入房水,经前房到达虹膜和睫状肌,药物主要被局部血管网摄取,发挥局部作用。由于角膜表面积较大,经角膜是眼部吸收的主要途径,有些药物经角膜转运至眼后部发挥治疗作用。

(2)结膜吸收:药物可经结膜,并经巩膜转运至眼球后部。结膜内血管丰富,结膜和巩膜的渗透性能比角膜强,但药物在吸收过程中可经结膜血管网进入体循环,不利于药物进入房水,同时也有可能引起药物全身吸收后的副作用,应引起注意。

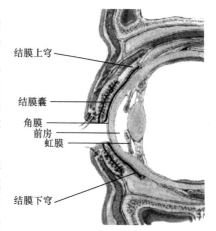

结膜上穹

结膜囊

角膜

前房

虹膜

结膜下穹

图 6-1 眼球解剖结构图

药物经何种途径吸收进入眼内,很大程度上依赖于药物本身的理化性质、给药剂量及剂型。脂溶性药物一般经角膜渗透吸收,亲水性药物及多肽蛋白质类药物不易通过角膜,主要通过结膜、巩膜途径吸收。亲水性药物的渗透系数与其分子质量相关,分子质量增大,渗透系数降低。

2. 影响吸收的主要因素

(1)药物从眼睑缝隙的损失:人正常泪液容量约 7μl,若不眨眼,可容纳 30μl 左右的液体。通常一滴滴眼液 50~70μl,约 70% 的药液从眼部溢出而造成损失。若眨眼则有 90% 的药液损失,加之泪液对药液的稀释损失更大,因而应增加滴药次数,有利于提高主药的利用率。

（2）全身吸收：药物在进入眼睑和眼结膜的同时，也通过外周血管从眼组织消除。眼结膜的血管和淋巴管很多，并且当有外来物引起刺激时，血管扩张，因而透入结膜的药物以很大比例进入血液，并有可能引起全身性副作用。

（3）药物的水溶性与pH：角膜上皮层和内皮层均有丰富的类脂物，因而脂溶性药物易渗入，水溶性药物则较易渗入角膜的水性基质层，两相都能溶解的药物容易通过角膜，完全解离的药物难以透过完整的角膜。适当调高弱碱性药物滴眼剂的pH，可增加药物的分子型浓度，增加角膜吸收。而调高弱酸性药物滴眼剂的pH，则减少药物的分子型浓度，降低角膜吸收。根据pH对流泪而引起的药物流失的研究，在中性时流泪最少，所以不论解离型或分子型药物，在pH中性附近范围内吸收都增加。例如，pH 7.0的毛果芸香碱滴眼剂缩瞳作用比pH 4.5的滴眼剂强。

（4）刺激性：眼用制剂的刺激性较大时，使结膜的血管和淋巴管扩张，不仅增加药物从外周血管的消除，而且能使泪腺分泌增多。泪液过多将稀释药物浓度，并溢出眼睛或进入鼻腔和口腔，从而影响药物的吸收利用，降低药效。

（5）表面张力：滴眼剂表面张力越小，越有利于泪液与滴眼剂的充分混合，也有利于药物与角膜上皮接触，使药物容易渗入。适量的表面活性剂有促进吸收的作用。

（6）黏度：增加黏度可使药物与角膜接触时间延长，有利于药物的吸收。

第二节　滴眼剂的附加剂

一、pH调节剂

由于主药的溶解度、稳定性、疗效或改善刺激性等的需要，往往将滴眼剂进行pH调整。滴眼剂的最佳pH，应是刺激性最小、药物溶解度最大和制剂稳定性最强。因此，可选用适当的缓冲液作眼用溶剂，可使滴眼剂的pH稳定在一定范围内，保证对眼无刺激。正常眼可以耐受的pH范围为5.0~9.0。常用的pH缓冲液有以下几种。

1. 磷酸盐缓冲液　分别将无水磷酸二氢钠8g与无水磷酸氢二钠9.47g配制1000ml水溶液，再将二者以不同比例配合可得pH为5.9~8.0的缓冲液，其中等量配合物pH为6.8最常用。

2. 硼酸盐缓冲液　先配制1.24%硼酸溶液和1.91%硼砂溶液，再将二者以不同比例配合，可得pH为6.7~9.1的缓冲液。

3. 硼酸溶液　取硼酸1.9g溶于100ml注射用水中即得，pH为5。

因pH调节剂本身也产生一定的渗透压，因此在此基础上补加氯化钠至等渗即可作为滴眼剂的溶剂使用。

二、等渗调节剂

滴眼剂应与泪液等渗，渗透压过高或过低对眼都有刺激性。眼球能适应的渗透压范围相当于浓度为0.6%~1.5%的氯化钠溶液，超过耐受范围就有明显的不适。低渗溶液应加调节剂调成等渗，常用的等渗调节剂有氯化钠、葡萄糖、硼酸、硼砂等。

三、抑菌剂

一般滴眼剂是多剂量制剂，使用过程中无法始终保持无菌，因此需要加入适当抑菌剂。所选的抑菌剂应抑菌作用迅速，抑菌效果可靠（1小时内能将金黄色葡萄球菌和铜绿假单胞菌杀死），有合适的pH，对眼睛无刺激，性质稳定，不与主药和附加剂发生配伍禁忌。联合使用抑菌剂较单独使用效果好，常用的抑菌剂有以下几种。

1. 有机汞类　常用硝酸苯汞,有效浓度为 0.002% ~ 0.005%,在 pH6~7.5 时作用最强,与氯化钠、碘化物等有配伍禁忌。另外,也可用硫柳汞,但稳定性较差。

2. 季铵盐类　包括苯扎氯铵、苯扎溴铵、消毒净等阳离子表面活性剂。性质稳定,抑菌力强,但存在较多配伍禁忌。在 pH 小于 5 时作用减弱,遇阴离子表面活性剂或阴离子胶体化合物失效。最常用的是苯扎氯铵,其有效浓度为 0.002% ~ 0.001%,对硝酸根离子、碳酸根离子、蛋白银、水杨酸盐、磺胺类的钠盐、荧光素钠、氯霉素等有配伍禁忌。

3. 醇类　常用三氯叔丁醇,适合于弱酸溶液,与碱有配伍禁忌,常用浓度为 0.35% ~ 0.5%。苯氧乙醇对铜绿假单胞菌有特殊的抑菌力,常用浓度为 0.3% ~ 0.6%。苯乙醇配伍禁忌很少,但单独用效果不好,常与其他抑菌剂配伍使用,常用浓度为 0.5%。

4. 酯类　常用的为羟苯酯类(尼泊金类),包括羟苯甲酯、乙酯与丙酯。羟苯酯类混合使用有协同作用。乙酯单独使用有效浓度为 0.03% ~ 0.06%;甲酯与丙酯混合用,其浓度分别为 0.16%(甲酯)及 0.02%(丙酯),适于弱酸溶液。

5. 酸类　常用的为山梨酸,微溶于水,最低抑菌浓度为 0.01% ~ 0.08%,常用浓度为 0.15% ~ 0.2%,对真菌有较好的抑菌力,不因配伍问题而影响抑菌力,适用于含有聚山梨酯的滴眼剂。

> **知识链接**　　　　　**抑菌剂的联合应用**
>
> 　单一的抑菌剂,常因处方的 pH 不适合,或与其他成分有配伍禁忌不能达到迅速杀菌的目的。采用复合的抑菌剂可发挥协同作用。实践证实较好的配伍如下:①苯扎氯铵和依地酸二钠,依地酸二钠本身是没有抑菌作用,但少量的依地酸二钠能使其他抑菌剂对铜绿假单胞菌的作用增强;②苯扎氯铵和三氯叔丁醇再加依地酸二钠或羟苯酯类;③苯氧乙醇和羟苯酯类。

四、增　稠　剂

适当增加滴眼剂的黏度,可以使滴眼剂的刺激性减低,药物在眼内停留时间延长,这两方面都能提高疗效。合适的黏度是 4.0~5.0mPa·s。常用的增稠剂是甲基纤维素。甲基纤维素与某些抑菌剂有配伍禁忌,如羟苯酯类、氯化十六烷基吡啶等,但与酚类、有机汞类、苯扎溴铵无禁忌。羧甲基纤维素钠不常用,因其与生物碱盐及洗必泰有配伍禁忌,其他如聚乙烯醇及聚维酮也可选用。

五、稳定剂、增溶剂与助溶剂

对于不稳定药物,需加抗氧剂和金属螯合剂;溶解度小的药物需加增溶剂或助溶剂;大分子药物吸收不佳时可加吸收促进剂。

第三节　滴眼剂的制备

滴眼剂一般有下列三种生产工艺:

(1) 药物性质稳定者

原辅料→配液→滤过→滤液(灭菌) }无菌操作分装→质量检查→印字包装
洗瓶(塞)→灭菌

(2) 主药不耐热的品种,全部无菌操作法制备。

(3) 对用于眼部手术或眼外伤的制剂,必须制成单剂量包装制剂。如用安瓿,按注射剂生产工艺进行,保证完全无菌。

一、滴眼剂容器的处理

目前用于滴眼液灌装的容器有玻璃瓶和塑料瓶两种。

玻璃瓶一般为中性玻璃,配有滴管和铝盖。耐热、遇光不稳定者可选用棕色瓶。玻璃瓶洗涤方法与注射剂容器相同,可用干热灭菌。

塑料瓶有软塑料瓶与硬塑料瓶两种,后者常配有带滴管的密封瓶盖,使用方便。塑料瓶体软而有弹性、不易破裂、容易加工、包装价廉,目前为最常用的滴眼瓶。但应注意塑料会使抑菌剂浓度降低,也会使药物含量降低;塑料瓶具有一定的透气性,不适宜盛装对氧敏感的药物溶液;塑料中的增塑剂或其他成分也会溶入药液中,使药液不纯。因此通过试验后才能确定能否选用。塑料滴眼瓶可按下法清洗处理:切开封口,用真空灌装器将滤过注射用水灌入滴眼瓶中,然后用甩水机将瓶中的水甩干,如此反复三次,洗涤液经检查澄明度符合要求,甩干,必要时用气体灭菌,然后避菌存放备用。

二、药液的配滤

滴眼剂要求无菌,小量配制可在无菌操作柜中进行,大量生产,要按照注射剂生产工艺要求进行。所用器具于洗净后干热灭菌,或用杀菌剂(用75%乙醇配制的0.5%度米芬溶液)浸泡灭菌,用前再用纯化水及新鲜的注射用水洗净。操作者的手宜用75%乙醇消毒,或戴灭菌手套,以避免细菌污染。

滴眼剂的配制与注射剂工艺过程几乎相同。对热稳定的药物、附加剂用适量溶剂溶解,必要时加活性炭(0.05%~0.3%)处理,经滤棒、垂熔滤球或微孔滤膜过滤至澄明,加溶剂至全量,灭菌后做半成品检查。对热不稳定的药物可用已灭菌的溶剂和用具在无菌柜中配制,操作中应避免细菌的污染。

眼用混悬剂需先将微粉化药物灭菌,另取表面活性剂、助悬剂加适量注射用水配成黏稠液,再与主药用乳匀机搅匀,添加无菌蒸馏水至全量。

三、药液的灌装

目前生产上均采用减压灌装。灌装方法应依瓶的类型和生产量的大小而确定。下面介绍间歇式减压灌装工艺。

将灭菌过的滴眼剂空瓶瓶口向下排列在一平底盘中,将盘放入一个真空灌装箱内,由管道将药液从储液瓶定量地(稍多于实灌量)放入盘中,密闭箱门,抽气使成一定负压,瓶中空气从液面下小口逸出。然后将空气通过洗气装置通入,恢复常压。药液即灌入瓶中,取出盘子,立即封口并旋紧罩盖即可。

第四节　滴眼剂的质量检查与包装

(一) 可见异物

除另有规定外,滴眼剂照可见异物检查法(《中国药典》2010 年版附录Ⅸ H)中滴眼剂项下的方法检查,应符合规定;眼内注射溶液照可见异物检查法(《中国药典》2010 年版附录Ⅸ H)中注射液项下的方法检查,应符合规定。

（二）粒度

按《中国药典》2010 年版附录规定,混悬型眼用液体制剂粒度检查应符合规定。

检查方法:取供试品强烈振摇,立即取适量(相当于主药 $10\mu g$)置于载玻片上,照粒度和粒度分布测定法(《中国药典》2010 年版附录Ⅸ E 第一法)检查,大于 $50\mu m$ 的粒子不得超过 2 个,且不得检出大于 $90\mu m$ 的粒子。

（三）沉降体积比

按《中国药典》2010 年版附录规定,混悬型滴眼剂照下述方法检查,沉降体积比应不低于 0.90。

检查方法:除另有规定外,用具塞量筒量取供试品 50ml,密塞,用力振摇 1min,记下混悬物的开始高度 H_0 ,静置 3h,记下混悬物的最终高度 H ,按公式计算:沉降体积比 $= H/H_0$ 。

（四）无菌

眼内注射溶液、供角膜创伤或手术用的滴眼剂,按无菌检查法(《中国药典》2010 年版附录Ⅺ H)检查,应符合规定。

（五）微生物限度

按微生物限度检查法(《中国药典》2010 年版附录Ⅺ J)检查,应符合规定。

（六）其他

如装量、重量差异、渗透压摩尔浓度等应按《中国药典》2010 年版附录规定进行检查,应符合规定。

第五节　滴眼剂处方举例

1. 磺胺醋酰钠滴眼液

【处方】

磺胺醋酰钠	300g
硫代硫酸钠	1g
羟苯乙酯	0.25g
注射用水	加至 1000ml

【制法】　将羟苯乙酯溶于适量煮沸的注射用水中,另取硫代硫酸钠及磺胺醋酰钠溶于适量煮沸放冷的注射用水中,将二液合并,加水至全量,滤过、分装,于 100℃流通蒸汽灭菌 30min 即得。

【注解】　①磺胺醋酰钠和硫代硫酸钠都能被水中溶解的 CO_2 作用而析出沉淀,所以将水煮沸以驱除 CO_2 。②磺胺醋酰钠易氧化变色,故加入硫代硫酸钠作为抗氧剂。光照和金属离子会加速其变色反应,最好加 0.01% 依地酸钠及用棕色瓶包装,提高稳定性。羟苯乙酯为抑菌剂。③本品的 pH 调至 8.0~8.5,此时磺胺醋酰钠水解率最小。④磺胺醋酰钠的 3.85% 水溶液为等渗,出于疗效考虑,本品制成 30% 的高渗溶液。

2. 氯霉素滴眼液

【处方】

氯霉素(主药)	0.25g
氯化钠(渗透压调节剂)	0.9g
尼泊金甲酯(抑菌剂)	0.023g
尼泊金丙酯(抑菌剂)	0.011g
注射用水	加至 100ml

【制备】　取尼泊金甲酯、尼泊金丙酯,加沸注射用水溶解,于 60℃时溶入氯霉素和氯化钠,过滤,加注射用水至足量,灌装,100℃,30min 灭菌。

【注解】　①氯霉素溶解度为 1:400,0.25% 已达饱和,因此溶解时用 60℃的水加速溶解,但温度不宜过高,以免分解。②用氯化钠调节渗透压较硼酸盐缓冲体系稳定性好,且刺激性小。③尼泊金类水中溶解度小,溶解速度慢,因此用近沸水溶解,使能迅速溶解。④有的处方中加入0.2%的玻璃酸钠,可增加黏度,润滑干涩的眼睛。

3. 醋酸可的松滴眼液(混悬液)

【处方】

醋酸可的松(微晶)	5.0g
吐温80	0.8g
硝酸苯汞	0.02g
硼酸	20.0g
羧甲基纤维素钠	2.0g
注射用水	加至1000ml

【制备】 取硝酸苯汞溶于处方量50%的注射用水中,加热至40~50℃,加入硼酸、吐温80使溶解,3号垂熔漏斗过滤待用;另将羧甲基纤维素钠溶于处方量30%的注射用水中,用垫有200目尼龙布的布氏漏斗过滤,加热至80~90℃,加醋酸可的松微晶搅匀,保温30min,冷至40~50℃,再与硝酸苯汞等溶液合并,加蒸馏水至全量,200目尼龙筛过滤2次,分装,封口,100℃流通蒸汽灭菌30min。

【注解】 ①醋酸可的松微晶的粒径应在5~20μm,过粗易产生刺激性,降低疗效,甚至会损伤角膜。②羧甲基纤维素钠为助悬剂,配液前需精制。本滴眼液中不能加入阳离子型表面活性剂,因与羧甲基纤维素钠有配伍禁忌。③为防止结块,灭菌过程中应振摇,或采用旋转无菌设备,灭菌前后均应检查有无结块。④硼酸为pH与等渗调节剂,因氯化钠能使羧甲基纤维素钠黏度显著下降,促使结块沉降,改用2%的硼酸后,不仅改善降低黏度的缺点,且能减轻药液对眼黏膜的刺激性。

目标检测

一、选择题

(一) A型题(单项选择题)

1. 影响滴眼剂药物吸收的错误表述是( )
   A. 滴眼剂溶液的表面张力大小可影响药物被吸收
   B. 增加药液的黏度使药物分子的扩散速度减低,因此不利于药物被吸收
   C. 由于角膜的组织构造,能溶于水又能溶于油的药物易透入角膜
   D. 生物碱类药物本身的pH可影响药物的吸收
   E. 药液刺激性大,可使泪液分泌增加而使药液流失,不利于药物被吸收

2. 一般滴眼剂的pH应控制在( )
   A. 3.0~8.0   B. 3.0~10.0
   C. 5.0~9.0   D. 5.0~13.0
   E. 4.0~11.0

3. 适当增加滴眼剂的黏度,会使药物在眼内的滞留时间( )
   A. 延长   B. 缩短
   C. 不变   D. 缩短或不变
   E. 以上均不正确

4. 混悬型滴眼剂在检查微粒粒度时,不得检出大于( )的粒子
   A. 15μm   B. 30μm
   C. 45μm   D. 90μm
   E. 120μm

5. 下列不属于滴眼剂附加剂的是( )
   A. 抑菌剂   B. 崩解剂
   C. pH调节剂   D. 渗透压调节剂
   E. 增稠剂

(二) B型题(配伍选择题)

【6~8】
   A. 渗透压调节剂   B. 抑菌剂
   C. 抗氧剂   D. 金属离子络合剂
   E. pH调节剂

在氯霉素滴眼处方中,下列物质的作用是:

6. 氯化钠( )

7. 羟苯甲酯( )

8. 羟苯丙酯( )

【9~11】

写出下列处方中各成分的作用:
   A. 醋酸氢化可的松微晶25g

B. 氯化钠 8g

C. 吐温 80 3.5g

D. 羧甲基纤维素钠 5g

E. 硫柳汞 0.01g 制成 1000ml

9. 助悬剂(　　)

10. 渗透压调节剂(　　)

11. 防腐剂(　　)

【12~15】

A. 调节渗透压　　　B. 调节 pH

C. 调节黏度　　　　D. 抑菌防腐

E. 稳定

滴眼剂中加入下列物质其作用是:

12. 磷酸盐缓冲溶液(　　)

13. 氯化钠(　　)

14. 山梨酸(　　)

15. 甲基纤维素(　　)

(三)X 型题(多项选择题)

16. 关于眼用药物吸收途径及影响因素的叙述,正确的有(　　)

A. 滴眼剂仅经结膜单一途径吸收

B. 滴眼剂的刺激性较大时,能影响药物吸收利用,降低药效

C. 滴眼剂的表面张力越小,越有利于药物与角膜的接触,使药物容易渗入

D. 滴眼剂的黏度增大,可使药物与角膜接触时间延长,有利于药物吸收

E. 滴眼剂的黏度增大,可降低药物的刺激性

二、名词解释

滴眼剂

三、填空题

1. 滴眼剂一般经_____和_____两个途径吸收。

2. 用于眼部手术或创伤的滴眼剂不得加_____。

3. 滴眼剂的附加剂有_____、_____、_____、_____。

四、问答题

1. 滴眼剂的质量要求有哪些?

2. 简述滴眼剂生产的工艺流程。

3. 滴眼剂中常用的附加剂有哪些?

(余　巧)

第七章 粉碎、过筛、混合

第一节 粉 碎

一、概 述

(一) 粉碎的概念

粉碎是借机械力或其他作用力将块状固体物料破碎成适宜程度的操作过程。医药工业上也可借助其他方法将固体药物粉碎成微粉的程度。

(二) 粉碎的目的

①增加药物的表面积,促进药物溶解与吸收,有利于提高难溶性药物的溶出度;②有利于散剂、片剂、胶囊剂、气雾剂等剂型的制备;③有利于混合、制粒、充填等其他制剂单元操作;④有助于中药材中有效成分的浸出。

> **知识链接** 粉 碎 度
>
> 粉碎度是固体药物粉碎后的细度。常以粉碎前物料的平均直径(d_0),与粉碎后物料的平均直径(d_1)的比值(n)来表示:
>
> $$n = \frac{d_0}{d_1}$$
>
> 粉碎度与粉碎后的药物颗粒平均直径成反比,即粉碎度越大,颗粒越小。

(三) 粉碎的机制

物质依靠分子间的内聚力集结成一定形状的块状物,一般的粉碎,主要是利用外加力,部分破坏分子间的内聚力来达到粉碎的目的。粉碎过程常用的外加力有冲击力、压缩力、剪切力、弯曲力、研磨力等。被粉碎的物料性质不同,粉碎程度不同,所需施加的外力也有所不同:冲击、压碎和研磨对脆性物质有效;剪切方法对纤维状物料有效;粗碎以冲击力和压缩力为主;细碎以剪切力、研磨力为主。在实际粉碎过程中多数粉碎过程是几种力综合作用的结果,可根据物料的性质及制剂制备需要,选择不同的粉碎方法和设备。

二、粉 碎 方 法

(一) 自由粉碎与闭塞粉碎

在粉碎过程中,能及时地将已达到粒度要求的固体粉末从粉碎机中分出,使粗粒子继续进行粉碎,这种粉碎方法称为自由粉碎。反之,已达到粉碎要求的粉末仍滞留在粉碎机中和粗粉一起重复粉碎的操作叫闭塞粉碎。

闭塞粉碎只适用于粉碎少量的物料并希望在一次操作中完成全部的粉碎。例如，少量物料在球磨机中的粉碎属于闭塞粉碎。闭塞粉碎中细物料被重复多次过度粉碎，能耗较大。

（二）循环粉碎与开路粉碎

将粉碎物料连续供给粉碎机，同时不断从粉碎机中取出粉碎产品的操作称开路粉碎，即物料只通过一次粉碎机完成粉碎的操作。经粉碎机粉碎的物料通过筛或分级设备使粗颗粒重新返回到粉碎机反复粉碎的操作叫循环粉碎。

开路粉碎方法操作简单，设备便宜，但动力消耗大，粒度分布宽，适于粗碎或粒度要求不高的粉碎。循环粉碎动力消耗低，粒度分布窄，适于粒度要求比较高的粉碎。

（三）干法粉碎与湿法粉碎

1. 干法粉碎　是指将物料经过适当的干燥处理，使物料中的水分含量降低至一定限度再粉碎的方法。用于干法粉碎的物料含水量应根据粉碎机械性能而定，一般化学药品的水分含量通常在5%以下。

2. 湿法粉碎　是指往物料中加入适量水或其他液体进行研磨粉碎的方法。由于液体对物料有一定的穿透力和劈裂作用，降低了细物料的黏附性，有利于粉碎。选用的液体一般以药物不溶解、遇湿不膨胀、不影响药效为原则。中药传统的一种湿法粉碎是"水飞法"，西药的"加液研磨法"也是一种湿法粉碎。湿法粉碎可避免粉碎时粉尘飞扬，减少某些有毒物料或刺激性物料对人体的危害。

> **拓展提高**　　　　　　　**传统工艺——水飞法**
>
> 　　水飞法是将一些矿物药料先打成碎块，除去杂质，放于研钵或球磨机中加入适量清水，研磨，使细粉漂浮于水面或混悬于水中，然后将此混悬液倾出，余下粗料加水反复操作，直至全部药物研磨完毕。所得的混悬液合并，沉降，倾去上清液，将湿粉干燥，粉碎得极细粉。水飞法是一种湿法粉碎方式，发源于中国传统中药炮制技术，一般适用于质重、价昂、有毒等类物料的粉碎，如珍珠、雄黄、朱砂、炉甘石等。水飞的目的：去除杂质，洁净药物；使药物质地细腻，便于内服和外用；防止药物在研磨过程中粉尘飞扬，污染环境；除去药物中可溶于水的毒性物质，如砷、汞等。

（四）混合粉碎和单独粉碎

1. 单独粉碎　是指将一种药物单独进行粉碎的操作方法。该法可根据欲粉碎药物的性质选取较为适宜的粉碎设备，同时也可避免粉碎时因不同药物损耗不同而引起含量不准确的现象出现。适合单独粉碎的情况：①贵细药：为减少损耗，宜单独粉碎，如麝香、牛黄、羚羊角；②毒性及刺激性药：为便于劳动保护，防止粉碎过程中人员中毒和药物之间产生交叉污染，宜单独粉碎，如马钱子、蟾酥、雄黄等；③氧化性药物与还原性药：这两类药物混合粉碎可引起爆炸，如高锰酸钾、碘、氯酸钾等氧化性物质忌与硫、淀粉、甘油等还原物质混合粉碎。

2. 混合粉碎　是指两种或两种以上药物放在一起同时粉碎的操作方法。这种方法可避免一些黏性物料或热塑性物料在单独粉碎时黏壁及附聚，又可将粉碎与混合操作结合进行，粉碎时物料的硬度、密度相对接近，有利于产品粒度一致。

> **知识链接**　　　　　　　**串研法与串油法**
>
> 　　串研法：含黏液和糖分或树脂的黏性药物，如熟地、枸杞、麦冬等，吸湿性强，粉碎时必须先将处方中其他干燥药物粉碎，然后取一部分粉末与此药物掺研，使成不规则碎块或颗粒，60℃以下充分干燥后再进行粉碎。
>
> 　　串油法：含脂肪油较多的药材如杏仁、桃仁、苏子等，需先捣成稠糊状，再与已粉碎的其他药物掺研粉碎。

(五)低温粉碎

低温粉碎是利用物料在低温时脆性增加、韧性与延伸率降低进行粉碎的方法。低温粉碎可提高生产能力,降低能量消耗,所得到的粉体流动性好。

> **▶▶ 课堂互动**   **特殊物料如何粉碎?**
>
> 像动物的骨骼、肌肉、纤维类等特殊物料,有的硬度太大,有的柔韧性强,有的黏弹性好,有的极易吸潮,一般粉碎手段很难奏效,如何进行粉碎?

三、粉碎设备

制药工业所需粉碎的物料种类很多,性质各异,粉碎产品粒度要求各不相同,为了使粉碎操作达到良好效果,应选择适合产品粒度的粉碎设备。粉碎设备可根据物料被粉碎的程度分为粗碎、中碎及细碎设备等。

(一)研钵

研钵又称乳钵,是以研磨力为主的粉碎设备,主要用于少量药物的粉碎。研钵以瓷制和玻璃制常用。瓷制研钵内壁较粗糙,适于结晶性及脆性药物的粉碎,但吸附力较大,不宜用于粉碎小量的药物。对于毒性药物或贵重药物的粉碎宜采用玻璃研钵。

使用研钵进行粉碎时,每次所加药量一般不超过研钵容积的1/4,以防研磨时药物溅出。研磨时,杵棒由研钵中心以螺旋方式逐渐向外旋转,到达最外层后再逆向旋转至中心,如此反复操作,直至达到规定的粒度。

(二)万能粉碎机

万能粉碎机是一种应用较广泛的粉碎机,对物料粉碎的作用以撞击力、剪切力为主。适用于结晶性和纤维性等脆性、韧性物料,物料可达到中碎、细碎程度,但粉碎过程会发热,故不适用于粉碎含大量挥发性成分或黏性、遇热发黏的物料。万能粉碎机根据其结构不同可分为冲击柱式和锤击式两种。

冲击式万能粉碎机由加料斗、抖动装置、粉碎室、钢齿、环状筛板等组成,见图7-1。物料由加料斗进入粉碎室,活动齿盘高速旋转产生的离心力,使物料由中心部位被甩向室壁。物料在活动齿盘与固定齿盘之间受钢齿的冲击、剪切、摩擦及物料之间的撞击作用而被粉碎。最后物料到达转盘外壁环状空间,细粉经环状筛板由底部出料。粗粉在室内继续粉碎。

锤击式粉碎机(俗称榔头机)的构造见图7-2,由高速旋转的旋转轴、装在轴上的几组 T 型钢锤、带有筛板的机壳、机壳下部的筛板、加料斗、螺旋加料器等组成。当物料从加料斗进入到粉碎室时,受到高速旋转的钢锤的冲击和剪切作用而被粉碎,达到一定细度的粉末通过筛板出料,粗粉则在室内继续被粉碎,粉碎度以更换不同孔径的筛板加以调节。

为了克服万能粉碎机粉碎过程中因机件运转会导致升温的缺点,也有一些粉碎机采用粉碎室水冷却装置,故可适用于热敏性物料的粉碎。

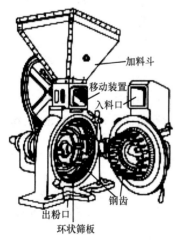

加料斗
移动装置
入料口
钢齿
出粉口
环状筛板

图 7-1　冲击式粉碎机构造示意图

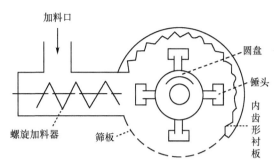

图 7-2 锤击式粉碎机构造示意图

(三) 柴田式粉碎机

柴田式粉碎机是目前中药厂普遍使用的冲击式粉碎机。适用于粉碎含黏软、油润、纤维及坚硬的物料。该机由机壳、加料斗、甩盘、打板、挡板、风叶、电动机等组成,见图 7-3。药物由加料口进入粉碎室,在机轴高速旋转时,药物受到打板的打击、剪切作用和挡板的撞击作用而粉碎,经风叶将细粉自出料口经输粉管吹入药粉沉降器内,由下口放出药粉。

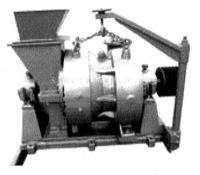

图 7-3 柴田式粉碎机结构示意图

(四) 球磨机

球磨机是由不锈钢或瓷制成的圆筒形球罐,内装有一定数量和大小的钢球或瓷球,球罐的轴固定在轴承上。当球罐转动时,物料受筒内起落圆球的撞击作用、圆球与筒壁及球与球之间的研磨作用而被粉碎。球磨机结构简单,密闭操作,粉尘少,不但可以间歇操作,也可以连续操作,常用于毒性药物、刺激性药物、贵重药物或吸湿性药物的粉碎。对结晶性药物、硬而脆的药物进行粉碎,效果更好。球磨机较容易实现无菌条件下的粉碎与混合药物,得到无菌的产品;易氧化药物或爆炸性药物,还可在充填惰性气体条件下密闭粉碎。

球磨机的粉碎效率与球罐的转速有关。球磨机要有适当的转速,才能使球达到一定高度并在重力和惯性的作用下呈抛物线落下而产生撞击与研磨的综合粉碎效果。如果转速太慢,圆球不能达到一定高度即沿罐内壁滑动,此时主要发生研磨作用,粉碎效果较差;如果转速太快,形成的离心力超过了圆球的重力,球紧贴于罐壁随罐旋转而不落下,故不能粉碎药物。

影响球磨机粉碎效果的因素,除转速外,还与罐内圆球的装量、质量、大小等因素有关。圆球多、小,所得粉末细,反之则粗。球罐中装填圆球的数目不宜过多,一般占球罐全容积 30% ~ 35%。过多时,圆球在升降时互相撞击,消耗能量。圆球直径不应小于 65mm,否则,在一定的高度落下时,不能具有较大的撞击力。圆球的大小不一定要求完全一致,这样可以增加圆球间的研磨作用。

球磨机除广泛应用于干法粉碎外,也可用于湿法粉碎。例如,用球磨机水飞制备炉甘石、朱砂、珍珠可达到 120 目以上细度的粉末,比干法制得的粉末滑润,且可节省人力。

(五) 流能磨

流能磨是利用高速弹性流体(空气或惰性气体)使药物的颗粒之间及颗粒与室壁之间相互碰撞而产生强烈的粉碎作用。

用流能磨粉碎时,由于高压气流在粉碎室内膨胀而产生冷却效应,故不升高被粉碎物料的温度,适用于抗生素、酶、低熔点或其他对热敏感的药物粉碎。由于在粉碎的同时就进行了分级,所以可得 5μm 以下均匀的微粉。但操作时应注意加料速度均匀,以免堵塞喷嘴。

(六) 粉碎设备的选用

粉碎药物时应根据被粉碎物料的硬度、脆性与黏性、所要达到的粉碎度来选则适宜的粉碎设备。对于硬而脆的物料以撞击和挤压的效果较好;对于韧性物料以研磨较好;而对于脆性物料以劈裂为宜;对坚硬而贵重的药材则以挫削为好。可参照表 7-1 来选择适宜的粉碎设备。

表 7-1　常用粉碎机的一般特性

粉碎机	作用方式	产品粒度	适用范围	不适用的物料
锤击式粉碎机	冲击	4~200 目	几乎所有的药物	高硬度或黏性物料
截切式粉碎机	剪切	20~80 目	纤维状植物药物	脆性或黏性物料
滚筒式粉碎机	压缩	20~200 目	低硬度脆性物料	高硬度或黏性物料
流能磨	撞击和摩擦	20~30 目	脆性和中等硬度物料	黏性物料
球磨机	冲击和研磨	35~200 目	脆性和中等硬度物料	高硬度物料

四、粉碎操作注意事项

(1) 通常高速旋转的粉碎机开动后,先空转一定时间,待转速稳定无异常后再加料。否则因药物先进入粉碎室后,机器难以启动,引起发热,造成电机损坏或因过热而停机。

(2) 药物中不应夹杂硬物,以免卡塞转子而导致电动机发热或烧坏。粉碎前应对物料进行挑拣,粉碎机饲料斗上附有电磁除铁装置以吸除所含铁质异物。

(3) 粉碎过程中应及时筛去细粉以提高效率。

(4) 为防止混料,粉碎机在粉碎结束后需进行清洗,清洗效果应达到设备内外无可见污迹,最后一次纯化水冲洗后,其 pH 应呈中性。

(5) 粉碎毒性或刺激性较强的药物时,应注意劳动保护,以免中毒,同时应采取适当措施防止交叉污染的发生。

五、集尘方法与设备

物料的粗粉碎多采用冲击式粉碎机,这类粉碎机在粉碎过程中会产生大量粉尘,为收集粉尘、保护环境、加强安全生产,必须装置捕集粉尘装置。集尘方法有两种:一种是旋风分离器分离,另一种是袋滤器捕集,通常将旋风分离器用作一级分离,袋滤器用作二级捕集来达到集尘的目的。

第二节　筛　　分

一、概　　述

(一) 筛分的概念

筛分是借助筛网将物料按粒度大小进行分离的操作。筛分本质上是整理物态的一种方式。

（二）筛分的目的

筛分的目的是为了获得较均匀的粒子群或除去异物，这对药品质量及制剂生产过程的顺畅进行都有直接意义，如颗粒剂、散剂都有粒度的规定。在片剂压片、胶囊充填等单元操作中，粒度的均匀性对药物的混合度、充填性等都有明显的影响。

（三）药筛及粉末的分等

1. 药筛的种类　药筛（或称标准筛）是指药典规定的全国统一用于药剂生产的筛。在实际生产中，也使用工业筛，这类筛的选用，应与标准药筛相近，且不影响药剂质量。制药工业所用的筛可分为两种：冲制筛和编织筛。冲制筛又称作筛板，是在金属板上冲击圆形、长方形、人字形等筛孔而制成，常装于锤击式、冲击式粉碎机的底部，与高速粉碎机过筛联动。编织筛是用有一定机械强度的金属丝（如不锈钢丝、铜丝、铁丝等）或其他非金属丝（尼龙丝、铝丝等）编织而成，偶有采用马鬃或竹丝编织的。编织筛在使用时筛线易于移位，故常将金属筛线交叉处压扁固定。筛网同筛板相比，质量轻、有效面积大，且筛网有一定弹性，筛网本身还产生一定的颤动，有助于黏附在筛网上的细粒同筛网的分离，避免堵网，提高筛分效率。

《中国药典》2010 年版所用筛网选用国家标准的 R40/3 系列，共规定了 9 种筛号，一号筛的筛孔内径最大，九号筛的筛孔内径最小。我国常用的一些工业用筛的规格与标准筛号的对照见表 7-2。

目前制药工业上，习惯常以目数来表示筛号及粉末的细粗，多以每英寸（2.54cm）长度有多少孔来表示。例如，每英寸上有 120 个筛孔，就称 120 目筛。筛目数越大，粉末越细，如能通过 120 目筛的粉末就叫 120 目粉。

表 7-2　中国药典标准筛规格表

序号	筛孔内径（平均值）	工业筛目数
一号筛	2000μm±70μm	10 目
二号筛	850μm±29μm	24 目
三号筛	355μm±13μm	50 目
四号筛	250μm±9.9μm	65 目
五号筛	180μm±7.6μm	80 目
六号筛	150μm±6.6μm	100 目
七号筛	125μm±5.8μm	120 目
八号筛	90μm±4.6μm	150 目
九号筛	75μm±4.1μm	200 目

2. 粉末的分等　为了适应医疗和药剂生产需要，原辅料一般都需要经粉碎后再进行筛分，才能得到粒度比较均匀的粉末。筛分方法是以适当的药筛过筛。筛过的粉末包括所有能通过该药筛孔的全部粉粒。例如，通过一号筛的粉末，不都是近于 2mm 直径的粉粒，包括所有能通过二至九号药筛甚至更细的粉粒在内，富含纤维素的药材在粉碎后，有的粉碎呈棒状，其直径小于筛孔，而长度则超过粉末的均匀度，根据实际要求，《中国药典》2010 年版规定了 6 种粉末规格，见表 7-3。

表 7-3　《中国药典》粉末等级标准

等级	分等标准
最粗粉	指能全部通过一号筛，但混有能通过三号筛不超过 20% 的粉末
粗粉	指能全部通过二号筛，但混有能通过四号筛不超过 40% 的粉末
中粉	指能全部通过四号筛，但混有能通过五号筛不超过 60% 的粉末
细粉	指能全部通过五号筛，并含能通过六号筛不少于 95% 的粉末
最细粉	指能全部通过六号筛，并含能通过七号筛不少于 95% 的粉末
极细粉	指能全部通过八号筛，并含能通过九号筛不少于 95% 的粉末

以上药典规定的 6 种粉末规格可作一般使用，如有特殊要求，应按具体情况掌握。

> **课堂互动** 　　　　　　**关于筛分的3个问题**
>
> 　（1）100目筛指的是一英寸长度上网孔的数目是100，那么每个网孔的内径是多少？查阅一下表7-2，思考一下为什么不一样？
>
> 　（2）最细粉是不是最细的？为什么？最细粉的粒径大约是多少？
>
> 　（3）在农村家庭里，常见一种手工筛，使用时会有"摇一摇"、"拍一拍"、"搓一搓"、"颠一颠"、"簸一簸"的动作，请思考这些操作对于编织筛过筛的意义是什么？

二、筛分的方法和设备

筛分的方法有手工筛分和机械筛分两种。筛分设备种类很多，应根据对粉末粗细的要求、粉末的性质和数量来选用。实验室筛分时常选用手摇筛，批量生产时常选用能适应流水作业的振动筛。

1. 手摇筛　是由不锈钢、铜丝、尼龙丝等编织的筛网，固定在圆形或长方形的金属圈上，并按照筛号大小依次叠成套，最粗号在最上端，其上面加盖，最细号在底下，套在接收器上。应用时可取所需号数的药筛套在接收器上，上面用盖子盖好，用手摇动过筛。手摇筛适用于小量或质轻药粉的筛分，常用于粉末粒度分布的筛析（因过筛系在密闭条件下进行，可避免细粉飞扬）。

2. 振动筛　是利用机械或电磁方法使筛或筛网产生一定频率振动，实现筛分的设备。机械振动筛（图7-4）为一圆形振动筛，电机的上轴及下轴各装有不平衡重锤，上轴穿过筛网并与其相连，筛框以弹簧支撑于底座上，上部重锤使筛网产生水平圆周运动，下部重锤使筛网产生垂直方向运动，故筛网的振动方向有三维性。每台机械振动筛可由1~3层筛网组成，物料加在筛网中心部位，使不同粒径的粉末自筛网的上部排出口和下部排出口分别排出。电磁振动筛是利用上端由筛框支撑、下端与筛网相连的电磁振动装置产生的较高振动频率（3000次/分）和较小振幅0.5~1mm，使筛网发生垂直方向的振动而筛分粉末的，见图7-5。因筛网具有较强的垂直方向运动，筛网不易堵塞，故适宜于筛分黏性较强及含油性的粉末。

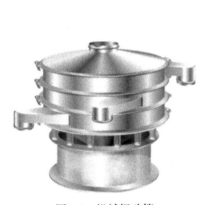

图7-4　机械振动筛

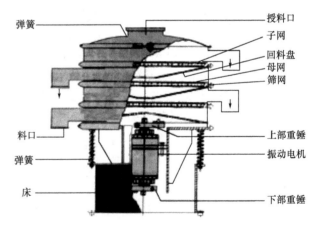

图7-5　机械振动筛结构示意图

三、筛分操作注意事项

筛分时如操作正确，则可提高筛分效率。筛分操作应注意以下几点。

（1）粉末应干燥：含水量较高的物料应先适当干燥，易吸潮的物料应及时过筛或在干燥环境中过筛。

（2）物料厚度适宜：间歇操作时，过筛效率与筛网面积成正比，与物料层在筛网上的厚度成反比。因此，筛网上的料层不宜太厚，以使物料粒子有充分与筛网接触的机会，提高过筛效率。连续操作的过筛装置筛面宽度加大时，料层厚度变薄，而筛面的长度加长时，物料在筛网上停留时间加长，过筛效率可提高。

（3）振动：振动时物料在筛网上运动的方式有滑动、滚动及跳动等几种，跳动易增加物料与筛孔接触机会，并可防止堵网。因此，具有三维性振动的筛分设备的筛分效率较高。

（4）粉碎、筛粉联动化：粉碎、筛分等单元操作易引起粉尘的飞扬，除了应设防尘设施外，大量生产时，多将粉碎、筛分及捕集粉尘联动操作，不仅能降低劳动强度，而且能有效地防止粉尘的交叉污染，保证产品质量。

第三节　混　　合

一、概　　述

制剂生产过程中，为了获得含量均匀的物料，广泛使用各种混合方法和设备。从广义上讲把两种以上组分的物质均匀混合的操作通称混合。但由于混合对象不同，所用的操作方法也不同，在生产实际中通常把固-固、液-液组分的混合叫混合，少量固体与大量液体的混合叫搅拌，大量固体与少量液体的混合叫捏合。

固-固组分间的混合是制备片剂、颗粒剂、硬胶囊剂等固体剂型生产中的一个基本操作。物料的混合需靠外加的机械作用才能进行。混合机制一般认为有下列3种。

（1）对流混合：固体粒子在机械转动的作用下，粒子群产生较大的位置移动所达到的总体混合。机械转动可由叶片、桨片、旋转的螺旋推进器来完成。

（2）剪切混合：不同组成的粒子群间发生剪切作用而产生滑动平面，促使不同粒子群界面互相稀释，厚度减薄而达到的局部混合。

（3）扩散混合：当颗粒进行无序运动时，改变了彼此的相对位置，称为扩散混合。扩散混合中，单个颗粒发生的位移，不仅可以发生在不同粒子群的界面处，也可发生在粒子群内部。

在混合操作过程中，混合并不以单一混合机制实现，而是对流混合、剪切混合、扩散混合等混合方式结合发生。混合操作在开始阶段进行得非常快，这是因为开始阶段对流混合与剪切混合起主导作用，随后扩散混合的作用增加，达到一定混合程度后，混合与分离过程就呈动态平衡状态。各物料的物性差异较大时，混合时间的延长反而能增加颗粒的分离过程，因此应避免混合时间过长。

二、混　合　方　法

常用的混合方法有：搅拌混合、研磨混合与过筛混合。

1. 搅拌混合　是将物料置于适当大小的容器中，选用适当器具搅匀，此法较简单但不易混匀，多作初步混合之用。大量生产中常用混合机搅拌混合，经过一定时间的混合，能够达到混合均匀的目的。

2. 研磨混合　是将各组分物料置于乳钵或球磨机中共同研磨的混合操作。研磨有两种作用，即一方面将物料研细，另一方面将物料分散混合。此法适用于小量结晶性物料的混合，不适于具有引湿性及爆炸性成分的混合。

3. 过筛混合　是将各组分物料先作初步混合，再通过适宜的药筛经一次或多次过筛，达到混合均匀的目的。适用于含植物性及各组分颜色差异较大的物料混合。

在实际工作中,除小量药物配制时用搅拌混合或研磨混合外,一般多采用几种方法的联合操作,如研磨混合后再经过筛,或过筛混合后再经搅拌,以确保混合均匀。

三、混 合 设 备

工业生产的混合过程多采用搅拌或容器的旋转使物料产生整体和局部移动而达到混合的目的。固体的混合设备大致分为容器旋转型和容器固定型。容器旋转型是靠容器本身的旋转作用带动物料进行上下运动而使物料混合的设备,有水平圆筒型、倾斜圆筒型、V型、双圆锥型、立方体型等多种形式,其中V型混合机较为常用。容器固定型是固体粒子在固定容器内靠叶片、螺旋桨或气流的搅拌作用实现混合的设备,主要有搅拌槽式混合机、锥型垂直螺旋混合机、旋转圆盘型混合机、流化(床)型混合机等。

1. V型混合机 由两个圆筒成V型交叉结合而成(图7-6),两圆筒的交叉角 α 为80°~81°,直径与长度之比为0.8~0.9,有等臂和不等臂两种规格。当旋转混合时,物料被分成两部分,再使这两部分物料重新汇合在一起,如此反复循环,在较短时间内混合均匀,见图7-7。为提高混合效率,在V型混合机圆筒内添加搅拌桨叶,可提高混合均匀度。

V型混合机以对流混合为主,混合速度快,混合效果好。但采用单机混合操作还存在加料不方便、车间易发生粉尘污染等缺点。

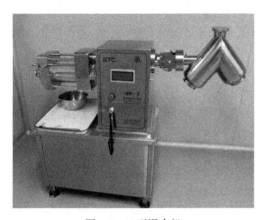

图7-6 V型混合机

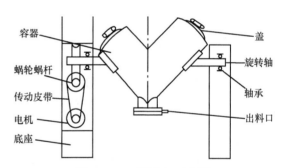

图7-7 V型混合机示意图

2. 三维运动混合机 由变频调速电机、主动轴、圆弧八角混合筒等部件组成(图7-8),其工作原理是装料的筒体在主动轴带动下,做周而复始的平移运动和翻滚等复合运动,促使物料沿着筒体作环向、径向和轴向的三向复合运动,从而实现多物料间相互流动、扩散、积聚,达到混合均匀的目的,见图7-9。混合率达99.9%以上,是一种目前普遍使用的新型的混合机械。

3. 搅拌槽式混合机 是一种以机械方法对混合物料产生剪切力而达到混合目的的设备(图7-10)。其主要部件为混合槽,槽内轴向装有与旋转方向成一定角度的搅拌桨(图7-11),搅拌桨可将物料由外向中心集中,又将中心物料推向两端,在反复的运动过程中使槽内的物料混合。混合槽可以绕水平轴转动(一般借蜗轮蜗杆装置转动)以便于卸料。这种混合机的混合度曲线与V型混合机的大致相似。

4. 锥形垂直螺旋混合机 此种混合机在锥形容器内置有一两个螺旋推进器,螺旋推进器在容器内既有自转又有公转,自转的转速约为60r/min,公转转速约为2r/min,容器的圆锥角约35°,充填量约为30%,被混合的固体粒子在推进器的自转作用下自底部上升,又在公转的作用下在容器内产生漩涡和上下的循环运动,物料在混合机内混合2~8min可达到最佳混合效果。

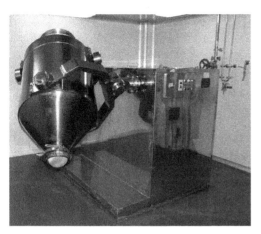

图 7-8　三维混合机

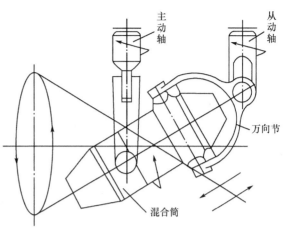

图 7-9　三维混合机示意图

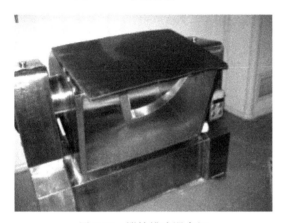

图 7-10　搅拌槽式混合机

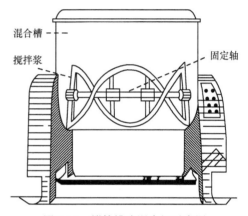

图 7-11　搅拌槽式混合机示意图

5. 二维混合机　主要由转筒、摆动架和机架组成,见图 7-12。混合时,二维混合机的转筒进行自转和随摆动架而摆动两个运动。被混合的物料随转筒转动、滚动,又随转筒的摆动发生左右的掺混运动,物料可在短时间内得到充分混合,混合均匀度较高。该机适合于干燥粉末及颗粒的混合。

四、影响混合均匀性的因素

1. 充填量的影响　为保证物料在混合机内充分运动,至少留出与物料堆体积相同的空间,按容

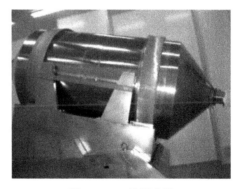

图 7-12　二维混合机

积比计算,V 型混合机的最适宜充填量(粉粒体的堆体积/混合机体积)为 30%。

2. 粒径的影响　在混合操作中,物料各组分间的粒径大小相近时,物料容易混合均匀,相反,粒径相差较大时,由于粒子间的离析作用,物料不易混合均匀。所以当粒径相差较大时,应先将它们粉碎处理,力求各成分的粒子大小一致,然后再进行混合,混合效果将会得到改善。

3. 粒子形态的影响　粉末粒子的形态对能否混合均匀有一定的影响。不同形态粒子的最终混合水平取决于各种形态粒子的比例,其中接近球状形态的比例越高,流动性虽好,但离析作用容易发生,混合度低;远离球状形态(如圆柱状)的比例越高,有利于保持较高的混合度;但粒

子形态差异越大越难混合均匀,而一旦混合均匀后就不易再分层。

4. 粒子密度的影响 相同粒径的粒子间的密度不同时,由于流动速度的差异造成混合时的离析作用,使得混合效果下降。当组分的堆密度有差异时,一般将堆密度小的先放于容器内,再加堆密度大的进行混合。这样可避免密度小的组分浮于上部或飞扬,而堆密度大的组分沉于底部而不易混匀。

5. 混合比的影响 两种物理形态和粒径均相似的药物,经过一定时间的混合,就可混合均匀。混合比在30%左右可获得良好的混合状态,若组成的混合比改变时,将影响粒子的充填状态。当组分的比例量相差悬殊时,一般多采用"等量递增"法进行混合,即先将组分中的小量药物加入等容量的其他药物混合,如此倍量增加至全部药物混合均匀。

6. 混合时间的影响 一般来说,混合时间越长越均匀。但实际上所需的混合时间应由混合药物量及使用设备的性能所决定。小量混合时,一般不少于 5min。混合设备性能差的,混合时间可长些,设备性能好的,混合时间可短些。

五、捏 合 操 作

在大量固体粉粒中加入少量液体,使粉粒润湿并产生一定的黏度,以制备均匀的塑性或膏状物料的操作称为"捏合"操作。在固体制剂生产中,如湿法制粒中采用粉粒与液体的混合工艺来制备"软材",也称之为"捏合"。

捏合过程要求把固体粉粒与适量黏合剂的溶液均匀地混合在一起。因此,捏合操作时,如将全部液体一次集中加入,会在粉末的局部结成大团,对均匀混合很不利。正确的操作是开始先加入少量液体进行搅拌,使一部分粒子形成小糊团,此时湿的糊团与干燥的粒子共同存在,然后再加入剩余部分的液体,颗粒间相互黏附形成一个外观均一的软材。捏合操作的关键是掌握加入液体的总量,如果加入的液体量过少,结合力弱,不易成形。液体量应根据成型工艺的要求添加,如需制成膏状物,则应比制成松散的颗粒物添加的液体量多一些。

制剂生产中所用的捏合设备多为间歇操作。前述搅拌槽式混合机、螺旋混合机等也同样适用于捏合操作,其中搅拌槽型混合机是我国目前常用的捏合设备。除此之外,立式搅拌混合机的应用也日益广泛。

目 标 检 测

一、选择题

(一) A 型题(单项选择题)

1. 能全部通过一号筛,但混有能通过三号筛不超过20%的粉末是( )
   A. 最粗粉　　　　　　B. 粗粉
   C. 中粉　　　　　　　D. 最细粉
   E. 极细粉

2. 能全部通过八号筛,并含有能通过九号筛不少于95%的粉末是( )
   A. 最粗粉　　　　　　B. 粗粉
   C. 中粉　　　　　　　D. 最细粉
   E. 极细粉

3. 应采用"等量递增"原则进行混合的是( )
   A. 各组分比例相差悬殊的药品
   B. 各组分密度相差悬殊的药品

C. 含有吸湿性组分的药品
D. 含有易产生静电组分的药品
E. 含有可形成低共熔物组分的药品

4. 树胶等药物宜用下述哪种方法粉碎( )
   A. 干法　　　　　　　B. 湿法粉
   C. 低温　　　　　　　D. 高温
   E. 串油法

5. 难溶性药物欲得细粉,可用下述哪种方法粉碎( )
   A. 干法　　　　　　　B. 单独
   C. 加液研磨法　　　　D. 水飞法
   E. 串研法

6. 固体石蜡的粉碎过程加干冰,属于下述哪种粉碎方法( )
   A. 干法　　　　　　　B. 湿法

C. 低温 D. 混合

E. 水飞

7. 使用球磨机粉碎物料时,钢球应占研磨罐体积的（ ）

    A. 10%～20%   B. 20%～30%

    C. 30%～35%   D. 50%

    E. 40%

8. 以撞击作用为主的粉碎机是（ ）

    A. 万能粉碎机   B. 球磨机

    C. 流能磨   D. 胶体磨

    E. 高速粉碎机

9.《中国药典》将药筛分成几种筛号（ ）

    A. 6   B. 7

    C. 8   D. 9

    E. 10

10. 药筛筛孔的"目"数习惯上是指（ ）

    A. 每厘米长度上筛孔数目

    B. 每平方厘米面积上筛孔数目

    C. 每英寸长度上筛孔数目

    D. 每平方英寸面积上筛孔数目

    E. 每英尺长度上筛孔数目

11. 流能粉碎的原理是（ ）

    A. 高压气流使物料与物料之间、物料与器壁之间相互碰撞而产生强烈的粉碎作用

    B. 圆球的撞击与研磨作用

    C. 旋锤高速转动的撞击作用

    D. 不锈钢齿的撞击与研磨作用

    E. 高速旋转的绞刀的剪切作用

（二）**B 型题**（配伍选择题）

【12～16】

    A. 挥发、刺激性较强药物的粉碎

    B. 比重较大,难溶于水而又要求特别细的药物的粉碎

    C. 对低熔点或热敏感药物的粉碎

    D. 混悬剂中药物粒子的粉碎

    E. 水分小于5%的一般药物的粉碎

12. 干法粉碎（ ）

13. 球磨机粉碎（ ）

14. 胶体磨研磨粉碎（ ）

15. 水飞法（ ）

16. 低温粉碎（ ）

（三）**X 型题**（多项选择题）

17. 有关粉碎的不正确表述是（ ）

    A. 粉碎是将大块物料破碎成较小颗粒或粉末

的操作过程

    B. 粉碎的主要目的是减少粒径,增加药物的表面积

    C. 粉碎的意义在于有利于固体药物的溶解和吸收

    D. 粉碎的意义在于有利于减少固体药物的密度

    E. 粉碎的意义在于有利于提高固体药物在液体、半固体中的分散性

18. 影响筛分的因素有（ ）

    A. 物料粒度   B. 物料含湿量

    C. 物料中粒子形状   D. 物料密度

    E. 筛分装置参数设置

19. 影响混合效果的因素有（ ）

    A. 各组分的比例

    B. 密度

    C. 含有色素组分

    D. 含有液体成分或吸湿成分

    E. 各组分的粒径形态

20. 药物过筛效率与哪些因素有关（ ）

    A. 药物的运动方式与速度

    B. 药物的干燥程度

    C. 药粉厚度

    D. 药物的性质

    E. 物料的颜色

21. 下列所述混合操作应掌握的原则,正确的是（ ）

    A. 组分比例相似者直接混合

    B. 组分比例差异较大者应采用等量递加法混合

    C. 密度差异大的,混合时先加密度小的,再加密度大的

    D. 色泽差异较大者,应采用套色法

    E. 混合时间越长越好

22. 下列关于粉碎方法的叙述错误的是（ ）

    A. 氧化性药物和还原性药物应混合粉碎

    B. 贵重药材应和普通药材混合粉碎

    C. 性质相近的几种药物可混合粉碎

    D. 含糖较多的药材应单独粉碎

    E. 含脂肪油较多的种子类药材应单独粉碎

二、名词解释

1. 水飞法   2. 串研法   3. 串油法   4. 等量递加法

三、问答题

影响混合效果的因素有哪些?

（祁秀玲）

第八章 散剂、颗粒剂、胶囊剂、丸剂、滴丸剂

学习目标

1. 掌握散剂的概念、特点、质量要求和制备方法。
2. 掌握颗粒剂的概念、特点、分类、制备方法及质量检查项目。
3. 掌握胶囊剂的概念、特点、分类、制备方法、质量检查项目及囊材组成。
4. 掌握滴丸剂的特点、常用基质及冷凝剂、制备工艺。
5. 熟悉散剂的质量检查与包装储存。
6. 熟悉胶囊剂的包装储存。
7. 熟悉丸剂的概念、特点、分类。
8. 熟悉滴丸剂的质量检查项目。
9. 了解固体粉粒密度与流动性的表示方法及影响粉粒流动性的因素。
10. 了解丸剂的一般质量检查项目及包装储存。

第一节 固体制剂基础知识

一、粉体学概述

粉体(powder)是无数个固体粒子的集合体。粉体学(micromeritics)是研究粉体的基本性质及其应用的科学。通常所说的"粉"、"粒"都属于粉体。通常将小于100μm的粒子叫"粉",大于100μm的粒子叫"粒"。固体制剂如散剂、颗粒剂、胶囊剂、片剂等均含有固体粉粒。在生产过程中这些固体粉粒混合的均匀与否直接影响到药品的疗效与安全,而混合的均匀性与粉体的性质如粒度、相对密度、粒子形态等有关。在散剂、颗粒剂、胶囊剂、片剂的工业化生产设备中,都是按照容积来分剂量的,分剂量的准确性直接受粉粒的相对密度、流动性等性质的影响。因此固体粉粒的粉体学性质对制剂的制备、包装、质量控制等具有重要指导意义。

二、粉体的性质

(一) 粉体的密度与孔隙率

1. 粉体的密度　粉粒密度是指单位体积粉粒的质量。如前所述,粉体的体积既包括粉粒自身的体积,也包括粉粒内的空隙和粉粒间的空隙。根据粉体体积表示方法的不同,粉体的密度分为真密度、粒密度、堆密度三种。

(1)真密度(true density):指粉体质量(W)与其真实体积(V_t,不包括粉体内外空隙)之比。
$$\rho_t = W/V_t \tag{8-1}$$

(2)粒密度(granule density):指粉体质量(W)与其粒容积(V_g,不包括粉体间空隙)之比。
$$\rho_g = W/V_g \tag{8-2}$$

(3)堆密度(bulk density):指粉体质量(W)与其堆容积(V_b,该粉体所占容积)之比。
$$\rho_b = W/V_b \tag{8-3}$$

测定堆密度时,可将粉体装入量筒中,按一定规律经多次振动或轻敲,直至体积不再变化,此时测定体积而求得的密度又称振实密度。

2. 粉体的孔隙率 指粉体粒子间的空隙和粒子本身孔隙所占的总体积与粉体总体积之比值。

$$E = \frac{V - V_t}{V} = 1 - \frac{\rho_b}{\rho_f} \tag{8-4}$$

粉体是由固体粒子和空气所组成的非均相体系,粉体在压缩过程中之所以体积减小,主要是由于粉体内部空隙减少的缘故,片剂在崩解前吸水也受空隙率大小的影响。一般片剂的孔隙率为 5% ~ 35%。

(二) 粉体的比表面积

粉体的比表面积表示方法有两种,即体积比表面积和重量比表面积。

1. 体积比表面积 指单位体积粉体的表面积(S_v,cm²/cm³)

$$S_v = 6/d \tag{8-5}$$

2. 重量比表面积 指单位重量粉体的表面积(S_w,cm²/g)

$$S_w = 6/d\rho \tag{8-6}$$

式中,d 表示粒子径,ρ 表示粉体的粒密度。

由于多数粉体的粒子有裂缝或裂隙,有的粒子表面粗糙,因此粉体的真正比表面积既包括其外表面积,也包括粒子裂缝及孔隙中的内表面积。比表面积是表征粉体中粒子粗细的一种量度,也是表示固体吸附能力的重要参数。比表面积不仅对粉体性质,而且对制剂性质和药理性质都具有重要意义。

(三) 粉体的润湿性与吸湿性

1. 润湿性(wetting) 是指固体界面由固-气界面变成固-液界面的现象。当一滴液体置于固体表面上并达到平衡时可能会出现四种情况:①完全润湿:液滴在固体表面铺成薄层状,即接触角(液滴在固液接触边缘的切线与固体平面间的夹角)$\theta = 0$。②完全不润湿:液滴在固体表面呈一完整的球形,$\theta = 180°$。③可以润湿:$0° < \theta < 90°$。④不能润湿:$90° < \theta < 180°$,见图 8-1。

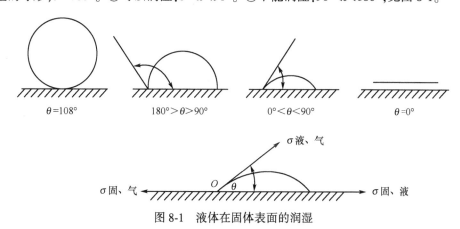

图 8-1 液体在固体表面的润湿

粉体的润湿性在制剂生产中有着十分重要的意义。例如,药物粉末与润湿剂、液体黏合剂,包衣过程中片心与液体包衣液间接触角的大小,片剂、胶囊剂、颗粒剂的崩解与溶出,混悬剂的制备及其物理稳定性都与润湿性有关。

2. 吸湿性(moisture absorption) 是指固体表面吸附水分的现象。药物粉体的吸湿性与空气状态有关。当空气中的水蒸气分压大于固体药物中水分产生的饱和水蒸气压时,药物则会吸附大量的水分子而发生潮解;当空气中的水蒸气分压小于药物本身水分产生的饱和水蒸气压时,药物则部分或全部失去结晶水,即发生风化。粉体药物的吸湿性会导致粉体流动性下降,固结,甚至液化,影响到粉体的物理和化学稳定性。

(1) 水溶性药物的吸湿:水溶性药物一般在较低的相对湿度下不吸湿,但当相对湿度增加到某一定值时,水溶性药物的吸湿量迅速增加,该相对湿度称为临界相对湿度(简称 CRH)。CRH 为水溶性药物的特征值,其值越大,越不易吸湿,反之则易吸湿。

复方制剂中,水溶性物质的混合物吸湿性更强,根据 Elder 假说:"混合物的临界相对湿度大约等于各个药物的临界相对湿度的乘积"。即:

$$CRH_{AB} = CRH_A \cdot CRH_B \tag{8-7}$$

式中,CRH_A、CRH_B 分别表示 A 物质与 B 物质的临界相对湿度;CRH_{AB} 表示 A、B 混合物的临界相对湿度。

为降低粉体吸湿性对制剂生产过程产生的不利影响,保证制剂质量,某些工序,如散剂、颗粒剂的分装,胶囊剂的填充,片剂的压制等,其生产环境的相对湿度应控制在物料的临界相对湿度以下。

(2) 水不溶性药物的吸湿:水不溶性药物的吸湿性随相对湿度的变化而缓慢发生变化,虽然没有临界值,但不可忽视此类药物的生产及储存环境。

知识链接　　　　　　　**关于 CRH**

水溶性成分(包括药物和辅料)在湿度(RH)较低的环境下,几乎不吸湿,而当 RH 增大到一定值时,吸湿量会骤然增加,一般把这个吸湿量开始急剧增加的 RH 称为临界相对湿度,CRH 是水溶性成分固定的特征参数。

药剂处方多为两种或两种以上的药物和辅料的混合物,而水溶性物质混合物的吸湿性更强,其CRH 约为各成分 CRH 的乘积,而与各成分比例无关。例如,A 和 B 的 CRH 分别为 60% 和 80%,则其混合物 CRH 为 48%。

测定 CRH 的意义:①CRH 可作为药物吸湿性指标,一般 CRH 越大,越不易吸湿;②为生产、储藏的环境提供参考,应将相对湿度控制在药物和辅料的 CRH 以下,以防止吸湿;③为选择防湿性辅料提供参考,一般应选择 CRH 大的物料作辅料。

(四) 粉体的流动性与影响因素及改善措施

1. 粉体的流动性　　粉体的流动性对散剂、颗粒剂、胶囊剂、片剂的分包装及填充影响较大。粉体流动性的表示方法主要有休止角和流速。

(1) 休止角(angle of repose):当粒子在粉体堆积层的自由斜面上滑动时,同时受到重力和粒子摩擦力的作用,当这些力达到平衡时处于静止状态。此时粉体堆积体的自由斜面与水平面之间的夹角称休止角,用 θ 表示。休止角越小,粉体的流动性越好。一般认为 $\theta \leq 30°$ 时,流动性好;$\theta \leq 40°$ 时,可以满足固体制剂生产过程中流动性的要求。休止角的测定方法有注入法、排出法、倾斜角法等。休止角可用量角器直接测定,也可以根据粉体层的高度和圆盘半径计算而得。

(2) 流速:指单位时间里粉体由一定孔径的孔或管中流出的量。流速越快,流动性越好。

2. 影响粉体流动性的因素及相应措施

(1) 粉体大小:一般粉状物料流动性差,大颗粒有效降低粒子间的黏附力和凝聚力,有利于流动。在制剂生产中通常将粉末制成颗粒,增加其流动性,以满足制剂需要。

(2) 粒子形态及表面粗糙度:球形或近球形粉粒表面光滑,在流动时多发生滚动,粒子间摩擦力较小,流动性好;不规则粉粒,表面粗糙,流动性差。在制剂生产中可加入助流剂,填平粉粒粗糙的表面而形成光滑面,降低粉粒间的摩擦力,增加流动性。

(3) 密度:在重力流动时,粉体的密度大有助于流动。一般粉体的密度大于 $0.4g/cm^3$ 时,可满足粉体操作中流动性的要求。

（4）含湿量:粉体含湿量较高时,粉粒间的黏附力增强,休止角增加,流动性减小。因此适当干燥有利于减弱粒子间的作用力,保证其流动性。

三、固体制剂的体内吸收过程

（一）固体制剂的体内吸收过程

固体制剂是以固体状态存在的剂型总称。目前临床常用的固体剂型有片剂、胶囊剂、颗粒剂、散剂等。与液体制剂相比,固体制剂的共同特点是:①物理、化学稳定性好;②生产成本低,包装运输方便;③服用与携带方便。

固体制剂的主要给药方式是口服,口服后制剂中的药物经溶出后再透过生物膜被吸收入血液循环中发挥其治疗作用。药物的理化性质有易溶、难溶之分,生物性质有易吸收、难吸收之分,但最终都要通过制剂手段设计适宜的处方和剂型,使药物的溶出和吸收能满足治疗需要。一般情况下,药物在体内的溶出速度是影响药物起效时间、作用强度和实际疗效的限速因素,因此药物的溶出是固体制剂质量控制的主要内容之一。

片剂和胶囊剂口服后首先崩解成细颗粒状,然后将药物分子溶出,并通过胃肠黏膜吸收进入血液循环中。颗粒剂和散剂没有崩解过程,迅速分散后将药物溶解,因此吸收较快。混悬剂中的药物颗粒较小,药物的溶解与吸收过程更快,而溶液剂口服后没有崩解与溶解过程,药物可直接被吸收,药物的起效快。口服制剂吸收的快慢顺序一般是:溶液剂 > 混悬剂 > 散剂 > 颗粒剂 > 胶囊剂 > 片剂。

（二）固体制剂的溶出度及测定方法

1. 溶出度　是指活性药物成分从片剂、胶囊剂或颗粒剂等制剂在规定条件下溶出的速率和程度。

药物的溶出过程包括两个连续的阶段,首先是溶质分子从固体表面释放进入溶液中,然后是在扩散或对流作用下将溶解的分子从固-液界面转送到溶液中。溶质和溶剂之间若不存在化学反应,则溶出速度主要受扩散过程控制。

影响药物溶出度的主要因素有以下几个。

（1）药物粒径:一般粒径越小,比表面积越大,溶出越快。

（2）药物溶解度:溶解度越大,溶出越快。

（3）溶出介质的体积:溶出介质体积越大,一般药物溶出越快。

（4）扩散系数:药物扩散系数越大,溶出越快。

（5）扩散层厚度:厚度越大,溶出越慢。

2. 溶出度测定　是一种药物制剂质量的体外检测方法,常用于含难溶性药物的口服固体剂型。测定方法有三种:篮法、浆法和小杯法。

第二节　散　　剂

一、概　　述

（一）散剂的概念与特点

1. 散剂的概念　散剂(powders)是指药物或与适宜的辅料经粉碎、均匀混合制成的干燥粉末状制剂。散剂为古老的剂型之一,除作为药物制剂直接应用于临床外,粉碎了的药物也是制备其他剂型(如片剂、颗粒剂、丸剂、胶囊剂等)的原料。虽然化学药散剂临床应用已日趋减少,但由于散剂具备很多优点,中药散剂迄今仍为常用剂型之一。

2. 散剂的特点

(1) 制法简便,剂量可随症增减。

(2) 比表面积大,易分散,奏效快。

(3) 内服可分布于胃肠道黏膜表面,避免局部刺激;外用于溃疡、外伤流血等疾病可起到保护黏膜、吸收分泌物和促进凝血作用。

(4) 便于服用,对于吞服片剂、胶囊等发生困难的小儿和老人尤其适用。

由于药物粉碎后比表面积增大,其臭味、刺激性及化学活性也相应增加,而且某些挥发性成分易散失,故腐蚀性强、易吸湿变质的药物一般不宜制成散剂。

(二) 散剂的分类

1. 按用途分类　可分为内服散剂和外用散剂。内服散剂一般分散于水或酒中服;外用散剂主要用于皮肤、口腔、咽喉、眼、腔道等处。润滑皮肤、治疗皮肤或黏膜创伤用的散剂也称为撒粉。

2. 按组成分类　可分为单散剂和复方散剂。单散剂是由一种药物组成,而复方散剂是由两种或两种以上药物组成。

3. 按剂量分类　可分为分剂量散剂和不分剂量散剂。分剂量散剂是将散剂按一次服用量单独包装,由患者按医嘱按包服用;不分剂量散剂是以多次应用的总剂量形式发出,由患者按医嘱分取剂量使用。

此外,按散剂成分性质可分为毒剧药散剂、浸膏散剂、泡腾散剂等。

(三) 散剂的质量要求

(1) 供制散的成分均应粉碎成细粉。除另有规定外,口服散剂应为细粉,局部用散剂应为最细粉。

(2) 散剂应干燥、疏松、混合均匀、色泽一致。制备含有毒性药物或药物剂量小的散剂时,用采用配研法并过筛。

(3) 散剂中可含有或不含辅料,根据需要可加入矫味剂、芳香剂和着色剂等。

(4) 散剂可单剂量包装也可多剂量包(分)装,多剂量包装者应附分剂量的用具。

(5) 除另有规定外,散剂应密闭储存,含挥发性药物或易吸潮药物的散剂应密封储存。

二、散剂的制备

(一) 散剂的制备

散剂的制备工艺流程,见图 8-2。

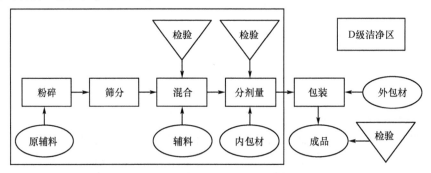

图 8-2　散剂的生产工艺流程图

1. 粉碎与筛分 制备散剂的固体原辅料,一般均需进行粉碎与筛分处理。粉碎的粒度应根据药物的性质、作用及给药途径而定。内服散剂中易溶于水的药物不必粉碎得太细;胃中不稳定的药物、具不良臭味的药物及刺激性强的药物也不必粉碎得太细;难溶性药物应粉碎成极细粉或微粉以加速其溶解和吸收;用于治疗胃溃疡的不溶性药物应粉碎成最细粉,以利于其发挥保护作用及药效;用于皮肤、腔道等部位的局部散剂,应粉碎成最细粉,以减轻对黏膜的机械刺激并保证药效。

粉碎时根据药物的性质和粒度要求选择适宜的粉碎方法和设备,并及时过筛。有关内容详见第七章。

2. 混合 散剂的均匀性是散剂安全有效的基础,主要通过混合来实现。因此混合是制备散剂的重要工艺过程。混合方法等有关内容详见第七章。影响散剂混合的因素及解决措施如下。

(1) 组分的比例量:组分比例相差悬殊时应采用等量递加法混合。

(2) 组分的堆密度:堆密度小的物料先放于混合机内,再加入堆密度大的。

(3) 含液体或结晶水的药物:若处方中含有少量的液体成分,可利用处方中其他成分吸收,含水量较多时,可另加适宜的吸收剂吸收至不显潮湿为度。

(4) 粒子的形状:粒子形状差异越大越难混合均匀,但一旦混匀后就越不易分层。

(5) 混合器械的吸附性:量小的药物先置研钵内时可被研钵吸附造成较大的损耗,故先取少部分量大的药物或辅料如淀粉等于研钵内先行研磨。

(6) 粉末的带电性:在混合摩擦时往往产生表面电荷而阻碍粉末的混匀。

(7) 低共熔:应根据形成低共熔物后对药理作用的影响而采取不同措施。

> 》》**课堂互动** **目测法分剂量**
>
> 目测法是散剂分剂量的一种古老方法,在中药房中常用,剂量要求不高、药性平和的小量化学药散剂也偶尔使用。缺点是误差大,分剂量不均匀。
>
> 从管理学的角度,目测法分剂量可以一定程度上达到准确、公平、无争议的目的。请思考并讨论:现有一堆黄金粉末,在不用其他工具的条件下,由两个人分,怎么分更准确?如果由三个人分呢?

3. 分剂量 是将均匀混合的散剂,按需要的剂量分成等重的份数的过程。常用的分剂量方法有目测法、质量法和容量法。大量生产时多采用容量法分剂量。

(1) 目测法:根据目测,将散剂分成所需的若干等份。此法操作简便但误差大,常用于药房小量调配。

(2) 质量法:将每个单剂量准确称量,分装。此法的特点是分剂量准确但操作效率低,常用于含有细料或剧毒药物的散剂分剂量。

(3) 容量法:将散剂填入一定容积的容器中进行分剂量,容器的容积相当于一个剂量的散剂的体积。这种方法的优点是分剂量快捷,可以实现连续操作,常用于大生产。其缺点是分剂量的准确性会受到散剂的物理性质(如松密度、流动性等)、分剂量速度等的影响。

散剂定量分包机就是利用容量法分剂量的原理设计的,主要由储粉器、抄粉匙、旋转盒及传送装置四部分组成,借电力传动。为了保证分剂量的准确性,应结合药物的堆密度、流动性、吸湿性等理化性质进行小试或中试放大实验。

(二) 散剂制备举例

1. 一般药物散剂

例8-1

【处方】 氯化钠1750g 氯化钾750g 碳酸氢钠1250g 葡萄糖11000g 共制成1000包

【制法】 ①取葡萄糖、氯化钠粉碎成细粉,混匀,分装于大袋中;②将氯化钾、碳酸氢钠粉碎成细粉,混匀,分装于小袋中;③将大、小袋同装于1包,共制1000包。

【分析】 ①本品为电解质补充药,用于腹泻、呕吐等引起的轻度和中度脱水。②本品将氯化钠、葡萄糖和氯化钾、碳酸氢钠分开包装,是因为氯化钠、葡萄糖易吸湿,若混合包装,易造成碳酸氢钠水解,碱性增大。③必须加入规定量的凉开水(不得为沸水),溶解成溶液使用。④心力衰竭、高血钾症、急慢性肾衰竭少尿患者禁用。⑤本品易吸潮,应使用阻隔性好的包装材料,密封保存于干燥处。

2. 含特殊药物的散剂 毒性药品、麻醉药品、精神药品等特殊药品一般用药剂量小,称取、使用不便,易耗损。常在特殊药品中添加一定比例量的稀释剂制成稀释散(又称倍散、储备散),以便于临时配方和使用。常用的倍散有五倍散、十倍散、百倍散和千倍散。十倍散是由1份药物加9份稀释剂混合均匀制成,即1:10的倍散。倍散的比例可按药物的剂量而定,如剂量在0.01~0.1g者,可制成十倍散;如剂量在0.01g以下者,可制成百倍散或千倍散。制备倍散时,应采用等量递加法逐级稀释混合,为保证倍散的均匀性,可加着色剂进行着色。着色时十倍散应深一些,百倍散稍浅,这样可根据倍散颜色的深浅判别倍散的浓度。

常用的稀释剂有乳糖、淀粉、糊精、蔗糖、葡萄糖及一些无机物如沉降碳酸钙、沉降磷酸钙、碳酸镁、白陶土等,其中乳糖因流动性好、不易吸潮而较常用。常用的着色剂有胭脂红、品红、亚甲蓝等,使用浓度一般为0.005%~0.01%。

例8-2 硫酸阿托品百倍散

【处方】 硫酸阿托品1.0g 1%胭脂红乳糖0.5g 乳糖适量 制成100g。

【制法】 ①取少量乳糖置研钵中研磨,使研钵内壁饱和后倾出;②将硫酸阿托品与胭脂红乳糖在研钵中研匀;③按等量递加法逐级加入所需的乳糖量,至全部色泽均匀,过100目筛,制成1:10倍散。

【分析】 ①本品为胆碱受体阻断药,主要用于胃肠、肾、胆绞痛等。②硫酸阿托品为医疗用毒性药品,应加入稀释剂制成倍散使用,胭脂红乳糖为着色剂,利于检查倍散的均匀性;③为保证剂量准确,应用重量法分剂量;④1%胭脂红乳糖(质量百分比)的配制:取胭脂红1g,置研钵中,加90%乙醇15ml研匀,加少量乳糖稀释并研匀,按等量递加法加入全部乳糖并至颜色均匀为止,于50~60℃干燥,过100目筛研匀即得。

3. 含共熔成分的散剂 当两种或两种以上药物按一定比例混合后出现润湿或液化的现象称为共熔,此混合物称为低共熔混合物。发生共熔现象的药物有樟脑与薄荷脑、苯酚、麝香草酚,乙酰水杨酸与对乙酰氨基酚、咖啡因等。共熔现象在研磨混合时通常出现的较快,其他方式的混合出现较慢。含有共熔组分的制剂是否需混合使其产生共熔,应根据共熔后对药理作用的影响及处方中含有其他固体成分的数量而定,一般有以下几种情况。

(1)药物共熔后,药理作用增强:宜采用共熔,如灰黄霉素与聚乙二醇6000形成共熔混合物后比其单独成分吸收快、疗效好。处方设计时尽量减少药物的处方量。

(2)药物共熔后,药理作用减弱:禁用共熔法,如乙酰水杨酸与对乙酰氨基酚、咖啡因共熔后,疗效降低,应分别处理,避免低共熔现象。

(3)共熔后,药理作用无变化:如固体组分较多,可先将共熔组分进行共熔处理,再以其他组分吸收混合,使分散均匀。

(4)处方中含有挥发油或其他足以溶解共熔组分的液体时:可将共熔组分溶解,再喷至其他固体组分中混合均匀。

例8-3 痱子粉

【处方】 水杨酸14g 氧化锌60g 硼酸85g 升华硫40g 麝香草酚6g 薄荷脑6g 薄荷油6g 樟脑6g 淀粉100g 滑石粉加至1000g

【制法】　①先将麝香草酚、薄荷和樟脑研磨形成低共熔物,与薄荷油混匀;②另将升华硫、水杨酸、硼酸、氧化锌、淀粉、滑石粉共置于球磨机内混合粉碎成细粉,过 100～120 目筛;③将此细粉置于混合筒内(附有喷雾设备的混合机),喷入含有薄荷油的上述低共熔物,混匀,过筛,即得。

【分析】　①本品中麝香草酚、薄荷、樟脑在混合时发生低共熔,利用此现象便于和其他药物混匀;②滑石粉、氧化锌等用前宜灭菌;③本品有吸湿、止痒及收敛作用,适用于汗疹、痱子等;小儿不宜使用。

4. 中药散剂　中药散剂的处方比较复杂,配制方法与散剂的方法基本相同。

例 8-4　冰硼散

【处方】　冰片 50g　硼砂(炒)500g　朱砂 60g　玄明粉 500g

【制法】　①取朱砂以水飞法粉碎成极细粉,干燥后备用;②另取硼砂粉碎成细粉,与研细的冰片、玄明粉混合均匀;③将朱砂与上述混合粉末按等量递加法混匀,过 120 目筛,即得。

【分析】　①朱砂为暗红色粒状体,质重而脆,水飞法可获得极细粉。采用等量递加法易于混合均匀。②本品为吹散剂,用于咽喉疼痛、牙龈肿痛、口舌生疮。

三、散剂的质量检查

除另有规定外散剂应做以下质量检查。

(1) 粒度:除另有规定外,化学药品局部用散剂照下述方法检查,粒度应符合规定。

取供试品 10g,精密称定,置七号筛中(筛下配有密合的接收容器),筛上加盖。按水平方向旋转振摇至少 3min,并不时在垂直方向轻叩药筛。取筛下的粉末,精密称定重量,计算其所占比例,应不低于 95%。

中药用于烧伤或严重创伤的外用散剂,按上述方法检查,通过六号筛的粉末重量应不低于 95%。

(2) 均匀度:取供试品适量,置于光滑纸上,平铺约 5cm²,将其表面压平,在亮处观察,应色泽均匀,无花纹与色斑。

(3) 干燥失重:普通散剂的干燥失重按《中国药典》附录规定的烘干法在 105℃ 干燥至恒重,减失重量不得过 2.0%。中药散剂按《中国药典》附录规定的水分测定法(不含或少含挥发性成分的用烘干法,含挥发油成分的散剂按甲苯法)测定,除特殊规定外,一般不得超过 9%。

(4) 装量差异:单剂量包装的散剂,应检查其装量差异,并不得超过表 8-1 的规定。方法是:取散剂 10 包(瓶),分别精密称定每包(瓶)内容物的重量,求出内容物的装量与平均装量。每包(瓶)装量与平均装量(凡无含量测定的散剂,每包装量应与标示装量比较)相比应符合规定,超出装量差异限度的散剂不得多于 2 包(瓶),并不得有 1 包(瓶)超出装量差异限度的 1 倍。

表 8-1　散剂装量差异限度的规定

平均装量或标示装量	装量差异限度(%)
0.1g 及 0.1g 以下	±15
0.1g 以上至 0.5g	±10
0.5g 以上至 1.5g	±8
1.5g 以上至 6.0g	±7
6.0g 以上	±5

(5) 装量:多剂量包装的散剂照现行版《中国药典》二部附录"最低装量检查法"检查,应符合规定。

(6) 微生物限度检查与无菌检查:一般散剂进行微生物限度检查,用于烧伤或创伤的局部散剂做无菌检查。检查方法按现行版《中国药典》附录相关规定。

四、散剂的包装与储存

由于散剂的表面积较大,容易吸湿、风化及挥发,若包装不当容易吸潮,产生潮解、结块、变色、分解、霉变等变化,严重影响散剂的质量及用药安全。所以,散剂在包装与储存中应主要解决防潮问题。用于散剂的包装材料有多种,可用透湿系数(P值)来评价防湿性,P值小者,防湿性能好。一些包装材料的P值参见表8-2。

表8-2 一些包装材料的透湿系数

材料名称	P值	材料名称	P值
蜡纸 A	3	滤纸	1230
蜡纸 B	12	聚乙烯	2
蜡纸 C	22	聚苯乙烯	6
亚麻仁油纸	160	聚乙烯丁醛	30
桐油纸	190	硝酸纤维素	35
玻璃纸	222	乙酸乙烯	50
硫酸纸	534	聚乙烯醇	270

1. 包装材料 主要有塑料复合膜袋、铝塑复合膜袋、塑料瓶(管)、玻璃瓶(管)等。

(1) 塑料复合膜袋:材质较软,成本较低,但有透气、透湿性,应用受限。

(2) 铝塑复合膜袋:硬度较大,密封性、避光性好,防湿、防气性能好。

(3) 玻璃瓶(管):性质稳定,阻隔性好,尤其适用于含芳香挥发性成分、毒性药物及吸湿性成分的散剂。

2. 包装方法 分剂量散剂多用袋包装,须严密热封。不分剂量散剂多用瓶(管)包装,为避免运输过程中因组分密度不同而分层,包装时应注意将药物填满压紧。

第三节 颗 粒 剂

一、概 述

(一) 颗粒剂的概念与特点

1. 颗粒剂的概念 颗粒剂(granules)是指药物与适宜的辅料制成具有一定粒度的干燥颗粒状制剂。其中粒径为$105\sim500\mu m$的颗粒剂又称细粒剂。颗粒剂可分散在水中或其他适宜液体中服用,也可用水冲服。

2. 颗粒剂的特点 颗粒剂与散剂相比,有许多特点:①体积小,服用方便,含糖颗粒剂具有糖浆剂的某些特点;②可包衣,包衣后颗粒具有防潮、缓释、肠溶等性质,包衣也能改变药物的释放速度和吸收位置;③生产工艺简单,容易实现机械化生产。因此,颗粒剂是一种颇具发展前景的剂型。

(二) 颗粒剂的分类

根据颗粒剂在水中的分散状况可分为以下几类。

(1) 可溶颗粒:如左旋咪唑颗粒剂、头孢羟氨苄颗粒剂、板蓝根颗粒剂等。

(2) 混悬颗粒:含难溶性药物,在水中呈混悬状,如罗红霉素颗粒剂。

（3）泡腾颗粒剂：含有泡腾崩解剂（枸橼酸或酒石酸与碳酸氢钠），加水冲化时，可产生大量二氧化碳气体，呈泡腾状，如维生素 C 泡腾颗粒剂。

采用包衣技术，颗粒剂又可分为肠溶颗粒剂、控释颗粒剂、缓释颗粒剂等。以少量辅料及非糖甜味剂代替蔗糖而开发的无糖颗粒剂适用于禁糖患者。

（三）颗粒剂的质量要求

（1）药物与辅料应均匀混合，凡属挥发性药物或遇热不稳定的药物在制备过程应注意控制适宜的温度条件，凡遇光不稳定的药物应遮光操作。

（2）颗粒剂应干燥，颗粒均匀，色泽一致，无吸潮、结块、潮解等现象。

（3）根据需要加入适宜的矫味剂、芳香剂、着色剂、分散剂和防腐剂等添加剂。

（4）颗粒剂的溶出度、释放度、含量均匀度、微生物限度等应符合要求。必要时包衣颗粒剂应检查残留溶剂。

（5）除另有规定外，颗粒剂应密封，置干燥处贮存，防止受潮。

（6）单剂量包装的颗粒剂在标签上要标明每个袋中活性成分的名称及含量；多剂量包装的颗粒剂除应有确切的分剂量方法外，在标签上要标明颗粒中活性成分的名称和重量。

二、颗粒剂的制备

（一）颗粒剂的制备

颗粒剂在制备过程中需要添加适宜的辅料，颗粒剂的辅料主要有填充剂、黏合剂、润湿剂、矫味剂、泡腾剂等。辅料的选用要根据药物本身的性质、生产工艺、辅料自身的性质及价格等因素进行决定。辅料的类型及特点可参考本书中片剂等章节。

1. 制粒的概念　多数固体药物制剂的成型，都要经过"制粒"过程。所谓制粒技术，是把粉状、块状等固态物料或溶液、熔融物等液态物料制成一定形状与大小的粒状物的加工过程。通过制粒得到的产品称为颗粒。颗粒可能是最终产品也可能是中间产品，如在散剂、颗粒剂生产中颗粒是最终产品，而在片剂、胶囊剂生产中颗粒则是中间产品。因此，制粒的目的不同，对颗粒的质量要求也不同。例如，颗粒剂、胶囊剂的制粒过程以流动性好、防止黏着、提高混合均匀性、改善外观等为主要目的；而压片用颗粒，则以改善流动性和压缩成形性为主要目的。

2. 制粒方法分类　在药厂广泛应用的制粒方法可分为两大类，即湿法制粒和干法制粒。

（1）湿法制粒：是将液态黏合剂加入药物粉体中，使粉体表面润湿、粉粒间产生黏合力，借助于外加机械力的作用和液体架桥制成一定形状和大小的颗粒的方法。由于湿法制成的颗粒经过表面润湿，因此其表面光滑，外形美观，耐磨性较强、压缩性能好，在制药工业生产中应用最为广泛。

（2）干法制粒：是在原料粉末中不加入任何液体，靠压缩力的作用使粒子间距离接近而产生结合力，按一定大小和形状直接压缩成所需颗粒，或先将粉末压缩成片状或板状物后，重新粉碎成所需大小的颗粒。

3. 湿法制粒法

（1）制备工艺流程：颗粒剂常见的湿法制粒工艺流程见图 8-3。

（2）制软材：将药物与适宜的填充剂混合均匀，加入适量的润湿剂和黏合剂（必要时加入崩解剂）制备软材，使软材达到"手握成团，轻压即散"的程度。

（3）制湿颗粒：湿法制粒的方法主要有挤压制粒、转动制粒、高速搅拌切割制粒、流化床制粒、喷雾制粒等。

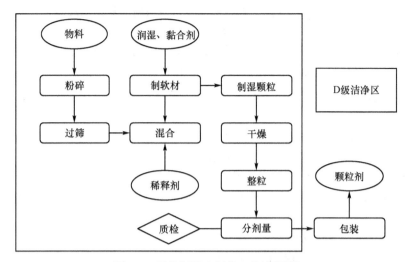

图 8-3 颗粒剂湿法制粒工艺流程图

1）挤压制粒：在制剂工程中，挤压式制粒设备可分为螺旋式、滚压式和摇摆式三大类。其中，摇摆式较为常用。摇摆式挤压制粒机见图 8-4，摇摆式制粒机由加料斗、筛网、刮粉轴等组成。筛网呈半圆形，上方与加料斗相连，网内有一按正、反方向旋转的转子（转角为 200°左右），在转子上固定有若干个棱柱形的刮粉轴。其工作原理见图 8-5，操作时，把湿料投于加料斗，借助转子正、反方向旋转时刮粉轴对物料的挤压与剪切作用，使物料通过筛网而成粒。摇摆式挤压制粒机生产能力低，制粒时筛网受到的摩擦力较大，因此筛网易破损，主要用于整粒工序。

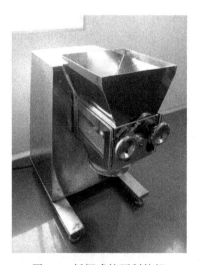

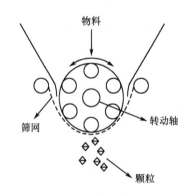

图 8-4 摇摆式挤压制粒机　　　　图 8-5 摇摆式挤压制粒机原理图

在使用挤压式制粒机时，颗粒的粒度均由筛网的孔径大小来调节，颗粒强度较大。制粒常采用间歇式操作，操作时，必须监控并确认制备过程和机械等各项技术参数，以保证批与批之间的重现性。制备过程参数主要包括：加料速度和温度、驱动马达的功率、挤出颗粒温度、挤压筛网的温度及挤压室中的压力等。只有掌握了以上各参数后，才可能使产品稳定性得到保证。目前，螺旋式挤压制粒由于挤压力较恒定，可任意调节，产品质量稳定，已广泛应用于制剂工业生产。

2）转动制粒：是指将物料混合均匀后，加入一定的润湿剂或黏合剂，在转动、摇动、搅拌作用下使药粉聚结成球形粒子的方法。经典的转动制粒设备为容器转动制粒机,即旋转制粒机,见图8-6。

这种转动制粒机多用于药丸的生产,可制备2~3mm大小的药丸,但由于粒度分布较宽,在使用上受到一定的限制,操作过程多凭经验控制。

3）高速搅拌切割制粒:是将原辅料和黏合剂加入容器内,靠高速旋转的搅拌器和切割刀的作用迅速完成混合、切割、滚圆并制成颗粒的方法。高速搅拌切割制粒机是近年来开发应用的新型制粒设备。国内主要生产的有立式和卧式两种,图8-7为高速搅拌切割制粒机。

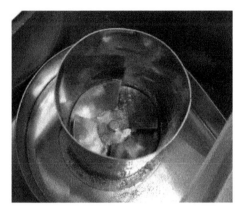

图8-6　旋转制粒机局部

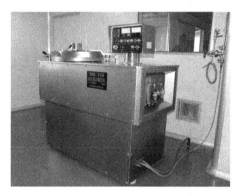

图8-7　高速搅拌切割制粒机

高速搅拌切割制粒机(图8-8)主要由容器、搅拌桨、切割刀所组成。搅拌桨的作用是把物料混合均匀、捏合制成软材,切割刀的作用是破碎大块软材。操作时,把药粉和各种辅料倒入容器中,盖上盖,先把物料搅拌混合均匀后分次加入黏合剂,在搅拌桨的作用下使物料混合、翻动、分散甩向器壁后向上运动,然后在切割刀的作用下将大块软材切割、绞碎,并在搅拌桨的共同作用下,使颗粒得到强大的挤压、滚动而形成致密而均匀的颗粒。

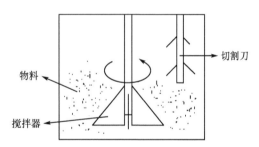

图8-8　高速搅拌切割制粒机原理图

影响高速搅拌切割制粒的主要因素有:①黏合剂的种类、加入量、加入方式;②原料粉末的粒度(粒度小,有利于制粒);③搅拌速度;④搅拌器的形状与角度、切割刀的位置等。

高速搅拌切割制粒和传统的挤压制粒相比,具有省工序、操作简单、快速等优点。改变搅拌桨的结构,调节黏合剂用量及操作时间,制得颗粒的密度、强度不同。强度高的颗粒适合于装填胶囊剂,松软的颗粒适合于压片。该设备的缺点是湿颗粒不能进行干燥。带有干燥功能的高速搅拌切割制粒机在完成制粒后,可通热风进行干燥,不仅节省人力、物力,而且减少人与物料的接触机会,符合GMP要求。

4）流化床制粒:是采用流化技术,用热气流使固体粉末保持流态化状态,再喷入黏合剂溶液,将粉末结聚成颗粒的方法。由于粉粒呈流态化在筛板上翻滚,如同沸腾状,故又称为流化制粒或沸腾制粒;又由于此法将混合、制粒、干燥在同一台设备内一次性完成,还可称为一步制粒法。图8-9所示为间歇式流化床制粒机,图8-10所示为流化床制粒原理图。空气由风机送入,经过滤器和空气加热器加热至所需温度后通过分布板进入干燥室,空气的流量由风门调节。在干燥室上方设有防止粉尘逸出的捕集器(袋滤器),干燥室内有用于喷洒黏合剂的喷雾器,干燥室可以移出以备加料和卸料。国产沸腾制粒器的生产能力有 60kg/批和 120kg/批等规格,每批操作时间 40~60min。

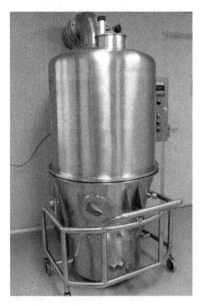

图 8-9　间歇式流化床制粒机

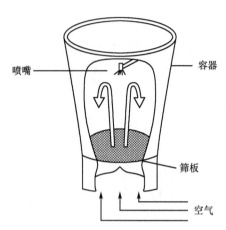

图 8-10　流化床制粒原理图

操作时,首先将粉料混合,喷入黏合剂溶液,此时粉末被润湿,发生凝聚,形成颗粒;然后提高空气进口温度进行颗粒的干燥;再加入润滑剂,继续喷雾混合,即得成品。在制粒中,被流化的固相是由密度、粒度各异的数种物料组成,故流化室下部宜为锥形,可防止重粉不能流化的现象。气体分布器多采用孔板式,为防止漏粉,孔板开孔率为 5%~10%,孔径为 0.5~1.5mm,并在孔板上衬一层 60~100 目不锈钢筛网。另外,被湿润的物料颗粒容易产生沟流,使空气走短路,对流化不利,故流化室中料层的高度不宜太高,一般为 50~300mm。

流化床制粒与湿法制粒相比,具有简化工艺、设备简单、减少原料消耗、节约人力、减轻劳动强度、避免环境和药物污染,并可实现自动化等特点。此外,流化床制粒粒度均匀,松实适宜,故压出的片子含量均匀,片重差异小,崩解迅速,释放度好。流化床制粒法的缺点是能量消耗较大,对密度相差悬殊的物料的制粒不太理想。

5) 喷雾制粒:是将物料溶液或混悬液喷雾于干燥室内,在热气流的作用下使雾滴中的水分迅速蒸发以直接获得球状干燥细颗粒的方法。该法可在数秒中完成药液的浓缩与干燥,原料液的含水量可达 70%~80% 以上,并能连续操作。例如,以干燥为目的时称为喷雾干燥,以制粒为目的时称为喷雾制粒。该法采用的设备为喷雾干燥制粒机。

喷雾干燥制粒技术的特点:①由液体原料直接干燥得到粉状固体颗粒;②干燥速度快,物料的受热时间短,适合于热敏性物料的制粒;③所得颗粒多为中空球状粒子,具有良好的溶解性、分散性和流动性;④设备费用高、能量消耗大、操作费用高、黏性大的料液易粘壁。

喷雾干燥制粒技术在制粒过程中易出现的问题及原因有:①粘壁,主要原因有药液浓度太高、干燥温度过高、药液的流量不稳定、设备安装不当(如气体通道与液体通道的轴心不重合、喷嘴轴线不在干燥腔的中心垂线上)等;②喷头堵塞,主要原因为药液过滤或浓缩过浓、药液的黏度太大等;③结块,主要原因是干燥温度太低等。

4. 干法制粒法　干法制粒不添加任何润湿剂或液体黏合剂,靠压缩力的作用使粒子间产生结合力,因此,适用于热敏性物料、遇水易分解的药物。

（1）制备工艺流程：颗粒剂常见的干法制粒工艺流程见图8-11。

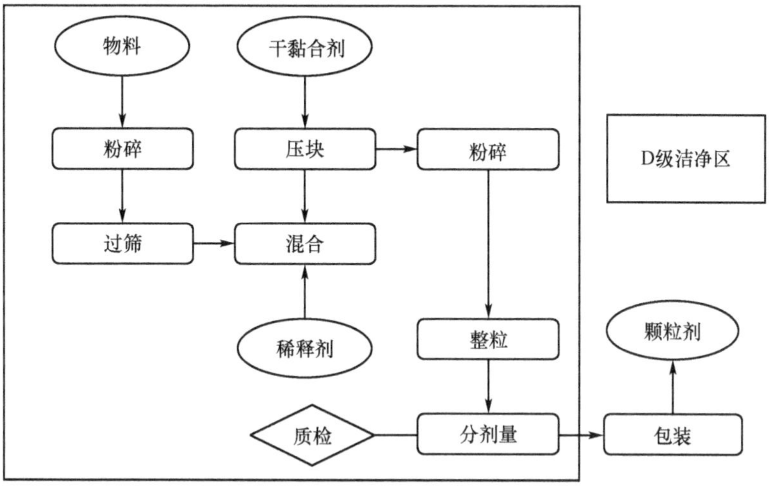

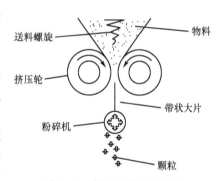

图8-11 颗粒剂干法制粒工艺流程图

（2）制干颗粒：干法制备颗粒有滚压法和重压法两种。

1）滚压法：如图8-12所示，将药物和辅料混匀后，先通过特制的压块设备挤压成一定形状、硬度适宜的块状物，再通过颗粒机碎成一定粒径的颗粒。干法制粒机由送料螺杆、挤压轮、粉碎机和整粒机等主要部件组成，其中挤压轮的压轮表面可设计成各种形状的凹槽，可压制成各种形状的块状物，如压轮表面设计成瓦楞状沟槽，则可压制成大片状。该机实现了滚压、碾碎、整粒一体化操作，可直接干挤压成颗粒，既简化了工艺又提高

图8-12 滚压法制粒原理图

了颗粒的质量。操作时，将混合均匀的物料加入送料斗中，通过螺杆输送到两挤压轮上部进行压缩，压缩物的厚度通过两挤压轮之间的缝隙大小调节，压缩物依次经过粗粉碎机解碎成块状物、滚碎机粉碎成颗粒，最后经过整粒机筛分成粒度适宜的颗粒。

2）重压法：又称大片法，是指药物和辅料混匀后，用较强压力的压片机压成直径一般为20mm左右的片坯，然后再粉碎成所需粒度的颗粒。本法由于压片机需用巨大压力，冲模等机械损耗率较大，细粉量多，目前很少应用。

5. 干燥 利用热能使物料中的水分气化，最终获得干燥物品的工艺操作称为干燥。干燥在固体制剂生产中应用十分广泛，如将粉末状药物湿法制粒，经干燥所得干颗粒可直接制成颗粒剂，也可进一步制成片剂或胶囊剂；又例如，中药浓缩液经喷雾干燥可获得浸膏粉，生物制品经冷冻干燥可获得冻干粉，经干燥所得的干燥产品往往较湿产品更稳定。总之，干燥的目的在于提高产品稳定性，使药物具有一定的规格标准，以便于进一步加工处理。

（1）干燥要求：颗粒干燥程度用颗粒中的含水量来控制，一般颗粒的含水量控制在3%~5%，在干燥过程中，温度的选择要根据颗粒中各组分的性质，热稳定性高的颗粒可选择较高的干燥温度，来缩短干燥所需的时间，热稳定性差的颗粒干燥温度应控制在60℃以下。

（2）影响干燥速率的因素

1）物料的性状：①颗粒状或结晶状固体，如硫酸钙、氧化锌、氧化镁等，水分吸附于固体孔隙

的表面及粒子间的孔隙中。这种水分较容易扩散到固体表面,故较易除去。②无定形固体,如淀粉、酵母、胰岛素等,水分存在于分子结构中或被截留在细小的毛细管或固体内部孔隙中。这种水分从物料内部扩散到表面的速度很慢,故难以除去。

2)干燥介质的温度与湿度:干燥介质的温度越高,水分的蒸发速度越快,因此干燥的速度也越快;干燥介质的湿度越小,被干燥颗粒与介质间的水蒸气压梯度越大,干燥速度也越快。

3)压力:压力与干燥速度成反比,因此减压是加快干燥的有效手段。

4)其他:除以上所述,干燥方法、干燥面积、物料含水量等都是影响干燥速率的因素。

(3)干燥方法:在制剂生产的过程中,干燥方法有厢式干燥、流化床干燥、喷雾干燥、红外线干燥、微波干燥、冷冻干燥等。

1)厢式干燥:按操作压力分类,厢式干燥器可分为常压厢式干燥和减压厢式干燥。

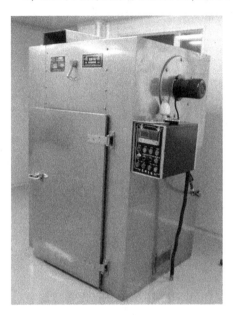

图 8-13 热风循环烘箱

制剂生产中应用比较广泛的是热风循环烘箱(图 8-13)。该设备是利用蒸气或电为热源,采用热交换器对流换热的方式加热空气,热空气流经过烘盘与物料进行热量传递。为提高设备的热效率,多采用废气再循环与中间加热法相结合的热能补充形式。废气再循环是将干燥室排出的废气中的一部分通过分风装置与新鲜空气混合重新进入干燥室。中间加热法是在干燥室内装有加热器,使热空气每通过一次物料后得到再次加热,然后再通入下一层物料,这样来保持烘箱内适当的相对湿度和减少上下温差。可用于粉末、颗粒、块状、膏状、生药、中药饮片等的干燥。

减压厢式干燥是在对厢体内抽真空形成负压的条件下进行的干燥方法。此法减轻了空气对产品的影响,干燥温度较低,干燥速度较快,被干燥物料呈疏松海绵状,易于粉碎。减压干燥的效果取决于负压的高低(真空度)和被干燥物料的堆积厚度。使用这类干燥器时,应适当控制被干燥物料的量,以免因装量过多导致起泡溢料。

2)流化床干燥:使热空气自下而上通过松散的粒状或粉状物料层形成"沸腾床"而进行干燥的操作,也叫沸腾床干燥器。流化床的操作原理已在本章制粒部分讨论。

3)喷雾干燥:是流化技术用于液态物料干燥的良好方法。喷雾干燥是将含水量可达 50%~70% 药物溶液或混悬液用雾化器喷雾于干燥室内的热气流中,使雾滴中水分迅速蒸发以制成粉状或颗粒状物料的方法。该法能在数秒钟内完成热交换,干燥过程一般在 50℃ 左右,因此,特别适用于热敏性物料。

由于使用喷雾干燥机得到的制品疏松、溶解性能好,可以改善某些制剂的溶出速率,所以,在制药工业中得到了广泛的应用,如抗生素粉针剂的生产、微型胶囊的制备等。但中药提取液的黏性较大且易粘壁,使用上受到了一定限制。国内有些药物机械单位在原有喷雾设备上增加了一些特殊装置,如塔体及顶部设冷壁装置、气扫装置,物料经过处设自动冲洗装置等,在中药提取液的干燥中取得良好效果。

4)红外线干燥:红外线是介于可见光和微波之间的一种电磁波,其波长范围为 0.75~1000μm。工业上一般将波长 0.75~5.6μm 的红外辐射称为近红外,将波长 5.6~1000μm 的红外辐射称为远红外。

红外线干燥属于辐射加热干燥。红外干燥器是利用红外线辐射器所产生的电磁波以光的速度辐射至被干燥物料,当红外线的发射频率与物料中分子运动的固有频率相匹配时,引起物料分子的强烈共振和转动,在物料内部分子间发生激烈的碰撞与摩擦而迅速转变为热能,从而达到干燥的目的。

在红外线干燥时,由于物质表面和内部的分子同时吸收红外线,受热均匀,干燥产品的外观、机械强度等质量指标均有所提高。很多有机物和水分子在远红外区有更多的吸收带,故利用远红外线干燥要优于近红外线干燥。

5) 微波干燥:微波是指频率为 300MHz~300GHz 的高频波。工业上使用的有频率为 915~2450MHz 两种,后者在一定条件下兼有灭菌作用。

微波干燥是利用磁控管产生所需要的微波能来干燥。其原理是湿物料中的水分子,在微波电场的作用下,极性的水分子随着外加电场方向的交互变化而不断地迅速转动并产生剧烈的碰撞和摩擦,部分微波能就转化为热能,从而达到物料干燥的目的。

微波干燥是一种高效的干燥方法,用于中草药及丸剂的干燥与灭菌等,有较好的效果,适于自动化连续生产。由于微波能穿透介质的深部,可使湿物料均匀加热,因此,微波干燥具有加热迅速、干燥速度快、产品质量好等优点。缺点是成本高,对有些物料的稳定性有影响,微波漏泄污染对人体有伤害,需加强劳动保护措施。

6) 冷冻干燥:见第五章第六节。

6. 整粒与分剂量 整粒操作与片剂的整粒过程略有区别。干燥后的颗粒因粘连、结块必须进行适当的整理,以获得具有一定粒度的均匀颗粒。整粒采用过筛分级的办法。

分剂量采用容积分剂量法,将经中间产品检查合格的颗粒按单剂量或多剂量装入适宜的包装袋中。颗粒剂在生产与储藏期间应注意控制适宜的温度和湿度条件,凡遇光不稳定的药物应避光操作和储藏。

(二) 颗粒剂制备举例

例 8-5 布洛芬颗粒的制备

【处方】 布洛芬 60g 微晶纤维素 15g 聚维酮(PVP)1g 糖精钠 2.5g 蔗糖粉 350g 羧甲基淀粉钠 5g 香精适量

【制法】 将布洛芬、微晶纤维素、蔗糖粉过 60 目筛后,置混合器内与糖精钠、羧甲基淀粉钠混合均匀。混合物用聚维酮的异丙醇溶液制粒,干燥,18 目筛整粒,喷入香精,密闭片刻,分装,单剂量包装成布洛芬 600mg。

问题:1. 布洛芬有何治疗作用?

2. 处方中各组分的作用是什么?

3. 制备过程中各环节可分别选择什么设备?

三、颗粒剂的质量检查

颗粒剂的质量检查,除主药含量外,《中国药典》2010 年版二部制剂通则中还规定了外观、粒度、干燥失重、溶化性及装量差异等检查项目。

(1) 外观:颗粒剂应干燥、均匀、色泽一致,无吸潮、软化、结块、潮解等现象。

(2) 粒度:除另有规定外,一般取单剂量包装颗粒剂 5 袋或多剂量包装颗粒剂 1 袋,称定重量,置于药筛内保持水平状态,轻轻筛动 3min,不能通过一号筛(2000μm)与能通过五号筛(180μm)的粉粒总和不得超过供试量的 15%。

(3) 干燥失重:除另有规定外,取供试品按《中国药典》干燥失重测定法测定,于 105℃ 干燥至恒重,含糖颗粒剂应在80℃减压干燥,减失质量不得超过2.0%。

（4）溶化性

1）可溶颗粒剂:取颗粒剂10g,加热水200ml,搅拌5min,应全部溶化或轻微混浊,但不得有异物。

2）泡腾颗粒剂:取单剂量包装的泡腾颗粒剂3袋,分别置于200ml水中,水温15~25℃,应能迅速产生二氧化碳气体而呈泡沫状,5min内3袋颗粒均应分散或溶解在水中。

表 8-3　颗粒剂装量差异限度规定

平均装量或标示装量(g)	装量差异限度(%)
1.0 或 1.0 以下	±10.0
1.0 以上至 1.5	±8.0
1.5 以上至 6.0	±7.5
6.0 以上	±5.0

（5）装量差异:取单剂量包装的颗粒剂10袋,除去包装,分别精密称定每袋内容物的装量,计算平均装量,每袋装量与平均装量相比较(无含量测定的颗粒剂,每袋装量与标示装量比较),见表8-3,超出装量差异限度的颗粒剂不得多于2袋,并不得有一袋超出装量差异限度的1倍。

（6）装量:多剂量包装的颗粒剂,照最低装量检查法,应符合规定。

四、颗粒剂的包装与储存

颗粒剂的包装和储存重心在于防潮,颗粒剂的比表面积较大,其吸湿性与风化性都比较显著,若由于包装与储存不当而吸湿,则极易出现潮解、结块、变色、分解、霉变等一系列不稳定现象,严重影响制剂的质量及用药的安全性。另外应注意保持其均匀性。宜密封包装,并保存于干燥处,防止受潮变质。包装时应注意选择包装材料和方法,储存中应注意选择适宜的储存条件。

第四节　胶　囊　剂

一、概　　述

(一) 胶囊剂的概念和特点

1. 胶囊剂的概念　胶囊剂(capsules)是指将药物充填于硬质或弹性软质胶囊中制成的固体制剂。胶囊剂主要供内服,但也可用于直肠、阴道等部位。制备胶囊壳的材料(以下简称囊材)为水溶性明胶,配以一定比例的甘油、水及其他药用材料。充填的药物可以是粉状、颗粒状、丸形、片状等固体物料或液体物料。

胶囊剂是沿用已久的剂型,我国明代已有类似胶囊的应用。19世纪中叶 Mothes 及 Murdock 先后提出使用软胶囊剂及硬胶囊剂。开始是手工制作,之后随着自动胶囊机的普遍使用,胶囊剂的生产及应用均有了较大发展。中国的胶囊剂已普遍用于西药、中药和滋补剂,已成为仅次于片剂和注射剂的主要剂型。

2. 胶囊剂的特点

（1）可掩盖药物的不适嗅味、提高药物稳定性。因药物包裹于胶囊中,胶囊对药物的苦、臭味有遮盖作用;对光敏感或遇湿热不稳定的药物有保护和稳定作用。

（2）药物生物利用度高。胶囊剂可不加黏合剂和压力,所以在胃肠液中分散快、吸收好、生物利用度高。例如,口服吲哚美辛胶囊后血中达高峰浓度的时间较同等剂量的片剂早1h。

（3）可弥补其他固体剂型的不足。含油量高或液态的药物难以制成片、丸剂时,可制成软胶囊剂。

（4）可延缓药物的释放速度和定位释药。先将药物制成颗粒，然后用不同释放速率的高分子材料包衣（或制成微囊），按需要的比例混匀装入空胶囊中，可制成缓释、控释、长效、肠溶等多种类型的胶囊剂。例如，将酮洛芬先制成小丸，包上一层缓慢扩散的半透膜后装入空胶囊，当水分扩散至小丸后，在渗透压作用下，酮洛芬溶解，进入小肠缓慢释放，稳定血药浓度达24h。

（5）可使胶囊具有各种颜色或印字，利于识别且外表美观。

（6）胶囊剂的应用有局限性。由于胶囊剂的囊材成分主要是明胶，具脆性和水溶性，若填充的药物是水溶液或稀乙醇溶液，能使胶囊壁溶化；若填充吸湿性很强的药物，会使胶囊壁干燥脆裂；而填充风化性药物可使胶囊壁软化；pH高于7.5或低于2.5的油性液体会使明胶变性而破损。因此，具有这些性质的药物不宜制成胶囊剂。但若采取相应措施，如加入少量惰性油与吸湿性药物混匀后，可延缓或预防囊壁变脆，也可制成胶囊剂。

（二）胶囊剂的分类

胶囊剂可分为硬胶囊剂、软胶囊剂和肠溶胶囊剂。

1. 硬胶囊剂（hard capsules）　是指将一定量的药物加辅料制成均匀的粉末或颗粒，或将药物直接充填于空心胶囊中制成。空胶囊是由明胶或其他适宜的药用材料制成的具有弹性的两节圆筒，分别称为囊体和囊帽，两者能互相紧密套合。

2. 软胶囊剂（soft capsules）　又称胶丸，是指将一定量的药液加适宜的辅料密封于球形或椭圆形的软质囊材中形成的剂型。可用滴制法或压制法制备。用压制法制成的软胶囊中间往往有缝，故称有缝胶囊；用滴制法制成的软胶囊呈圆球形，则称无缝胶囊。软质囊材是由明胶、甘油或其他适宜的药用材料制成。也可用甲基纤维素、海藻酸钙、聚乙烯醇、变性明胶及其他高分子材料，以改变胶囊的溶解性。

3. 肠溶胶囊剂（enteric capsules）　是指硬胶囊或软胶囊壳经药用高分子材料处理或用其他适宜方法加工而成。其囊壳不溶于胃液，但能在肠液中崩解而释放药物。

🔲 **知识链接**　　　　　　　　　　**胶囊剂的"荤"与"素"**

　　胶囊剂具有很多得天独厚的优点，但总体而言，应用的广泛程度比不上片剂。为什么那么多人不吃胶囊呢？原因在于胶囊壳的主要成分是明胶、甘油和水，明胶一般源于猪皮和猪骨，而世界上不少国家和地区的人因为宗教的缘故，不吃猪肉和其他猪制品，这大大限制了胶囊的使用。

　　为了突破这一限制，胶囊壳的生产厂家开发了"素胶囊"，也称"植物胶囊"，即采用HPMC、海藻胶等非动物来源的材料作胶囊壳，大大拓展了胶囊剂的使用面。目前，"素胶囊"跟"荤胶囊"相比，成本还高不少，有待进一步发展。

（三）胶囊剂的质量要求

（1）胶囊剂内容物不论其活性成分或辅料，均不应造成胶囊壳的变质。

（2）硬胶囊可根据下列制剂技术制备不同形式的内容物充填于空心胶囊中。

1）将药物加适宜的辅料如稀释剂、助流剂、崩解剂等制成均匀的粉末、颗粒或小片。

2）将普通小丸、速释小丸、缓释小丸、控释小丸或肠溶小丸单独填充或混合后填充，必要时加入适量空白小丸做填充剂。

3）将药物粉末直接填充。

4）将药物制成包合物、固体分散体、微囊或微球。

5）溶液、混悬液、乳状液等也可采用特制灌囊机填充于空心胶囊中，必要时密封。

（3）小剂量药物，应先用适宜稀释剂稀释，并混合均匀。

（4）胶囊剂应整洁，不得有黏结、变形、渗漏或囊壳破裂现象，并无异臭。

（5）胶囊剂的溶出度、释放度、含量均匀度、微生物限度等应符合要求，必要时内容物包衣的胶囊剂应检查残留溶剂。

（6）除另有规定外，胶囊剂应密封储存，其存放环境温度不高于30℃，湿度应适宜，防止受潮、发霉、变质。

二、胶囊剂的制备

（一）硬胶囊剂的制备

硬胶囊剂制备工艺流程见图8-14。其制备过程包括空胶囊的制备、充填药物及辅料的制备、充填、封口及打光等工艺过程。

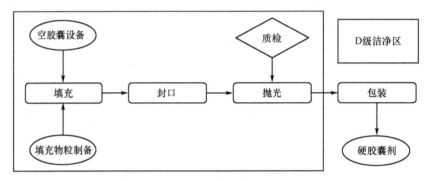

图8-14　硬胶囊剂制备工艺流程

1. 空胶囊的制备

（1）原材料的要求：生产空胶囊的主要材料（明胶）除应符合《中国药典》规定外，还应具有一定的黏度、胶冻力、pH等物理性质。明胶因水解的方法不同，分为用酸法工艺制备而得的A型明胶（等电点为pH 8~9）和用碱法工艺制备而得的B型明胶（等电点为pH 4.7~5）。实践证明，明胶类型对空胶囊的性质没有明显的影响。但是，胶原的来源不同，明胶的物理性质则有很大的差异。例如，以骨骼为原料制成的骨明胶，质地坚硬、性脆、透明度较差；以猪皮为原料制成的猪皮明胶，则富有可塑性，透明度也好，故采用优质骨明胶及皮明胶的混合胶较为理想。明胶纯度对囊壳外观形状影响较大，如氯化物含量应在0.1%以下，否则会影响明胶透明度、引湿性、黏度及胶冻力，给生产带来困难。

　　📖 **知识链接**　　　　　　　　　　**毒胶囊事件**

　　2012年4月15日央视《每周质量报告》及《东方时空》报道部分明胶厂商用皮革下脚料制造药用胶囊，药厂采购上述胶囊产品涉及9家企业。自此，毒胶囊事件引起了社会的广泛关注。

　　9家药厂的13个批次药品涉嫌使用工业明胶制备的胶囊壳，其重金属铬含量超标，其中超标最多的达90多倍。铬是一种毒性很大的重金属，容易进入人体内蓄积，具有致癌性并可能诱发基因突变。救人的药品变成了害人的"毒药"，不法企业的行为之恶劣让人震惊。《中国药典》明确规定，生产药用胶囊所用的原料明胶至少应达到食用明胶标准。然而，为了牟取暴利一些不法企业置公众的生命安全与健康不顾，让皮革的下脚料通过药用胶囊的伪装，进入患者胃肠。

（2）胶液的组成：生产胶囊除以明胶为主要原料外，常加入适量的附加剂，如增塑剂、遮光剂及防腐剂等，以改善囊壳的理化性质，增加胶囊的稳定性。由于明胶易吸湿又易脱水，为了增加空胶囊的坚韧性与可塑性，可适当加入少量附加剂，如羧甲基纤维素钠（CMC-Na）、羟丙基纤维素（HPC）、油酸酰胺磺酸钠、山梨醇或甘油等；为了使蘸模后明胶的流动性减弱，可加入琼脂、石花菜等以增加胶液的胶冻力；为了使成品便于鉴别和美观，胶液中也可加入各种食用染料着色；少量十二烷基硫酸钠可增加空胶囊的光泽；对光敏感的药物，可加蔽光剂（2%～3%二氧化钛）制成不透光的空胶囊。为了防止胶囊在储存中发生霉变，可加入尼泊金类作防腐剂。必要时也可加芳香性矫味剂，如0.1%的乙基香草醛和不超过2%的香精油。

（3）硬胶囊壳的制备：硬胶囊壳一般由专门的胶囊厂生产，制备方法（图8-15）大致可分为溶胶、蘸胶、干燥、脱模、截割、整理及灭菌7个工序，也可由自动化生产线来完成。空胶囊应在受控环境中生产，操作环境温度应为10～25℃、相对湿度为35%～45%。

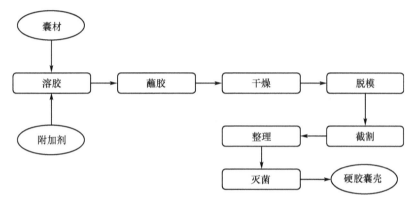

图8-15 空胶囊制备工艺流程图

1）溶胶：按工艺配方称取明胶、对羟基苯甲酸甲酯及十二烷基硫酸钠加适量纯化水，加热搅拌使溶解。150目筛过滤，加入处方量色素配色。

2）制备钛白粉胶体：将钛白粉通过胶体磨制成细腻均匀无颗粒的胶体，与上述胶液混匀。

3）蘸胶制坯：选用适宜规格的模杆固定于模板上，并用适量麻油或液状石蜡润滑模杆，然后将模杆浸入胶液中蘸制胶囊毛坯。胶壳壁厚度可通过调节胶液黏度和蘸胶速度控制。

4）干燥：利用流动的热空气干燥，室温应保持30～35℃，热空气的流速为1～1.7m/s，干燥时间控制在30～40min。在气候干燥时可用喷雾法喷洒水雾使囊坯适当回潮后再拔壳，囊坯含水量一般为14%～15%。

5）拔壳与截割：用特制的胶囊钳将囊坯拔下，再将囊坯用胶囊截割机截成规定的长度。

6）分检：是利用半自动分检设备，进行检查，以剔去不合格的空胶囊，如裂口、变形、短身或长身等。

7）灭菌及包装：空胶囊壳的主要成分是明胶，因而不能采用高温或湿热法灭菌。以氟利昂-12为阻燃剂的环氧乙烷灭菌混合气体（环氧乙烷含量为11%～13%，氟利昂-12含量为87%～89%）具有良好的灭菌效果。空胶囊选用内外两层塑料袋包装，理想储存条件是温度为15～25℃，湿度为35%～60%，保质期可达9个月。

（4）空胶囊的规格及选用：我国药用明胶硬胶囊的规格共分8个型号，但常用的是0～5号，其号数越大，容积越小（表8-4）。小容积胶囊为儿童用药或充填贵重药品。明胶硬胶囊的品种有透明、不透明及半透明3种，除透明的以外，其颜色有粉红、绿、黄、红等，也有上下两节不同颜色的胶囊。由于药物填充多用容积分剂量,而药物的密度、晶型、细度及剂量不同,所占的容积也各不相同,故应按药物剂量、所占容积来选用合适的空胶囊。

表8-4　空胶囊号数与容积

空胶囊号数	0	1	2	3	4	5
近似容积(ml)	0.75	0.55	0.40	0.30	0.25	0.15

2. 充填物料的制备　如药物通过粉碎至适当粒度就能满足硬胶囊剂的充填要求,则可直接充填。但是,更多的情况是在药物中添加适量的辅料后,才能满足生产或治疗的要求。常用辅料有稀释剂,如淀粉、微晶纤维素、蔗糖、乳糖、氧化镁等;润滑剂,如硬脂酸镁、硬脂酸、滑石粉、二氧化硅等。添加辅料可采用与药物混合的方法,也可采用与药物一起制粒的方法,然后再进行充填。

(1)药物为粉末:当主药剂量小于所选用胶囊充填量的一半时,常须加入稀释剂,如淀粉类、PVP等。例如,氟哌酸胶囊一粒内含主药仅0.1g,为增加其质量,用淀粉0.1g作稀释剂。当主药为粉末或针状结晶、引湿性药物时,流动性差给填充操作带来困难,常加入润滑剂,如微粉硅胶或滑石粉等,以改善其流动性。如果主药质轻,密度小时,常采用1%~2%PVP乙醇溶液制粒,以便于填充。

(2)药物为颗粒:许多胶囊剂是将药物制成颗粒、小丸或小片后再充填入胶囊壳内的。以浸膏为原料的中药颗粒剂,引湿性强,富含黏液质及多糖类物质,可加入无水乳糖、微晶纤维素、预胶化淀粉、滑石粉等辅料以改善引湿性。

(3)药物为液体或半固体:硬胶囊剂也可充填液体或半固体药物。往硬胶囊内充填液体药物,需要解决液体在囊帽与囊体接合处的泄漏问题,一般采用增加充填物黏度的方法,可加入增稠剂,如硅酸衍生物等使液体变为非流动性软材,然后灌装入胶囊中。

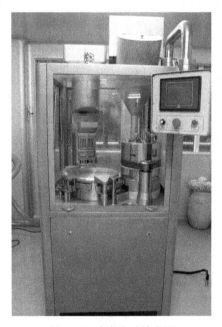

图8-16　胶囊自动填充机

3. 物料的填充　物料在填充时,应综合考虑物料的性质,如物料的外观形状、物料是否均匀、物料是否分层、物料的流动性等,来选择适合的填充设备。

4. 封口与打光　封口是胶囊剂生产中一道重要的工序。由囊体、囊帽两节套合而成的普通型胶囊,为了防止漏泄,都需要封口处理。封口的材料常用与制备空胶囊相同浓度的胶液(如明胶20%、水40%、乙醇40%),保持胶液50℃,将封腰轮部分浸在胶液内,旋转时带上定量胶液,于囊帽、囊体套合处封上一条胶液,烘干,即得。若采用锁口型胶囊,因药物充填后,囊体、囊帽套上即咬合锁口,药物不易泄漏,空气也不易在缝间流通,故不需封口。

封口后的胶囊必要时可清洁处理,在胶囊打光机里喷洒适量液状石蜡,滚搓后使胶囊光亮。

5. 硬胶囊剂生产设备　企业生产中常用的硬胶囊剂生产设备为胶囊自动填充机,见图8-16。

其工作过程见图8-17。

胶囊自动填充机共分8个工位,各工位分别完成自己的作业,每粒空胶囊依次通过8个工位得到1粒成品。

（1）胶囊进入模孔，胶囊体与胶囊帽分离。

（2）胶囊体与胶囊帽错位，准备物料的填充。

（3）粉末状物料的填充（如物料非粉末状，该工序不作业）。

（4）颗粒物料或微丸的填充（如为粉末状物料，其在上个工序完成作业，本工序不作业）。

（5）剔除空胶囊。

（6）胶囊体与胶囊帽套合。

（7）成品胶囊被顶出。

（8）模孔清理。

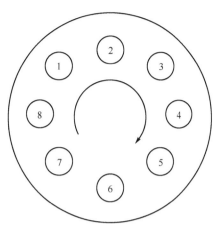

图 8-17 胶囊自动填充机工作原理图

（二）软胶囊剂的制备

1. 胶囊壳的组成 软胶囊壳与硬胶囊壳的组成相似，主要含明胶、阿拉伯胶、增塑剂、防腐剂、遮光剂和色素等成分。软胶囊应具有一定可塑性与弹性，其硬度与干明胶、增塑剂（甘油、山梨醇或两者的混合物）与水之间的质量比有关，以干明胶：增塑剂：水 =1：（0.4~0.6）：1 为宜。若增塑剂用量过低，则囊壁较硬；反之，则较软。

2. 充填药物的制备 软胶囊可以充填各种油类或对明胶无溶解作用的液体药物、药物溶液或混悬液，也可充填固体药物。但应注意，充填 O/W 型乳剂时可使乳剂失水破坏；充填药物溶液含水分超过 50%，或含低分子质量的水溶性或挥发性的有机化合物，如乙醇、丙酮、酸、胺及酯等，均能使软胶囊软化或溶解；醛类可使明胶变性，因此均不能制成软胶囊剂。

软胶囊产品多数充填固体药物粉末的混悬液。混悬液的分散介质常用植物油或 PEG400，助悬剂常用氢化大豆油 1 份、黄蜡 1 份、熔点 33~38℃ 的短链植物油 4 份的油蜡混合物。为了提高软胶囊剂的稳定性与生物利用度，可酌情添加抗氧剂、表面活性剂等。

3. 软胶囊剂的制备方法 可分为滴制法和压制法两种。生产软胶囊时，成型与充填药物是同时进行的。

（1）滴制法：滴制法的工艺过程见图 8-18。

1）胶液的准备：取明胶 1~2 倍的水及胶水总量 25%~30%（夏季可少加）的甘油，加热至 70~80℃，混匀；加入明胶搅拌，熔融，保温 1~2h，静置待泡沫上浮后，保温过滤、待用（滴丸所用基质除水溶性明胶外，还有非水溶性基质，如 PEG6000、硬脂酸等）。

2）药液的提取或炼制：如鱼肝油由鲨鱼肝经提取炼制而得，牡荆油由新鲜牡荆叶用蒸汽蒸馏法提取挥发油。

3）胶丸的制备：滴制法制备软胶囊一般选用滴丸机生产。滴丸机的主要结构可分为动力滴丸系统和冷却两部分，其中动力滴丸系统包括调速电机和柱塞、泵体组成的三柱泵，冷却包括冷却箱和液状石蜡储箱，见图 8-19。

如图 8-20 所示，滴制时，胶液（明胶 40%、甘油 20%、蒸馏水 40%）与油状药物分别由三柱泵压出，通过滴丸机的双孔喷头，在严格的同心条件下按不同的速度滴出，先喷出胶液，再喷出药液，待停止喷药液后再停止喷胶液。定量的胶液包裹着定量的药液滴入不相混溶的液状石蜡冷却液中，界面张力的作用使之成为球形，并逐渐凝固成胶丸。

影响滴制法制胶丸的因素有以下几个：①明胶的处方组分比例：以明胶：甘油：水 =1：（0.4~0.6）：1 为宜，否则胶丸壁过软或过硬。②胶液的黏度：一般要求黏度为 3~5 倍水黏度，即用 Engler 黏度计在 25℃ 时测黏度，使 200ml 胶液流过的时间与 200ml 水流过的时间之比为 3~5。③药液、胶液及冷却液三者的密度：为保证胶丸在液状石蜡中有一定的沉降速度，又有足

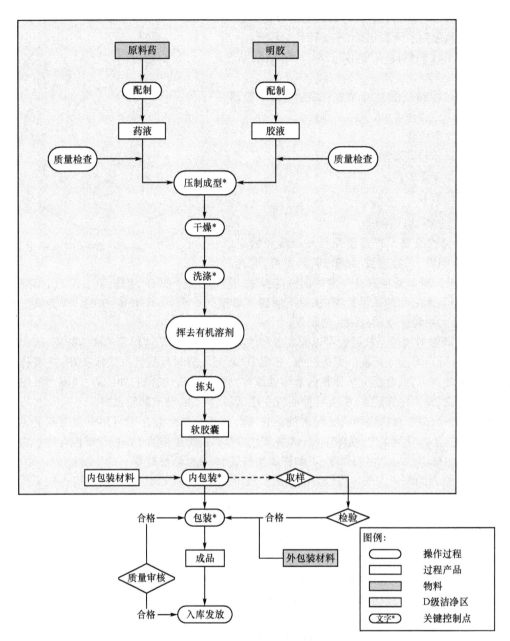

图 8-18　滴制法的工艺过程

够时间冷却成形,应调节药液、胶液及冷却液三者的密度。以鱼肝油胶丸为例,以液状石蜡密度为 0.86g/ml,药液密度为 0.9g/ml,胶液密度为 1.12g/ml 为宜。④温度:胶液和药液应保持在 60℃,喷头处应为 75~80℃,冷却液应为 13~17℃。

4)整丸与干燥:将制得的胶丸先用纱布拭去附着的液状石蜡,20~30℃室温条件下鼓风干燥,再经石油醚洗涤 2 次,95% 的乙醇洗涤 1 次后于 30~35℃烘干,直至水分达到 12% ~15% 为止。

用本法生产的软胶囊是无缝的,所以又常称无缝胶丸。

(2) 压制法:是生产软胶囊的另一种重要方法。

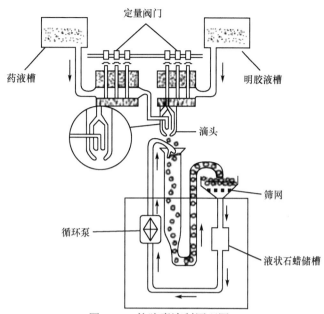

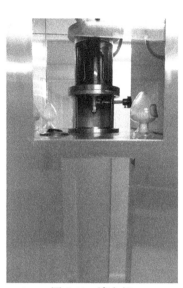

图 8-19　滴丸机

图 8-20　软胶囊滴制原理图

　　将明胶与甘油、水等溶解后制成胶板或胶带（胶皮厚度为 1mm 左右），再将药物置于两块胶板之间，用钢模压制成形。在连续生产时，可采用自动旋转轧囊机，见图 8-21。由涂胶机箱、鼓轮制出的两条胶带连续不断地向相反方向移动，在接近旋转模之前逐渐接近，一部分经加压结合，此时药液从填充泵经导管由楔形注入器定量注入图 8-21 自动旋转轧囊机两胶带之间。由于旋转模不停地转动，胶带与药液被压入模槽中，模孔凸缘使胶带全部轧压结合，并将药液包裹成胶丸，剩余的胶带即自动切割分离。胶带在接触模孔的一面需涂润滑油，成型胶丸用石油醚洗涤胶丸，再置于 21~24℃、相对湿度 40% 条件下干燥。

　　旋转压囊机通过更换模具可制成大小形状各异的密封软胶囊。本法生产的软胶囊是有缝的，所以也称有缝胶囊。

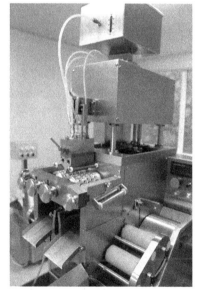

图 8-21　旋转压囊机

知识链接　　　　　　　**维生素 AD 胶丸制备**

　　【处方】　维生素 A 3000 单位　维生素 D 300 单位　明胶 100 份　甘油 55~56 份　鱼肝油（或精炼油）适量　纯化水 120 份

　　【制法】　将维生素 A、维生素 D 溶于鱼肝油或植物油中，调整浓度使每丸含维生素 A 为标示量的 90.0%~120.0%，含维生素 D 为标示量的 85.0% 以上；另取明胶、甘油、纯化水制成胶浆，70~80℃保温 1~2h，消泡、过滤。以液状石蜡为冷却液，用滴制法制备，收集冷凝的胶丸，用纱布拭去黏附的冷却液，室温下冷风吹 4h，放于 25~35℃ 下烘 4h，再经石油醚洗涤 2 次（每次 3~5min），除去胶丸外层液状石蜡，用 95% 的乙醇洗涤，最后经 30~35℃，烘干 2h，筛选，质检，包装，即得。

【分析】

(1) 本品采用滴制法制备；

(2) 在制备胶浆时,可采取抽真空的方法以尽快除去胶浆中的气泡。

(三) 肠溶胶囊剂的制备

肠溶胶囊的制备方法是先用明胶(或海藻酸钠)制成空胶囊,然后在明胶壳表面包裹肠溶材料,如邻苯二甲酸乙酸纤维素(CAP)、虫胶等。也可把溶解好的肠溶性高分子材料直接加入明胶液中,然后加工成肠溶性空胶囊,如用 PVP 作底衣层,用 CAP、蜂蜡等作外层包衣,可以改善 CAP 包衣后"脱壳"的缺点,肠溶性稳定。

三、胶囊剂的质量检查

依据《中国药典》2010 年版规定,胶囊剂应进行外观、装量差异、水分、崩解时限等项目的检查。

(1) 外观:胶囊剂应整洁,不得有黏结、变形或破裂现象,并应无异臭。

表 8-5 胶囊剂装量差异限度规定

平均装量	装量差异限度
0.30g 以下	±10%
0.30g 或 0.30g 以上	±7.5%

(2) 装量差异:除另有规定外,取供试品 20 粒,分别精密称定质量后,倾出内容物(不得损失囊壳),硬胶囊壳用小刷或其他适宜的用具拭净,软胶囊剂用乙醚等溶剂洗净,置于通风处使溶剂挥尽;再分别精密称定囊壳质量,求出每粒内容物的装量与平均装量。

每粒装量与平均装量相比较,超出装量差异限度的胶囊不得多于 2 粒,并不得有 1 粒超出限度的 1 倍,见表 8-5。

(3) 水分:硬胶囊剂内容物的水分,除另有规定外,不得超过 9.0%。

(4) 崩解时限:硬胶囊剂或软胶囊剂的崩解时限,应符合《中国药典》的规定。除另有规定外,取供试品 6 粒,如胶囊漂浮于液面可加 1 块挡板。硬胶囊剂应在 30min 内全部崩解,软胶囊剂应在 1h 内全部崩解。如有 1 粒不能完全崩解,应另取 6 粒按上述方法复试,均应符合规定。软胶囊可改在人工胃液中进行检查。肠溶胶囊剂按上述装置与方法先在盐酸溶液(9→1000)中检查 2h,每粒的囊壳均不得有裂缝或崩解现象,然后将吊篮取出,用少量水洗涤后,每管各加入挡板 1 块,再按上述方法改在人工肠液中进行检查,1h 内应全部崩解,如有 1 粒不能完全崩解,应另取 6 粒按上述方法复试,均应符合规定。

凡规定检查溶出度或释放度的胶囊剂可不再进行崩解时限检查。

四、胶囊剂的包装与储存

胶囊剂的包装与储存条件由胶囊剂的囊材性质所决定,包装材料与储存环境如湿度、温度和储藏时间对胶囊剂的质量都有明显的影响。一般来说,高温、高湿不仅会使胶囊吸湿、软化、变黏、膨胀、内容物结团,而且会造成微生物滋生。因此,必须选择适当的包装容器与储藏条件。一般应选用密闭性能良好的玻璃容器、透湿系数小的塑料容器和泡罩式包装,在小于 25℃、相对湿度不超过 45% 的干燥阴凉处,密闭储藏。

第五节 中药丸剂

一、概 述

(一) 丸剂的概念与特点

1. 丸剂的概念 丸剂是指药材细粉或药材提取物加适宜的黏合剂或辅料制成的球形或类

球形制剂。丸剂是中国特有的传统剂型之一。

2. 丸剂的特点

（1）传统丸剂服用以后释药速度缓慢且持久，适合于慢性病的治疗和调养，如蜜丸、水丸、蜡丸、糊丸等。

（2）能够延缓一些毒性药物在体内的吸收，减少其不良反应的发生。

（3）生产工艺简单，无需复杂的生产设备。

（4）其服用量一般较大，不适宜婴幼儿服用；其生物利用度低，且容易滋生微生物。

（二）丸剂的分类

（1）按黏合剂及大小不同，可分蜜丸、水丸、水蜜丸、糊丸、浓缩丸和微丸等类型。

（2）按制备方法不同又可分为滴制丸、泛制丸、塑制丸三类。

（三）丸剂的质量要求

（1）丸剂外观应圆整均匀，色泽一致，无粘连现象。

（2）丸剂的含量均匀度和微生物限度等应符合要求。

（3）除另有规定外，糖丸在包装前应在适宜的条件下干燥，并按丸重大小要求用适宜筛号的药筛过筛处理。

（4）除另有规定外，丸剂应密封储存，防止受潮、发霉、变质。

二、丸剂的制备

（一）丸剂常用辅料

1. 黏合剂　常用不同规格的炼蜜、饴糖、米糊或面糊等，也可用药材浸出液浓缩而成的清膏或浸膏兼作黏合剂。

2. 润湿剂　药材细粉本身有黏性时，仅需用润湿剂以诱导其黏性，使之黏结成丸。常用的润湿剂有水、黄酒、醋、稀药汁及糖液等。

（二）丸剂的制备

常用的制备方法为塑制法、泛制法。

1. 塑制法　图 8-22 所示是将药材细粉与适量黏合剂混合制成湿度适宜的可塑性丸块后，制丸条、分粒、搓圆、干燥、分装制成丸剂的方法，如蜜丸、糊丸、浓缩丸的制备。

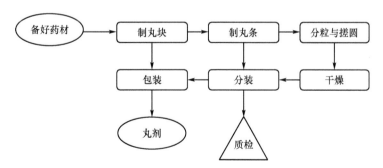

图 8-22　塑制法工艺流程

（1）原辅料的准备：药材原料需经粉碎并通过六号筛或五号筛（80～100 目筛）。所用的辅料主要是黏合剂，按适当方法加以处理，备用。

（2）制丸块：将混匀的药材粉末（或加有辅料）放入捏合机中（图 8-23），加入黏合剂研和，制成适宜的可塑性丸块。

（3）制丸条:用挤压式丸条机(图8-24)将丸块挤出成条。

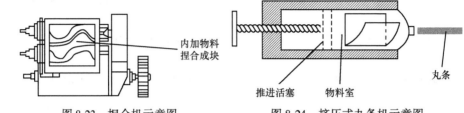

图 8-23　捏合机示意图　　　　图 8-24　挤压式丸条机示意图

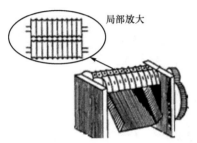

图 8-25　双滚筒轧丸机示意图

（4）分割和搓圆:用双滚筒轧丸机(图8-25)将丸条按丸重等量切割成"毛丸"并搓圆。

（5）干燥和整理:根据丸剂性质选择不同温度、不同方法进行干燥。一般丸剂(如浓缩丸)可在80℃以下干燥;如果含有芳香挥发性成分应在60℃以下干燥;蜜丸一般不干燥,直接用消毒蜡纸包装。

2. 泛制法　是指药材粉末加入润湿剂后逐渐制成适宜大小丸剂的方法,如水丸、水蜜丸、浓缩丸、微丸、糊丸等的制备。机械泛丸时,可先将少量药材细粉放入包衣锅内,启动包衣锅慢速转动,用喷雾器将水或其他润湿剂喷入,制成丸核;然后再喷水,再加药粉,使丸核逐渐增大,变成丸模(起模);继而反复加水润湿和加药粉,丸模体积逐步增大,加水量与药粉量也随丸粒的增大而增加,直到制成药丸。筛选出合格丸粒,放在包衣锅内充分滚动,加少量水润湿(亦可加极细药粉与水或其他润湿剂的混合浆),继续滚动至丸面光洁,色泽一致,形状圆整为止。

(三) 丸剂制备举例

例 8-6　麦味地黄丸

【处方】　麦冬60g　五味子40g　熟地黄160g　山茱萸(制)80g　牡丹皮60g　山药80g　茯苓60g　泽泻60g

【制法】　以上八味中,取泽泻、麦冬、茯苓粉碎成粗粉,加水煎煮2次,第1次3h,第2次2h,合并煎液,滤过,滤液浓缩成相对密度为1.30~1.35(20℃)的清膏;另取熟地黄切片,加水煎煮3次,第1次3h,第2次2h,第3次1h,合并煎液,滤过,滤液浓缩成相对密度为1.30~1.35(20℃)的清膏;另取五味子、牡丹皮33.5g、山茱萸46.9g,照流浸膏剂与浸膏剂项下的渗漉法操作,用70%的乙醇作溶剂,浸渍24h后进行渗漉,收集漉液,回收乙醇,浓缩成相对密度为1.30~1.35(20℃)的清膏;将山药、剩余的牡丹皮和山茱萸粉碎成细粉,与上述各清膏混匀,制丸,干燥,打光,即得。

三、丸剂的质量检查

丸剂的质量检查项目主要有外观、水分限度、质量差异限度、装量差异限度、溶散时限、微生物限度检查等,其各项均应符合《中国药典》2010年版规定。

四、丸剂的包装与储存

丸剂种类不同,其包装稍有差异,包装和储存条件的选择应根据药丸的自身性质,一般均应密封包装储藏。通常水丸多装于纸袋或塑料袋中密封,含芳香药物或较贵重药物的水丸多装于玻璃质或瓷质小瓶中。大蜜丸的包装多用蜡纸盒、塑料盒或蜡皮包装。

第六节 滴 丸 剂

 课堂互动

　　从概念、剂型归属、结构组成、配方、生产工艺等角度比较和讨论滴丸和胶丸这两种剂型的异同之处,并通过查阅药典,概括目前临床常用的这两种剂型制剂品种及其用途。

一、概　　述

(一)滴丸剂的概念与特点

1. 滴丸剂的概念　滴丸剂是指固体或液体药物与基质加热熔化混匀后,滴入不相混溶的冷凝液中,收缩冷凝而制成的小丸状制剂,主要供口服。

2. 滴丸剂的特点

(1)疗效迅速,生物利用度高,如螺内酯及灰黄霉素滴丸的剂量只需要微粉片剂的一半。

(2)可使液体药物制成固体滴丸,便于服用和运输,如满山红油滴丸及芸香油滴丸等。

(3)工艺条件易于控制,质量稳定,因受热时间短,能增加易氧化、易挥发性药物的稳定性。

(4)应用方便,滴丸剂可内服、外用或进行局部治疗。

(5)由于可供使用的基质品种少,且难滴制大丸(一般丸重不超过100mg)等原因,一般仅适宜于剂量小的药物,因而使滴丸的发展速度受到一定限制。

(二)滴丸剂的质量要求

(1)滴丸剂应大小均匀,色泽一致。

(2)滴丸冷凝介质必须安全无害,且与主药不发生相互作用。

(3)滴丸制备时冷凝液不得与药物、基质及附加剂发生相互作用。

(4)滴丸在滴制成丸后,应除去表面的冷凝介质。

(5)根据药物的性质、使用和储藏要求,供口服的滴丸可包糖衣或薄膜衣,必要时薄膜包衣丸应检查残留溶剂。

二、滴丸剂的制备

(一)滴丸剂常用基质及冷凝液

1. 常用基质　滴丸剂中的基质是药物的载体与赋形剂,其与滴丸的成型、溶出度、稳定性等有密切关系。

常用基质可分为水溶性、脂溶性基质、混合基质三种。

(1)水溶性基质:有聚乙二醇类、硬脂酸钠、聚氧乙烯单硬脂酸酯(S-40)、甘油明胶等。

(2)脂溶性基质:有硬脂酸、单硬脂酸甘油酯、虫蜡、氢化植物油等。

(3)混合基质:在实际的生产过程中,也经常把水溶性基质和脂溶性基质混合使用,这两者混合后称为混合基质。混合基质可承载更多的药物,可调整熔点,还可对溶出速度或溶散时限进行调节,如用聚乙二醇6000与适量的硬脂酸配合使用,可调节熔点。

2. 常用冷凝液

（1）冷凝液的概念：用于冷却液体，使其成为固体丸粒的液体称为冷凝液。

（2）冷凝液应具备的条件：有较好的稳定性，有适宜的密度和黏度，以保证液滴上浮或下沉，并使其在冷凝液中缓慢运动，冷凝液还应有适宜的表面张力，以确保液滴能顺利形成滴丸。

（3）冷凝液的种类：分为水溶性冷凝液与脂溶性冷凝液两类。一般情况下，水溶性基质滴丸选择脂溶性冷凝液，脂溶性基质滴丸选择水溶性冷凝液。常见的水溶性冷凝液有水、多浓度乙醇等，常见的脂溶性冷凝液有液状石蜡、二甲基硅油、植物油等。

（二）滴丸剂的制备

1. 滴丸剂的制备工艺　滴丸剂采用滴制法进行制备，其工艺流程见图8-26。

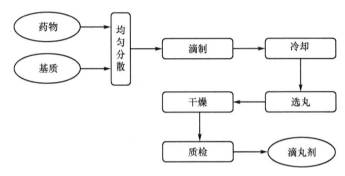

图 8-26　滴制法制备滴丸工艺流程

将选好的基质加热熔化，将药物分散在已经熔化的基质当中，混匀。药液在80~90℃保温。调整好冷凝液的温度，一般为10~15℃，调节滴头的速度，将药液滴入冷凝液中。当丸粒冷却后，从冷凝液中滤出滴丸，并剔除废丸，用纱布擦除冷凝液，冷风吹干，并在室温下晾置4h。按药典规定进行质量检查，合格后对产品进行包装储存。

2. 滴制设备　企业生产滴丸一般使用滴丸机，参考本章第四节图8-19。

滴丸机的基本结构由滴瓶、保温装置、冷凝装置三部分组成。工业上使用的滴丸设备有多种型号，按滴头数量可分为单头、双头、6头、20头滴丸机，按滴丸（液滴）的移行方式可分为下沉式和上浮式滴丸机。制备时可根据滴丸与冷凝液相对密度差异、生产实际情况进行选择。

为保证滴丸剂质量符合规定，在制备滴丸时要注意：选择适宜的基质与冷凝液，确定合适的滴管内外口径，滴制过程中保持恒温，滴制液静压恒定，滴出口与冷凝液液面之间距离不超过5cm等。

（三）滴丸剂的制备举例

例 8-7　苏冰滴丸

【处方】　苏合香脂 100g　冰片 200g　PEG6000 700g

【制法】　取 PEG6000 放入铝锅，油浴上加热至90~100℃熔融，然后加入苏合香脂及冰片，搅拌溶解，移至储液器中，80~90℃保温；调节滴管阀门，将药液滴入液状石蜡冷凝液（10~15℃）冷凝成型；取出滴丸沥尽并擦除液状石蜡，在滑石粉中滚动，石灰箱内干燥，即得。

【分析】　这是冠心苏合蜜丸改良而成的滴丸。苏冰滴丸与冠心苏合蜜丸相比，具有体积小、崩解快、溶出好、显效快和疗效高等优点。经临床验证，苏冰滴丸的疗效与蜜丸相似，但因剂量较小，相对地提高了疗效。

例8-8　芸香油滴丸

【处方】　芸香油835g　硬脂酸钠100g　虫蜡25g　水40g

【制法】　将以上三种药物放入烧瓶中,摇匀,加水后再摇匀,装上回流冷凝器,振摇下100℃加热,全部熔化后冷至77℃,移入储液器内;药液保持65℃由滴管滴入含1%硫酸的冷却水溶液中,滴丸成形后取出,放入冷水浸洗,再倒入垫有吸水纸的盘内,吸去水迹,即得。

【分析】　本例有两个特殊之处,一是药液的比重轻于冷凝液,所以应用上浮式滴制设备和方法;二是冷凝液中含有硫酸,能与液滴和丸粒表面的硬脂酸钠反应生成硬脂酸而附着在滴丸表层,制成肠溶性滴丸。因而避免了芸香油对胃的刺激作用,减少了它的恶心、呕吐等副作用。

三、滴丸剂的质量检查

按照2010年版《中国药典》对滴丸剂的质量检查有关规定,滴丸剂需要进行如下方面的质量检查。

(1)外观:滴丸应大小均匀,色泽一致,表面的冷凝液应除去。

(2)重量差异:取供试品20丸,精密称定总质量,求得平均丸重后,再分别精密称定每丸的质量。每丸质量与平均丸重相比较,超出限度的不得多于2丸,并不得有1丸超出限度一倍(表8-6)。

包糖衣的滴丸应在包衣前检查丸芯的质量差异,符合表中规定后,方可包衣,包衣后不再检查质量差异。

表8-6　滴丸剂重量差异限度规定

滴丸的平均重量	重量差异限度(%)
0.03g及0.03g以下	±15
0.03g以上至0.30g	±10
0.30g以上	±7.5

(3)溶散时限:按照《中国药典》2010年版崩解时限检查法进行检查,取6粒供试品,普通滴丸应在30min内全部溶散,包衣滴丸应在1h内全部溶散,如有1粒未完全溶散,应再取6粒复测,均应符合规定。

(4)微生物限度:按照《中国药典》2010年版微生物限度检查法进行检查,应符合规定。

四、滴丸剂的包装与储存

滴丸剂在包装与储存时,要充分考虑到滴丸自身的性质,尤其是基质性质。一般情况下,滴丸应严密包装,并储存于阴凉处。避免基质软化变形,或外界因素影响滴丸质量。

目标检测

一、选择题

(一)**A型题**(单项选择题)

1. 散剂的制备过程为(　　)

　　A. 粉碎→过筛→混合→分剂量→质量检查→包装

　　B. 粉碎→混合→过筛→分剂量→质量检查→包装

　　C. 粉碎→混合→分剂量→质量检查→包装

　　D. 粉碎→过筛→分剂量→质量检查→包装

　　E. 过筛→粉碎→分剂量→质量检查→包装

2. 关于散剂的特点,叙述错误的是(　　)

　　A. 散剂制法简便

　　B. 散剂易分散,起效迅速

　　C. 腐蚀性较强的药物多制成散剂

　　D. 制成散剂后药物的化学活性也相应增加

　　E. 散剂适宜小儿服用

3. 配制含毒剧药物散剂时,为使其均匀混合应采用(　　)

　　A. 过筛法　　　　　　B. 振摇法

　　C. 搅拌法　　　　　　D. 等量递加法

　　E. 串研法

4. 下面关于散剂说法正确的是(　　)

A. 腐蚀性强的药物一般宜制成散剂

B. 制备散剂时分装室的相对湿度应在药物混合物的 CRH 以上,以免吸湿

C. 散剂储存的关键是防潮

D. 散剂不检查粒度

E. 散剂不应作外观均匀度检查

5. 粉体密度的大小顺序正确的是( )

A. 堆密度>真密度>粒密度

B. 堆密度>粒密度>真密度

C. 粒密度>真密度>堆密度

D. 粒密度>堆密度>真密度

E. 真密度>粒密度>堆密度

6. 表征粉体中粒子粗细及固体吸附能力的参数是( )

A. 比表面积　　　B. 休止角

C. 临界相对湿度　D. 絮凝度

E. 接触角

7. 表征颗粒流动性的参数是( )

A. 比表面积　　　B. 休止角

C. 临界相对湿度　D. 絮凝度

E. 接触角

8. 表征粉体润湿性的参数是( )

A. 比表面积　　　B. 休止角

C. 临界相对湿度　D. 絮凝度

E. 接触角

9. 有关硬胶囊剂的不正确表述是( )

A. 药物的水溶液盛装于明胶胶囊内,以提高其生物利用度

B. 可掩盖药物的苦味及臭味

C. 将药物粉末填充于空胶囊中

D. 空胶囊常用规格为 0~5 号

E. 胶囊可用 CAP 等材料包衣制成肠溶胶囊

10. 下列辅料中,可作为胶囊壳遮光剂的是( )

A. 明胶　　　　　B. 羧甲基纤维素钠

C. 微晶纤维素　　D. 硬脂酸镁

E. 二氧化钛

11. 下列辅料中,可生物降解的合成高分子囊材是( )

A. CMC-Na　　　B. HPMC

C. EC　　　　　D. PLA

E. CAP

12. 最宜制成胶囊剂的药物为( )

A. 风化性的药物

B. 具苦味及臭味药物

C. 吸湿性药物

D. 易溶性药物

E. 药物的水溶液

13. 不影响滴制法制备胶丸质量的因素是( )

A. 胶液的处方组分比

B. 胶液的黏度

C. 胶丸的重量

D. 药液、胶液及冷却液的密度

E. 温度

14. 胶囊剂不检查的项目是( )

A. 装量差异　　　B. 崩解时限

C. 硬度　　　　　D. 水分

E. 外观

15. 制备肠溶胶囊剂时,用甲醛处理的目的是( )

A. 增加弹性　　　B. 增加稳定性

C. 增加渗透性　　D. 改变其溶解性能

E. 杀灭微生物

16. 从滴丸剂组成、制法看,它具有的特点不正确的是( )

A. 设备简单、操作方便、利于劳动保护,工艺周期短、生产率高

B. 工艺条件不易控制

C. 基质容纳液态药物量大,故可使液态药物固化

D. 用固体分散技术制备的滴丸具有吸收迅速、生物利用度高的特点

E. 发展了耳、眼科用药新剂型

(二) B 型题(配伍选择题)

【17~20】

A. 粉体的比表面积　B. 粉体堆密度

C. 粉体流动性　　　D. 粉体孔隙率

E. 粉体真密度

17. 一般以休止角或流速来反映的是( )

18. 粉体内孔隙和粒子间孔隙所占容积与粉体总容积比( )

19. 粉体质量/除去粉体内孔隙及粒子间孔隙所占体积后的粉体体积( )

20. 单位重量粉体所具有的总表面积( )

【21~22】

关于散剂的种类和粗细

A. 二号筛　　　　B. 四号筛

C. 六号筛　　　　D. 七号筛

E. 九号筛

21. 用于烧伤或严重创伤的外用中药散剂( )

22. 局部用化学药品散剂( )

【23~27】

现有乙酰水杨酸粉末欲装胶囊,如何按其装量,恰当选用胶囊大小号码

A. 0 号　　　　B. 1 号
C. 2 号　　　　D. 3 号
E. 4 号

23. 0.55g(　)
24. 0.15g(　)
25. 0.25g(　)
26. 0.33g(　)
27. 0.20g(　)

【28~32】

空胶囊组成中各物质起什么作用

A. 成型材料　　B. 增塑剂
C. 遮光剂　　　D. 防腐剂
E. 增稠剂

28. 山梨醇(　)
29. 二氧化钛(　)
30. 琼脂(　)
31. 明胶(　)
32. 对羟基苯甲酸酯(　)

（三）X 型题（多项选择题）

33. 在散剂的制备过程中,目前常用的混合方法有(　)

A. 搅拌混合　　B. 对流混合
C. 过筛混合　　D. 扩散混合
E. 研磨混合

34. 影响粉体流动性的因素(　)

A. 粉体大小
B. 含湿量
C. 密度
D. 粒子形态及表面粗糙度
E. 粉体的色泽

35. 关于吸湿性正确的叙述是(　)

A. 水溶性药物均有固定的 CRH 值
B. 几种水溶性药物混合后,混合物的 CRH 值与各组分的比例有关
C. CRH 值可作为药物吸湿性指标,一般 CRH 值越大,越易吸湿
D. 控制生产、储藏的环境条件,应将生产及储藏环境的相对湿度控制在药物 CRH 值以下以防止吸湿
E. 为选择防湿性辅料提供参考,一般应选择 CRH 值小的物料作辅料

36. 下列关于粉体的叙述正确的是(　)

A. 直接测定粉体比表面积的常用方法有气体吸附法
B. 粉体真密度是粉体质量除以不包颗粒内外空隙的体积求得的密度
C. 粉体相应于各种密度,一般情况下堆密度≥粒密度>真密度
D. 空隙率分为颗粒内空隙率、颗粒间空隙率、总空隙率
E. 粉体的流动性对颗粒剂、胶囊剂、片剂等制剂的重量差异影响较大

37. 粉体流动性的评价方法正确的是(　)

A. 休止角是粉体堆积层的自由斜面与水平面形成的最大角,常用其评价粉体流动性
B. 休止角常用的测定方法有注入法、排出法、倾斜角法等
C. 休止角越大,流动性越好
D. 流出速度是将物料全部加入于漏斗中所需的时间来描述
E. 休止角大于 40° 可以满足生产流动性的需要

38. 关于粉体润湿性的正确叙述是(　)

A. 润湿是固体界面由固-液界面变为固-气界面的现象
B. 粉体的润湿性对片剂、颗粒剂等固体制剂硬度及崩解性等具有重要意义
C. 固体的润湿性由接触角表示
D. 接触角最小为 0°,最大为 180°
E. 接触角越大,润湿性越好

39. 下列哪些设备可得到干燥颗粒(　)

A. 一步制粒机
B. 高速搅拌制粒机
C. 喷雾干燥制粒机
D. 摇摆式颗粒机
E. 重压法制粒机

40. 关于干燥的叙述错误的是(　)

A. 沸腾干燥器可将混合、制粒、干燥一次完成
B. 厢式干燥器物料盘上的物料不能过厚
C. 喷雾干燥不适用于热敏性物料的干燥
D. 冷冻干燥得到的产品含水量较大
E. 冷冻干燥适用于热不稳定的抗生素类药物或酶等生物制品

41. 滴丸剂的特点是(　)

A. 疗效迅速,生物利用度高
B. 固体药物不能制成滴丸剂
C. 生产车间无粉尘
D. 液体药物可制成固体的滴丸剂

E. 不宜用于耳腔

42. 以下属于按黏合剂及大小分类的丸剂有(　　　)

A. 蜜丸　　　　　B. 水丸

C. 糊丸　　　　　D. 滴丸

E. 塑制丸

二、名词解释

1. 堆密度　2. 休止角　3. 临界相对湿度

4. 比表面积　5. 空隙率　6. 一步制粒

7. 喷雾干燥　8. 滴丸基质

三、问答题

1. 简述影响散剂混合的因素及解决措施。

2. 颗粒剂中制粒的目的是什么。

3. 简述丸剂塑制法的工艺流程。

（祁秀玲）

第九章 片　　剂

学习目标

1. 掌握片剂的概念、特点和分类。
2. 熟悉片剂常用辅料的分类、特性及在片剂中的作用。
3. 掌握湿法制粒压片技术；了解干法制粒压片和粉末直接压片的工艺流程。
4. 熟悉片剂的包衣工艺。
5. 掌握片剂的主要质量检查方法。

第一节 概　　述

一、片剂的概念、特点与分类

（一）片剂的概念

片剂（tablets）是指药物与适宜的辅料混匀压制而成的圆片状或异形片状的固体制剂。

片剂是在散剂和丸剂的基础上发展而来的，并有着悠久的历史。19世纪40年代，人们为了简化丸剂的配制手续，使用简单的模压器械，手工将药物制成圆体形状。1872年，由John Wyeth等创制了压片机并制得了压制片。19世纪末，随着机械工业的发展，单冲、多冲和旋转式压片机的相继出现和不断改进，片剂的产量和质量得到了迅速的发展。

近十几年来，随着人们对片剂成型理论、崩解溶出机制及各种新型辅料的深入研究，片剂的生产技术、加工设备、质量标准等方面更加完善。例如，流化制粒技术、粉末直接压片技术、全自动高速压片机、程控高效包衣机、生产工序联动化、某些片剂品种增加的溶出度和（或）含量均匀度的检测项目等。片剂生产实施GMP管理也为进一步提高产品质量打下了牢固的基础。总之，片剂已成为遍及世界绝大部分国家和地区、应用最广泛的药物剂型之一，我国2010年版《中国药典》收载的制剂中片剂约占40%以上。

（二）片剂的特点

片剂是目前临床应用中最广泛的剂型之一，主要具有如下优点。

（1）剂量准确：片剂是分剂量制剂，含量差异较小，患者按片服用剂量准确。

（2）质量稳定：片剂是经压缩加工而成的干燥固体剂型，理化性质稳定，较长时间储存不易变质。

（3）服用方便：片剂体积小，所以服用、携带方便。

（4）成本低：片剂生产的机械化、自动化程度较高，产量大。

（5）便于识别：片面上可以压上主药名、含量或生产厂家缩写等标记，便于识别；片剂也可以通过特有的包衣颜色、几何形状、包装样式等予以区别。

（6）能适应治疗与预防用药的多种要求：可采用不同的工艺技术制成各种类型的片剂，如包衣片、分散片、缓释和控释片、多层片等，达到肠溶、速效、长效、缓控释等目的。

但片剂也有如下缺点。

（1）儿童、老人、昏迷患者及其他吞咽困难者不易吞服。

（2）含挥发性成分的片剂,储存较久时含量易下降。

（3）片剂辅料、工艺若选择不当或储存不当,会影响崩解时限和溶出度,使生物利用度降低。

（4）除个别品种外,片剂普遍不具有应急性。

（三）片剂的分类

1. 口服用片剂

（1）普通片（compressed tablets）:是指药物与辅料均匀混合经压制而成的片剂。常用的未包衣的片剂(亦称素片)多属此类。其片重一般为 0.1～0.5g。

（2）包衣片（coated tablets）:是指在普通压制片外面包衣膜的片剂。包衣的目的是增加片剂中药物的稳定性,掩盖药物的不良气味,改善片剂的外观等。按照包衣材料的不同,包衣片又可分为以下几种:①糖衣片（sugar coated tablets）,是指外包糖衣(主要包衣材料是蔗糖)的片剂。②薄膜衣片（film coated tablets）,是指外包高分子薄膜材料的片剂。③肠溶衣片（enteric coated tablets）,是指用肠溶衣包衣材料进行包衣的片剂。片剂包肠溶衣后,可防止药物在胃内分解失效、对胃产生刺激或控制药物在肠道内定位释放。

（3）多层片（multiplayer tablets）:是指由两层或多层组成的片剂。各层含不同的药物,或各层的药物相同而辅料不同。这类片剂有两种:一种按照上、下顺序分为两层或多层;另一种是先将一种颗粒压成片心,再将另一种颗粒压包在片心之外,形成片中有片的结构。制成多层片不但可避免复方制剂中不同药物之间的配伍变化,也可制成一层由速效颗粒制成,另一层由缓释颗粒制成的缓释片剂。

（4）咀嚼片（chewable tablets）:是指在口腔中咀嚼后吞服的片剂。咀嚼片一般应选择甘露醇、山梨醇、蔗糖等水溶性辅料作填充剂和黏合剂。咀嚼片的硬度要适宜。咀嚼片适合于儿童或吞咽困难的患者,可用于助消化药、维生素及胃药,如复方氢氧化铝片、三硅酸镁片等。

 案例分析

生活误区——咀嚼片的误用

情人节,一女孩服用了补血铁制剂咀嚼片,腹痛难忍,告知男友,认定是吃药所致,男友急于验证,也吞下了数片,同样腹痛,去医院检查时发现二人误将咀嚼服用的片剂作普通吞服片服用,造成局部胃黏膜损伤。

（5）分散片（dispersion tablets）:是指在水中能迅速崩解并均匀分散的片剂。分散片中的药物应是难溶性的。分散片可加水分散后口服,也可将分散片含于口中吮服或吞服。分散片应进行溶出度和分散均匀性检查。

（6）泡腾片（effervescent tablets）:是指含有碳酸氢钠和有机酸,遇水可产生气体而呈泡腾状的片剂。泡腾片中的药物应是易溶的,加水产生气泡后应能溶解。有机酸一般用枸橼酸、酒石酸、富马酸等。

▶▶ **课堂互动**　　　　　　　**分散片与泡腾片有何异同之处?**

分散片和泡腾片在水或胃肠液内都可以快速崩解成混悬液或半澄明的溶液,其不同之处在于分散片一般适合于剂量小、溶解度低的药物,做成分散片的目的是为了提高溶解度,增大溶出度和生物利用度,如大环内酯类药物就常做成分散片;泡腾片一般适合于剂量比较大的营养成分或活性药物,如力度伸 VC 泡腾片,每片含有 VC1000mg。此外,泡腾片崩解时会有较为剧烈、状如沸腾的泡沫,而分散片靠具有强大崩解能力的崩解剂分散和溶解。

（7）可溶片（soluble tablets）：是指临用前能溶于水的非包衣片或薄膜包衣片剂。可溶片应溶解于水中，溶液可成轻微乳光，可供口服、外用、含漱等用。可溶片应进行崩解时限检查，介质为水，温度15～25℃，除另有规定外，各片均应在30min内全部崩解并溶化，如阿莫西林可溶片。

（8）缓释片（sustained release tablets）：是指在规定的释放介质中缓慢地非恒速释放药物的片剂。缓释片服药次数少、治疗时间长，方便了患者；血药浓度平稳可避免峰谷效应，减少毒副作用，如尼莫地平缓释片。

（9）控释片（controlled release tablets）：是指在规定的释放介质中缓慢地恒速释放药物的片剂。控释片维持血药浓度恒定，效力持久，多见于心血管药物，如硝苯地平控释片、氯化钾渗透泵片等。

（10）微型片（microtablets）：一般指直径小于2mm的小型片剂，可以装入空心胶囊中，如盐酸普罗帕酮微型片胶囊。

2. 口腔用片剂

（1）含片（buccal tablets）：是指含于口腔中，缓慢溶化产生局部或全身作用的片剂。含片中的药物应是易溶的，主要起局部消炎、杀菌、收敛、止痛或局部麻醉作用，如含碘喉症片等。这一类片剂的片重、直径和硬度均可大于普通片。含片的溶化性照崩解时限检查法检查，除另有规定外，10min内不能全部崩解或溶化。

（2）舌下片（sublingual tablets）：是指置于舌下能迅速溶化，药物经舌下黏膜吸收发挥全身作用的片剂。舌下片可防止胃肠液pH及酶对药物的不良影响，也可避免药物的肝脏首过效应。舌下片中的药物应是易溶性的，主要适用于急症的治疗。硝酸甘油等血管扩张剂、甲睾酮等激素类药物常制成舌下片应用。舌下片照崩解时限检查法检查，除另有规定外，应在5min内全部溶化。

（3）口腔崩解片（orally disintegrating tablets）：是一种新型片剂，是指不需用水或只需用少量水，无须咀嚼，片剂置于舌面，遇唾液迅速崩解，吞咽后入胃起效的片剂，如利培酮口腔崩解片、阿立哌唑口腔崩解片等。

> **课堂互动**
> 　　口腔崩解片是近几年开发的一种特殊的片剂，适用于特殊类群的消费者。为什么要开发口腔崩解片？适用于哪些患者？如何验证其崩解能力？

（4）口腔贴片（buccal tablets）：是指粘贴于口腔，经黏膜吸收后起局部或全身作用的片剂。这类片剂用于全身作用时可避开肝脏的首过效应，迅速达到治疗浓度；用作局部治疗时剂量小、副作用少，在口腔滞留可达20h，维持药效时间长，又便于随时中止给药，如硝酸甘油贴片、乙酸地塞米松贴片等。

3. 外用片剂　阴道片（vaginal tablets）与阴道泡腾片（vaginal effervescent tablets）是指置于阴道内使用的片剂。阴道片和阴道泡腾片的形状应易置于阴道内，可借助器具将阴道片送入阴道。阴道片为普通片，在阴道内应易溶化、溶散或融化、崩解并释放药物，主要起局部消炎杀菌作用，也可给予性激素类药物。具有局部刺激性的药物，不得制成阴道片。阴道片照融变时限检查法检查应符合规定。阴道泡腾片照发泡量检查应符合规定。

4. 其他用途的片剂

（1）皮下注射用片（hypodermic tablets）：是指供皮下或肌内注射用的无菌片剂。注射时溶解于灭菌注射用水中。现已很少使用。

（2）植入片（implant tablets）：是指通过手术或特制的注射器埋植于皮下缓缓溶解、吸收产生长久药效（长达数月至数年）的无菌片剂。一般为长度不大于8mm的圆柱体，灭菌后单片避菌包装。多为剂量小、作用强烈的激素类药物,常将纯净的药物结晶,在无菌条件下压制而成或制成片剂后进行灭菌。

二、片剂质量要求

为了保证和提高片剂的治疗效果,各国药典对收载的片剂均制定有严格的质量要求,《中国药典》2010 年版二部制剂通则对片剂在生产与储藏期间的质量要求也有明确的规定。

(1)原料药与辅料混合均匀。含药量小或含毒、剧药物的片剂,应采用适宜方法使药物分散均匀。

(2)凡挥发性或对光、热不稳定的药物,在制片过程中应遮光、避热,以避免成分损失或失效。

(3)压片前的物料或颗粒应控制水分,以适应制片工艺的需要,防止片剂在储存期间发霉、变质。

(4)含片、口腔贴片、咀嚼片、分散片、泡腾片等根据需要可加入矫味剂、芳香剂和着色剂等附加剂。

(5)为增加稳定性、掩盖药物不良臭味、改善片剂外观等,可对片剂进行包衣。必要时薄膜包衣片剂应检查残留溶剂。

(6)片剂外观应完整光洁,色泽均匀,有适应的硬度和耐磨性,以免包装、运输过程中发生磨损或破碎,除另有规定外,对于非包衣片,应符合片剂脆碎度检查法的要求。

(7)片剂的溶出度、释放度、含量均匀度、微生物限度等应符合要求。

(8)除另有规定外,片剂应密封储存。

第二节　片剂的辅料

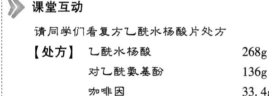

>> **课堂互动**

请同学们看复方乙酰水杨酸片处方

【处方】	乙酰水杨酸	268g
	对乙酰氨基酚	136g
	咖啡因	33.4g
	淀粉	266g
	17% 淀粉浆	适量
	滑石粉	15g
	轻质液状石蜡	0.25g
	制成	1000 片

【分析】 淀粉、17%淀粉浆、滑石粉、轻质液状石蜡在处方中有何作用?

一、辅料的作用

片剂由药物和辅料两部分组成。辅料是指药物制剂中除活性药物以外的一切附加物料的总称,为非治疗性物质。

由于片剂是通过压片机冲模加压成形的,因此,欲制备优良的普通片剂,压片所用的药物一般应具有良好的流动性,以便药物能定量填充到模孔中去;应具有良好的可压性和一定的黏结性,以改善片剂的压缩成形性,使具备一定的硬度及适宜的崩解时限;同时应具有一定的润滑性,使压制成型的片剂外表光洁美观。另外压制的片剂应该在规定的时间崩解溶出其中的药物。实际上活性药物本身很少能同时具备上述性能,因此,必须添加适宜种类和用量的辅料或采用适当的加工或处理技术使之达到上述要求。

根据辅料在片剂中的功能可以分为填充剂、润湿剂或黏合剂、崩解剂、润滑剂四种基本类型。事实上一种辅料往往兼具数种功能,如淀粉既可作填充剂,干燥后又是极好的崩解剂;微晶纤维素既是良好的填充剂和干燥黏合剂,又具有良好的流动性和崩解作用。因此,必须掌握各种辅料的特点,在处方设计时灵活运用。另外,有些片剂处方中还加入着色剂、芳香矫味剂等附加剂。

知识链接　　　　　　　　　　**关于药用辅料**

药用辅料是药物制剂制备中必不可少的辅助材料,在很多场合,辅料扮演关键甚至神奇的角色。药用辅料已经发展成一门学科。

药物剂型不同,辅料的称谓略有差异,如丸剂辅料常称赋形剂,软膏剂、滴丸剂、栓剂的辅料称基质,膜剂辅料称成膜材料,注射剂、滴眼剂和液体制剂辅料添加剂,片剂一般称赋形剂等。药用辅料应符合"无活性,有标准"的基本要求,即作为非治疗性物质,不应该有药理或生理活性,但必须符合药用或食用的质量标准,须合法注册并经质量检验合格后方可使用。

二、辅料的分类

(一) 填充剂

填充剂(fillers)是稀释剂(diluents)和吸收剂(absorbents)的总称。稀释剂的主要用途是增加片剂的质量和体积。为利于成型和分剂量,片剂冲模直径一般不小于6mm,片重一般都大于100mg。而不少药物剂量较小,如维生素B_1为10mg,利血平仅为0.25mg,因此,必须加入稀释剂方能成型。吸收剂的用途是吸收片剂处方中的液体成分。当原料中含有较多的挥发油或其他液体时,则需加入适当的吸收剂吸附或吸收后,将液体组分转化为固体粉末或颗粒,再制片。填充剂一般是片剂配方中用量最大的一类辅料,也往往是除了主药之外最重要的一类辅料,会直接影响片剂的性能。

1. 填充剂大致可分为以下几种

(1) 稀释剂:①水溶性填充剂,如乳糖、蔗糖、甘露醇、山梨醇等;②水不溶性填充剂,如淀粉、微晶纤维素、硫酸钙、磷酸氢钙等;③直接压片用填充剂,如喷雾干燥乳糖、改良淀粉等。

(2) 吸收剂:氧化镁、氢氧化铝、硫酸钙($CaSO_4 \cdot 2H_2O$)、磷酸氢钙($CaHPO_4 \cdot 2H_2O$)等。

2. 常用的填充剂

(1) 淀粉:主要用玉米淀粉和马铃薯淀粉。玉米淀粉杂质少、色泽白、吸湿性较弱、价格便宜,马铃薯淀粉色泽较差(白度低)但吸湿性较强。淀粉属多糖类,由糖淀粉(又称直链淀粉)和胶淀粉(又称支链淀粉)组成,在冷水中不溶,在水中加热至68~72℃则糊化成胶体溶液。本品性质较稳定,能与多种药物配伍,是片剂中常用的填充剂。当淀粉单独用作稀释剂时,制成的颗粒难以干燥,特别是用流化床干燥方法时较为明显,可压性差,弹性复原率高,压制的片剂硬度较差。因此,常与适量糖粉、糊精混合用作填充剂,能使片剂的硬度增加。

(2) 预胶化淀粉(pregelatinized starch):是淀粉经物理方法使其部分胶化的产品。为白色干燥粉末,无臭无味,性质稳定,微溶于冷水,不溶于有机溶剂,水溶性、吸湿性等与淀粉相似。本品具有良好的流动性、可压性、自身溶胀性和黏合性,制成的片剂具有较好的硬度和崩解度,为片剂良好的填充剂、黏合剂和崩解剂。用作填充剂时,应用比例可高达75%。

（3）糊精（dextrin）：是淀粉水解的中间产物,其成分中除糊精外,尚含有可溶性淀粉及葡萄糖等。本品不溶于乙醇,微溶于水,能溶于沸水中成黏胶状溶液。糊精常与淀粉、糖粉配合使用作为片剂的填充剂,兼有黏合剂作用。维生素类及其他小剂量药物选择糊精作填充剂时,应严格控制其用量,否则会由于糊精的较强黏结性,造成颗粒过硬而使片面出现麻点、水印等现象,并影响片剂的崩解。

（4）糖类：糖粉是由结晶性蔗糖或甜菜糖经低温干燥后磨成的粉末,味甜,黏合力强,多用于口含片、咀嚼片、中草药或其他疏松与纤维性药物的填充剂和黏合剂。用糖粉作稀释剂时,由于糖粉具有一定的黏性,不仅可减少松散现象,而且使片剂的硬度增加、片面光洁美观。糖粉有一定的吸湿性,其吸湿性与转化糖的含量有关,若用量过大,易使片剂在储存过程中逐渐变硬而影响药物的溶出速率。

（5）乳糖：是由等分子葡萄糖及半乳糖组成的白色结晶性粉末。味甜,易溶于水,难溶于醇,性质稳定,可与大多数药物配伍使用。常用的乳糖为含有一分子结晶水的结晶乳糖,即 α-乳糖,无吸湿性,可压性好,制成的片剂光洁美观,药物溶出度符合要求,是一种理想的片剂填充剂。用喷雾干燥法制成的乳糖为非结晶型,球形度好,有良好的流动性和黏合性,可供粉末直接压片用。淀粉、糊精和糖粉的混合物（8∶1∶1）可代替乳糖,但药物的溶出则不及乳糖。

（6）甘露醇与山梨醇：互为异构体,均为白色、无臭、结晶性粉末。甘露醇无吸湿性,具有一定的甜味,在口内溶解时因吸热而有清凉感,多用于维生素类、制酸剂类等咀嚼片剂的稀释剂。但价格较贵,常与蔗糖配合使用。山梨醇吸湿性较强,使用时有局限性。

（7）微晶纤维素（MCC）：是纤维素部分水解而制成的聚合度较小的多孔性颗粒或粉末,根据其粒度及粒度分布不同,分为多种型号。本品具有良好的可压性和较强的结合力,适用于直接压片工艺。除作为填充剂外,兼有助流、崩解和黏合作用。

（二）润湿剂与黏合剂（moistening agents or adhesives）

1. 润湿剂　是一种本身无黏性的液体,当将其加入到某些具有黏性的药物或辅料中时,可诱导或启发物料本身黏性,产生足够强度的黏结力,有助于将物料加工成型。常用的润湿剂有水和不同浓度的乙醇溶液。

（1）纯化水：是最常用的润湿剂,无毒、无味、价廉,但是干燥温度高、时间长,对于水敏感的药物非常不利。单纯用水作润湿剂,尤其是处方中水溶性成分较多时,应注意徐徐加入,边加边搅拌,防止水被部分粉末迅速吸收,造成部分软材溶解结块现象。用不同浓度的水-醇混合液作湿润剂可在一定程度上克服上述缺点。

（2）乙醇：适用于遇水易分解的药物或遇水黏性较大的药物。常用的乙醇浓度为30%～70%,浓度越高,润湿后产生的黏性越小,制成的颗粒比较松散,压成的片剂崩解较快;如果药物的水溶性较大、黏性强时,乙醇的浓度应稍高些;反之则浓度可稍低。用乙醇作润湿剂时,应迅速搅拌,立即制粒,并控制操作室温度以减少挥发。

2. 黏合剂　不少药物本身缺乏黏性或黏性较小,导致制颗粒和压片困难,在制备软材时需加入有一定黏性的辅料,这种辅料称为黏合剂。黏合剂能增加各组分粒子间的结合力,以利于制粒和压片。黏合剂有液体黏合剂和固体黏合剂之分,在湿法制粒压片中常用液体黏合剂,在干法制粒压片中,也使用固体黏合剂。

（1）黏合剂按用法分类

1）水性黏合剂：以水溶液或胶浆的形式发挥黏性,如蔗糖、淀粉、明胶、羧甲基纤维素钠等。

2）干燥黏合剂：以干燥的固体粉末、结晶或颗粒形式发挥黏性,但此类黏合剂在溶液状态下黏性一般更强（约为干燥状态的2倍）,如高纯度糊精、改良淀粉等。

3）非水黏合剂：常用乙醇、丙酮等非水溶剂溶解或润湿后发挥黏性,如乙基纤维素、聚乙烯吡咯烷酮、羟丙甲基纤维素等。此类黏合剂有的也同时溶于水,配制时溶解速度略慢。

 案例分析

压片的苦恼——压片为什么要加黏合剂?

压片工小黄近来寝食难安。原来,车间安排他协助研发部摸索片剂配方,他碰到了两个压片难题:一个是以果胶钙为主要成分的缓释片,一个是以动物药海狗鞭为主要组分的中药片。两个配方都存在着压片困难——要么根本压不成片,要么勉强压成了又因硬度不足而松片或裂片。小黄尝试了各种填充剂,也试用了各种成型技术,都无法解决问题。分析起来前者配方中的果胶钙性如砂石,虽为粉末但硬度极大;后者疏松、多孔而弹性大。在压片过程中前者难以成形,后者极易松散。小黄百思不解:平时很容易的压片为何如此难以成型?

这就是压片时常见的黏合剂问题——单有填充剂和强大的压片力还不够,还需在配方中加入足够强度的黏合剂。

请思考并讨论:

1. 在制备片剂时为什么黏合剂是必需的?

2. 一般应该选择什么样的黏合剂?

3. 黏合剂与润湿剂的区别与联系是什么?

(2) 常用的黏合剂

1) 淀粉浆:俗称淀粉糊,是常用的黏合剂之一。适用于对湿热较稳定的药物制粒用,其浓度和用量应根据物料的性质作适当调整,一般浓度为 8%~15%,常用浓度为 10%。淀粉浆有两种配制方法。①煮浆法:称取淀粉适量,向淀粉中徐徐加入全量冷水,搅匀后用蒸气加热并不断搅拌至糊状,放冷,即得。这种淀粉浆中几乎所有淀粉粒都糊化,故黏性较强。②冲浆法:称取淀粉适量,先用 1~1.5 倍冷水调成薄糊状,再冲入全量沸水,随时搅拌至成半透明糊状。这种淀粉浆有一部分淀粉未能充分糊化,因此黏性不如煮浆法制的浆强。

2) 糖浆:是指蔗糖的水溶液,常用浓度为 60%~70%,黏度随浓度的升高而增高。糖浆的黏合力较淀粉浆强,特别适用于纤维性药物、疏松药物粉末的黏合。酸碱性较强的药物能导致蔗糖转化而增加其引湿性,因此,糖浆很少单独使用,常与淀粉浆按一定比例混合使用。

3) 纤维素及其衍生物

a. 甲基纤维素和乙基纤维素(MC 和 EC):两者分别是纤维素的甲基或乙基醚化物。甲基纤维素具有良好的水溶性,可形成黏稠性较强的胶浆,作为黏合剂使用,可改善崩解或溶出速率。乙基纤维素不溶于水,在乙醇等有机溶媒中的溶解度较大,并根据其浓度的不同产生不同强度的黏性,可用于对水敏感的药物的黏合剂。乙基纤维素对片剂的崩解和药物的释放有阻滞作用,利用这一特性,可通过调节乙基纤维素或水溶性黏合剂的用量,改变药物的释放速度,用作缓释制剂的黏合剂。

b. 羧甲基纤维素钠(CMC-Na):本品为白色纤维状或颗粒状粉末,无臭、无味,有吸湿性,易分散于水中成胶体溶液,不溶于乙醇。水溶液对热不稳定,黏度随温度的升高而降低。1%~2% 的水溶液常用作湿法制粒的黏合剂,但压制的片剂有逐渐变硬倾向,影响崩解时间。

c. 羟丙基甲基纤维素(HPMC):本品为白色至乳白色,无臭、无味,纤维状或颗粒状的粉末,能溶于水及部分极性有机溶剂。在水中能溶胀形成黏性溶液,加热和冷却可在溶液与凝胶两种状态中互相转化。HPMC 的干燥粉末和溶液广泛用作片剂的黏合剂,具有崩解迅速,溶出速率高等特点。常用浓度为 2%~5%。

d. 聚维酮胶浆:聚维酮(PVP)易溶于水,也易溶于乙醇成为黏稠胶状液体。因此,PVP 的固体粉末、水溶液、醇溶液均可作为黏合剂,用于水溶性、水不溶性及对水敏感的药物的制粒。5%

的 PVP 无水乙醇溶液可用于泡腾片中酸、碱混合粉末的制粒,可避免在水存在下发生化学反应。

e. 明胶浆与阿拉伯胶浆:明胶、阿拉伯胶溶于水均能形成黏性较大的胶浆。用作黏合剂时的常用浓度:明胶溶液为 10% ~ 20%,阿拉伯胶溶液为 10% ~ 25%。以明胶作黏合剂制成的颗粒较硬,片剂硬度较大,因此,主要用于容易松散和不能用淀粉浆制粒的药物,也适用于不需崩解或需延长作用时间的口含片等。

 案例分析

压片的苦恼(续)——压片时怎样选择黏合剂?

经过学习润湿剂和黏合剂的知识,并请教了经验丰富的操作工和技术人员,小黄终于理解了黏合剂的重要性,将工艺摸索的重点放在筛选黏合剂上。他将常见黏合剂按黏性相对强弱排序:阿拉伯胶、明胶、糖浆、PVP、淀粉浆、糖粉、MCC、糊精,然后一一实验排筛。他发现:所选黏合剂黏度越强、用量越大,压片相对越容易,越弱越少则越难。但筛到最后,即使最强的黏合剂、最大可能的用量都达不到压片的要求。小黄灵机一动,从黏性较强的黏合剂中选择两三种组合使用,顺利解决了两个压片难题。

原来,黏合剂的黏性是相对的,药物性质不同,黏合剂效力有差异,以组合的方式取长补短,有时会有意想不到的效果。

(三) 崩解剂

崩解剂(disintegrating agent)是指加入片剂中能促使片剂在胃肠液中迅速崩解成细小粒子的辅料。由于片剂是机械压制而成,如果片剂配方中不含有崩解剂,片剂质硬而致密,口服后在胃肠道中崩解很慢,影响疗效。除了缓(控)释片及某些特殊用途的片剂(如口含片、植入片、黏附片、长效片)外,一般均需加入崩解剂。

1. 崩解剂的作用机制 崩解剂的主要作用是克服由黏合剂或由压制成片剂时形成的结合力,从而使片剂崩解。其作用机制有以下几个。

(1) 毛细管作用:一些崩解剂和填充剂,特别是直接压片用辅料,结构上多为微小的圆球形亲水性聚集体,在加压下形成了无数孔隙和毛细管,具有强烈的吸水性,使水迅速进入片剂中,将整个片剂浸润而崩解。

(2) 膨胀作用:崩解剂多为高分子亲水性物质,压制成片后,遇水易于被润湿并通过自身一定倍数的膨胀使片剂崩解。这种膨胀作用还包括润湿过程放热所致的片剂中残存空气的膨胀。

(3) 产气作用:在片剂中加入泡腾崩解剂,遇水即产生气体,借助气体的膨胀使片剂崩解。

2. 崩解剂的加入方法 崩解剂加入的方法是否恰当,将直接影响片剂崩解和药物溶出的效果,应根据具体对象和要求分别对待。加入的方法有三种。

(1) 内加法:崩解剂在制粒前加入,与黏合剂共存于颗粒内部,崩解较迟缓。但一经崩解,便成粉粒,有利于药物的溶出。

(2) 外加法:崩解剂加到经整粒后的干颗粒中。该法使崩解发生于颗粒之间,因而水易于透过,崩解迅速,但颗粒内无崩解剂,不易崩解成粉粒,故药物的溶出稍差。

(3) 内外加法:将崩解剂分成两份,一份(50% ~ 75%)按内加法加入,另一份(50% ~ 25%)按外加法加入。内外加法集中了前两种方法的优点。

用量相同时,以两个参数为指标比较崩解剂的三种加入方法的快慢:①片剂崩解速率:外加法>内外加法>内加法;②药物的溶出速率:内外加法>内加法>外加法。

3. 崩解剂的种类 崩解剂按其性质和结构可分为以下几种。

(1) 干淀粉:将淀粉于 100~105℃ 干燥 1h 而成,其含水量一般控制在 8% 以下,是一种我国最为传统的崩解剂。干淀粉吸水性较强且具有一定的膨胀性,吸水膨胀率约为 186%,适用于水不溶性或微溶性药物的片剂,用量一般为配方总量的 5% ~ 20%。如用湿法制粒,应控制湿颗粒的干燥温度,以免淀粉胶化而影响其崩解作用。

(2) 羧甲基淀粉钠(CMS-Na):具有良好的吸水性和膨胀性,能吸收相当于其干燥体积30倍的水,吸水后体积可膨胀至原体积的300倍,是一种性能优良的崩解剂。羧甲基淀粉钠具有良好的流动性和可压性,可改善片剂的成型性,增加片剂的硬度。既适用于水不溶性药物,也适用于水溶性药物的片剂。既适用于湿法制粒压片,又适用于粉末直接压片。本品用量一般为1%~6%。

(3) 低取代羟丙基纤维素(L-HPC):本品的表面积和孔隙率大,吸水速度和吸收量大,吸水膨胀率为500%~700%,崩解后颗粒细小,一般用量为2%~5%。

(4) 交联聚乙烯吡咯烷酮(PVPP):本品在水中可迅速溶胀形成无黏性的胶体溶液,崩解效果好,但具有较强的引湿性。一般用量为1%~4%。

(5) 交联羧甲基纤维素钠(CCNa):本品不溶于水,能吸收数倍于自身重量的水分而膨胀,具有较好的崩解作用。常用量为5%,当与羧甲基淀粉钠合用时,崩解效果更好,但与干淀粉合用时崩解作用会降低。

(6) 泡腾崩解剂:本品为一种泡腾片专用崩解剂。为枸橼酸、酒石酸的混合物,加碳酸氢钠或碳酸钠组成的酸-碱系统。遇水时产生二氧化碳气体,使片剂在几分钟内迅速崩解。含有这种崩解剂的片剂,在生产和储存过程中要严格防水。

(7) 表面活性剂:作为辅助崩解剂主要是增加片剂的润湿性,使水分借助毛细管作用,迅速渗透到片心引起崩解。但实践证明,单独使用效果欠佳,常与其他崩解剂合用,起辅助崩解作用,如吐温80、月桂醇硫酸钠等。

(8) 其他:生产中使用的崩解剂还有多种。黏土类,如皂土、胶性硅酸镁铝,亲水性强,用于疏水性药物片剂崩解作用比较好;海藻酸盐类,如海藻酸钠、海藻酸等都有较强的亲水性,是良好的崩解剂;酶类对片剂中的某些辅料有酶解作用,当它们配置在同一片剂中时,遇水即能迅速崩解。例如,将淀粉酶加入用淀粉浆制成的干燥颗粒内,由此压制的片剂遇水即能崩解。

(四) 润滑剂

1. 润滑剂的分类 润滑剂(lubricant)按其作用不同,可分为3类。

(1) 助流剂(glidant):是指能改善颗粒表面粗糙性,增加颗粒流动性的辅料。其作用是保证颗粒顺利地通过加料斗,进入模孔,便于均匀压片,以满足高速转动的压片机所需的迅速、均匀填料的要求,保证片重差异符合要求。

(2) 抗黏剂(anti adherent):是指能减轻颗粒对冲模黏附性的辅料。其作用是防止压片物料黏着于冲模表面,保证冲面光洁度。

(3) 润滑剂(lubricants):是指能降低颗粒(或片剂)与冲模孔壁之间摩擦力,改善力的传递和分布的辅料。其作用是增加颗粒的滑动性,使填充良好、片剂的密度分布均匀,保证压出片剂的完整性。

在生产实践中很难找到独具一方面作用的辅料,往往是兼具这三方面的作用,因此将它们统称为润滑剂。在选用润滑剂时,可根据其性能有针对性地选择。

2. 润滑剂的加入方法 润滑剂的加入方法有以下三种:①直接加到待压的干颗粒中总混,此法不能保证分散混合均匀;②用60目筛筛出颗粒中部分细粉,与润滑剂充分混匀后再加到干颗粒中总混;③将润滑剂溶于适宜的溶剂中或制成混悬液或乳浊液,喷入颗粒中混匀后将溶剂挥发,液体润滑剂常用此法。

3. 润滑剂的种类 润滑剂可根据其亲水性的强弱分为水溶性与水不溶性两类:水溶性润滑剂主要用于需要完全溶解于水的片剂(如溶液片、泡腾片等),常用品种见表9-1。疏水性及水不溶性润滑剂,如硬脂酸金属盐等,常用品种见表9-2,片剂生产中大部分应用这类润滑剂,用量少,效果好。其中滑石粉属亲水性润滑剂但不溶于水。

表 9-1 常用水溶性润滑剂

润滑剂	常用量(%)	润滑剂	常用量(%)
硼酸	1	乙酸钠	5
苯甲酸钠	5	十二烷基硫酸钠	1~5
聚乙二醇 4000	1~5	十二烷基硫酸镁	1~3
聚乙二醇 6000	1~5	聚氧乙烯月桂醇醚	5

表 9-2 常用水不溶性润滑剂

润滑剂	常用量(%)	润滑剂	常用量(%)
硬脂酸镁	0.1~0.5	聚氧乙烯单硬脂酸酯	0.2~0.5
硬脂酸	0.1~1	微粉硅胶	0.15~3
滑石粉	1~3	石蜡	1~3

4. 常用的润滑剂

(1) 硬脂酸镁:本品为白色、细滑的粉末,具有良好的附着性,易与颗粒混匀而不易分离,压片后片面光滑美观,是一种性质优良、应用广泛的润滑剂。一般用量为 0.25%~1%。本品为疏水性物质,用量过大时会使片剂的崩解迟缓而影响溶出。硬脂酸镁呈碱性反应,某些在碱性环境中不稳定的药物,如阿司匹林、某些抗生素等不宜使用。

(2) 滑石粉:滑动性较好,能降低颗粒间的摩擦力,改善颗粒流动性,为优良的助流剂。常用量一般为 0.1%~3%,最多不要超过 5%。但本品颗粒细而比重大,附着力较差,在压片过程中可因机械震动易与颗粒分离,造成上冲黏冲现象。本品亲水而不溶于水,质重。

(3) 氢化植物油:本品以喷雾干燥法制得的粉末,是润滑性能良好的润滑剂。应用时,将其溶于轻质液状石蜡或正己烷中,然后将此溶液喷于颗粒上,以利于均匀分布。凡不宜用碱性润滑剂的品种,都可用本品代替。

(4) 聚乙二醇(PEG):本品有良好的水溶性,能溶于水形成澄明的溶液,常用作水溶性片剂的润滑剂,如维生素 C 泡腾片等。PEG4000 或 PEG6000 也可用于粉末直接压片。

> **课堂互动**
>
> 1. 请将常见黏合剂的黏性按强弱排序。
> 2. 哪些药用辅料可以用于粉末直接压片?
> 3. 请总结哪几种药用辅料兼具不同的功能,如既可作填充剂,又可作黏合剂,或还可作崩解剂?

(五) 其他辅料

1. 着色剂 一般为食用色素,用量一般不超过 0.05%。

2. 矫味剂 片剂中加入矫味剂等辅料可改善片剂的口味,含片和咀嚼片常用芳香剂和甜味剂作矫味剂,以缓和或消除药物不良臭味,增加患者顺应性。

3. 稳定剂 有些不稳定的药物在处方中加入适宜的稳定剂,以提高药物的稳定性。

第三节 片剂的制备

片剂的生产一般是将药物与辅料混合后,按容积分剂量填充于一定形状的模孔内,经加压而制成片状。用于压片的颗粒或粉末必须具备三个条件,即良好的流动性、可压性和润滑性。良好的流动性能使物料顺利而足量地流入模孔,达到正确分剂量的目的,减小片剂的重量差异;良好的可压性则使物料受压时易于成型,即在适度的压力下,压成硬度符合要求的片剂,减少裂片、松片现象;良好的润滑性能保证片剂不黏冲、不挂模,可得到完整、光洁的片剂。因此,片剂的生产处方应根据药物的理化性质和临床用药要求来设计,生产工艺应根据药物的性质、辅料的性质及药物与辅料的相互作用来选择。

片剂的生产工艺可分为制粒压片法和直接压片法两种。前者根据制颗粒方法的不同,又分为湿法制粒压片法和干法制粒压片法;后者又分为粉末(结晶)直接压片法和空白颗粒压片法。

目前国内片剂生产应用最广泛的是制粒压片法,制颗粒的目的在于:①增加物料的流动性和可压性;②增大物料的松密度,使空气逸出,减少片剂松裂现象;③防止物料因粒度、密度的差异而分层,使片剂中药物的含量准确;④避免粉尘飞扬及粉末黏附于冲头表面造成黏冲、挂模现象。

一、湿法制粒压片法

湿法制粒压片法是将湿法制粒的颗粒经干燥、添加适宜辅料后压制成片的工艺方法。本法可较好地解决粉末流动性差和可压性差的问题。凡药物对湿、热比较稳定,一般可选用湿法制粒压片法,其工艺流程见图9-1。

(一) 原、辅料的处理

处方中的原料、辅料均应符合药品标准。片剂的疗效与药物的溶出度有关,也与原料的晶型有关,必要时应鉴定药物的晶型。合格的物料经粉碎、过筛等加工处理方可投料生产。粉碎细度一般在80~100目,对毒剧药、贵重药及有色的原、辅料宜更细一些,以便于混合均匀,含量准确,并可避免裂片、黏冲和花斑等现象。储藏时易受潮、发生结块的原辅料必须经过干燥处理后再粉碎过筛。

根据处方量分别称取原辅料。由于粉末的色泽、粗细和相对密度的不同,可先用较粗号的筛过筛一两次,使之初步混合,再用较细的筛过筛使之充分混合。剧毒药或微量药物应取120~150目的细粉,先与部分辅料混合,然后用80~100目筛过筛1~3次充分混匀。处方中各组分量差异较大时,可采用等量递加法混合。处方中的一些挥发性药物或挥发油应在颗粒干燥后加入以免受热损失。大量生产可采用混合机、混合筒等设备进行混合,见第七章。

(二) 制颗粒

1. 制湿颗粒 湿法制颗粒方法主要有挤压制粒、切割制粒、流化制粒等。工艺及设备详见第八章。

2. 干燥 湿粒制成后,应及时干燥,放置过久湿粒易结块或受压变形。干燥温度由原料性质而定,一般以50~60℃为宜。对湿热稳定的药物可适当放宽至70~80℃。温度过高可使颗粒中含有的淀粉粒或糖粉糊化或熔化,不但使颗粒坚硬,而且片剂不易崩解。颗粒干燥可用箱式干燥器、沸腾干燥器、微波干燥或远红外干燥等加热干燥设备,见第八章。用箱式干燥器干燥时,应定时翻动颗粒,以减少因可溶性成分在颗粒之间迁移而造成片剂含量不均匀等问题。用流化床干燥可减少可溶性成分在颗粒间的迁移,但可能因颗粒在流化过程中的相互碰撞和摩擦而产生细粉,此细粉中可能含有的可溶性成分较高。

3. 整粒 是颗粒干燥后的一项重要操作。无论是使用箱式干燥器干燥后的颗粒,还是采用一步制粒机制得的颗粒,总会有一部分颗粒相互粘连结块,需经过筛整粒,才能成为适合压片的均匀干颗粒。干颗粒的过筛一般用摇摆挤压式制粒机选用适宜的筛网进行。由于颗粒干燥时

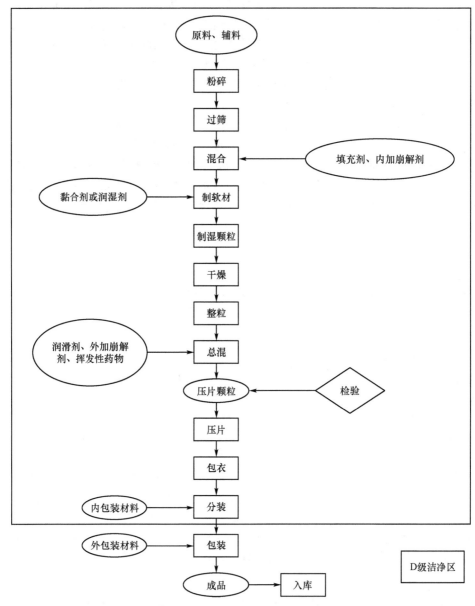

图 9-1　湿法制粒压片工艺流程图

体积缩小,所以,整粒所用的筛网孔径一般较制湿粒时小一些,选用时可根据干颗粒的松紧情况灵活掌握。如干颗粒较疏松,宜选用较粗的筛网以免破坏颗粒和增加细粉;干颗粒较粗硬,应用较细的筛网。一些坚硬的大块和残料可用旋转挤压式制粒机过筛或用其他粉碎机械磨碎。过筛整粒时筛网一般选用 12~20 目筛。

4. 总混　是整粒后压片前的一项工艺操作,指的是颗粒在干燥、整粒后,为顺利压片,需要向颗粒中加入片剂处方中尚未加入的其他组分,并混合均匀的制剂过程。总混通常意味着一批片剂批号的确立。

总混时可能需要加入的物料包括:外加的崩解剂;润滑剂;挥发油及挥发性药物;小剂量的药物或对湿热不稳定的药物(限于湿法制粒)。

(1) 加润滑剂与崩解剂:润滑剂、助流剂与崩解剂常在过筛整粒后加入。外加的崩解剂应先干燥过筛,再加入干颗粒中充分搅匀,也可将崩解剂及润滑剂等与干颗粒一起加入混合器内进行总混合。使用混合器时,应控制有关工艺参数,如批次量及混合时间等,定期进行工艺验证,以保证混合均匀。

（2）加挥发油及挥发性药物:若在干颗粒中加挥发油,如薄荷油、桂皮油、八角茴香油等,最好加于润滑剂与颗粒混匀后筛出的部分细粒中,混匀后,再与全部干粒混匀,这样可避免润滑剂混合不匀和产生花斑。此外,可用 80 目筛从颗粒中筛出适量细粉,用以吸收挥发油,再加于干粒中混匀。若所加的挥发性药物为固体(薄荷脑)时可先用适量乙醇溶解,或与其他成分混合研磨共熔后喷入干颗粒中,混匀后,置于桶内密闭数小时,使挥发油在颗粒中渗透均匀,以防止挥发油吸附于颗粒表面导致压片时产生裂片。

（3）加小剂量的药物和对湿热不稳定的药物:小剂量的药物主要问题是不容易与辅料混合均匀,应先将大部分辅料制备成空白颗粒,留取少部分辅料过 80 目筛,与小剂量药物按等量递增法混合均匀,之后再与空白颗粒总混。对湿热不稳定的药物若采用湿法制粒,也应先将其他药物和辅料制成颗粒,干燥、整粒后,再将对湿热不稳定的药物加入混合均匀,以避免药物的活性丧失。

5. 干颗粒的质量要求 压片用干颗粒的质量与原辅料的物理性状、处方组成或压片设备等有关。制得的颗粒应符合以下几点要求。

（1）主药含量应符合该品种要求。

（2）含水量应均匀且有适宜的含量:通常干颗粒中所含水分为 1%～3%,中药干颗粒水分含量控制在 3%～5%。最佳含水量应根据试验掌握。

（3）干颗粒的松紧度与压片时片重差异和片剂物理外观均有关系。硬颗粒在压片时易产生麻面,松颗粒易产生细粉,压片时易发生顶裂现象。

（4）粒度:粒度包括颗粒大小及粗、细颗粒比例。颗粒大小应根据片重及药片直径选用,大片可用较大的颗粒或小颗粒进行压片;小片必须用小颗粒,若小片用大颗粒,则片重差异较大。颗粒的粒度与片重、冲头直径之间的关系见表 9-3。

表 9-3 片剂的重量、筛目和冲头直径

片重(mg)	筛目数		冲头直径(mm)
	湿粒	干粒	
50	18	16～20	5～5.5
100	16	14～20	6～6.5
150	16	14～20	7～8
200	14	12～16	8～8.5
300	12	10～16	9～10.5
500	10	10～12	12

知识链接 **关于压片用干颗粒的含水量**

压片用干颗粒的含水量对片剂成型及质量有较大影响,颗粒含水过多会导致黏冲,水分过少会引起松片或裂片。药物性质不同,对干颗粒的水分含量有不同要求。化学药干颗粒含水量一般为 1%～3%,中药干颗粒含水量一般为 3%～5%。也有例外,如四环素片的干颗粒含水量要求为 10%～14%,而阿司匹林片干颗粒的含水量要求为 0.3%～0.6%。

干颗粒含水量与空气湿度有关,生产车间空气相对湿度应符合工艺要求。

（三）压片

1. 片重计算方法 经过处理的干颗粒,由于一系列的操作,原料有所损耗,所以应对其中的主药进行含量测定,根据含量计算片重。计算方法如下:

$$片重 = \frac{每片含主药量(标示量)}{干颗粒中主药的百分含量(实测值)} \times 含量误差范围 \tag{9-1}$$

例 9-1 乙酰螺旋霉素片中每片含乙酰螺旋霉素 0.1g,本品含乙酰螺旋霉素应为标示量的 95.0% ~ 105.0%,测得压片颗粒中乙酰螺旋霉素含量为 48.5%,计算片重范围。

$$片重 = \frac{0.1}{48.5\%} \times (95.0\% \sim 105.0\%) = 0.196 \sim 0.216(g)$$

若主药为复方时,则须按照每片各主药所允许的误差范围(即标示量范围)计算质量合格范围,再在各主药合格的质量范围内选择共性合格范围,然后计算其平均值而得理论片重。

例 9-2 设某片颗粒中含 A 47.00%、B 32.00%、C 7.00%,试计算片重。A、B、C 3 种成分在片剂中理论量、标示量范围和颗粒含量情况见表 9-4。

表 9-4　A、B、C 片剂 3 种成分的理论量、标示量范围和颗粒含量

成分	A	B	C
每片主药含量(g)	0.226	0.162	0.035
标示量范围	0.214~0.238	0.154~0.170	0.0315~0.0385
颗粒含量(100%)	47.00	32.00	7.00

将以上数值,分别代入式(9-1)中,计算出按各个成分计算的片重范围如下:

$$A = \frac{0.214 \sim 0.238}{0.47} = 0.455 \sim 0.506(g)$$

$$B = \frac{0.154 \sim 0.170}{0.32} = 0.481 \sim 0.531(g)$$

$$C = \frac{0.0315 \sim 0.0385}{0.07} = 0.450 \sim 0.550(g)$$

在上述 3 个组分计算的片重范围的下限中,选择最大数值 0.481g,在上限中选择最小数值 0.506g,求出每片颗粒重即片重:$(0.481+0.506) \div 2 = 0.49(g)$。

大量生产时,因物料相对损失较少,所以常按颗粒重量计算片重,即:

$$片重 = \frac{干颗粒重 + 压片前加入的辅料量}{应压片数} \tag{9-2}$$

照此法计算片重,投料时应适当增加原料的损耗量。计算结果再按式(9-3)和式(9-4)复核,如其含量在中限以内时,不必调整片重。若含量高于或低于中限时则必须调整片重。生产中计算中限范围的公式如下:

$$中限低限 = 主药含量低限 + \frac{主药含量高限 - 主药含量低限}{4} \tag{9-3}$$

$$中限高限 = 主药含量高限 - \frac{主药含量高限 - 主药含量低限}{4} \tag{9-4}$$

例 9-3 某药片主药含量为 0.2g,按含量允许范围 10% 计算,则主药含量范围应为 0.18 ~ 0.22g,代入式(9-3)、式(9-4)中,得:

中限低限 = 0.19(g/片)

中限高限 = 0.21(g/片)

即中限范围为 0.19~0.21g/片。实际生产时应控制片重在此范围内，以保证片剂含量符合药典规定的误差范围。

2. 压片机和压片流程　将各种颗粒状或粉状物料置于模孔内，用冲头压制成片剂的机器称为压片机。冲模的基本结构是由上、下冲头和中模组成。冲头和中模具有良好的公差配合，冲和模孔的径差不大于 0.06mm，冲长差不大于 0.1mm（图 9-2）。

冲头的端面形状可以是平面，也可以是浅凹形、深凹形（一般用于包糖衣片）或特深凹形（一般用于丸形片剂的制备），也可以在端面上刻文字、数字、字母、线条等，以标明产品的名称、规格、商标等。线条便于一分为二或一分为四服用。冲头和模孔截面的形状可以是圆形，也可以是三角形、长圆形等异形形状，圆片的直径一般为 5.5~14mm。

压片机主要有单冲压片机和旋转式（多冲）压片机，压片过程基本相同。在此基础上，根据不同的特殊要求尚有 2 次（3 次）压缩压片机、多层压片机、压制包衣机等。

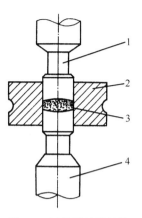

图 9-2　压片机冲模结构
1.上冲;2.中模;3.颗粒;
4.下冲

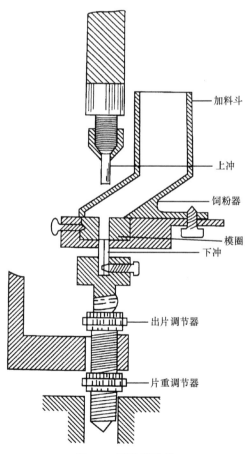

加料斗

上冲

饲粉器

模圈

下冲

出片调节器

片重调节器

图 9-3　单冲压片机

（1）单冲压片机：基本结构见图 9-3，一般为手动和电动兼用。位于下冲杆的推片调节器用以调节下冲推片时抬起的高度，使恰与模圈的上缘相平；片重调节器用以调节下冲下降的深度，以调节模孔的容积而控制片重；位于上冲杆的压力调节器的用途是调节上冲下降的距离，上冲下降多，上下冲间的距离近，压力大，反之则小。

单冲压片机的压片流程：①上冲抬起，饲粉器移动到模孔之上；②上冲下降到适宜的深度（根据片重调节，使容纳的颗粒重等于片重），饲粉器在模孔上摆动，颗粒填满模孔；③饲粉器由模孔上移开，使模孔中的颗粒与模孔的上缘相平；④上冲下降并将颗粒压缩成片；⑤上冲抬起，下冲随之上升到模孔上缘相平时，饲粉器再次移到模孔之上将压成药片推开，同时进行第 2 次饲粉，如此反复进行。

单冲压片机是由一副冲模组成。压片时下冲固定不动，仅上冲运动加压。这种单侧施压的压片方式，压力分布不均匀，易产生松片、裂片等问题。单冲压片机的产量一般为 80~100 片/min，适用于新产品的试制或小量生产。

（2）旋转式压片机：主要工作机构见图 9-4、图 9-5，包括绕轴而旋转的机台、上下冲模、压轮、片重调节器、压力调节器、加料斗、饲粉器、吸尘器等部件。机台分为 3 层，机台的上层装有若干上冲，中层装模圈，下层的对应位置装着下冲。机器转动时，上冲与下冲各自随机台转动并沿着固定的上、下冲轨道有规律地升、降运动；当上冲和下冲分别经过彼此对应的上、下压轮时，上冲

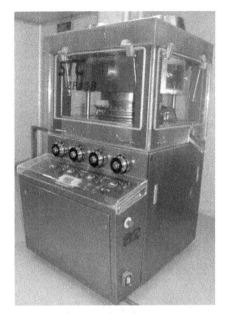

图9-4 旋转式压片机

向下、下冲向上运动并对模孔中的颗粒加压;机台中层装有一个固定的饲粉器,颗粒由处于饲粉器上方的加料斗不断地通过饲粉器流入模孔;压力调节器装在下压轮的下方,通过调节下压轮的高低位置,改变上、下冲头在模圈中的相对距离,当下压轮升高时,上、下冲头间的距离缩短,压力加大,反之压力减小。片重调节器装在下冲轨道上,用来调节下冲经过刮粉器时的高度,以调节模孔的容积而改变片重。

旋转式压片机的压片流程有如下几个:①充填:下冲转到饲粉器之下时,颗粒填入模孔,当下冲转动到片重调节器上面时,再上升到适宜高度,经刮粉器将多余的颗粒刮去。②压片:当下冲转动至下压轮的上面,上冲转动到上压轮的下面时,两冲之间的距离最小,将颗粒压缩成片。③推片:压片后,上、下冲分别沿轨道上升和下降,当下冲转动至推片调节器的上方时,下冲抬起并与转台中层的上缘相平,药片被刮粉器推出模孔导入容器中,如此反复进行,见图9-6。

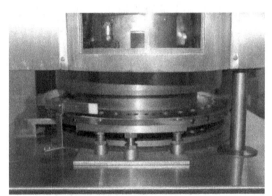

图9-5 旋转式压片机的压片转盘

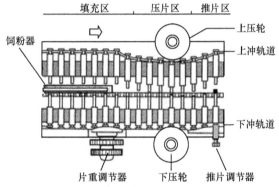

图9-6 旋转式压片机示意图

普通型旋转式压片机有19冲、33冲等型号,按流程分有单流程及双流程等。单流程压片机,如国产ZP-19型仅有一套压轮(上下压轮各一个),旋转一周每个模孔仅压制出一个药片;双流程压片机,如国产ZP-33型机台中盘每旋转一周可进行两次压制工序,即每付冲模在中盘旋转一周时可压制出两个药片。旋转式压片机的饲粉方式相对合理,片重差异较小,由上、下冲相对加压,压力分布均匀,生产效率较高,最大产量8万~10万片/h。

(3)高速压片机:有24冲、28冲、55冲等多种型号,具有精度高、全封闭、防粉尘、压力大、噪声低、自动程序控制、生产效率高等特点,最大生产能力可达50万片/h。该类压片机在传动、加压、充填、加料、冲头导轨、控制系统等方面都明显优于普通压片机。具体表现在以下几个方面。

1)加料系统:加料采用负压将待压颗粒吸入至压片机的加料器内,再通过计量、混合、配料、出料等流程送入中模,使送入中模的颗粒物料更加均匀。

2)充填:由于下冲下行轨道设计为五档可调节,每档调节范围均为4mm,因此,可按压制品种确定压片片重后,任选其中某一档轨道运行,控制系统调节充填深度范围为0~2mm。

3)加压:压力部件有相对独立的调节机构和控制机构,压力部件采用压力传感器,对压力的微弱变化而产生的电信号进行采样、放大、运算并控制调节压力,使操作自动化。

4)剔废:是高速压片机不可缺少的功能。剔废功能的原理是:压片机上压轮装有压力应变片,它可检测每一次压片时的冲杆反力,冲杆反力在上、下限内所压出的片剂为合格品,反之为不合格品。对于某一规格的片剂,压片机将手动调试片重、硬度的结果转为冲杆反力,作为检测标准由电脑执行。剔废器有一压缩空气的吹气孔面向出片通道,平时吹气孔是关闭的。当出现废片时,电脑根据产生废片的冲杆顺序号,指令吹气孔开关,压缩空气可将不合格片剔出。出片处采用双通道结构,左通道为剔除废片的通道,右通道是合格品的通道,两通道通过出片槽底的旋转电磁铁进行切换,电脑同时指令出片机构,挡住合格片通道,使废片进入废片通道。

5)吸尘和筛片:在压片机模圈上方的加料器旁、下层转盘的上方各有一个吸尘口,将模圈所在的转盘上、下方的粉尘吸出。吸尘器的另一个功能是将筛片机内的粉尘吸去,防止室内粉尘的飞扬。

(4)二次压制压片机:粉末直接压片时,一次压制成型性差,采用有预压的两次压缩可克服此缺点。压片时,颗粒先经初压轮适当预压后,再移至二次压缩轮进行主压。预压的目的是为了使颗粒在压片过程中排除空气,对主压起到缓冲作用。由于经过两次压缩,受压时间延长,成型性增加,压成的片剂密度均匀,片剂的质量有较大的提高。

3. 压片操作 在确认设备系统完好后,取少量混合后的物料,进行试压(试车),此时着重在压力、片重、硬度和崩解时限等的调节,待符合规定要求后,再正式压片。

压片过程中,由于机械振动和加料斗中物料的量及其流动情况等的变化,常可使填入模孔中物料的量发生改变,致使片重差异较大,所以必须定时检查,并及时调整片重。如果片剂成分中含有对湿热不稳定而剂量又较小的药物时,可将辅料与其他对湿热稳定的药物先用湿法制粒,干燥并整粒后,再将不耐湿热的药物与颗粒混合均匀后再压片。对湿热不稳定的小剂量药物在压片时,一般应先将其溶于适宜的溶剂中,再与干颗粒混合,以利于混合均匀。也可仅用辅料制成颗粒,药物加于整粒后的干颗粒中,再混匀后压片,这种压片方法称为空白颗粒法压片。

二、干法制粒压片法

干法制粒压片法是将干法制粒的颗粒经添加适宜辅料后压片的成型工艺。其工艺流程见图9-7。

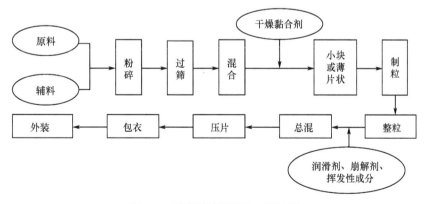

图9-7 干法制粒压片法工艺流程

干法制粒压片法的基本工艺是将药物和填充剂混匀,用适宜的设备压成块状或大片状,然后再粉碎成大小适宜的颗粒,制成的颗粒经计算片重,压制成片。凡药物对湿、热不稳定,有吸湿性或采用粉末直接压片法流动性差的情况下,多采用干法制粒压片法。但干法制粒存在着需特殊重压设备以形成大片,粉尘飞扬严重,以致增加交叉污染机会等缺点。

三、粉末直接压片法

粉末直接压片法是将药物粉末与适宜的辅料混合后,不经制粒而直接压片的成型工艺。对湿、热不稳定的药物可选用粉末直接压片法,其工艺流程见图9-8。

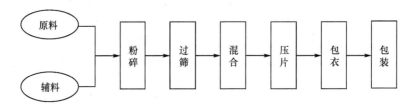

图9-8 粉末直接压片法工艺流程图

粉末直接压片法与制粒压片法比较,具有工艺过程简单、工序少,有利于生产的连续化和自动化。但本法在生产上还存在一些问题,如绝大多数药物粉末或辅料不具备良好的流动性和可压性,国产压片机的精度不理想,制约了该工艺的应用。当片剂中药物的剂量不大,药物在片剂中占的比例较小时,直接压片用辅料的性能决定了混合物的流动性和压缩成型性。粉末直接压片常用的辅料有喷雾干燥乳糖等填充剂、微晶纤维素等干燥黏合剂、微粉硅胶等助流剂、羧甲基淀粉钠等崩解剂。

四、空白颗粒压片法

颗粒压片法是将药物粉末和预先制好的辅料颗粒(空白颗粒)混合进行压片的方法。为混合均匀,一般将空白颗粒筛出一部分细粉,与药物粉末混合,最后再和空白颗粒混合均匀。

本法适合于对湿热敏感不宜制粒,而且压缩性成型差的药物,也可用于含药较少的物料。这类药物可借助辅料颗粒的优良压缩特性而制成片剂。

五、片剂制备中常见的问题及解决办法

在片剂制备过程中会出现各种各样的问题,这些问题有的出现在压片过程中,有的出现在储存过程中,有的会影响后续的包衣和内外包装。这些问题必须在压片工序上解决,否则会使片剂的外观、内在质量、释放指标、稳定性甚至疗效产生偏差。导致这些问题的原因需综合考虑,与药物性质、处方组成、生产工艺、机械设备、操作技术、环境控制等因素有关,应针对性地从药物、颗粒、机械、环境几个方面分析和解决。

 案例分析

板蓝根泡腾片的困惑

某制药公司拟开发板蓝根泡腾片,研发小组的年轻人选择糊精作稀释剂、硬脂酸镁作润滑剂,崩解剂是无水碳酸钠和枸橼酸,其制备工艺是将板蓝根提取物与糊精混合,湿法制粒,干燥整粒,总混时将过50目筛的酸和碱粉末加入,在塑料袋中手工混合均匀,压片。在试制过程中出现好几个困惑:压片成功率低,松片;黏冲现象严重;勉强制得的几片泡腾片在介质里崩解时呈现"喷泉"状,液体剧烈飞溅。

请就此查阅资料并讨论:松片和黏冲的原因分别是什么?为什么会有"喷泉现象"?制备工艺中有何不妥之处?泡腾片的处方和制法应注意哪些问题?

1. 裂片 片剂从中间裂开的现象称裂片(图9-9)。如果裂开的位置发生在药片的顶部或底部,习惯上称为顶裂,腰间开裂称为腰裂,它们是裂片的常见形式。产生裂片的原因有:①易脆碎、富含纤维、含油的物料由于塑性差,结合力弱,易于裂片;②颗粒中细粉太多,压缩过程中空气不能顺利排出,解除压力后,空气体积膨胀而导致裂片;③处方中黏合剂选择不当,黏性不足或用量不够;④颗粒过干,含水量不足;⑤压片机压力过大或车速过快;⑥压片环境温度过低,相对湿度过低。

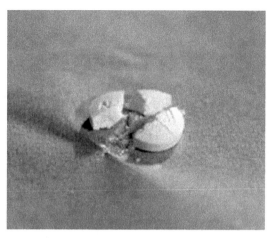

图9-9 裂片

针对裂片问题,要反复调整处方中辅料品种或用量加以解决。例如,改用黏合力强的黏合剂以增加颗粒间结合力,换用塑性较强的辅料以改善可压性,选用适宜压片机和操作参数以延长压缩时间,调节颗粒的含水量,改善压片环境等都有助于克服顶裂现象,见表9-5。

表9-5 裂片产生的原因及解决方法裂片的原因解决办法

裂片的原因	解决办法
含易脆碎、富含纤维的物料	调整处方,筛选辅料
含有油性物料	加吸收剂或糖粉
颗粒中细粉太多	再整粒或重新制粒
润滑剂过量	调整润滑剂用量
黏合剂选择不当或用量不足	加干黏合剂或更换黏合剂重新制粒
颗粒过干、含水量不足	喷入70%~90%浓度的适量乙醇
压片压力过大或车速过快	调节压力、车速
冲模不符合要求	检查、更换冲模
压片环境温湿度过低	调整压片环境温湿度

2. 松片 片剂硬度不够,受震动即出现松散破碎的现象称为松片。主要原因是:①含纤维性药物或油类成分,使物料的结合力低,可压性差,压缩力不足而松片;②所制备的颗粒过干、细粉过多、流动性差;③处方中黏合剂选择不当,黏性不足或用量不够;④压片机的压力不够或冲头长短不齐。

松片问题可通过选用黏性较强的黏合剂、调整压片颗粒的含水量、减少润滑剂的用量或更换润滑剂、加助流剂、增大压片机的压力、检查更换冲头等方法来解决,见表9-6。

表 9-6 松片产生的原因及解决方法

松片的原因	解决办法
含纤维性物料	粉碎、调整处方
含有油性物料	加吸收剂或糖粉
颗粒细粉过多、流动性差	再整粒或重新制粒
颗粒水分不当、颗粒过干	喷入 70%~90% 浓度的适量乙醇
黏合剂选择不当、黏性不足或用量不够	加干黏合剂或更换黏合剂重新制粒
压片机的压力不够	加大压片机压力
压片冲头长短不齐	检查、更换冲头

3. 黏冲 片剂的表面被冲头黏去一薄层或一小部分,造成片面粗糙不平或有凹痕的现象,称为黏冲,见图 9-10。黏冲按严重程度分为:片面粗糙、凹陷、掀盖和拉丝。拉丝指的是片剂的侧边圆柱面上丝状拉痕、粗糙或有缺痕,也可称为黏模。造成黏冲的主要原因有:①药物或辅料易吸湿;②颗粒不够干燥或吸潮;③润滑剂选用不当、用量不足或混合不均匀;④冲头表面粗糙、锈蚀、不洁、刻字太深或有棱角;⑤颗粒粗细悬殊;⑥黏合剂选用不当或由于黏合剂质量原因(细粉太多,超过 10%);⑦压片机压力调节不当、冷启动或车速太快等。

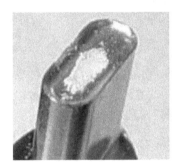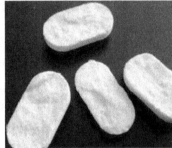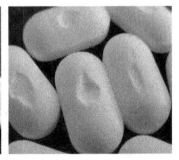

图 9-10 黏冲的 3 种情形

应根据实际情况,确定原因以解决黏冲现象,如应保持压片间干燥、颗粒重新烘干、调整润滑剂、处理冲头、改换辅料等,见表 9-7。

表 9-7 黏冲产生的原因及解决方法

黏冲的原因	解决办法
药物或辅料易吸湿	调整处方、控制环境湿度
颗粒不够干燥或吸潮	控制水分、充分干燥、控制环境湿度
润滑剂选用不当、用量不足或混合不均	更换润滑剂、调节用量、混合均匀
冲头表面粗糙、锈蚀、不洁	清洁或更换冲头
冲头刻字太深或有棱角	更换冲头或用微量液状石蜡润滑刻字
颗粒粗细悬殊、流速不均、进粉不匀	干颗粒用 14 目筛网整粒
黏合剂选择不当或黏合剂质量原因	以 40 目筛网筛出细粉、更换黏合剂
压片机的压力调节不当	调节压片机压力
压片机冷启动或车速太快	先热机或先用热颗粒上机、调节车速

4. 片重差异超限 指片重差异超过药典规定的允许范围。产生的原因可能有:①颗粒内的细粉太多,颗粒大小相差悬殊;②颗粒流动性不好,充填前后不一致;③加料斗内的颗粒时多时少;④双轨压片机两个加料器不平衡;⑤冲头、冲模吻合度不好,下冲升降不灵活、涩冲;⑥车速太快等。

应采用有针对性的措施解决,如筛去细粉、加适宜助流剂、重新制粒、调节料斗、更换或调整模具、适当降低车速等,见表9-8。

表9-8 片重差异超限产生的原因及解决方法

片重差异超限的原因	解决办法
颗粒内的细粉太多、颗粒大小相差悬殊	筛去细粉、重新制粒
颗粒流动性不好、充填前后不一致	加微粉硅胶以改善流动性
加料斗内的颗粒时多时少	调节料斗并保证含 1/3 体积以上的颗粒
双轨压片机两个加料器不平衡	平衡加料器
冲头、冲模吻合度不好	检查、更换冲头冲模
下冲升降不灵活、涩冲	调节或更换下冲
压片机的车速过快	适当降低压片机车速

5. 崩解迟缓 指片剂不能在药典规定的时限内完全崩解或溶解。其原因可能是:①崩解剂选择或用量不当;②颗粒过粗、过硬;③疏水性润滑剂用量过多;④黏合剂的黏性太强或用量太大;⑤压片压力过大和片剂硬度过大等。需针对原因处理:更换崩解剂、筛选黏合剂、调整压片压力等,见表9-9。

表9-9 崩解迟缓产生的原因及解决方法

崩解迟缓的原因	解决办法
崩解剂选择或用量不当	更换崩解剂或加大用量
黏合剂的黏性太强或用量太大	更换黏合剂或减少用量
颗粒过粗、过硬	粗粒过筛、重新用高浓度乙醇润湿制粒
疏水性润滑剂用量过多	降低疏水性润滑剂用量
压片压力过大和片剂硬度过大	调节压片压力、降低片剂硬度

6. 变色和花斑 片剂表面颜色发生改变或出现色泽不一的斑点、阴影或麻点等现象,导致片剂外观不合格,多见于有色片剂或中药片。产生的原因:①药物引湿、氧化、变色;②混料不匀;③有色颗粒松紧不一致;④污染压片机的油污等。解决办法有:针对药物调配处方组分、混合均匀、重新制粒、清洁机械等。

7. 叠片 指两个片剂叠压成一片的现象。主要是机械原因,如①由于黏冲或上冲卷边等原因致使片剂黏在上冲,此时颗粒填入模孔中又重复压一次成叠片;②由于下冲上升位置太低,不能及时将片剂顶出,而同时又将颗粒加入模孔内重复加压而成。压成叠片使压片机易受损伤,应解决黏冲问题与冲头配套、改进装冲模的精确性、排除压片机故障。

8. 溶出超限 片剂在规定时间内未能溶解出规定限度的药物量,即为溶出超限或溶出度不合格。片剂崩解时限合格未必溶出度合格,溶出度不合格则不能保证药物的疗效,因此对于难溶性药物、治疗窗狭窄的药物或缓控释制剂要测定溶出度。导致溶出超限的原因:①导致崩解时限不合格的所有原因;②药物溶解度不够;③药物为疏水性药物。解决的办法:保证崩解时限合格、增加药物溶解度、制成固体分散体、加表面活性剂等。

9. 含量均匀度超限 指的是片剂中活性成分的含量均匀度超出药典规定的限度。含量均匀度超限的原因有两个:①主药和辅料混合不均匀;②可溶性成分在颗粒内和颗粒间迁移。解决的办法:制软材和制粒过程中混合均匀;通过完善和改进干燥工艺防止可溶性成分迁移。

知识链接　　　　　　　**什么是可溶性成分的迁移?**

可溶性成分(SC)的迁移是湿颗粒成型过程中一个有趣的现象。

干燥是水分汽化的过程。湿颗粒干燥时,水分汽化发生在颗粒表面而不是内部,待表面水分散失后,内部水分才慢慢渗透、扩散至颗粒表面。在此"漫长、曲折"的"迁移"和随后的干燥过程中,水分会"沿途"将SC带到并积留在颗粒表面,使得颗粒表面的SC含量高过颗粒内部而内外不均。这就是SC的迁移。其潜在后果是干颗粒在整粒、压片传输过程中相互碰擦、挤压使颗粒表面脱落,导致细粉内SC远多过颗粒,而使片剂含量均匀度超限或花斑。

注意:① SC可以是药物,也可以是辅料;②迁移可发生在颗粒内,也可发生在颗粒间;③对策:烘干时定时翻料、采用流化床干燥。

---

10. 卷边 是指轧好的片剂周围一圈的边过高或呈半圆形刻痕的现象。原因主要是冲头与模圈碰撞,使冲头卷边。解决办法是立即停车,检查、更换冲头和重新调节机器。

11. 吸潮变色 吸潮变色多见于中药片剂,常在包衣之后或在储存过程中出现色斑、暗纹、变色、软化、变形等现象。主要原因是片剂中有强烈吸湿性的成分,有时即使包衣、铝塑包装等手段也无法阻隔吸潮变色。主要的解决办法:环境湿度控制、筛选合适种类和用量的辅料稀释吸湿性物料、双铝包装、铝箔封口瓶装、高质量的包衣等。

第四节　片剂的包衣

一、概　述

(一) 包衣的目的

片剂的包衣是指在压制片表面均匀地包裹上适宜的材料使药物与外界隔离的工艺操作。被包裹的压制片称"片心"或"素片",包裹层的材料称为"衣料",包成的片剂称"包衣片"。

1. 包衣的目的

(1) 掩盖片剂的不良气味:如具有苦味的小檗碱(黄连素)片包成糖衣片后,即可掩盖其苦味。

(2) 防潮、避光,增加药物的稳定性:如氯化钾片、多酶片等易吸潮,用高分子材料包以薄膜衣后,可有效防止片剂吸潮变质。

(3) 改变药物释放的位置:如阿司匹林对胃有强刺激性,可以制成肠溶衣片,使药物在小肠部位释放。

(4) 控制药物释放的速度:如阿米替林包衣片通过调整包衣膜的厚度和通透性,即可达到缓释的目的。

(5) 防止药物的配伍变化:如将一种药物压成片心,另一种药物加于包衣材料中包于隔离层外;或将两种药物分别制成颗粒,包衣后混合压片,以减少接触机会。

(6) 改善片剂的外观。

2. 对包衣片心的要求　用于包衣的压制片(片心),在弧度、硬度和崩解度等方面应与一般压制片有不同的要求。

(1) 弧度:在外形上必须具有适宜的弧度,一般选用深弧度,尽可能减小棱角,以利于减少片重增重幅度,防止衣层包裹后在边缘处断裂。

(2) 硬度:片心的硬度应较一般压制片高,不低于 $5kg/cm^2$,脆碎度也应较一般压制片低,不得超过 0.5%。必须能承受包衣过程的滚动、碰撞和摩擦。

(3) 崩解度:为达到包衣片的崩解要求,压制片心时一般宜选用崩解效果好而量少的崩解剂,如羧甲基淀粉钠等。

(二) 包衣的种类

根据包衣材料不同,片剂的包衣通常分糖包衣工艺、薄膜包衣工艺、半薄膜包衣工艺等类型。糖包衣是沿用已久的传统包衣工艺,正逐步被薄膜包衣工艺所替代。薄膜衣片根据溶解性能不同又可分为胃溶型、肠溶型和胃肠不溶型薄膜衣三类。

知识链接　　　　　**片剂包衣的4个里程碑**

1. 糖衣片(sugar-coated tablets)　相对于普通压制片是巨大的进步,可改善片剂外观、口味、释放、稳定性、顺应性等,沿用至今,属于口授心传的包衣工艺。但因包衣时间长、耗料多、衣层厚、操作差异大等缺点,正逐步被替代。

2. 有机溶剂薄膜衣片(film-coated tablets)　将包衣材料溶于乙醇等有机溶剂,溶剂挥散后成膜,衣膜薄、增重小(仅约 5%)、质量高,但由于安全、环保、卫生、成本等缺陷,现已基本弃用。

3. 水性包衣片(aqueous coated tablets)　在有机溶剂薄膜衣基础上发展而来,将水不溶性包衣材料做成水性胶乳或假胶乳衣液,包衣后挥去水分成衣,是目前主流的包衣工艺。

4. 压制包衣片(press-coated tablets)　将包衣材料以粉末压制在片心上,以"包心"的形式成膜。此技术正在发展过程中。

(三) 包衣的质量要求

衣层应均匀、牢固,与主药不起作用,崩解时限应符合药典规定,经较长时间储存,仍能保持光洁、美观、色泽一致,并无裂片现象,且不影响药物的溶出与吸收。

二、常用包衣方法

包衣方法有滚转包衣法、流化包衣法、压制包衣法等。

(一) 滚转包衣法

滚转包衣法又称锅包衣法,是片剂最常用的包衣方法。根据包衣锅性能不同,又可分为普通滚转包衣法、埋管包衣法及高效包衣法等数种。

普通滚转包衣法的设备为倾斜式包衣锅,见图 9-11。由莲蓬形或荸荠形的包衣锅、动力部分和加热鼓风、吸粉装置等几部分组成。包衣锅的中轴与水平面一般为 30°～45°,在设定转速下,片剂在锅内借助于离心力和摩擦力的作用,随锅内壁向上移动,然后沿弧线滚落而下,在包衣锅口附近形成漩涡状的运动。包衣锅内如采用加挡板的方法可改善药片的运动状态,使药片具有均衡的翻转运动,达到较佳的混合状态。但由于锅内空气交换效率低,干燥慢;粉尘及有机溶剂污染环境不易克服等原因,目前仅用于实验室操作。

喷雾包衣是锅包衣法的改良方式,可分为"有气喷雾"和"无气喷雾"两种。有气喷雾是包

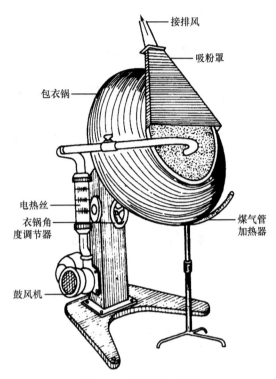

接排风

吸粉罩

包衣锅

电热丝

衣锅角
度调节器

煤气管
加热器

鼓风机

图 9-11　荸荠式包衣锅

衣溶液随气流一起从喷枪口喷出,适用于溶液包衣;无气喷雾则是将具有一定黏性、含有一定比例固态物质的溶液或悬浮液在较大压力下从喷枪口喷出,液体喷出时不带气体,除适用于溶液包衣外,也适用粉糖浆、糖浆的包衣。

埋管包衣法采用有气喷雾包衣形式。在普通包衣锅的底部装有通入包衣溶液、压缩空气和热空气的埋管。包衣时,包衣用浆液由气流式喷嘴喷洒到翻动着的片床内,干热空气也伴随着雾化过程同时从埋管吹出,穿透整个片床进行干燥,湿空气从排出口经集尘器过滤后排出。由于雾化过程可连续进行,故包衣时间缩短,不但可避免包衣时粉尘飞扬,而且减轻了劳动强度。

高效包衣锅(图 9-12)采用无气喷雾包衣形式,可以进行全封闭的喷雾包衣。包衣锅为短圆柱形并沿水平轴旋转,锅壁为多孔壁,壁内装有带动颗粒向上运动的挡板,喷雾器装于颗粒层斜面上方,热风从转锅前面的空

气入口引入,透过颗粒层从锅的夹层排出。该方法适用于包制薄膜衣和肠溶衣,缺点是小粒子的包衣易粘连。

(二) 流化包衣法

流化床包衣的基本原理与流化制粒法相类似:快速上升的空气流入包衣室内,使流化床上的片剂上下翻腾处于流化(沸腾)状态,悬浮于空气流中。与此同时,喷入包衣溶液,使其均匀地分布于片剂的表面,通入热空气使溶媒迅速挥散,从而在片剂的表面留下薄膜状的衣层。按此法包制若干层,即可制得薄膜衣片剂。

具体的操作方法如下:①由进料口装入一定数量的片剂,关闭进料口,开启鼓风机,

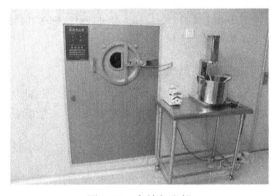

图 9-12　高效包衣锅

调节风量,使片剂在包衣室内呈现有规律的悬浮运动状态;②开启包衣溶液桶的活塞,使包衣溶液流入喷嘴,同时通入喷嘴的压缩空气将包衣溶液呈雾状喷入包衣室,附着于片剂表面;③关闭包衣溶液的进口,开启空气预热管,吹入加热的空气,使包衣室内达到 50～60℃,片剂被迅速干燥,然后再包第二层、第三层,直到合格为止。在实际工作中,由进气和排气的温差就可以判断和控制溶剂的蒸发速度,从而合理地调节包衣溶液的喷入量;如果排气温度过低,说明包衣室内溶剂量过大,应减少包衣溶液的喷入量;反之,表示喷入量不足。

流化包衣法包衣速度快、时间短、工序少,当喷入包衣溶液的速度恒定时,则喷入时间与衣层增重呈线性关系,容易实现自动控制;整个生产过程在密闭的容器中进行,无粉尘,环境污染小。但采用流化包衣法包衣时,要求片心的硬度稍大一些,以免在沸腾状态时造成缺损。该方

法特别适合小粒子的包衣。

（三）压制包衣法

一般采用两台压片机联合起来压制包衣片,两台压片机以特制的传动器连接配套使用。一台压片机专门用于压制片心,然后由传动器将压成的片心输送至包衣转台的模孔中(此模孔内已填入包衣材料作为底层),随着转台的转动,片心的上面又被加入约等量的包衣材料,然后加压,使片心压入包衣材料中间而形成压制的包衣片剂。本方法的优点:可以避免水分、高温对药物的不良影响,生产流程短、自动化程度高、劳动条件好,但对压片机械的精度要求较高,目前国内采用得较少。

三、包衣过程

（一）糖包衣

糖包衣工艺是指以蔗糖为主要包衣材料的包衣工艺。工艺流程如下。

片心筛选去粉→包隔离层→包粉衣层→包糖衣层→包有色糖衣层→打光→干燥。

片剂糖衣由里到外分 5 种衣层,分别是隔离层、粉衣层、糖衣层、色糖层和蜡层。

现将糖包衣工艺过程介绍如下。

（1）包隔离层:目的是提高衣层的固着能力和防止后续包衣过程中水分浸入片心。用于隔离层的材料必须是不透水的材料,主要有 10% ~15% 明胶浆、15% ~20% 虫胶乙醇溶液、10% 玉米朊乙醇溶液等。其中最常用的是玉米朊乙醇溶液。操作时,先将一定量素片放入包衣锅中,随着包衣锅的运转,加入适量玉米朊乙醇溶液,以能使片心全部润滑为度,迅速搅拌,低温下(40 ~50℃)使衣层充分干燥。一般需包四五层,直至片心全部包严为止。因为包隔离层的材料大都为有机溶剂,所以应注意防爆防火。

（2）包粉衣层:目的是消除片剂的棱角,多采用交替加入糖浆和滑石粉的办法,在隔离层的外面包上较厚的粉衣层。常用糖浆浓度为 65% ~75%(g/g),滑石粉需过 100 目筛。操作时一般采用洒一次浆、撒一次粉,然后热风干燥 20~30min(40 ~55℃),重复以上操作 15~18 次,直到片剂的棱角消失。为了增加糖浆的黏度,也可在糖浆中加入 10% 的明胶或阿拉伯胶。

（3）包糖衣层:目的是使片面平整、坚硬、光洁。操作时,分次加入 60% ~70% 的糖浆,并逐次减少用量,以湿润片面为度,在低温(40℃)下缓缓吹风干燥,一般包裹 10~15 层。

（4）包有色糖衣层:目的是为了片剂的美观和便于识别。包有色糖衣层与上述包糖衣层的工序完全相同,区别仅在于在糖浆中添加食用色素。每次加入的有色糖浆中色素的浓度应由浅到深,以免产生花斑,一般须包制 8~15 层。

（5）打光:目的是为了增加片面的光泽和疏水性。打光剂一般使用四川产的米心蜡,常称川蜡、虫蜡、川白蜡等。川蜡用前须精制,即加热至 80~100℃ 熔化后过 100 目筛,去除悬浮杂质,并掺入 2% 的硅油混匀,冷却,粉碎,过 80 目筛,每万片用川蜡细粉 3~5g。

（二）薄膜包衣

薄膜包衣是指以高分子材料为主要包裹衣料的包衣工艺,由于包裹衣层较薄,故称为薄膜包衣工艺。薄膜包衣和糖包衣比较,具有以下优点:①减少包衣时间,节省物料和劳动力成本;②片重仅有较少增加;③物料和生产工艺可实现标准化,包衣操作易实现自动化。

薄膜包衣的工艺过程与糖包衣基本相同,包衣材料由高分子材料、增塑剂、致孔剂、着色剂与蔽光剂等组成。

1. 包衣过程　可用滚转包衣法,但包衣锅须有可靠的排气装置,以排除易燃、有毒的有机溶剂,包衣时包衣液以细流或喷雾加入,在片心表面均匀分布,通过热风使溶剂蒸发,反复若干次即得。也可以用空气悬浮包衣法。薄膜包衣的生产工艺流程见图9-13。

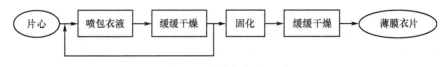

图 9-13 薄膜包衣流程图

滚转包衣法包薄膜衣操作规程：

（1）包衣锅内应装入适当形状的挡板，以利于片心的转动与翻动。

（2）将片心放入锅内，喷入一定量的薄膜包衣液，使片心表面均匀润湿。

（3）缓缓吹入热风，使溶剂蒸发（温度最好不超过40℃，以免干燥过快，出现"皱皮"或"起泡"现象；也不能干燥过慢，否则出现"粘连"或"剥落"）。如此重复上述操作若干次，直至达到一定厚度。

（4）在室温或略高于室温下自然放置6~8h，使薄膜衣固化完全。

（5）在50℃下干燥12~24h，以完全除去残留的有机溶剂。

2. 包衣材料

（1）高分子包衣材料：高分子包衣材料按衣层的作用分为胃溶型、肠溶型、缓释型三大类，现分述如下。

1）胃溶型包衣材料：指在水或胃液中能溶解的高分子材料，用于一般片剂提高防潮性能。主要材料有以下几种：①羟丙基甲基纤维素，这是一种常用的薄膜衣材料，成膜性能好，制成的膜在一定温度下抗裂、稳定，生产中常用较低浓度的HPMC进行薄膜包衣。商品名为欧巴代（opadry）的薄膜衣材料的主体成分即为HPMC，主要用于片剂的薄膜包衣。②羟丙基纤维素，常用本品的2%水溶液包制薄膜衣。与HPMC比较，优点是避免了使用有机溶媒，缺点是干燥过程中易产生较大的黏性，影响片剂的外观。

2）肠溶型包衣材料：指有一定耐酸性，在胃酸条件下能保持完整致密，而到肠液环境下才开始溶解的高分子材料，用于肠溶片。主要材料有以下几种：①乙酸纤维素酞酸酯（CAP），本品可溶于pH 6.0以上的缓冲液中，胰酶能促进其溶解，是应用较广泛的肠溶性包衣材料。包衣时一般用8%~12%的乙醇丙酮混合液。②丙烯酸树脂，有多种型号，其中甲基丙烯酸和甲基丙烯甲酯或乙酯的共聚物为肠溶性包衣材料。丙烯酸树脂EuL100、EuS100具有很好的成膜性，EuL100能溶于含有盐类的中性溶液，EuS100易溶于碱，两者按不同的比例配制可得到不同溶解性能的包衣材料。

3）缓释型包衣材料：是指在水中不溶解、利用膜的半透性调节药物释放速度的高分子材料。主要材料有以下几种：①乙基纤维素，不溶于水，易溶于乙醇、丙酮等有机溶媒，成膜性良好。一般是将其制成水分散体的形式使用。②乙酸纤维素，溶解性能与乙基纤维素类似，成膜性良好，是渗透泵式控释制剂最常用的包衣材料。

（2）增塑剂：是指能增加包衣材料可塑性的物料。加入增塑剂可降低聚合物分子之间的作用力，增加了柔韧性，减少了衣膜裂纹发生率。常用的增塑剂有两类：水溶性增塑剂有丙二醇、甘油、聚乙二醇；非水溶性增塑剂有甘油三乙酸酯、乙酰化甘油酸酯、邻苯二甲酸酯、硅油等。

（3）致孔剂：又称释放速度调节剂。蔗糖、氯化钠、聚乙二醇、吐温、司盘等水溶性物质都可选作某些纤维素衣料的致孔剂。其原理是将纤维素衣料与一定比例的致孔剂混合，在胃肠环境中，水溶性材料迅速溶解，薄膜溶蚀后形成具有一定直径和数量孔隙的多孔膜，使药物溶液按一定速度扩散。

（4）着色剂与蔽光剂：包薄膜衣时，应用着色剂和蔽光剂的目的除了易于识别不同类型的片剂及改善产品外观外,还可遮盖某些有色斑的片心或不同批号的片心色调差异。着色剂有水溶性、水不溶性两类。水溶性着色剂的遮盖能力不强,在片剂干燥过程中易发生色素的"迁移";水不溶性着色剂,如色淀(lakes)则可防止色素迁移。色淀是由吸附剂氧化铝、滑石粉或硫酸钙吸附色素而制成。蔽光剂可提高片心对光的稳定性,一般选用散射率较大的无机染料,如二氧化钛(钛白粉)。

(三) 半薄膜衣

半薄膜包衣工艺是糖包衣工艺与薄膜包衣工艺的结合。该工艺是先在片心上包裹几层粉衣层和糖衣层,以消失片心的棱角为度,然后再包上两三层薄膜衣层。半薄膜包衣工艺既能弥补薄膜包衣工艺不易掩盖片心原有颜色和不易包没片心棱角的缺陷,又能克服糖包衣工艺使片剂的体积增幅过大的缺点,具有衣层牢固、防潮性能好、包衣操作简便等优点。

四、包衣过程中常见的问题和解决办法

包衣片在片剂中比较普遍。包衣质量直接影响片剂的外观和内在质量,因此包衣是片剂生产过程中十分重要的工艺和技术。影响包衣质量的关键因素包括:包衣片心的质量(如脆碎度、硬度、外观、形态、水分等)、包衣设备的参数(如转速、温度、角度等)、包衣工艺条件和操作方法。如果包衣质量相关的关键因素控制不好,就会在包衣过程中和储存时发生问题。表9-10列举了包衣过程中常见的问题和解决办法。

表9-10　片剂包衣过程中常见的问题和解决办法

包衣问题	现象	原因	解决办法
针孔	包衣表面有密麻的针孔	包衣液含大量气泡	除气泡
抱珠	糖衣片上黏附珠状物	包衣过程中有碎片	筛去碎片、检查脆碎度
喷霜	包衣表面有霜状粉末	包衣液喷程长、干燥温度高	调节喷嘴高度和干燥温度
架桥	素片有刻字的薄膜衣未充分覆盖和包裹刻痕	包衣液喷速过快、干燥温度过高	调节喷速和干燥温度
橘皮	包衣片表面有橘皮样皱纹	包衣液喷速过快、干燥温度过高	调节喷速和干燥温度
色差	同一锅内包衣片颜色差异大	包衣液喷洒扇面覆盖不均匀	调节喷嘴的喷射角度和速度
黑点	糖衣片表面黑或棕黑色斑点	包衣时素片有磨损、脆碎度不合格、清场不彻底	检查素片的脆碎度、筛片、彻底清场
色斑	包衣片表面有暗斑	配液带入、未过筛、搅拌不彻底	配液搅拌均匀、过筛
膜损	衣膜破损	包衣液含量小、转速太快、喷量小、片心硬	调整包衣液、包衣机转速和喷量
黏片	包衣片粘连在一起	包衣液喷量大	调节喷量
变色	包衣片在储存时出现变色	包衣料性质、层数、片心吸湿性强	调整包衣配方和工艺

第五节　片剂的质量检查

为了保证药品质量与用药安全、有效,除另有规定外,应对片剂质量做如下检查。

一、外　观

片剂外观应完整光洁,色泽均匀,有适宜的硬度和耐磨性。

二、重 量 差 异

重量差异应符合现行药典对片重差异限度的要求,见表9-11。

表 9-11　片剂重量差异限度

平均片重或标示片重(g)	重量差异限度(%)
<0.30	±7.5
≥0.30	±5

片重差异过大,意味着每片中主药含量不一,对治疗可能产生不利影响,具体的检查方法如下:取20片,精密称定总重量,求得平均片重后,再分别称定每片的重量,每片重与平均片重相比较(凡无含量测定的片剂,每片重量应与标示片重比较),超出表9-11中重量差异限度的不得多于2片,并不得有1片超出限度1倍。糖衣片的片心应检查重量差异并符合规定,包糖衣后不再检查重量差异。薄膜衣片应在包薄膜衣后检查重量差异并符合规定。

凡规定检查含量均匀度的片剂,一般不再进行重量差异检查。

三、硬度与脆碎度

片剂应有适宜的硬度和脆碎度,以免在包装、运输等过程中破碎或磨损。药典中虽然对片剂硬度没有作出统一的规定,但各生产企业往往根据本厂的具体情况制定了各自的内控标准。硬度测定的仪器有孟山都(Monsanto)硬度计,是通过一个螺旋对一个弹簧加压,由弹簧推动压板并对片剂加压,由弹簧的长度变化来反映压力的大小。

脆碎度是指非包衣片经过震荡、碰撞而引起的破碎程度,在一定程度上能反映片剂的硬度和物理强度。测定脆碎度可选用国产片剂四用测定仪或罗氏(Roche)测定仪,用于检查非包衣片的脆碎情况。片重0.65g或以下者取若干片,使其总质量约6.5g;片重大于0.65g者取10片;按现行版《中国药典》二部附录规定进行检查,减失质量不得超过1%,并不得检出断裂、龟裂及粉碎片。

四、崩 解 时 限

崩解是指片剂等口服固体制剂在规定时限内全部崩解溶散或成碎粒,除不溶性包衣材料或破碎的胶囊壳外,应全部通过筛网。如有少量不能通过筛网,但已软化或轻质上漂且无硬心者,可做符合规定论。现行版《中国药典》二部附录崩解时限检查法规定了崩解仪的结构和试验方法,其结构主要是一个可升降的吊篮,吊篮中有6根玻璃管(底部镶有直径2mm的筛网)。测定时,吊篮往复通过(37±1)℃的水,其中的6个药片应在规定的时间内全部通过筛网。如有一片不能完全崩解,应另取6片复试,均应符合规定。其具体要求见表9-12。

表 9-12　片剂的崩解时限

片剂	崩解时限
压制片	15min 内全部崩解
糖衣片	60min 内全部崩解
薄膜衣片	30min 内全部崩解

片剂	崩解时限
肠溶衣片	人工胃液中 2h 不得有裂缝、崩解或软化等现象,人工肠液中 1h 应全部崩解
含片	各片均不应在 10min 内全部崩解或溶化
舌下片	各片均应在 5min 内全部崩解并溶化
可溶片	各片均应在 3min 内全部崩解并溶化
泡腾片	5min 内全部崩解

凡规定检查溶出度、释放度、融变时限或分散均匀性的片剂不再进行崩解时限检查,咀嚼片不进行崩解时限检查,阴道片照融变时限检查法检查应符合规定。

五、溶 出 度

溶出度是指在规定介质中药物从片剂等固体制剂中溶出的速度和程度。溶出和溶解是药物吸收和发挥疗效的先决条件。片剂崩解度合格未必溶出合格,因此对于某些制剂要测定溶出度。

片剂中除规定有崩解时限外,对以下情况还要进行溶出度的测定以控制或评定其质量:①含有在消化液中难溶的药物;②与其他成分容易发生相互作用的药物;③久储后变为难溶性物;④剂量小、药效强、副作用大的药物片剂。测定溶出度的方法有转篮法、桨法及小杯法等数种,具体方法按现行版《中国药典》二部附录检查。

六、含量均匀度

含量均匀度是指小剂量药物在每个片剂中的含量是否偏离标示量,以及偏离的程度,必须由逐片检查的结果才能得出正确的结论。除另有规定外,每片(个)标示量小于 10mg 或主药含量小于每片(个)质量的 5% 者,均应检查含量均匀度。具体方法按现行版《中国药典》二部附录进行检查。

凡检查含量均匀度的制剂,不再检查重量差异。

七、发 泡 量

阴道泡腾片照现行版《中国药典》二部附录检查,10 片中平均发泡体积应不少于 6ml,且少于 3ml 的不得超过 2 片。

八、分散均匀性

分散片照现行版《中国药典》二部附录检查,取 6 片,振摇 3min,应全部崩解并通过二号筛。

九、微生物限度

照现行版《中国药典》二部附录检查,化学药物的口服片剂,不得检出大肠埃希菌及活螨,每克含细菌数不得超过 1000 个,真菌和酵母菌数不得超过 100 个,大肠埃希菌不得检出。口腔贴片、阴道片、阴道泡腾片和外用可溶片等局部用片剂,每克含细菌数不得超过 100 个,真菌和酵母菌数不得超过 100 个,金黄色葡萄球菌、铜绿假单胞菌不得检出。

第六节 片剂的包装与储存

一、片剂的包装

适宜的包装是保证片剂质量的重要措施,片剂包装的原则是密封、防潮、隔气、必要时遮光,剧毒药品应有安全防偷换和儿童安全包装措施。

(一) 按片剂包装剂量分类

按片剂包装剂量分类有多剂量包装和单剂量包装两种形式。

1. 多剂量包装 几片至几百片包装在一个容器中,为多剂量包装。常用的包装容器有玻璃瓶(管)、塑料瓶等。

(1) 玻璃瓶(管):是应用最多的包装容器。它具有优良的保护性能;不被水气、空气穿透;棕色玻璃有避光作用,能阻挡大部分紫外光;本身显化学惰性、不易变质;价格低廉;容易制成各种形状和大小的包装容器。最大的缺陷是质重、性脆,易于破损。

(2) 塑料瓶(盒):是应用日益广泛的包装容器,其原料有聚乙烯、聚苯乙烯和聚氯乙烯等。它的突出优点是不易破碎,质地轻巧,容易制成各种形状。但其缺点也较明显,如对环境的隔离作用不如玻璃制品,塑料组成中的某些物质(如稳定剂)有可能迁移而进入药品,或与片剂中的某些组成(如挥发性物质或油类)发生化学反应。

2. 单剂量包装 指将片剂单个隔开,使每片均处于密封状态。主要分为泡罩式(也称水泡眼)包装和窄条式包装两种形式,既提高了对产品的保护作用,也有利于杜绝交叉污染。

(1) 泡罩式包装:其底层材料(背衬材料)为无毒铝箔与聚氯乙烯的复合薄膜;面层材料为硬质PVC。在吸泡式包装机上,硬质PVC经热压后形成水泡眼,片剂进入水泡眼后,即可热封成泡罩式的包装。

(2) 窄条式包装:是由两层膜片(铝塑复合膜、双纸塑料复合膜)经黏合或热压而形成的带状包装,与泡罩式包装比较,成本较低、工序简便。

(二) 按片剂包装功能分类

1. 防湿隔气包装 瓶类容器的透湿与透气主要与瓶口的密封有关,如衬垫材料的透湿度、瓶口端面的平滑程度、瓶口周边长度、瓶盖的透湿度、瓶盖与瓶子间的压紧程度等,也与塑料瓶体的厚度和均匀性有关。采用复合铝箔、纸塑复合材料封口,使瓶口密封质量得到很大提高。带状包装与泡罩包装防湿隔气与黏合剂有关,也与黏合剂涂敷的均匀性、黏结密封长度、黏结条件等有关。

2. 片剂遮光包装 为防止光敏药物受光分解,应采用遮光容器包装或在容器外加避光外包装。遮光容器可采用遮光材料,如铝箔等,或采用在材料中加入紫外线吸收剂或遮断剂等方法。可见光遮断剂有氧化铁、氧化钛、酞菁染料、蒽醌类等,紫外线吸收剂有水杨酸衍生物、苯并三唑类等。白色高密度聚乙烯塑料瓶和琥珀色塑料瓶的遮光效果都比较好,故常用来包装片剂、胶囊剂等。

3. 片剂安全包装 安全包装包括防偷换安全包装和儿童安全包装。

为保证药品储运和使用的安全,药品包装必须加封口、封签、封条或使用防盗盖、瓶盖套等。防偷换包装是具有识别标志或保险装置的一种包装,如包装被启封过,即可从标志或保险装置的破损或脱落而识别。包装容器的封口、纸盒的封签和厚纸箱用压敏胶带的封条等都可起到防偷换目的。另外还可采取如下措施。

(1) 采用防盗瓶盖:这种瓶盖与普通螺旋瓶盖的区别是在它的下部有较长的裙边,此裙边超过螺纹部分形成一个保险环,保险环内下侧有数个棘齿被限定于"瓶颈"的固定位置。保险环内上侧有数个联结条联结于盖的下部。当拧转瓶盖时,联结条断裂,由此从保险环是否脱落来判断瓶盖是否被开启,起到防偷换目的。

（2）内部密封箔:在盛装固体药剂广口瓶的瓶口黏接一层铝箔或纸塑膜可起到密封和显示是否被启封的作用。

（3）其他包装形式:采用单元包装、透明薄膜外包装、瓶盖套热收缩包装等进行封口。

（4）儿童安全包装:是为了防止幼儿误服药物,带有保护功能的特殊包装形态。通过各种封口、封盖使容器的开启有一种复杂顺序,以有效地防止好奇的幼儿开启,但对成人使用时不会感到困难。儿童安全包装可采取如下措施。

1）采用安全帽盖:安全帽盖按其开启方式可分为:按压旋开盖、挤压旋开盖、锁舌式嵌合盖（结合盖）、制约环盖等。

2）采用高韧性塑料薄膜的带状包装:如采用 PVC/AL/PET 复合材料撕开式的泡罩包装,取药时,需从打孔线撕开,然后从未热合的一角撕开背层材料取出药片。

二、片剂的储存

除另有规定外,片剂应密封储存,防止受潮、发霉、变质。对光敏感的片剂,应避光保存（宜采用棕色瓶包装）。受潮后易分解变质的片剂,应在包装容器内放干燥剂（如干燥硅胶）,并加用防潮袋。

第七节 片剂制备举例

例 9-1 复方阿司匹林片

【处方】 乙酰水杨酸（阿司匹林）226.8g 对乙酰氨基酚（扑热息痛）136.0g 咖啡因 35.0g 淀粉 66.3g 16%淀粉浆 85.0g 酒石酸 2.3g 轻质液状石蜡 0.3g 滑石粉 15.0g 共制成 1000 片

【制法】 将对乙酰氨基酚、咖啡因分别粉碎后过 100 目筛,再与 1/3 处方量的淀粉混匀,然后加入 16% 的淀粉浆制成软材（10~15min）,过 14 目尼龙筛制粒,在 60~70℃温度下干燥,干颗粒过 12 目筛整粒,整粒后加入阿司匹林、酒石酸、剩余的淀粉（先在 100~105℃烘干）、吸附了轻质液状石蜡的滑石粉总混,再过 12 目尼龙筛,颗粒含量检测合格后,用 12mm 冲压片,即得。

【分析】 处方中乙酰水杨酸、对乙酰氨基酚和咖啡因为主药,淀粉为填充剂/（干）崩解剂,16% 淀粉浆为黏合剂,酒石酸为稳定剂,轻质液状石蜡和滑石粉为润滑剂。

本品属于含有不稳定药物的片剂,在处方调整和工艺制备时应注意:①阿司匹林遇水易水解成损伤胃黏膜的水杨酸和乙酸,并在湿润状态下遇金属离子易发生催化反应,因此应避免在湿法制粒时加入阿司匹林,同时,在处方中加入 1% 阿司匹林量的酒石酸作稳定剂,过筛时使用尼龙筛网,并不得使用硬脂酸镁,而是采用滑石粉作润滑剂;②本品三主药混合制粒和干燥时易产生低共熔现象,所以应分开制粒,同时避免了阿司匹林直接与水接触,保证了制剂的稳定性;③阿司匹林可压性极差,采用高浓度的淀粉浆为黏合剂;④处方中加入液状石蜡,可促使滑石粉更容易吸附在颗粒表面,压片震动时不易脱落;⑤阿司匹林有一定的疏水性,必要时可加入适宜的表面活性剂,如 0.1% 的吐温 80 等以加快片剂的润湿、崩解和溶出。

例 9-2 盐酸环丙沙星片

【处方】 盐酸环丙沙星 291g 淀粉 100g 低取代羟丙基纤维素（L-HPC）40g 十二烷基硫

酸钠 1~4g　羟丙基甲基纤维素 1.5%适量　硬脂酸镁 4g　共制成 1000 片

【制法】　将盐酸环丙沙星、淀粉、L-HPC、十二烷基硫酸钠混合均匀,加入 1.5% HPMC 适量制成软材,用 14 目筛制粒,60℃通风干燥,14 目筛整粒,加入硬脂酸镁混匀,压片,包薄膜衣后即得。

【分析】　本品属于性质稳定、易成型的片剂。处方中盐酸环丙沙星为主药,淀粉为稀释剂,L-HPC 为崩解剂并兼有黏合作用,十二烷基硫酸钠起促进崩解作用。羟丙基甲基纤维素为黏合剂,硬脂酸镁为润滑剂。

例 9-3　乙酸氢化可的松片

【处方】　乙酸氢化可的松 20g　乳糖 48g　淀粉 110g　7%淀粉浆 30g　硬脂酸镁 1.6g　共制成 1000 片

【制法】　称量乳糖、淀粉混合均匀后,过 20 目筛 3 次,加入 7%淀粉浆混匀后制软材,过 16 目筛制粒,湿颗粒在 70~80℃干燥,干颗粒过 16 目筛整粒,即得空白颗粒。取乙酸氢化可的松与硬脂酸镁过 60 目筛混匀,加入空白颗粒中,充分混匀,称重,含量测定,计算片重,压片即得。

【分析】　本品为小剂量药物制成的片剂:①乙酸氢化可的松为主药,乳糖和淀粉为稀释剂,淀粉浆为黏合剂,硬脂酸镁为润滑剂;②由于处方中主药含量少,为减少制粒时的耗损,先将辅料制成空白颗粒;③也可以用微晶纤维素为辅料与主药混匀后直接压片。

例 9-4　维生素 C 泡腾片

【处方】　维生素 C 100g　酒石酸 450g　碳酸氢钠 650g　蔗糖粉 1600g　糖精钠 20g　氯化钠适量　色素适量　香精适量　单糖浆适量　聚乙二醇 6000 适量　共制成 1000 片

【制法】　取维生素 C、酒石酸分别过 100 目筛,混匀,以 95% 乙醇和适量色素溶液制成软材,过 14 目筛制湿粒,于 50~55℃干燥,备用;另取碳酸氢钠、蔗糖粉、氯化钠、糖精钠和色糖浆适量制成软材,过 12 目筛,于 50~55℃干燥,与上述干颗粒混合,16 目筛整粒,加适量香精的醇溶液,密闭片刻,加适量聚乙二醇 6000 混匀,压片。片重 0.3g。

【分析】　本例为泡腾片剂的制备。处方中维生素 C 为主药,碳酸氢钠和酒石酸为泡腾崩解剂,蔗糖粉为黏合剂,氯化钠、糖精钠、香精为矫味剂,聚乙二醇 6000 为水溶性润滑剂。泡腾片处方设计中也可以用碳酸氢钾、碳酸钙等代替碳酸氢钠,以适应某些不宜多食钠的患者。

例 9-5　抗酸咀嚼片

【处方】　氢氧化铝(干凝胶粉)300g　氢氧化镁 85g　甘露醇 220g　糖粉 110g　5% PEG6000(溶于 50%乙醇)适量　水杨酸甲酯 0.13g　留兰香油 0.01g　硬脂酸镁 0.4g　共制成 1000 片

【制法】　取氢氧化铝、氢氧化镁、甘露醇和糖粉充分混匀后,加 PEG6000 醇溶液适量混合制软材,过 14 目筛,于 55~60℃干燥,过 14 目筛整粒,用硬脂酸镁与留兰香油混合,然后加到干粒中,混合 10min,用 10mm 平冲压片。

【分析】　本品组成中氢氧化铝和氢氧化镁为制酸剂。粒度宜细,片剂嚼服后分散表面积大,制酸效果好。甘露醇和糖粉为甜味剂,前者还有凉爽感。PEG6000 可增强氢氧化铝等的分散效果,水杨酸甲酯有止痛作用。留兰香油为芳香矫味剂。本品为嚼服片,不需加崩解剂。

(祁秀玲)

目标检测

一、选择题

(一) A 型题 (单项选择题)

1. 用作口含片或可溶性片剂的填充剂的是(　　)
   A. 淀粉　　　　　B. 糖粉
   C. 可压性淀粉　　D. 硫酸钙
   E. 糊精

2. 低取代羟丙基纤维素(L-HPC)发挥崩解作用的机制是(　　)
   A. 遇水后形成溶蚀性孔洞
   B. 压片时形成的固体桥溶解
   C. 遇水产生气体
   D. 吸水膨胀
   E. 润湿热

3. 湿法制粒压片的工艺流程是(　　)
   A. 制软材→制粒→粉碎→过筛→整粒→混合→压片
   B. 粉碎→制软材→干燥→整粒→混合→压片
   C. 混合→过筛→制软材→制粒→整粒→压片
   D. 粉碎→过筛→混合→制软材→制粒→干燥→整粒→压片
   E. 粉碎→过筛→制粒→混合→整粒→压片

4. 最能间接反映片剂中药物在体内吸收情况的指标是(　　)
   A. 含量均匀度　　B. 崩解度
   C. 溶出度　　　　D. 硬度
   E. 脆碎度

5. 可作为肠溶衣的大分子材料是(　　)
   A. 羟丙基甲基纤维素(HPMC)
   B. 丙烯酸树脂Ⅱ号
   C. Eudragit E
   D. 羟丙基纤维素(HPC)
   E. CMC-Na

6. 下列哪项不是片剂的优点(　　)
   A. 剂量准确　　　B. 成本低
   C. 溶出度高　　　D. 服用方便
   E. 性质稳定

7. 下列哪项不是片剂中润滑剂的作用(　　)
   A. 增加颗粒的流动性
   B. 促进片剂在胃中的湿润
   C. 防止颗粒黏冲
   D. 减少对冲头的磨损
   E. 便于出片

8. 为增加片剂的体积和质量,应加入哪种附加剂(　　)
   A. 填充剂　　　　B. 崩解剂
   C. 吸收剂　　　　D. 润滑剂
   E. 助流剂

9. 2010 年版《中国药典》规定薄膜衣片的崩解时限为(　　)
   A. 15min　　B. 30min　　C. 45min
   D. 60min　　E. 20min

10. 已检查含量均匀度的片剂,不必再检查(　　)
    A. 硬度　　　　　B. 释放度
    C. 崩解时限　　　D. 片重差异限度
    E. 溶出度

11. 某片剂平均片重为 0.5g,其质量差异限度为(　　)
    A. ±1%　　　B. ±2.5%　　C. ±5%
    D. ±7.5%　　E. ±3%

12. 片重差异检查时,所取片数为(　　)
    A. 10　　B. 20　　C. 15
    D. 30　　E. 6 片

13. 片剂的泡腾崩解剂是(　　)
    A. 枸橼酸与碳酸钠　B. 淀粉
    C. 羧甲基淀粉钠　　D. 预胶化淀粉
    E. 羧甲基淀粉钠

14. 一般供外用的片剂是(　　)
    A. 口含片　　B. 溶液片　　C. 泡腾片
    D. 咀嚼片　　E. 薄膜衣片

15. 下列哪个不是片剂包衣的目的(　　)
    A. 增进美观
    B. 保护易变质的主药
    C. 防止片剂碎裂
    D. 掩盖药物的不良嗅味
    E. 便于识别

16. 包糖衣的生产工艺流程正确的为(　　)
    A. 隔离层→粉衣层→糖衣层→色衣层→打光
    B. 粉衣层→隔离层→糖衣层→色衣层→打光
    C. 隔离层→粉衣层→色衣层→糖衣层→打光
    D. 隔离层→糖衣层→粉衣层→色衣层→打光
    E. 糖衣层→色衣层→粉衣层→隔离层→打光

17. 压片时出现松片现象,下列哪个做法不恰当(　　)
    A. 选黏性较强的黏合剂
    B. 颗粒含水量控制适中
    C. 减少压片机压力

D. 调慢压片车速

E. 增加黏合剂用量

18. 关于肠溶衣片的叙述,错误的是(　　)

  A. 胃内不稳定的药物可包肠溶衣

  B. 强烈刺激胃的药物可包肠溶衣

  C. 在胃中崩解,而在肠中不崩解

  D. 驱虫药通常制成肠溶液衣片

  E. 需要在两种不同的介质做崩解时限检查

19. 舌下含片给药属于哪种给药途径(　　)

  A. 注射给药剂型　B. 呼吸道给药剂型

  C. 皮肤给药剂型　D. 黏膜给药剂型

  E. 腔道给药剂型

20. 在片剂中间有黏合和崩解作用的附加剂是

  (　　)

  A. PEG　　B. PVP　　C. HPMC

  D. MCC　　E. L-HPC

21. 胃溶性包衣材料是(　　)

  A. MCC　　B. HPMC　　C. PEG400

  D. CAP　　E. CMC-Na

22. 下列哪种片剂可避免肝脏的首过作用(　　)

  A. 泡腾片　B. 咀嚼片　C. 可溶片

  D. 分散片　E. 舌下片

23. 下列关于片剂的叙述错误的为(　　)

  A. 片剂可以有速效长效等不同的类型

  B. 片剂的生产机械化自动化程度较高

  C. 片剂的生产成本及售价较高

  D. 片剂的运输储存携带及应用方便

  E. 片剂为药物粉末(或颗粒)加压而制得的一种密度较高体积较小的固体制剂

(二) B 型题(配伍选择题)

【24~28】

  A. 口含片　　B. 舌下片　　C. 多层片

  D. 肠溶片　　E. 分散片

24. 可避免药物的首关效应(　　)

25. 可避免复方制剂中药物的配伍变化(　　)

26. 增加难溶性药物的吸收和生物利用度(　　)

27. 在口腔内发挥局部作用(　　)

28. 属于控释片(　　)

【29~33】

写出 APC 片中各成分的作用:

  A. 主药　　B. 黏合剂　　C. 崩解剂

  D. 助流剂　　E. 稀释剂

29. 乙酰水杨酸(　　)

30. 咖啡因、非那西丁(　　)

31. 干淀粉(　　)

32. 17% 的淀粉浆(　　)

33. 滑石粉(　　)

【34~38】

  A. PVP　　B. CMS-Na　　C. PEG

  D. PVA　　E. CAP

34. 聚乙烯吡咯烷酮(　　)

35. 聚乙二醇(　　)

36. 羧甲基淀粉钠(　　)

37. 邻苯二甲酸乙酯纤维素(　　)

38. 聚乙烯醇(　　)

【39~43】

  A. 裂片　　　　B. 黏冲

  C. 片重差异超　　D. 均匀度不合格

  E. 崩解超限

39. 润滑剂用量不足(　　)

40. 混合不均匀或可溶性成分迁移(　　)

41. 片剂的弹性复原(　　)

42. 加料斗颗粒过少或过多(　　)

43. 颗粒含水量过大(　　)

【44~48】

  A. 羧甲基淀粉钠　　B. 滑石粉

  C. 乳糖　　　　　　D. 胶浆

  E. 川蜡

44. 黏合剂(　　)

45. 崩解剂(　　)

46. 润滑剂(　　)

47. 填充剂(　　)

48. 打光材料(　　)

(三) X 型题(多项选择题)

49. 需作崩解度检查的片剂是(　　)

  A. 普通压制片　B. 肠溶衣片

  C. 糖衣片　　　D. 口含片

  E. 咀嚼片

50. 片剂包衣的目的是(　　)

  A. 掩盖药物的不良气味

  B. 增加药物的稳定性

  C. 控制药物释放速度

  D. 避免药物的首关效应

  E. 改善片剂的外观

51. 引起片重差异超限的原因是(　　)

  A. 颗粒中细粉过多

  B. 加料斗内物料的质量波动

  C. 颗粒的流动性不好

  D. 冲头与模孔吻合性不好

  E. 颗粒大小相差悬殊

52. 片剂的质量检查项目是( )
  A. 装量差异 B. 硬度和脆碎度
  C. 崩解时限 D. 溶出度
  E. 释放度
53. 剂量很小又对湿热很不稳定的药物可采取
  ( )
  A. 过筛制粒压片 B. 空白颗粒压片
  C. 高速搅拌制粒压片 D. 粉末直接压片
  E. 一步制粒压片法
54. 可以避免肝脏首关效应的片剂类型有( )
  A. 舌下片 B. 分散片
  C. 咀嚼片 D. 植入片
  E. 泡腾片

二、名词解释

1. 裂片　2. 片　3. 片剂　4. 内外加法

三、问答题

指出下列处方中辅料的作用,并简述其制备过程。

1. 硝酸甘油片

【处方】
硝酸甘油	0.6g( )
17%淀粉浆	适量( )
乳糖	88.8g( )
硬脂酸镁	1.0g( )
糖粉	38.0g( )
共制	1000 片

2. 红霉素肠溶衣片

【处方】
红霉素	1 亿 U( )
淀粉	7.5g ( )
10%淀粉浆	10g( )
硬脂酸镁	3.6g ( )
共制	1000 片

(祁秀玲)

第十章 软膏剂、凝胶剂、膜剂

学习目标

1. 了解软膏剂的类型及一般质量要求。
2. 掌握软膏基质、附加剂的特点和适用范围。
3. 掌握油脂性基质软膏与乳剂型基质软膏的制备方法及质量检查方法。
4. 掌握凝胶剂的概念、特点、基质和分类,了解水凝胶剂的制备方法。
5. 熟悉膜剂的概念、特点、常用成膜材料及特性,了解膜剂的制备方法。

软膏剂、凝胶剂、膜剂广泛用于皮肤科和外科,易涂布或粘贴于皮肤、黏膜或创面上,药物作用于表皮或经过表皮渗入表皮下组织,主要用于局部疾病的治疗,也可透过皮肤、黏膜产生全身治疗作用。

第一节 软 膏 剂

一、软膏剂的含义、特点、分类

1. 软膏剂的含义 软膏剂(ointment)是指药物与适宜基质均匀混合制成的具有适当稠度的半固体外用制剂。其中用乳剂型基质制成的软膏剂称乳膏剂(cream),油脂性基质制备的软膏剂习惯上称作油膏;含有大量药物粉末(一般25%以上)的软膏剂称糊剂(Pastes)。

2. 软膏剂的特点

(1)热敏性和触变性:热敏性表现在遇热熔化而流动,触变性表现在施加外力时黏度降低,静止时黏度升高,不利于流动,这些性质可以使软膏剂能在长时间内紧贴、黏附或铺展在用药部位。

(2)局部治疗作用:如抗感染、消毒、止痒、止痛和麻醉等,这些作用要求药物作用于表皮或经表皮渗入表皮下组织,一般并不期望产生全身性作用。

(3)全身作用:某些药物经透皮吸收后也能产生全身作用,如硝酸甘油软膏用于治疗心绞痛。

3. 软膏剂的分类 软膏剂按照所属的分散系统可分为溶液型、混悬型和乳剂型三类。溶液型软膏剂为药物溶解(或共熔)于基质或基质组分中制成的软膏剂;混悬型软膏剂为药物细粉均匀分散于基质中制成的软膏剂;乳剂型软膏剂为药物溶解或分散于乳剂型基质中制成的软膏剂,乳膏剂按基质的不同,可分为水包油型(O/W)与油包水型(W/O)两类。

软膏剂按照药物作用的深度又可将其分为局限在皮肤表面发挥作用的软膏剂、透过皮肤内部发挥作用的软膏剂和穿透真皮而吸收进入体循环发挥全身性治疗作用的软膏剂。

二、软膏剂的质量要求

优良的软膏剂应满足以下质量要求:均匀、细腻,涂在皮肤上无粗糙感;有适宜的黏稠性,易涂布于皮肤或黏膜等部位;无酸败、异臭、变色、变硬,乳膏剂不得有油水分离和胀气现象;无刺激性、过敏性及其他不良反应;用于创面(如大面积烧伤、严重损伤等)的软膏应无菌。

软膏剂在我国使用较早,传统上使用的是豚脂、羊脂、麻油、蜂蜡等天然油脂类基质。唐朝的《千金翼方》、《外台秘要》都载有很多以豚脂为底油的生肌膏方。但是从宋朝开始,取而代之的是麻油,陈自明在《外科精要》中创制了包括神异膏、血竭膏等一系列生肌油膏。近年来,随着石油、化工及医药科学的发展,烃类基质、新型的乳剂型基质和水溶性基质的不断涌现,药物透皮吸收理论与机制的深入研究,生产工艺与包装过程机械化、自动化程度的不断提高,都使软膏剂的质量得到了很大的提高,应用于临床的品种也显著增多。

三、软膏剂基质的选择

软膏剂主要由药物和基质组成,基质不仅是软膏剂的赋形剂,而且还直接影响着软膏剂的质量及药物的释放和吸收。理想的软膏剂基质应符合下列要求:润滑无刺激,稠度适宜,易于涂布;性质稳定,与主药不发生配伍变化;具有吸水性,能吸收伤口分泌物;不妨碍皮肤的正常功能,具有良好释药性;易洗除,不污染衣物。目前还没有单一基质能满足以上全部要求,在实际生产中应根据药物和基质的性质及用药目的等选择合适的基质。

四、软膏剂基质的种类

常用的软膏剂基质可分为油脂性基质、水溶性基质和乳剂型基质三类。

(一) 油脂性基质

油脂性基质属于强疏水性物质,包括烃类、类脂及动、植物油脂等,以烃类基质凡士林最为常用。此类基质的特点是:①润滑、无刺激性,能与多种药物配伍;②涂于皮肤能形成封闭性油膜,促进皮肤水合作用,对表皮增厚、角化、皲裂有软化、保护作用;③稳定性较好,可与多种药物配伍;④释药性差,油腻性大且妨碍皮肤的正常功能,不易与水性液体混合,不易洗除,故不适用于有渗出液的创面,主要用于遇水不稳定的药物制备软膏剂。该类基质一般不单用,为克服其疏水性常加入表面活性剂或制成乳剂型基质。

1. 烃类　是由石油蒸馏后得到的多种饱和烃的混合物。

(1) 凡士林(vaseline):又称软石蜡,是液体和固体烃类组成的半固体混合物,熔程为38~60℃,有黄、白两种,后者是由前者漂白而得,无臭无刺激性,性质稳定。凡士林可单独用作软膏剂基质,能与多种药物配伍,尤其适用于遇水不稳定的药物,如某些抗生素类;但释药性、对皮肤穿透性差,只适用于皮肤表面病变;凡士林仅能吸收约5%的水,故不适用于有多量渗出液的患处,也不能与较大量的水性药液配伍。凡士林中加入适量羊毛脂、胆固醇或某些高级醇类可提高其吸水性能。例如,在凡士林中加入15%羊毛脂可吸收水分达50%。水溶性药物与凡士林配伍时,还可加适量表面活性剂,如聚山梨酯类于基质中以增加其亲水性。

(2) 石蜡(paraffin)与液状石蜡(liquid paraffin):石蜡为固体饱和烃混合物,熔程为50~65℃;液状石蜡为液体饱和烃的混合物,能与多数脂肪油或挥发油混合。两者主要用于调节软膏剂的稠度。

2. 油脂类　是从动物或植物中得到的高级脂肪酸甘油酯及其混合物,如植物油、豚脂等。通常所用的植物油包括花生油、芝麻油、棉籽油等,主要用于调节基质的稠度或作为乳剂型基质的油相。植物油因分子结构中存在不饱和键,稳定性不如烃类,遇光、空气、高温等易氧化酸败,用时应酌情添加抗氧剂;或将植物油氢化成稳定性较好的氢化植物油作基质用。豚脂等动物油脂因稳定性差,已很少使用。

3. 类脂类 是指高级脂肪酸与高级脂肪醇化合而成的酯及其混合物,有类似脂肪的物理性质,但化学性质较脂肪稳定,且具有一定的表面活性作用及吸水性能,多与油脂类基质合用。

(1) 羊毛脂(wool fat):一般指无水羊毛脂,为淡棕黄色、黏稠、微具特殊臭味的半固体,熔程为36~42℃,主要成分是胆固醇的棕榈酸酯及游离的胆固醇类。具有良好的吸水性,可吸收2倍的水形成W/O乳剂型基质;其性质接近皮脂,有利于药物的透皮吸收。由于本品黏性太大而很少单用作基质,常与凡士林合用,以改善凡士林的吸水性和渗透性。为取用方便常吸收30%的水分以改善黏稠度,称为含水羊毛脂。

(2) 蜂蜡(beeswax)与鲸蜡(spermaceti wax):蜂蜡的主要成分为棕榈酸蜂蜡醇酯,熔程为62~67℃,鲸蜡的主要成分为棕榈酸鲸蜡醇酯,熔程为42~50℃。二者均含少量的游离高级脂肪醇而具一定的表面活性作用,属弱的W/O型乳化剂,在O/W型乳剂基质中起稳定作用;均不易酸败,常用于取代乳剂型基质中的部分脂肪性物质以调节稠度或增加稳定性。

(3) 硅酮(silicone):是高分子有机硅的聚合物,俗称硅油。本品为无色、无臭的淡黄色透明油状液体,疏水性强,具有很好的润滑作用且易涂布,对皮肤无刺激性,但对眼有刺激性,能与羊毛脂、硬脂酸甘油酯、聚山梨酯类、脂肪酸山梨坦类等混合。常用于乳膏中作润滑剂,也常与其他油脂性基质合用制成防护性软膏,用来防止水性物质及酸、碱液的刺激和腐蚀。

> ▶▶ **课堂互动**
>
> 复方新霉素软膏
> 【处方】
>
> | | |
> |---|---|
> | 硫酸新霉素 | 200 万单位 |
> | 杆菌肽 | 25 万单位 |
> | 液状石蜡 | 适量 |
> | 凡士林 | 适量 |
> | 制成 1000g | |
>
> 【分析】
> 复方新霉素软膏的基质属于哪一类?液状石蜡的作用是什么?

(二) 水溶性基质

水溶性基质由天然或合成的水溶性高分子物质组成。常用的水溶性基质主要是聚乙二醇类。此类基质的特点是:①无油腻性,易涂展、易洗除;②能与水溶液混合并吸收组织渗出液,多用于湿润、糜烂创面,有利于分泌物的排除,也常用作腔道黏膜或防油保护性软膏的基质;③释放药物较快;④易霉变,常需加入防腐剂,又因基质中的水分易蒸发,使基质变硬,常需加入保湿剂。

聚乙二醇(polyethylene glycol,PEG)类是高分子聚合物,药剂中常用的平均相对分子质量为300~6000。物理性状随分子质量的增大而由液体逐渐过渡到蜡状固体,PEG700以下均为无色透明液体,PEG1000、PEG1500及PEG1540是半固体,PEG2000以上是固体。此类基质具有强烈的亲水性,易溶于水,适合皮肤局部用药,具有不堵塞毛孔、能与皮肤渗出液混合且易洗除等优点。该基质化学性质稳定且不易酸败,但由于其较强的吸水性,用于皮肤常有刺激感,久用可引起皮肤脱水干燥。本品和苯酚、碘、碘化钾、山梨醇、鞣酸、银、汞和铋的金属盐产生配伍禁忌,可降低季铵盐化合物和尼泊金的抑菌活性。

例 10-1 PEG 类水溶性基质制备

【处方】	I	II
PEG4000	400g	500g
PEG400	600g	500g

【制法】 称取两种成分混合后,水浴加热至 65℃,搅拌至冷凝成软膏状。

【分析】 PEG4000 为蜡状固体,熔程为 50~58℃,PEG400 为黏稠液体,两种成分用不同比例可调节软膏稠度,处方 II 的稠度大于处方 I,适合于夏天应用。此基质极易溶于水,故不能与大量的水溶液配伍,加入鲸蜡醇与硬脂醇可增加其吸水性。

(三) 乳剂型基质

乳剂型基质(又称乳状液型基质)由油相、水相和乳化剂三种组分组成,形成原理与乳剂相似,油相加热熔化后与水相借乳化剂的作用在一定温度下混合乳化,最后在室温下形成半固体的基质。常用的油相多为固体和半固体物质,主要有硬脂酸、石蜡、蜂蜡、高级醇(如十八醇)等,有时为调节稠度而加入液状石蜡、凡士林或植物油等;水相多为纯化水、药物的水溶液及一些亲水性的物质。

乳剂型基质的特点:①对水和油都有一定的亲和力,不阻止皮肤表面分泌物的分泌和水分的蒸发,对皮肤的正常功能影响较小;②药物的释放和透皮吸收较其他基质快(尤其是 O/W 型基质);③由于基质中水分的存在,增强了润滑性,易于涂布;④油腻性小,较油脂性基质易于洗除。乳剂型基质不宜用于遇水不稳定的药物(如金霉素、四环素等),适用于亚急性、慢性、无渗出液的皮肤损伤和皮肤瘙痒症,忌用于糜烂、溃疡、水疱及脓疱症。

乳剂型基质有水包油型和油包水型两类(表 10-1)。

表 10-1 两类乳剂型基质对比表

类型	外观	优点	缺点
O/W 型 (雪花膏)	白如雪	①无油腻性,能与大量水混合; ②稳定性、润滑性、保护性较差	①外相含水较多,储存过程中可能霉变,常需加入防腐剂; ②水分易蒸发使软膏变硬、变干,常需加入防腐剂和保湿剂
W/O 型 (冷霜)	似护肤脂	①油腻性较不含水的油脂性基质 小,易涂布; ②稳定性、润滑性、保护性较好	①吸收的分泌物可因反向吸收而使炎症恶化,故不适用于 分泌物较多的皮肤病,如湿疹等; ②吸水量少,不能与水混合

乳化剂在乳剂型基质的形成中起主要作用,乳剂型基质常用的乳化剂如下。

1. O/W 型乳剂型基质常用的乳化剂

(1) 一价皂:常用钠、钾、铵的氢氧化物、硼酸盐或三乙醇胺等的有机碱与脂肪酸(如硬脂酸或油酸)作用生成的新生皂,HLB 值一般为 15~18。

(2) 脂肪烷基硫酸钠类:常用十二烷基硫酸钠,属阴离子型乳化剂,用于配制 O/W 型乳剂软膏,对皮肤刺激性较小。本品 HLB 值为 40,因此常与其他 W/O 型乳化剂合用调节 HLB 值,以达到油相所需范围。常用的辅助 W/O 型乳化剂有十六醇或十八醇、单硬脂酸甘油酯、脂肪酸山梨坦等。

(3) 聚山梨酯类:HLB 值为 10.5~16.7,为 O/W 型乳化剂。各种非离子型乳化剂均可单独使用制成乳剂型基质,但为调节 HLB 值常需与其他乳化剂合用。

(4) 聚氧乙烯醚的衍生物类:常用平平加 O、乳化剂 OP。平平加 O 是以十八(烯)醇聚乙二醇醚为主要成分的混合物,乳化剂 OP 是以聚氧乙烯(20)月桂醚为主的烷基聚氧乙烯醚的混合物,HLB 值为 14~16,属 O/W 型乳化剂。为调节 HLB 值,常与其他乳化剂合用。

例 10-2 以有机胺皂为乳化剂的 O/W 型乳剂型基质制备

【处方】

硬脂酸	100g
蓖麻油	100g
羟苯乙酯(0.1%)	0.8g
液状石蜡	100g
三乙醇胺	8g
甘油	40g
纯化水	452g

【制法】 将硬脂酸、蓖麻油、液状石蜡置于蒸发皿中,在水浴上加热(75~80℃)使熔化;另取三乙醇胺、羟苯乙酯、甘油与水混匀,加热至同温度,缓缓加入油相中,边加边搅拌直至乳化完全,放冷,即得。

【分析】 本品为 O/W 型乳剂型基质,三乙醇胺与部分硬脂酸形成有机胺皂起乳化作用,加入 0.1% 的羟苯乙酯作防腐剂,甘油为保湿剂,还可在基质中加入适量单硬脂酸甘油酯,以增加油相的吸水能力,达到稳定 O/W 型乳剂的目的。

2. W/O 型乳剂型基质常用的乳化剂

(1) 多价皂:由二、三价金属(钙、镁、锌、铝等)的氢氧化物与脂肪酸作用形成的多价皂,HLB 值小于 6,形成 W/O 型乳剂型基质。新生多价皂较易形成且稳定。

(2) 十六醇及十八醇:十六醇,即鲸蜡醇,熔程为 45~50℃,十八醇,即硬脂醇,熔程为 56~60℃,均不溶于水,但有一定的吸水能力,吸水后可形成 W/O 型乳剂型基质,可增加乳剂的稳定性和稠度。

(3) 硬脂酸甘油酯:是单、双硬脂酸甘油酯的混合物,不溶于水,溶于热乙醇及乳剂型基质的油相中,有一定亲油性,是一种较弱的 W/O 型乳化剂。常作为反型乳化剂,与较强的 O/W 型乳化剂,如十二烷基硫酸钠合用,制备 O/W 型乳剂型基质。

(4) 脂肪酸山梨坦:即司盘类,HLB 值为 4.3~8.6,为 W/O 型乳化剂。为制得稳定的 W/O 型基质,常需与其他乳化剂合用调节适当的 HLB 值。

例 10-3 W/O 型乳剂型基质制备

【处方】

单硬脂酸甘油酯	120g
蜂蜡	50g
石蜡	50g
白凡士林	50g
液状石蜡	250g
油酸山梨坦	20g
聚山梨酯 80	10g
羟苯乙酯	1g
纯化水	加至 1000g

【制法】 将油相成分(单硬脂酸甘油酯、蜂蜡、石蜡、白凡士林、液状石蜡、油酸山梨坦)与水相成分(聚山梨酯 80、羟苯乙酯、纯化水)分别加热至 85℃,然后将水相加入油相中,边加边搅拌至冷凝,即得。

【分析】 处方中油酸山梨坦与硬脂酸甘油酯同为主要乳化剂,形成 W/O 型乳剂基质。处方中聚山梨酯 80 用以调节适宜的 HLB 值,起稳定作用。单硬脂酸甘油酯、蜂蜡、石蜡均为固体,有增稠作用,单硬脂酸甘油酯用量大,制得的乳膏光亮细腻。蜂蜡中含有蜂蜡醇也能起到较弱的乳化作用。

课堂互动

以司盘 80 和聚山梨酯类为乳化剂的乳剂基质

【处方】

硬脂酸	50g
聚山梨酯 80	44g
司盘 80	16g
硬脂醇	70g
白凡士林	60g
液状石蜡	100g
甘油	100g
山梨酸	2g
纯化水	1000g

【计算】　处方中聚山梨酯 80、司盘 80 两者混合后的 HLB 值。

【解析】　根据计算出的 HLB 值判断混合乳化剂的类型，并分析此乳剂基质的类型。

软膏剂的附加剂在软膏剂中，特别是含有水、不饱和烃类、脂肪类基质时，还常常需要加入抗氧剂、防腐剂等附加剂以防止药物及基质的污染或氧化变质。

1. 抗氧剂　软膏中的某些活性成分、油脂类基质易氧化酸败，为增加稳定性可在软膏中添加抗氧剂。常用的抗氧剂有没食子酸烷酯、维生素 E、维生素 C、亚硫酸盐等。为了加强抗氧剂的作用，也可酌情加入抗氧剂的辅助剂，通常是一些螯合剂，如枸橼酸、酒石酸、依地酸二钠盐等。

2. 防腐剂　乳剂型基质、水溶性基质易受微生物的污染，局部应用的软膏制剂，尤其是用于破损及炎症皮肤应不含微生物。防腐剂应有较强的杀菌或抑菌能力，常用的防腐剂有三氯叔丁醇、苯甲酸、乙酸苯汞、对羟基苯甲酸酯类（尼泊金酯）等。

3. 表面活性剂　在软膏基质中添加表面活性剂，可增加基质的吸水性、可洗性，还对药物有促渗的效果。可选择使用的表面活性剂有非离子型表面活性剂、阴离子型表面活性剂，常用非离子型表面活性剂，刺激性较小，一般以加入 1%~2% 为宜。

4. 促透剂　是促进药物穿透皮肤屏障的一类物质，用于增加局部应用药物的渗透性，增加透皮吸收。

（1）二甲基亚砜（dimethyl sulphoxide，DMSO）：本品具有强吸湿性，可提高角质层的水合作用，是应用比较广泛的促透剂。缺点是有异臭，使用浓度较高时，可能起皮肤发红、瘙痒、脱屑、过敏等症状。

（2）氮酮（azone）：是一种新型的高效低毒促透剂。本品为无色、无味的液体，不溶于水，有润滑性，对人的皮肤、黏膜无刺激，毒性小。但是，某些辅料能影响氮酮的活性，如少量凡士林会消除氮酮的作用。氮酮对低浓度药物的作用较强，药物浓度升高，作用减弱。

 案例分析

复方醋酸地塞米松乳膏

【处方】

醋酸地塞米松	0.75g
樟脑	10g
薄荷脑	10g
尼泊金	1g
基质	适量
纯化水	适量
制成 1000g	

【分析】

尼泊金的作用？什么时候需要加入尼泊金类成分？

五、软膏剂的制备及举例

软膏剂的制法可分为研合法、熔和法和乳化法三种。应根据软膏剂的类型、制备量及设备条件选择适当的方法。

(一) 基质的净化与灭菌

主要针对凡士林、液状石蜡等油脂性基质,若质地纯净可直接取用,若混有异物或在大生产时应先加热熔化后,用数层细布(绒布或绸布)或 120 目铜丝筛网乘热滤过除去杂质,如需灭菌的基质,可再分别加热至 150℃灭菌 1h 以上,并除去水分。

(二) 药物加入方法

软膏剂制备时常根据药物的性质决定药物的加入方法。

(1) 不溶性药物宜先用适宜方法制成细粉,并通过六号筛过滤。取药粉先与少量基质或液体组分,如液状石蜡、植物油、甘油等研匀成糊状,再与其余基质混匀。

(2) 可溶于基质中的药物宜溶解在基质的组分中制成溶液型软膏。

(3) 某些在处方中含量较小的药物,如皮质激素类、生物碱盐类等,可用少量适宜的溶剂溶解后,再加至基质中混匀。

(4) 半固体黏稠性药物,如鱼石脂中某些极性成分,不易与凡士林混匀,可先加等量蓖麻油或羊毛脂混匀,再加入基质中。

(5) 共熔性成分共存时,如樟脑、薄荷脑、麝香草酚等,可先研磨至共熔后再与基质混匀;单独使用时可用少量适宜溶剂溶解,再加入基质中混匀,或溶于约 40℃的基质中。

(6) 中药浸出物为液体(如煎剂、流浸膏)时,可先浓缩至膏状再加入基质中。固体浸膏可加少量水或稀醇等研成糊状,再与基质混合。

(三) 制备方法

1. 研合法 一般在常温下将药物与基质等量递加混合均匀。此法适用于小量制备,且药物不溶于基质者。可用软膏刀在陶瓷或玻璃的软膏板上调制,也可在乳钵中研磨制得。

2. 熔和法 是将基质先加热熔化,再将药物分次逐渐加入,边加边搅拌直至冷凝的方法。主要用于对热稳定药物的油脂性基质软膏的大量制备。

熔点较高的基质,如蜂蜡、石蜡等应先加热熔化,熔点较低的基质,如凡士林、羊毛脂等应后加入熔化,液体成分最后加入,以免低熔点物质受高温分解。

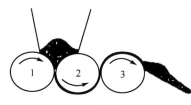

图 10-1 三滚筒构造示意图

能溶于基质的药物,可直接加至熔融基质中,搅拌均匀,冷却即可;不溶性药物必须先研成细粉,分次加入熔化的基质中,并不断搅拌,直至冷凝。若不够细腻,常用三滚筒软膏研磨机进一步研匀直至无颗粒感。三滚筒软膏研磨机的主要构造是由 3 个平行的滚筒和图 10-1 三滚筒构造示意图传动装置组成,滚筒 1 与滚筒 2 两个滚筒上装有加料斗,滚筒间的距离可调节。操作时滚筒沿图 10-1 所示方向以不同的速度转动,转动较慢的滚筒 1 上的软膏能被速度较快的中间滚筒 2 带动,并被另一个速度更快的滚筒 3 卷过来,经过刮板而进入接受器中,软膏受到挤压和研磨,固体药物被研细且与基质混匀。

3. 乳化法 是专供制备乳膏剂的方法。将处方中的油脂性和油溶性成分加热至 80℃左右熔化,用细布过滤;另将水溶性成分溶于水,并加热至较油相温度略高,然后将水溶液逐渐加入油相中,边加边搅拌直至乳化完成,冷凝成膏状物。

乳化法中水、油两相的混合有三种方法。

（1）分散相加到连续相中,适用于含小体积分散相的乳剂系统。

（2）连续相加到分散相中,适用于多数乳剂系统。在混合初期,分散相大于连续相,所以搅拌时开始形成的是分散相为外相、连续相为内相的反型乳剂,随着连续相的不断加入,内相量逐渐上升,在搅拌下乳剂发生转型,由反型转变为预期的乳剂类型。用此法制得的乳剂,其内相分散得更加细小。

（3）两相同时加入,不分先后,适用于连续的或大批量生产。常用设备为真空乳匀机及输送泵、连续混合装置等相应设备。工业生产乳剂型软膏工艺流程见图10-2,乳膏的油相配制是将油相混合物的组分放入带搅拌的反应罐中进行熔融,混合加热至80℃左右,通过200目筛过滤;水相配制是将水组分溶解在纯化水中,加热至80℃,过滤;固体物料可直接加入配制罐内,也可加入水相或油相后再加入配制罐,根据生产需要和药物的性质而定。在乳剂软膏的制备过程中,两相温度、混合时间及搅拌、匀化操作都是关键步骤,如果采用自动控制设备,配制罐的温度、混合时间的调节及搅拌、匀化速率都能够得到自动控制。产品混合物内应尽量避免混入空气,因为空气可导致乳膏不稳定,产品密度有差异,进而造成分剂量包装时装量差异不合格。混入空气的现象,可能发生在混合和匀化过程中、产品向储罐或灌装线的传输过程中,也可能发生在灌装操作或包装过程中。要避免空气的混入,有三种有效的控制方法:①加料时应避免物料飞溅;②加入液体时应将入口置于液面以下;③调整混合参数和液体流动模式时应注意避免产生涡流。

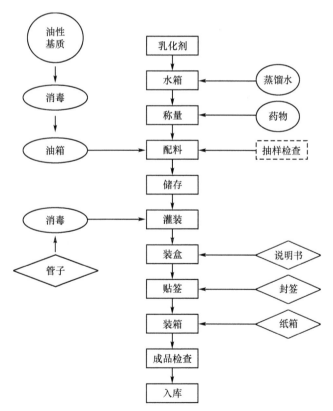

图 10-2　工业生产乳剂型软膏工艺流程

（四）举例

1. 油脂性基质软膏处方

例 10-4　复方苯甲酸软膏

【处方】　苯甲酸 120g　水杨酸 60g　液状石蜡 100g　石蜡适量　羊毛脂 100g　凡士林加至 1000g

【制法】　取苯甲酸、水杨酸细粉(过 100 目筛)，加液状石蜡研成糊状；另将羊毛脂、凡士林、石蜡加热熔化，经细布滤过，温度降至 60℃ 以下时加入上述药物，搅匀并至冷凝。

【分析】　①本品用熔和法制备，处方中石蜡的用量根据气温而定，以使软膏有适宜稠度；②苯甲酸、水杨酸在过热基质中易挥发，冷却后会析出粗大的药物结晶，因此，配制温度宜控制在 50℃ 以下；③水杨酸与铜、铁离子可生成有色化合物，因此，配制时应避免与铜、铁器皿接触。

例 10-5　清凉油

【处方】　樟脑　160g　薄荷脑　160g　薄荷油　100g　桉叶油　100g

石蜡　210g　蜂蜡　90g　氨溶液(10%)　6.0ml　凡士林　200g

【制法】　先将樟脑、薄荷脑混合研磨使其共熔，然后与薄荷油、桉叶油混合均匀，另将石蜡、蜂蜡和凡士林加热至 110℃ (除去水分)，必要时滤过，放冷至 70℃，加入芳香油等，搅拌，最后加入氨溶液，混匀，即得。

【分析】　本品较一般油性软膏稠度大，近于固态，熔程为 46～49℃，处方中石蜡、蜂蜡、凡士林三者用量配比应随原料的熔点不同加以调整。本品用于止痛止痒，适用于伤风、头痛、蚊虫叮咬等。

2. 乳剂型基质软膏处方

例 10-6　醋酸氟轻松软膏

【处方】

醋酸氟轻松	0.25g	硬脂酸	150g
二甲基亚砜	10g	白凡士林	250g
羊毛脂	20g	甘油	50g
十二烷基硫酸钠	20g	羟苯乙酯	1g
纯化水	加至 1000g		

【制法】　取甘油、十二烷基硫酸钠、羟苯乙酯溶于水中，80℃ 保温；另取硬脂酸在水浴上加热熔融，加入白凡士林和羊毛脂，加热至与上述水相温度相同，在不断搅拌下将油相加入水相中，充分搅拌，最后加入溶有醋酸氟轻松的二甲基亚砜溶液，搅拌至室温，即得。

【分析】　①本品为 O/W 型乳膏剂：甘油、十二烷基硫酸钠、羟苯乙酯、二甲基亚砜为水相成分，硬脂酸、白凡士林、羊毛脂为油相成分。处方中十二烷基硫酸钠为乳化剂，甘油为保湿剂，羟苯乙酯为防腐剂，二甲基亚砜为促透剂。②醋酸氟轻松不溶于水，但能溶于二甲基亚砜，制备软膏时，这样处理有利于小量药物的混合均匀。

六、软膏剂的质量检查

软膏剂的质量检查根据《中国药典》2010 年版规定，软膏剂应进行下列各项检查。

1. 粒度　除另有规定外，混悬型软膏取适量的供试品，涂成薄层，薄层面积相当于盖玻片面积，共涂三片，照"粒度和粒度分布测定法"检查，均不得检出大于 180μm 的粒子。

2. 装量　照"最低装量检查法"检查，应符合规定。

3. 无菌　用于烧伤或皮肤破损的软膏剂与乳膏剂，照"无菌检查法"检查，应符合规定。

4. 微生物限度　除另有规定外，照"微生物限度检查法"检查，应符合规定。

生产企业可根据需要,制定软膏剂的内控质量项目和标准,如主药含量、熔程、稠度及刺激性、稳定性等项目。

七、软膏剂的包装与储藏

1. 包装材料与方法 常用的包装容器有锡管、塑料盒、金属盒等。药厂大量生产多采用软膏管(锡管、铝管或塑料管等)包装,使用方便,密封性好,不易污染。塑料管质地轻,性质稳定,弹性大而不易破裂,但对气体及水分有一定通透性,且不耐热,易老化。软膏剂包装用容器不能与药物发生理化作用,若锡管与软膏成分起作用时可在锡管内涂一层蜂蜡与凡士林(6∶4)的熔合物隔离。铝管内可涂环氧酚醛型树脂保护层以避免药物与铝管发生作用。药厂多用软膏自动包装机包装。

2. 软膏剂的储藏 软膏剂应遮光密闭储存;乳膏剂应遮光密封,宜置于25℃以下储存,不得冷冻,以免基质分层或药物降解而影响均匀性和疗效。

第二节 凝 胶 剂

一、凝胶剂的含义、分类

(一) 凝胶剂的含义

凝胶剂(gels)是指药物与能形成凝胶的辅料制成溶液、混悬或乳状液型的稠厚液体或半固体制剂。除另有规定外,凝胶剂限局部用于皮肤及体腔如鼻腔、阴道和直肠。乳状液型凝胶剂又称为乳胶剂。由天然高分子基质如西黄蓍胶制成的凝胶剂也可称为胶浆剂。

(二) 凝胶剂的分类

凝胶剂按分散系统分为单相凝胶和双相凝胶两类。双相凝胶是由分散的小分子无机药物胶体小粒以网状结构存于液体中,也称混悬型凝胶剂。混悬型凝胶剂有触变性,静止时形成半固体而搅拌或振摇时成为液体,如氢氧化铝凝胶。局部应用的由有机化合物形成的凝胶剂是指单相凝胶,按基质不同,可分为水性凝胶与油性凝胶两类;按作用特点不同可分为全身用凝胶剂和局部用凝胶剂两类,局部用凝胶剂按作用部位可分为皮肤用凝胶剂、口腔用凝胶剂、眼用凝胶剂、鼻用凝胶剂、阴道用凝胶剂、直肠用凝胶剂等。

凝胶剂应均匀、细腻,在常温时保持凝胶状,不干涸或液化;混悬型凝胶剂中胶粒应分散均匀,不应下沉结块且在标签上应注明"用前摇匀";凝胶剂基质不应与药物发生理化作用;根据需要凝胶剂中可加入保湿剂、防腐剂、抗氧剂、乳化剂、增稠剂和透皮促进剂等附加剂。除另有规定外,凝胶剂应遮光密封,宜置于25℃以下储存,并应防冻。

(三) 凝胶基质

凝胶基质分为水性凝胶基质和油性凝胶基质两类。水性凝胶基质一般由水、甘油或丙二醇与纤维素衍生物、卡波姆、海藻酸盐、西黄蓍胶、明胶、淀粉、交联型聚丙烯酸钠(SDB-L-400)等制成;油性凝胶基质常由液状石蜡与聚氧乙烯或脂肪油与胶体硅或铝皂、锌皂构成。临床上应用较多的是水性凝胶为基质的凝胶剂。

水性凝胶基质大多在水中溶胀成水性凝胶而不溶解。本类基质的特点是一般易涂展和洗除,无油腻感,能吸收组织渗出液,不妨碍皮肤正常功能。因黏滞度较小,有利于药物特别是水溶性药物的释放。但润滑作用较差,易失水和霉变,常需添加保湿剂和防腐剂,且量较其他基质大。

1. 卡波姆 是丙烯酸与丙烯基蔗糖交联的高分子聚合物,商品名为卡波姆,按黏度不同常分为 934、940、941 等规格,是一种引湿性很强的白色松散粉末。与聚丙烯酸有非常类似的理化性质,可以在水中迅速溶胀,但不溶解。水分散液呈酸性,1% 水分散液的 pH 约为 3.11,黏性较低;当用碱中和时,随大分子逐渐溶解,黏度也逐渐上升,在低浓度时形成澄明溶液,在浓度较大时形成半透明状的凝胶。卡波姆在 pH 6~11 有最大的黏度和稠度,中和使用的碱及卡波姆的浓度不同,其溶液的黏度变化也有所区别。卡波姆水溶液除具有很好的黏和性及凝胶性外,还具有良好的乳化性、增稠性、助悬性和成膜性。用于制备凝胶具有无毒、无刺激性、无油腻、细腻滑爽特点,与皮肤耦合效果极佳,特别适宜于治疗脂溢性皮肤病。曝露于阳光下会迅速失去黏性,加入抗氧剂可使反应减慢。与盐类电解质、强酸等配伍使用可使卡波姆凝胶降低或失去黏性,碱土金属离子及阳离子聚合物等均可与之结合成不溶性盐,在配伍时必须避免。

> **知识链接** 卡波姆在化妆品中的应用
>
> 卡波姆 940 具有高效的增稠效果,流变性非常好,很适用各种化妆品。如面膜、乳液、洁面产品、防晒产品等。睡眠面膜成分中的卡波姆就为调节稠度的作用。

2. 纤维素衍生物 一些纤维素衍生物在水中可溶胀或溶解为胶性物,调节适宜的稠度即可形成水溶性凝胶基质。此类基质有一定的黏度,随着分子质量、取代度和介质的不同而具不同的稠度。常用的品种有甲基纤维素(CMC)和羧甲基纤维素钠(CMC-Na),两者常用的浓度为 2%~6%。MC 在 pH 2~12 时稳定,而 CMC-Na 在 pH 低于 5 或高于 10 时黏度显著降低。本类基质涂布于皮肤时有较强黏附性,较易失水,干燥而有不适感,易霉败,常需加入保湿剂(10%~15% 的甘油)、防腐剂(常用 0.2%~0.5% 的羟苯乙酯)。在 CMC-Na 基质中不宜加硝(醋)酸苯汞或其他重金属盐作防腐剂,也不宜与阳离子型药物配伍,否则会与 CMC-Na 形成不溶性沉淀物,从而影响防腐效果或药效,对基质稠度也会有影响。

3. 海藻酸钠 为黄白色粉末,缓缓溶于水形成黏稠凝胶,常用浓度为 1%~10%。加入少量的可溶性钙盐后,能使溶液变稠,但浓度高时则可沉淀。这类钙盐可以是葡萄糖酸钙盐、酒石酸钙盐、枸橼酸钙盐,加入 30% 的枸橼酸钙可形成稳定的水溶性的凝胶基质。

执业药师考题链接

单项选择题

有关凝胶剂的错误表述是(　　)

A. 凝胶剂有单相分散系统和双相分散系统之分

B. 混悬凝胶剂属于双相分散系统

C. 卡波姆是凝胶剂的常用基质材料

D. 卡波姆溶液在 pH 1~5 具有最大的黏度和稠度

E. 盐类电解质可使卡波姆凝胶的黏性下降

二、水性凝胶基质的制备和举例

水性凝胶剂的制备与处方举例水性凝胶剂的一般制法:水溶性药物,先将药物溶于部分水或甘油中,基质与水混合制成水性凝胶基质,再将基质与药物溶液混匀并加水至足量,搅匀即得;水不溶性药物,先将药物用少量水或甘油研细,分散,再混于基质中搅匀即得。

例 10-7 吲哚美辛凝胶剂

【处方】　　　　吲哚美辛　　　　　　　　10g

SDB-L-400	10g
PEG4000	80g
甘油	100g
苯扎溴铵	8g
纯化水	加至 1000g

【制法】　取 PEG4000 和甘油置烧杯中微热至完全溶解,加入吲哚美辛混匀,SDB-L-400 加入 800ml 水于研钵中研匀后,将基质与 PEG4000、甘油、吲哚美辛混匀,加入苯扎溴铵,搅匀加水至 1000g 搅匀即得。

三、质量检查与包装储藏

凝胶剂的质量检查除正文品种另有规定外,凝胶剂应进行以下检查。

1. 粒度　除另有规定外,混悬型凝胶剂取适量的供试品,涂成薄层,薄层面积相当于盖玻片面积,共涂 3 片,照"粒度和粒度分布测定法"检查,均不得检出大于 180μm 的粒子。

2. 装量　按照"最低装量检查法"检查,应符合规定。

3. 无菌　用于皮肤破损的凝胶剂,照"无菌检查法"检查,应符合规定。

4. 微生物限度　除另有规定外,照"微生物限度检查法"检查,应符合规定。

凝胶剂的内包装材料不应与药物或基质发生理化作用。除另有规定外,凝胶剂应该置于避光密闭容器中,25℃以下的阴凉处储藏,防止结冰。

第三节　膜　　剂

一、膜剂的定义、特点、分类

(一) 定义与特点

膜剂(films)是指药物与适宜的成膜材料经加工制成的膜状制剂,可供口服、口含、舌下或黏膜给药。膜剂是 20 世纪 60 年代开始研究并发展起来的一种新剂型,有透明状和着色不透明状两类。膜剂的面积外形视用药部位的特点和含药量而定,如眼用膜剂通常面积为 5mm×10mm 或 5mm×15mm,呈椭圆形或长方形;口服膜剂为 10mm×10mm 或 15mm×15mm,外用膜剂可达 50mm×50mm。通常膜剂的厚度不超过 1mm。

膜剂具有以下优点:工艺简单,易于实现生产自动化和无菌操作;无粉尘飞扬,利于劳动保护;成膜材料用量少,成本低廉;选用不同的成膜材料,可制成不同释药速率的膜剂,既可制备速释膜剂又可制备缓释或恒释膜剂;含量准确,吸收快、稳定性好;体积小、质量轻,应用、携带方便。缺点是载药量小,不适于剂量较大的药物,在品种的选择上受到限制。

> **课堂互动**
>
> 壬苯醇醚膜
>
> 本品含壬苯醇醚应为标示量的 90.0% ~ 115.0% 。
>
> 【性状】本品为类白色至微黄色半透明药膜,遇水易溶。
>
> 【适应证】女性外用短效避孕。
>
> 【规格】每张膜含壬苯醇醚 50mg(5cm×5cm,7cm×5cm,10cm×7cm)
>
> 【思考】壬苯醇醚膜的给药途径是怎样的? 壬苯醇醚膜较壬苯醇醚栓的优势在哪里?

（二）膜剂的分类

1. 按结构特点分类

（1）单层膜剂:药物分散于成膜材料中所形成的膜剂,分水溶性膜剂和水不溶性膜剂两类。

（2）多层膜剂:由几种单层药膜叠合而成,便于解决药物间的配伍禁忌。

（3）复合膜剂:即在两层不溶性的高分子膜中间,夹着一层含药的药膜。药物透过高分子膜缓慢释放或恒速释放。

2. 按给药途径分类

（1）内服膜剂:是指供口服、口含、舌下给药的膜剂,如口含度米芬膜剂、口服地西泮膜剂等。

（2）口腔膜剂:常用于口腔溃疡和牙周疾病,如克霉唑口腔膜、甲硝唑牙用膜等。

（3）眼用膜剂:用于眼结膜囊内,能克服滴眼液作用时间短的缺点,延长药物在眼部的滞留时间,如毛果芸香碱眼用膜。

（4）阴道用膜剂:常用于局部治疗和避孕,如阴道溃疡膜剂、壬苯醇醚避孕膜等。

（5）皮肤、黏膜用膜剂:用于皮肤和黏膜创伤、烧伤或炎症表面的覆盖,如冻疮药膜、鼻用止血消炎膜等。

（三）质量要求

根据膜剂可供内服,也可外用的应用特点,在质量要求上,除要求主药含量合格外,还应符合下列质量要求。

（1）膜剂外观应完整光洁,厚度一致,色泽均匀,无明显气泡。

（2）多剂量的膜剂,分格压痕应均匀清晰,并能按压痕分剂量。

（3）药物应均匀溶解或分散于成膜材料中,膜剂的重量差异限度应符合规定。

（4）除另有规定外,膜剂宜密封储存,防止受潮、发霉、变质,并应符合微生物限度检查要求。

二、成膜材料

（一）成膜材料基本质量要求

成膜材料的性能、质量不仅对膜剂成型工艺有影响,而且对膜剂成品质量及药效有很大影响。理想的成膜材料应具备下列条件:①无毒、无刺激性、性质稳定,无不良臭味,不影响主药的作用;②成膜与脱膜性能优良,成膜后具有足够的强度和柔韧性;③用于口服、腔道、眼用膜剂的成膜材料应具有良好的水溶性,用于皮肤、黏膜等外用膜剂的成膜材料应对人体组织具有良好的相容性,能迅速、完全释放药物;来源丰富、价格便宜。

（二）常用成膜材料

常用的成膜材料分为天然高分子物质和合成高分子物质。

天然高分子成膜材料有明胶、虫胶、阿拉伯胶、淀粉、琼脂、玉米朊等,多数可生物降解或溶解,但成膜、脱膜性能较差,故常与合成高分子成膜材料合用。

合成高分子成膜材料有聚乙烯醇(polyvinyl alcohol,PVA)类、丙烯酸树脂类、纤维素衍生物、聚维酮(povidone,PVP)等。此类材料成膜性能优良,成膜后的强度与韧性均较好。其中PVA在成膜性能及膜的抗拉强度、柔韧性、吸水性和水溶性等方面都较好,是目前最理想的一种水溶性成膜材料。

1. 聚乙烯醇 是由聚乙酸乙烯酯经醇解而成的高分子材料,是白色或淡黄色粉末或颗粒,在水中易溶而几乎不溶于有机溶剂,对水的溶解性很大程度上受聚合度尤其是醇解度的影响。随着聚合度的提高,PVA 溶液的黏度、黏着性、成膜性相应增大,但水溶性、质膜的柔软性变差,溶液的流动性、浸润性能也相应降低。醇解度在 88%(摩尔分数)左右,具有良好的水溶性,完全醇解的 PVA 在水中的溶解极微。PVA 溶解性随醇解度和聚合度而变化,部分醇解和低聚合度的 PVA 溶解极快,而完全醇解和高聚合度 PVA 则溶解较慢。根据其聚合度和醇解度,PVA 有不同的规格和性质,国内常用的有 05-88 和 17-88 两种规格,平均聚合度分别为 500～600 和 1700～1800,分别以"05"和"17"表示,两者的醇解度均为 88%,以"88"表示,均能溶于水,其中 PVA05-88 聚合度小,水溶性大而柔韧性差;PVA17-88 聚合度大,水溶性小而柔韧性好。两者以适当比例(如 1∶3)混合使用则能制得性能优良的膜剂。

PVA 的成膜性和脱膜性均较好。PVA 对眼黏膜和皮肤无毒,无刺激,不易长霉,是一种安全的外用辅料,其水溶液对眼组织为一良好润湿剂,能在角膜上形成保护层,也不会阻止角膜上皮的再生。PVA 在体内不分解亦无生理活性,口服后在消化道中很少吸收,80% 的 PVA 在 48h 内随粪便排出。

2. 乙烯-乙酸乙烯共聚物 乙烯-乙酸乙烯共聚物(ethylene-vinyl acetate copolymer,EVA)为透明的无色粉末或颗粒,是乙烯和乙酸乙烯在一定条件下共聚而成的水不溶性高分子聚合物,能溶于二氯甲烷、氯仿等有机溶剂。EVA 无毒、无刺激性,对人体组织有良好的适应性,成膜性能良好,膜柔软,强度大,常用于制备眼、阴道、子宫等控释膜剂的膜。本品的性能与其分子质量及乙酸乙烯比例有很大关系,在分子质量相同时,随着乙酸乙烯比例的增加,成膜后的溶解性、柔韧性和透明性越好。

3. 聚维酮 为白色或淡黄色粉末,可溶于水、醇、丙二醇、甘油等溶剂中,在常温下稳定,其水溶液的黏度随着分子质量的增加而提高,常与其他成膜材料配合使用制备膜剂。但 PVP 容易长霉,应用时应添加适量防腐剂。

三、膜剂的制备工艺与举例

(一) 膜剂处方组成

膜剂一般由药物、成膜材料和增塑剂等附加剂组成,基本处方如下:主药 0～70%(质量分数);成膜材料(PVA 等)30%～100%;增塑剂(甘油、山梨醇、丙二醇等)0～20%;填充剂(CaCO$_3$、SiO$_2$、淀粉等)0～20%;表面活性剂(聚山梨酯 80、豆磷脂、十二烷基硫酸钠等)1%～2%;着色剂(色素、TiO$_2$ 等)0～2%;脱膜剂(液状石蜡等)适量。

(二) 膜剂的制备工艺

膜剂的制备方法有匀浆制膜法、热塑制膜法和复合制膜法等,最常用的方法是匀浆制膜法。

1. 匀浆制膜法 本法常用于以 PVA 为载体的膜剂,生产工艺流程见图 10-3。

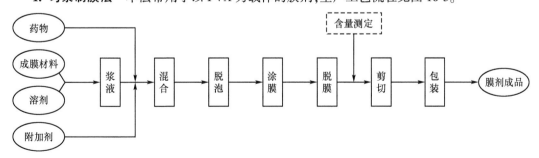

图 10-3 匀浆制膜法制备 PVA 膜剂的生产工艺流程

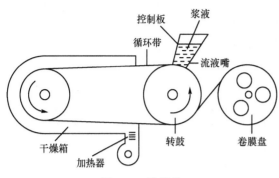

图 10-4　涂膜机

具体制备过程如下：将成膜材料溶解于水中制成浆液，趁热过滤，加入主药及附加剂，充分搅拌溶解。不溶于水的主药，可以预先制成微晶或粉碎成极细粉，用搅拌或研磨等方法使其均匀分散在浆液中。保温静置（37~60℃）10~30min 脱去气泡，小量制备时倾于平板玻璃上涂成宽厚一致的涂层，大量生产可将其置于涂膜机（图 10-4）的料斗中，料斗上有可以调节流量的流液嘴，药液通过流液嘴以一定的宽度和恒定的流量涂布在预先抹有少量液状石蜡或吐温 80 的不锈钢循环带上，经热风（80~100℃）干燥成药膜。干药膜经冷却，从循环带上剥落（脱膜），卷在卷膜盘上，外面用聚乙烯薄膜或涂塑纸、涂塑铝箔、金属箔等包装材料烫封。经含量测定后计算出单剂量分格的长度，按剂量热压或冷压划痕分格，包装于纸盒中。

制备注意事项：浆液驱除气泡的方法除采用静置法以外，也可用加醇消泡法、减压法、超声波法或热匀法。热匀法是采用胶浆加热搅拌，使气泡上升至液面而被驱除的方法；脱膜常采用液状石蜡为脱膜剂，或在浆液中加入 1% 聚山梨酯 80；干燥时过热及失水过多会造成脱膜困难、起泡、变形等；处方中加入适量微粉硅胶有助于防止膜的粘连。

2. 热塑制膜法　将药物细粉和热塑性成膜材料（如 EVA）颗粒混合，用橡皮滚筒混碾，热压成膜；或将经加热熔融的成膜材料（如聚乳酸等），在热熔状态下加入药物细粉混合均匀，在冷却过程中成膜。此法可不用或少用溶剂，故生产效率较涂膜法高，缺点是制成的膜剂厚薄差异较大。

3. 复合制膜法　先将热塑性成膜材料（如 EVA）分别制成具有凹穴的下外膜带和上外膜带；再用水溶性的成膜材料（如 PVA）采用匀浆制膜法制成含药的内膜带，剪切后置于下外膜带的凹穴中，或用易挥发溶剂制成含药匀浆，定量注入到下外膜带的凹穴中；吹干后盖上外膜带，热封，即成。这种方法一般采用机械化生产，用于缓释膜剂制备（如眼用毛果芸香碱膜剂）。

（三）膜剂质量检查

除正文品种另有规定外，膜剂应进行以下检查。

1. 质量差异　膜剂的重量差异限度，应符合下列规定（表 10-2）。

检查方法：除另有规定外，取供试品 20 片，精密称定总质量，求得平均重量，再分别精密称定各片的重量。每片重量与平均重量相比较，超出重量差异限度的不得多于 2 片，并不得有 1 片超出限度的 1 倍。

表 10-2　膜剂的重量差异

平均质量	重量差异限度（%）
0.02g 以下至 0.02g	±15
0.02g 以上至 0.20g	±10
0.20g 以上	±7.5

凡进行含量均匀度检查的膜剂，不再进行质量差异检查。

2. 无菌　用于皮肤破损或溃疡的膜剂照"无菌检查法"检查，应符合规定。

3. 微生物限度　黏膜用膜剂，照"微生物限度检查法"检查，应符合规定。

（四）举例

例 10-8　复方诺氟沙星眼用膜剂

【处方】
诺氟沙星	0.15g
地塞米松磷酸钠	0.001g
聚乙烯醇(05-88)	2.8g
盐酸(1mol/L)	适量
甘油	1.0ml
注射用水	加至 50ml

【制法】　取 PVA、甘油、注射用水,搅拌膨胀后,于 90℃水浴上加热溶解,趁热过 80 目筛,得无色澄明液体;将诺氟沙星、地塞米松磷酸钠、盐酸(1mol/L)溶于热注射用水中,加入上液中,搅匀,流通蒸汽 100℃、30min 灭菌,放冷至 50℃左右;无菌操作下,在涂有适量液状石蜡的平板玻璃上制膜,在超净工作台面上吹干,紫外线照射正、反面各 10～15min,含量测定后,切割成约 9mm×5mm 的小片,包装,即得。

【分析】　复方诺氟沙星眼用膜在结膜囊内溶解成胶状物,能维持较长的有效浓度,提高疗效。

例 10-9　口腔溃疡膜剂

【处方】
硫酸庆大霉素	6 万 U
醋酸地塞米松	10mg
盐酸丁卡因	250mg
甘油	750mg
糖精钠	25mg
乙醇	适量
PVA05—88	15g
纯化水	加至 50ml

【制法】　取 PVA 加适量水浸泡,充分膨胀后水浴使溶,备用。取硫酸庆大霉素、盐酸丁卡因、甘油、糖精钠溶于适量水中,加入 PVA 胶浆中,混匀。另取醋酸地塞米松加适量乙醇溶解后,再与以上浆料混合,加适量纯化水至规定量,混匀。将上述配好的药浆静置,除去气泡后,倾倒在洁净的玻璃板上,用有一定间距的刮刀将药浆均匀涂布在玻璃板上,控制膜厚约 0.8mm,涂膜后置于烘箱中,80℃左右烘干,然后切成 2.5cm×4cm 的小片,装入塑料袋中,封口,即得。

【分析】　适用于复发性口疮等各类口腔溃疡。

知识链接　　　　　　　　　　涂　膜　剂

涂膜剂是指药物溶解或分散于含成膜材料的溶液中,涂擦患处后形成薄膜的外用液体制剂。通常将高分子成膜材料及药物溶解在挥发性有机溶剂中制成,用时涂于患处,溶剂挥发后形成薄膜,对患处有保护作用,同时逐渐释放所含药物起治疗作用。常用的成膜材料有聚乙烯缩甲醛、聚乙烯缩丁醛、火棉胶等,增塑剂常用邻苯二甲酸二丁酯等,溶剂一般为乙醇、丙酮或两者混合物。

目 标 检 测

一、选择题

（一）**A 型题（单项选择题）**

1. 在凡士林作为基质的软膏剂中加入羊毛脂的目

的是（　　）

A. 促进药物吸收

B. 改善基质稠度

C. 增加基质的吸水性

D. 调节 HLB 值

E. 防腐与抑菌

2. 下列哪种基质是水性凝胶基质( )

A. 硅酮　　　　 B. 液状石蜡

C. 卡波姆　　　 D. 十八醇

E. 凡士林

3. 乳膏剂的制备方法是( )

A. 研和法　　　 B. 熔和法

C. 乳化法　　　 D. 凝聚法

E. 分散法

4. 关于软膏基质的叙述,错误的是( )

A. 液状石蜡主要用于调节稠度

B. 水溶性基质释药快

C. 水溶性基质中的水分易挥发,使基质不易霉变,所以不需加防腐剂

D. 凡士林中加入羊毛脂可增加吸水性

E. 硬脂醇可用于 O/W 型乳剂型乳剂基质中,起稳定和增稠作用

（二）B 型题（配伍选择题）

【5~8】

A. 液状石蜡　　 B. 司盘类

C. 羊毛脂　　　 D. 凡士林

E. 三乙醇胺皂

5. 单独用作软膏基质的油脂性基质( )

6. 用于调剂软膏基质稠度的( )

7. 用于 O/W 型乳剂型基质乳化剂( )

8. 用于 W/O 型乳剂型基质乳化剂( )

【9~10】

A. 成膜材料　　 B. 增塑剂

C. 表面活性剂　 D. 填充剂

E. 脱膜剂

9. 在膜剂的制备中液体石蜡是( )

10. 在膜剂的制备中山梨酸是( )

（三）X 型题（多项选择题）

11. 乳膏基质的三个基本组成是( )组成。

A. 水相　　　　 B. 油相

C. 乳化剂　　　 D. 防腐剂

E. 润湿剂

12. 下列属油脂性基质的是( )

A. 羊毛脂　　　 B. 凡士林

C. 石蜡　　　　 D. 皂土

E. 硬脂醇

二、名词解释

1. 软膏剂　2. 眼膏剂　3. 凝胶剂

三、填空题

1. 软膏剂常用的制备方法有_____、_____、_____。

2. 乳剂型基质由_____、_____与_____组成,分为_____和_____两类。

3. 凝胶剂按基质的不同,可分为_____和_____两种。

四、简答题

试分析下列软膏剂的处方并简述其制备过程?

【处方】 硬脂酸 120g　白凡士林 50g　液状石蜡 100g　甘油 50g

单硬脂酸甘油酯 35g　三乙醇胺 4g　羟苯乙酯 1.5g

纯化水　加至 1000g

（张　晶）

第十一章 栓 剂

第一节 概 述

一、栓剂的定义和分类

栓剂系指药物、药材提取物或药材细粉与适宜基质制成的供腔道给药的固体制剂。栓剂在常温下为固体,塞入腔道后,在体温下能迅速软化熔融或溶解于分泌液,逐渐释放药物而产生局部或全身作用。

栓剂作为直肠给药的古老剂型之一,传统称为坐药或塞药。近几十年又有空腔(牙栓)及鼻腔给药的栓剂出现。早期人们认为栓剂只起润滑、收敛、抗菌、杀虫、局麻等局部作用,后来又发现栓剂尚可通过直肠吸收药物发挥全身作用,起镇痛、镇静、兴奋、扩张支气管和血管、抗菌等作用,并可避免肝脏的首过效应。随着新基质的不断涌现和生产的机械化程度提高,国内外生产的栓剂品种和数量显著增加。

栓剂根据使用部位不同,分为直肠栓、阴道栓、尿道栓等。直肠栓为圆锥形、圆柱形、鱼雷形等(图 11-1)。每颗重量约 2g,长 3~4cm,儿童用约 1g。其中以鱼雷形较好,塞入肛门后,因括约肌收缩容易压入直肠内。阴道栓有鸭嘴形、球形或卵形等,每颗重量 2~5g,直径 1.5~2.5cm,其中以鸭嘴形较好,因相同重量的栓剂,鸭嘴形的表面积最大。尿道栓一般为棒状,但临床应用较少,有男女之分,男用的重约 4g,长 1~1.5cm;女用重约 2g,长 0.60~0.75cm。栓剂疗效确切,且不易受其他条件影响,因此在传统的普通栓剂的基础上,各国相继开发出了一些新型栓剂如双层栓、中空栓、缓控释栓等。

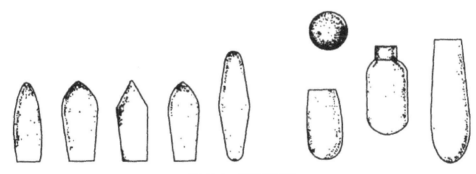

图 11-1 栓剂的形状

二、栓剂的作用特点

(一) 局部作用

药物从栓剂中释放出来在用药部位直接发挥作用,如通常将润滑剂、收敛剂、局部麻醉剂、甾体激素及抗菌药物制成栓剂,在局部起通便、止痛、止痒、抗菌消炎等作用。临床常用的克霉唑栓、氯己定栓、甲硝唑栓等均为局部作用的栓剂。

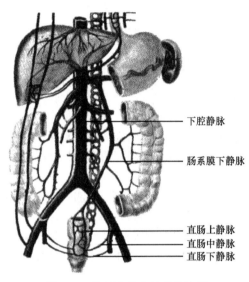

图 11-2　栓剂在体内的吸收途径

(二) 全身作用

目前用于全身作用的栓剂主要是肛门栓。药物经直肠吸收主要有两条途径(图 11-2):①通过直肠上静脉经门静脉进入肝脏,进行代谢后再进入体循环;②通过直肠下静脉和肛门静脉,经髂内静脉绕过肝脏进入下腔静脉,再进入体循环。为此,产生全身作用的栓剂在应用时应塞入距肛门口约 2cm 处为宜。这样可有给药总量的 50% ~ 75% 的药物不经过肝脏。

阴道栓中释放出来的药物,可经内阴静脉至下腔静脉,最后直接进入血液循环产生全身作用。但阴道栓绝大多数是希望产生局部抗菌、消炎、灭滴虫等作用,一般不作为全身治疗给药。栓剂作全身治疗与口服制剂相比有如下特点:①药物不受或少受胃肠道消化液或酶的破坏;②避免药物对胃黏膜的刺激性;③直肠中、下静脉吸收可避免肝脏首过作用;④适宜于不能或不愿口服给药的患者;⑤适宜于不宜口服的药物。

三、栓剂的质量要求

栓剂在生产与储藏期间均应符合下列有关规定。

(1) 栓剂常用基质为半合成脂肪酸甘油酯、可可豆脂、聚氧乙烯硬脂酸酯、聚氧乙烯山梨聚糖脂肪酸酯、氢化植物油、甘油明胶、泊洛沙姆、聚乙二醇类或其他适宜物质。

(2) 常用水溶性或水能混溶基质制备阴道栓。

(3) 除另有规定外,供制栓剂用的固体药物,应预先用适宜方法制成细粉,并全部通过六号筛。根据施用腔道和使用目的的不同,制成各种适宜的形状。

(4) 根据需要可加表面活性剂、稀释剂、吸收剂、润滑剂和防腐剂等。

(5) 栓剂中的药物与基质应混合均匀,栓剂外形要完整光滑,塞入腔道后应无刺激性,应能融化、软化或溶化,并与分泌液混合,逐渐释放出药物,产生局部或全身作用;并应有适宜的硬度,以免在包装或储存时变形。

(6) 缓释栓剂应进行释放度检查,不再进行融变时限检查。

(7) 除另有规定外,应在 30℃ 以下密闭储存,防止因受热、受潮而变形、发霉、变质。

栓剂的使用方法

　　阴道栓剂应用时先清洗阴道内外,仰卧床上,双膝屈起并分开,露出会阴,用清水或润滑剂涂在栓剂的尖端部,将栓剂尖端部向阴道口塞入,并用手以向下、向前的方向轻轻推入阴道深处。置入栓剂后患者应合拢双腿,保持仰卧姿势约 20min。最好在临睡前给药,以使药物充分吸收,并防止药栓遇热溶解后外流。月经期停用,有过敏史者慎用。在给药后 1~2h 内尽量不排尿,以免影响药效。肛门栓剂使用前尽量排空大小便,并洗清肛门内外。使用时患者取侧卧位,小腿伸直,大腿向前屈曲,贴着腹部,放松肛门。剥去栓剂外裹的铝箔或聚乙烯膜,在栓剂的顶端蘸少许凡士林、植物油或润滑油把栓剂的尖端向肛门插入,并用手指缓缓推进,深度距肛门口幼儿约 2cm,成人约 3cm,合拢双腿并保持侧卧姿势 15min,以防栓剂被压出。

第二节　栓剂的基质

　　栓剂基质不仅可使药物成型,且对药物的作用也有一定的影响。理想的栓剂基质应具备下列要求:①基质的熔点与凝固点的间距不宜过大,室温时具有适宜的硬度,当塞入腔道时不变形或破碎。在体温下易软化、融化或能溶于体液;②具有润湿或乳化能力,能混入较多的水;③不与药物发生反应且不妨碍主药的作用及含量测定;④对黏膜无刺激性、无毒性、无过敏性,其释药速度符合治疗要求。局部作用要求释放缓慢而持久,全身作用要求引入腔道后迅速释药;⑤适用于冷压法及热熔法制备栓剂,且易于脱模;⑥性质稳定,在储藏过程中不影响生物利用度。

　　常用的基质主要分为油脂性基质和水溶性基质两大类。

一、油脂性基质

　　1. 可可豆脂(cocoa butter)　本品在常温下为黄白色固体,可塑性好,无刺激性,熔程为 30~35℃,加热至 25℃时开始软化,在体温下能迅速熔化。在 10~20℃时易粉碎成粉末,能与多种药物混合制成可塑性团块,若含 10% 以下羊毛脂时能增加其可塑性。可可豆脂化学组成为脂肪酸甘油酯(硬脂酸、棕榈酸、油酸等),具有同质多晶的性质,有 α、β、β′、γ 4 种晶型,晶型不同则熔点也不同。其中 β 型结晶最稳定,熔点为 34℃。当可可豆脂加热至 36℃,再迅速冷却至凝固点以下时,因晶型改变所形成的可可豆脂熔点仅为 24℃,因此制备时,应缓缓升温加热待熔化至 2/3 时,停止加热,让余热使其全部熔化,这样才可形成稳定的晶型,以免产生多晶型混合物而使熔点下降。本品 100g 可吸收 20~30g 水,若加入 5%~10% 聚山梨酯,可增加吸水量,且有助于药物混悬于基质中。

　　2. 半合成脂肪酸甘油酯　是由游离脂肪酸与甘油酯化而得到的三酯、二酯、一酯的混合物。这类基质含不饱和碳链少,不易酸败,具有适宜的熔点,为目前取代天然油脂的较理想栓剂基质。

　　(1)椰油酯:是椰子油加硬脂酸再与甘油酯化而成。本品为乳白色块状物,具有油脂臭,吸水能力大于 20%,熔程为 35.7~37.9℃,凝固点为 30.6~32.6℃,其刺激性小,抗热能力较强。

　　(2)山苍子油酯:由山苍子油水解、分离得月桂酸再加硬脂酸与甘油经酯化而得的油酯,也可用化学品合成,又称为混合脂肪酸酯,规格有 34 型(33~35℃)、36 型(35~37℃)、38 型(37~39℃)和 40 型(39~41℃)等几种,其中 36 型和 38 型最常用。本品为黄色或乳白色块状物,具有油脂臭,几乎不溶于水或乙醇,具有油脂光泽,主要理化性质与可可豆脂相似。

　　(3)棕榈酸酯:是由棕榈油酸加硬脂酸与甘油酯化而成,本品为乳白色固体,对黏膜无不良影响,抗热能力强,酸值和碘值低,化学性质稳定。

(4)硬脂酸丙二醇酯:是由硬脂酸和丙二醇经酯化而成,是硬脂酸丙二醇单酯和双酯的混合物,为乳白色或微黄色蜡状固体,略有脂肪臭,水中不溶,遇热水可膨胀。熔程为 36~38℃,对腔道黏膜无明显刺激性,安全无毒。

二、水溶性及亲水性基质

1. 甘油明胶(glycerogelatin) 是由甘油、明胶和水按一定比例(70:20:10)组成,有弹性,不易折断,进入腔道后可缓慢溶于分泌液中,故药效缓和、持久。其溶出速率可随甘油、明胶和水的比例变化而改变,甘油和水的含量越高,越易溶解,且甘油也能防止栓剂干燥。本品常作为阴道栓的基质。储存时应注意在干燥环境中的失水性。因易滋生真菌等微生物,故需加抑菌剂。

2. 聚乙二醇类 通常将两种或两种以上不同分子质量的 PEG 加热熔融,混匀,制得所要求的栓剂基质(表 11-1)。PEG 水溶性好,能缓慢溶于体液中而释放出药物,作用持久,故常作为阴道栓的基质。本品对直肠黏膜有刺激作用,为避免其刺激性,可加入约 20% 的水,或在塞入腔道前先用水润湿,也可在栓剂表面涂一层鲸蜡醇或硬脂醇薄膜。本品吸湿性强,受潮吸湿后易变形,因此在包装、储藏过程中应注意防潮。聚乙二醇不能与银盐、鞣酸、奎宁、水杨酸、阿司匹林、磺胺类等配伍。例如,高浓度的水杨酸能使聚乙二醇软化为软膏状,乙酰水杨酸能与聚乙二醇生成复合物。

表 11-1 聚乙二醇类基质

基质的配方	适用范围
PEG 1000 96%,PEG 4000 4%	熔点低,夏天要冷藏,适用于需要迅速溶解的场合
PEG 1000 75%,PEG 4000 25%	比前者稳定,抗热,适用于要求主药释放较慢的场合
PEG 1540 70%,PEG 6000 30%	用于能降低 PEG 熔点的药物
PEG 6000 50%,水 20%,PEG 1540 30%	用于水溶性药物

3. 非离子型表面活性剂类

(1)聚氧乙烯(40)单硬脂酸酯类(polyoxyethylene 40 stearate):商品代号为"S-40",本品呈白色或淡黄色,无臭或稍具脂肪味的蜡状固体,熔程为 39~45℃,可用作肛门栓和阴道栓,可溶于水、乙醇和丙醇等,不溶于液状石蜡。本品还可与 PEG 混合应用,制得性质较稳定,崩解、释放较好的栓剂。

(2)泊洛沙姆(Poloxamer):商品名为普朗尼克(Pluronic),本品有多种型号,随聚合度增大,呈现液态、半固态和蜡状固体。本品可溶于水,能促进药物释放。较常用的型号为 188 型,熔点为 52℃。

栓剂中除药物和基质外,根据药物性质及医疗需要,还可适当加入一些附加剂,如表面活性剂、抗氧剂、防腐剂、硬化剂、乳化剂、着色剂、增稠剂和吸收促进剂等。

知识链接 **栓剂的发展**

栓剂为古老剂型之一,在公元前 1550 年的埃及《伊伯氏草本》中就有记载。我国使用栓剂也有悠久的历史,《史记·仓公列传》中有类似栓剂的早期记载。后汉张仲景的《伤寒论》中载有蜜煎导方,就是用于通便的肛门栓。晋时葛洪的《肘后备急方》中有用半夏和水为丸纳入鼻中的鼻用栓剂和用巴豆鹅脂制成的耳用栓剂等。还有《千栓剂金方》、《证治准绳》也载有类似栓剂的制备与应用。近年来出现了以下一些新的栓剂类型。

（1）双层栓：双层栓剂的内外层一般含不同药物，可以避免药物发生可能的配伍禁忌；有的双层栓剂分上下两层，分别用脂溶性基质和水溶性基质达到速释和缓释的作用；也有将上半部分用空白基质填充，以阻止药物经直肠上静脉的吸收，提高生物利用度。

（2）中空栓：中空栓剂的外壳为空白或含药基质，中空部分填充固体或液体药物。中空栓剂可以避免配伍禁忌，也可加速药物的释放。

（3）微囊栓剂：是将药物先制成微囊，然后再与基质混合制成的栓剂。微囊栓剂具有血药浓度稳定、维持时间长的特点。

（4）泡腾栓剂：是在栓剂中加入发泡剂，使用时产生泡腾作用，加速药物的释放，并有利于药物分布和渗入黏膜皱襞，尤其适于制备阴道栓。

第三节　栓剂的制备及举例

一、栓剂的制备

栓剂的制备方法主要有两种，即冷压法与热熔法，前者可用手工搓捏、模型冷压，后者可热熔灌模。栓剂中药物与基质的混合可按以下方法进行：①油溶性药物，可直接溶于油脂性基质中，但如加入的药物量过大时能降低基质的熔点或使栓剂过软，此时可加适量石蜡或蜂蜡调节；②不溶于油脂而溶于水的药物，可加少量水配成浓溶液，用适量羊毛脂吸收后再与基质混匀；③含浸膏剂，需先用少量水或稀乙醇软化使成半固体，再与基质混合；④不溶于油脂、水或甘油的药物，须先制成细粉，全部通过六号筛再与基质均匀混合，不必过度粉碎，因主药过细会增加基质黏度，制成栓剂放置后可能硬化，影响吸收。

（一）冷压法

主要用于油脂性基质制栓。方法是将基质磨碎或挫末，再与主药混匀，装入压栓中，在配有栓剂模型（一般为3~6孔）的圆筒内，通过水压机或手动螺旋活塞挤压成型。此法很简单，避免了加热对主药或基质稳定性的影响，不溶性药物也不会在基质沉降，但生产效率不高，成品中往往夹带空气而不容易控制栓重，现在生产上较少采用此法。

（二）热熔法

最常用的栓剂生产方法，包括小量和大量生产。先将基质熔化，最好用水浴或蒸汽浴以免局部过热，温度不宜过高，一般在50℃左右，加热时间不宜太长（有2/3量基质融时即可停止加热）以减少基质物理性状的改变。如需要，熔化的基质可用绢布等过滤，除去杂质，再将主药乳化或混悬在基质中，最后将所得混合物一次倾入经冷却并涂有润滑剂的模具中，至稍微溢出模口为度。灌注时基质混合物的温度控制在40℃左右，以免不溶性药物因相对密度不同在模孔内沉降。继续冷却，待完全凝固后，用刀削去溢出部分，开启模型，将栓剂推出，包装即得。

栓剂模型如图11-3所示，一般用金属制成，表面镀铬或镀镍，以免金属与药发生作用。有的栓剂还需木制栓剂模型，如避孕栓因含醋酸苯汞，忌与金属接触。也有用硬质塑料、橡胶制成的。

栓剂模孔内所涂润滑剂通常有两类：脂肪性基质的栓剂常用软肥皂、甘油各一份与90%乙醇五份所制成的醇溶液（肥皂醑）作为润滑剂；水溶性或亲水性基质的栓剂则用油类为润滑剂，如液体石蜡、植物油等。通常可可豆脂或聚乙二醇栓剂可不用润滑剂。

目前生产栓剂大都采用自动化生产线，图11-4所示为TF-188型自动栓剂灌装机，产量为每小时6000~10000粒。操作时，成卷的塑料片材（PVC、PVC/PE）经栓剂制壳机正压吹塑成形，自动进入灌注工序,已搅拌均匀的药液通过高精度计量泵自动灌注空壳后,被剪成多条等长的片段,经过若干时间的低温定型,实现液固态转化,变成固体栓粒,通过整形、封口、打批号和剪切工序,制成栓剂成品。

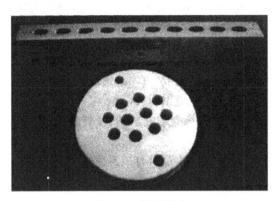

图 11-3 栓剂模型

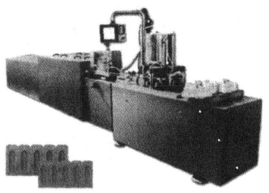
图 11-4 TF-188 型自动栓剂灌装机

二、栓剂的处方设计

1. 基质的选择 栓剂是直肠给药和阴道给药的优良剂型。直肠给药既可产生局部作用,也可产生全身作用,而阴道给药主要起局部作用。根据用药目的和药物特点选用基质。

(1) 局部作用基质的选择:局部作用的栓剂只在腔道局部起作用,要求释放缓慢而持久,应选用熔化、液化慢、释药慢、药物不被吸收的基质。水溶性基质制成的栓剂因腔道中液体量有限,使其溶解速度受限,释药缓慢,较油脂性基质更有利于发挥局部疗效,如甘油明胶常用于局部杀虫、抗菌的阴道栓的基质。

(2) 全身作用基质选择:全身作用的栓剂要求迅速释放药物,一般应根据药物性质选择与药物溶解性相反的基质,这样药物从基质释放快,溶出速度快,达峰时间短。例如,水溶性药物常选用油脂性基质,脂溶性药物则选用水溶性基质。但由于脂溶性基质在腔道中熔化速度比水溶性基质快,更有利于药物的释放,所以有些脂溶性药物也可以选用一些与其不相溶的脂溶性基质。如果药物是高度脂溶性的,可能还要加表面活性剂来提高溶解度。另外,药物的粒度、溶解度等性质对栓剂的释药、吸收也有影响,在其处方设计时应予以考虑。

2. 基质用量的计算 栓剂基质的用量可以根据置换价(f)进行计算。置换价是指药物的质量与同体积的基质质量之比。不同的栓剂处方,用同一模型所制得的栓剂容积是相同的,但其质量则随基质与药物的密度而变化。置换价的计算公式为

$$f = \frac{W}{G-(M-W)} \tag{11-1}$$

式中,W 为每个栓剂的平均含药质量;G 为纯基质平均栓重;M 为含药栓的平均质量。

(1) 置换价的测定方法:取基质制作空白栓,称得平均质量为 G;另取基质与药物定量混合制成含药栓,称得平均质量为 M;每粒栓剂中药物平均质量为 W。将这些数据代入式(11-1),即可求得某药物对某一新基质的置换价。用测定的置换价可以方便地计算出制备这种含药栓需要基质的质量。

药物对可可豆脂为基质的置换价,可从表 11-2 查到。

表 11-2 常用药物对可可豆脂的置换价

药物	置换价	药物	置换价
硼酸	1.5	蓖麻油	1.0
鞣酸	1.6	鱼石脂	1.1
氨茶碱	1.1	盐酸吗啡	1.6
次没食子酸铋	2.7	苯巴比妥	1.2
巴比妥	1.2	薄荷脑	0.7
碱式碳酸铋	4.5	苯酚	0.9

（2）基质用量的计算：用测定的置换价可以根据下列公式计算含药栓需要加入的基质质量：

$$X = (G - W/f) * n \tag{11-2}$$

式中，n 为拟制备的栓剂枚数。

例 11-1 欲制备鞣酸栓 1000 粒，每粒含鞣酸 0.2g，用可可豆脂为基质，模孔质量为 2.0g，鞣酸对基质的置换价为 1.6，则所需基质质量为：

$$(2 - 0.2/1.6) \times 1000 = 1875(g)$$

三、栓剂的举例

例 11-2 甘油栓

【处方】 甘油 1820g 硬脂酸钠 180g 共制 1000 粒

【制法】 取甘油，在蒸汽夹层锅内加热至 120℃，加入研细干燥的硬脂酸钠，不断搅拌，使之溶解，继续保温在 85～95℃，直至溶液澄清，滤过，浇模，冷却成型，削去溢出部分，脱模，即得。

【分析】 ①本品以硬脂酸钠为基质，另加甘油与纯化水混合，使之硬化呈凝胶状。由于硬脂酸钠的刺激性与甘油较高的渗透压，能增加肠蠕动而呈现通便作用。②本品为无色或几乎无色的透明或半透明栓剂。③制备时栓模中可涂液状石蜡作润滑剂。

例 11-3 双黄连栓（小儿消炎栓）

【处方】 金银花 2500g 黄芩 2500g 连翘 5000g 半合成脂肪酸酯 780g 制成 1000 粒

【制法】 取金银花、黄芩和连翘的提取物水溶液，搅匀并调节 pH 至 7.0～7.5，减压浓缩成稠膏，低温干燥，粉碎。另取半合成脂肪酸酯，加热熔化，温度保持在（40±2）℃，加入上述干膏粉，混匀，浇模，冷却脱模，即得。

【分析】 本品为棕色或者深棕色的栓剂，本品中的中药成分需通过水提醇沉的方法进行提取浓缩。

例 11-4 克霉唑栓

【处方】 克霉唑 150g 聚乙二醇 400 1200g 聚乙二醇 4000 1200g 共制 1000 粒

【制法】 取克霉唑粉研细，过六号筛，备用。另取聚乙二醇 400 和聚乙二醇 4000 置于水浴上加热熔化，加入克霉唑细粉，搅拌至溶解，迅速倾入阴道栓模内，至稍微溢出模口，冷却后削平，脱模，即得。

【分析】 ①本品具有抗真菌作用，用于念珠菌性外阴炎；阴道给药，洗净后将栓剂置于阴道深处。②处方中聚乙二醇混合物熔程为 45～50℃，加热时勿使温度过高，并防止混入水分。两种聚乙二醇用量可随季节、地区进行调整。③此基质可溶于水，药物在基质中，渗透性较强，且不污染衣服，故应用较广。

第四节　栓剂的质量检查及包装储存

一、栓剂的质量检查

《中国药典》2010 年版规定,栓剂的一般质量要求有:药物与基质应混合均匀,栓剂外形应完整光滑;塞入腔道后应无刺激性,应能融化、软化、或溶解,并与分泌液混合,逐步释放出药物,产生局部或全身作用;并应有适宜的硬度,以免在包装、储藏或使用时变形。并应作重量差异和融变时限等多项检查。

1. 重量差异　取栓剂 10 粒,精密称定总重量,求得平均粒重后,再分别精密称定各粒的重量。每粒重量与平均粒重相比较,超出重量差异限度的药粒不得多于 1 粒,并不得超出限度 1 倍。栓剂重量差异限度见表 11-3。

表 11-3　栓剂重量差异限度表

平均重量(g)	重量差异限度(%)
1.0 以下至 1.0	±10
1.0 以上至 3.0	±7.5
3.0 以上	±5

2. 融变时限　仪器装置由透明的套筒与金属架组成(图 11-5)。透明套筒为玻璃或适宜的塑料材料制成,高为 60mm,内径为 52mm,及适当的壁厚。金属架由两片不锈钢的金属圆板及 3 个金属挂钩焊接而成。每个圆板直径为 50mm,具 39 个孔径为 4mm 的圆孔;两板相距 30mm,通过 3 个等距的挂钩焊接在一起。检测时,取供试品 3 粒,在室温放置 1 小时后,分别放在 3 个金属架的下层圆板上,装入各自的套筒内,并用挂钩固定。除另有规定外,将上述装置分别垂直浸入盛有不少于 4L 的(37.0±0.5)℃水的容器中,其上端位置应在水面下 90mm 处。容器中装一转动器,每隔 10min 在溶液中翻转该装置一次。除另有规定外,脂肪性基质的栓剂 3 粒均应在 30min 内全部融化、软化或触压时无硬心;水溶性基质的栓剂 3 粒均应在 60min 内全部溶解。如有 1 粒不合格,应另取 3 粒复试,均应符合规定。

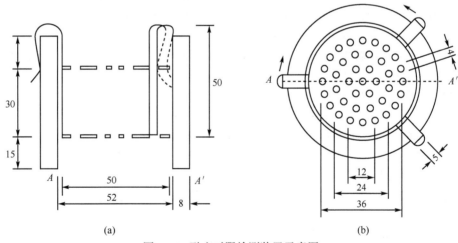

(a)　　　　　　　　　　　　(b)

图 11-5　融变时限检测装置示意图

3. 微生物限度　直肠给药栓剂细菌数每克不得超过 1000 个,真菌和酵母菌数每克不得超过 100 个,金黄色葡萄球菌、铜绿假单胞菌和大肠埃希菌不得检出。阴道栓细菌数每克不得超过 100 个,真菌和酵母菌数每克应少于 10 个,金黄色葡萄球菌、铜绿假单胞菌不得检出。

二、栓剂的包装储存

(1) 栓剂的包装:栓剂包装的形式很多,通常是将栓剂逐个嵌入无毒塑料硬片的凹槽中,再将另一张配对的塑料硬片盖上,然后用高频热合器将两张硬塑料片热合在一起。采用自动制栓包装的联动线,使制栓与包装联动在一起,能更好地保证栓剂质量。常用的包装材料是铝箔或塑料。

（2）栓剂的储存:除另有规定外,栓剂应在30℃以下密闭储存,防止因受热、受潮而变形、发霉和变质等。油脂性基质的栓剂应避热,最好在冰箱中储存(0±2)℃。甘油明胶类水溶性基质的栓剂,既要防止受潮软化和变形,又要避免干燥失水、变硬或收缩,所以应密闭、低温储存。

目标检测

一、选择题

（一）A型题（单项选择题）

1. 下列关于栓剂的概述叙述错误的是(　　)
   - A. 栓剂是指药物与适宜基质制成的具有一定形状的供人体腔道给药的固体制剂
   - B. 栓剂在常温下为固体,塞入人体腔道后,在体温下能迅速软化、熔融或溶解于分泌液
   - C. 栓剂的形状因使用腔道不同而异
   - D. 使用腔道不同而有不同的名称
   - E. 目前常用的栓剂有直肠栓和尿道栓

2. 下列关于全身作用栓剂的特点叙述错误的是(　　)
   - A. 可部分避免口服药物的首关效应,降低不良反应、发挥疗效
   - B. 不受胃肠 pH 或酶的影响
   - C. 可避免药物对胃肠黏膜的刺激
   - D. 对不能吞服药物的患者可使用此类栓剂
   - E. 栓剂的劳动生产率较高,成本比较低

3. 栓剂制备中,模型栓孔内涂软肥皂润滑剂适用于哪种基质(　　)
   - A. Poloxamer
   - B. 聚乙二醇类
   - C. 半合成棕榈酸酯
   - D. S-40
   - E. 甘油明胶

4. 关于栓剂包装材料和储藏叙述错误的是(　　)
   - A. 栓剂应于 0℃以下储藏
   - B. 栓剂应于干燥阴凉处、30℃以下储藏
   - C. 甘油明胶栓及聚乙二醇栓可于室温阴凉处储存
   - D. 甘油明胶栓及聚乙二醇栓宜密闭于容器中以免吸湿
   - E. 栓剂储藏应防止因受热、受潮而变形、发霉、变质

5. 下列有关置换价的正确表述是(　　)
   - A. 药物的质量与基质质量的比值
   - B. 药物的体积与基质体积的比值
   - C. 药物的质量与同体积基质质量的比值
   - D. 药物的质量与基质体积的比值
   - E. 药物的体积与基质质量的比值

6. 全身作用的栓剂在应用时塞入距肛门口约多少为宜(　　)
   - A. 2cm
   - B. 4cm
   - C. 6cm
   - D. 8cm
   - E. 10cm

7. 下列属于栓剂水溶性基质的是(　　)
   - A. 可可豆脂
   - B. 硬脂酸丙二醇酯
   - C. 半合成椰子油脂
   - D. 半合成山苍子油脂
   - E. S-40

8. 目前,用于全身作用的栓剂主要是(　　)
   - A. 阴道栓
   - B. 尿道栓
   - C. 耳用栓
   - D. 鼻用栓
   - E. 肛门栓

9. 下列关于局部作用的栓剂叙述不正确的是(　　)
   - A. 痔疮栓是局部作用的栓剂
   - B. 局部作用的栓剂,药物通常不吸收,应选择溶化或溶解、释药速度慢的栓剂基质
   - C. 水溶性基质制成的栓剂因腔道中的液体量有限,使其溶解速度受限,释放药物缓慢
   - D. 脂肪性基质较水溶性基质更有利于产生局部药效
   - E. 甘油明胶基质常用于起局部杀虫、抗菌的阴道栓基质

（二）B型题（配伍选择题）

【10~12】
   - A. 可可豆脂
   - B. Poloxamer
   - C. 甘油明胶
   - D. 半合成脂肪酸甘油酯
   - E. 聚乙二醇类

10. 具有同质多晶的性质(　　)

11. 为目前取代天然油脂的较理想的栓剂基质(　　)

12. 多用作阴道栓基质(　　)

【13~17】
   - A. 软膏基质
   - B. 栓剂基质
   - C. 以上两者都可
   - D. 以上两者都不可

13. 混合脂肪酸甘油酯( )

14. 甘油明胶( )

15. 羊毛脂( )

16. PEG( )

17. 乙酸纤维( )

（三）X 型题（多项选择题）

18. 既可以作软膏剂基质又可以作栓剂基质的是（ ）

    A. 石蜡   B. 甘油明胶

    C. 可可豆脂   D. PEG

    E. 单硬脂酸甘油酯

19. 肛门栓具有以下特点（ ）

    A. 可通过直肠给药并吸收进入血液而起到全身作用

    B. 药物可不受胃肠酸碱度和酶的影响

    C. 栓剂塞入直肠的深处(6cm)，药物可避免首过效应

    D. 在体温下可软化或融化

    E. 粪便的存在有利于药物吸收

20. 下述可以用于栓剂制备的方法有（ ）

    A. 乳化法   B. 冷压法

    C. 研和法   D. 热熔法

    E. 搓捏法

21. 栓剂的品质评价包括（ ）

    A. 融变时限   B. 崩解时限

    C. 微生物限度   D. 装量差异

    E. 溶化性

二、填空题

1. 栓剂按照给药途径可以分为_____、_____、_____等。

2. 栓剂常用的油脂性基质有_____、_____、_____、_____等。

3. 栓剂是指药物与适宜基质制成的供腔道给药的_____。

4. 除另有规定外，栓剂应进行融变时限检查，脂肪性基质的栓剂应在_____内全部融化、软化或触压时无硬心；水溶性基质的栓剂应在_____内全部溶解。

5. 栓剂的制备方法主要有_____与_____两种。

三、名词解释

1. 栓剂 2. 置换价

四、问答题

1. 栓剂发挥全身作用有哪些特点？

2. 设计全身作用的栓剂应如何选择基质？

（张小勇）

第十二章 气雾剂、粉雾剂和喷雾剂

学习目标

1. 掌握气雾剂的定义、特点和质量要求。
2. 掌握气雾剂的处方组成、制备工艺和质量检查。
3. 了解粉雾剂、喷雾剂的定义、特点和质量检查。
4. 了解雾化吸入剂的概念。

第一节 气 雾 剂

一、定 义

气雾剂、粉雾剂和喷雾剂系指药物以特殊装置给药,经呼吸道深部、腔道、黏膜或皮肤等发挥全身或局部作用的制剂。该类制剂的用药途径分为吸入、非吸入和外用。吸入气雾剂、吸入粉雾剂和吸入喷雾剂可以单剂量或多剂量给药。该类制剂应对皮肤、呼吸道与腔道黏膜和纤毛无刺激性、无毒性。

气雾剂系指含药溶液、乳状液或混悬液与适宜的抛射剂共同装封于具有特制阀门系统的耐压容器中,使用时借助抛射剂的压力将内容物呈雾状物喷出,用于肺部吸入或直接喷至腔道黏膜、皮肤及空间消毒的制剂。

气雾剂在临床上的使用源于杀虫用气雾剂,当时需要很厚很重的耐压容器。随着低压抛射剂和低压容器的开发成功,气雾剂成本降低,并迅速发展起来。20世纪50年代气雾剂用于皮肤病、创伤、烧伤和局部感染等,1955年被用于呼吸道给药。近年来,该领域的研究越来越活跃,产品越来越多,包括局部治疗药、抗生素、抗病毒药等。此外,随着新技术在气雾剂中的应用越来越多,首先是给药系统本身的完善,如新的吸入给药装置等,使气雾剂的应用越来越方便,患者更易接受。其次是新的制剂技术,如脂质体、前体药物、高分子载体等的应用,使药物在肺部的停留时间延长,起到缓释的作用。

与气雾剂类似的剂型有喷雾剂、粉雾剂,在本章第二节、第三节介绍。

二、气雾剂的特点

气雾剂的主要优点有以下几方面。

(1) 具有速效和定位作用,如治疗哮喘的气雾剂可使药物粒子直接进入肺部,吸入两分钟即能显效。

(2) 药物密闭于容器内能保持药物清洁无菌,且由于容器不透明,避光且不与空气中的氧或水分直接接触,增加了药物的稳定性。

(3) 使用方便,药物可避免胃肠道的破坏和肝脏首过作用。

(4) 可以用定量阀门准确控制剂量。

但气雾剂具有以下缺点。

(1) 因气雾剂需要耐压容器、阀门系统和特殊的生产设备,所以生产成本高。

(2) 抛射剂有高度挥发性因而具有致冷效应,多次使用于受伤皮肤上可引起不适与刺激。

（3）氟氯烷烃类抛射剂在动物或人体内达一定浓度都可致敏心脏,造成心律失常,故治疗用的气雾剂对心脏病患者不适宜。

三、气雾剂的分类

1. 按分散系统分类 气雾剂可分为溶剂型、混悬型和乳剂型气雾剂。

（1）溶液型气雾剂:系指药物(固体或液体)溶解在抛射剂中,形成均匀溶液,喷出后抛射剂挥发,药物以固体或液体微粒状态达到作用部位。

（2）混悬型气雾剂:药物(固体)以微粒状态分散在抛射剂中形成混悬液,喷出后抛射剂挥发,药物以固体微粒状态达到作用部位。此类气雾剂又称为粉末气雾剂。

（3）乳剂型气雾剂:药物水溶液和抛射剂按一定比例混合可形成 O/W 型或 W/O 型乳剂。O/W 型乳剂以泡沫状态喷出,因此又称为泡沫气雾剂。W/O 型乳剂,喷出时形成液流。

2. 按气雾剂组成分类 按容器中存在的相数可分为以下两类。

（1）二相气雾剂:一般指溶液型气雾剂,由气液两相组成。气相是抛射剂所产生的蒸气;液相为药物与抛射剂所形成的均相溶液。

（2）三相气雾剂:一般指混悬型气雾剂与乳剂型气雾剂,由气-液-固,或气-液-液三相组成。在气-液-固中,气相是抛射剂所产生的蒸气,液相是抛射剂,固相是不溶性药粉;在气-液-液中两种不溶性液体形成两相,即 O/W 型或 W/O 型。

3. 按医疗用途分类 可分为以下 3 类。

（1）呼吸道吸入用气雾剂:吸入气雾剂系指药物与抛射剂呈雾状喷出时随呼吸吸入肺部的制剂,可发挥局部或全身治疗作用。

（2）皮肤和黏膜用气雾剂:皮肤用气雾剂主要起保护创面、清洁消毒、局部麻醉及止血等作用;阴道黏膜用的气雾剂,常用 O/W 型泡沫气雾剂,主要用于治疗微生物、寄生虫等引起的阴道炎,也可用于节制生育。鼻黏膜用气雾剂主要是一些肽类的蛋白质类药物,用于发挥全身作用。

（3）空间消毒用气雾剂:主要用于杀虫、驱蚊及室内空气消毒。喷出的粒子极细(直径不超过 $50\mu m$),一般在 $10\mu m$ 以下,能在空气中悬浮较长时间。

（4）按给药定量与否,可分为定量气雾剂和非定量气雾剂。

四、气雾剂的组成

气雾剂是由抛射剂、药物与附加剂、耐压容器和阀门系统所组成。抛射剂与药物(必要时加附加剂)一同装封在耐压容器内,容器内产生压力(抛射剂气体),若打开阀门,则药物、抛射剂一起喷出而形成气雾。雾滴中的抛射剂进一步汽化,雾滴变得更细。雾滴的大小决定于抛射剂的类型、用量、阀门和揿钮的类型,以及药液的黏度等。

（一）抛射剂

抛射剂(propellents)是喷射药物的动力,有时兼有药物的溶剂作用。抛射剂多为液化气体,在常压下沸点低于室温。因此,需装入耐压容器内,由阀门系统控制。在阀门开启时,借抛射剂的压力将容器内药液以雾状喷出达到用药部位。抛射剂的喷射能力的大小直接受其种类和用量的影响,同时也要根据气雾剂用药目的和要求加以合理的选择。对抛射剂的要求是:①在常温下的蒸气压大于大气压;②无毒、无致敏作用和刺激性;③惰性,不与药物等发生反应;④不易燃、不易爆炸;⑤无色、无臭、无味;⑥价廉易得。但一个抛射剂不可能同时满足以上各个要求,应根据用药目的适当选择。抛射剂一般可分为氟氯烷烃、碳氢化合物及压缩气体三类。

1. 氟氯烷烃类 又称氟里昂(Freon),其特点是沸点低,常温下蒸气压略高于大气压,易控制,性质稳定,不易燃烧,液化后密度大,无味,基本无臭,毒性较小,不溶于水,可作脂溶性药物的溶剂。常用 Freon 有 $F_{11}(CCl_3F)$,$F_{12}(CCl_2F_2)$ 和 $F_{114}(CClF_2\text{-}CClF_2)$,将这些不同性质的氟里昂,按不同比例混合可得到不同性质的抛射剂,以满足制备气雾剂的需要。由于氟里昂的性质作抛射剂比较理想,可谓优秀的抛射剂,但由于其对大气臭氧层的破坏,国际有关组织已经要求停用。

药物工作者正在寻找氟里昂的代用品。1994 年 FDA 注册的四氟乙烷(HFA-134a)、七氟丙烷(HFA-227)及二甲醚(DME)作为新型抛射剂,其性状与沸点与低沸点氟里昂类似,但其化学稳定性较差,极性更小,表 12-1 列出了新的氟代烃烷的性质及与氟里昂的比较。

表 12-1 新的氟代烷烃与氟利昂性质比较

名称	三氯一氟甲烷	二氯二氟甲烷	二氯四氟乙烷	四氟乙烷	七氟丙烷
分子式	$CFCl_3$	CF_2Cl_2	CF_2ClCF_2Cl	CF_3CFH_2	CF_3CHFCF_3
蒸气压(kPa/20℃)	−1.8	67.6	11.9	4.71	3.99
沸点(℃)	−24	−30	4	−26.5	−17.3
密度(g/ml)	1.49	1.33	1.47	1.22	1.41
臭氧破坏作用	1	1	0.7	0	0
温室效应	1	3	3.9	0.22	0.7
大气生命周期(年)	75	111	7200	15.5	33

(以三氯一氟甲烷为参照1)

2. 碳氢化合物 作抛射剂的主要品种有丙烷、正丁烷和异丁烷。此类抛射剂虽然稳定,毒性小,密度低,沸点较低,但易燃、易爆,不易单独应用,常与氟氯烷烃类抛射剂合用。

3. 压缩气体 用做抛射剂的主要有二氧化碳、氮气和一氧化氮等。其化学性质稳定,不与药物发生反应,不燃烧。但液化后的沸点均较上述二类低的多,常温时蒸气压过高,对容器耐压性能的要求高(需小钢球包装)。若在常温下充入其非液化气体,则压力容易迅速降低,达不到持久的喷射效果,在气雾剂中基本不用,可用于喷雾剂。

(二) 药物与附加剂

1. 药物 液体、固体药物均可制备气雾剂,目前应用较多的药物有呼吸道系统用药、心血管系统用药、解痉药及烧伤用药等,近年来,多肽类药物的气雾剂给药系统的研究越来越多。

2. 附加剂 为制备质量稳定的溶液型、混悬型或乳剂型气雾剂应加入附加剂,如潜溶剂、润湿剂、乳化剂、稳定剂,必要时还添加矫味剂、防腐剂等。

溶液型气雾剂中抛射剂可作溶剂,必要时可加适量乙醇、丙二醇或聚乙二醇等作潜溶剂,使药物与抛射剂混合成均相溶液。混悬型气雾剂中可加入固体润湿剂,如滑石粉、胶体二氧化硅等,使药物微粉易分散于抛射剂中。有时还可加入适量 HLB 值低的表面活性剂及高级醇类作稳定剂,如三油酸山梨坦、司盘85、月桂醇类等,以使药物不聚集和重结晶,在喷射时不会阻塞阀门。乳剂型气雾剂中若药物不溶于水或在水中不稳定时,可用甘油、丙二醇类代替水。另外,还应加入适当的乳化剂,如聚山梨酯、三乙醇胺硬脂酸酯或司盘类。

（三）耐压容器

气雾剂的容器必须不与药物和抛射剂起作用、耐压（有一定的耐压安全系数）、轻便、价廉等。耐压容器有金属容器和玻璃容器。

1. 玻璃容器 化学性质稳定，但耐压和耐撞击性差。因此，在玻璃容器外面裹一层塑料防护层，以弥补这种缺点。

2. 金属容器 包括铝、不锈钢等容器，耐压性强，但对药液不稳定，需内涂聚乙烯或环氧树脂等。

（四）阀门系统

气雾剂的阀门系统，是控制药物和抛射剂从容器喷出的主要部件，其中设有供吸入用的定量阀门，或供腔道或皮肤等外用的泡沫阀门等特殊阀门系统。阀门系统坚固、耐用和结构稳定与否，直接影响到制剂的质量。阀门材料必须对内容物为惰性，其加工应精密。下面主要介绍目前使用最多的定量型的吸入气雾剂阀门系统的结构与组成部件（图 12-1）。

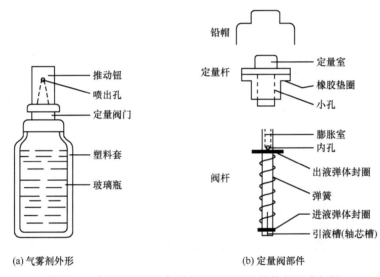

(a) 气雾剂外形　　　　　　　　　　　(b) 定量阀部件

图 12-1　定量型的吸入气雾剂阀门系统的结构与组成部件

1. 封帽 通常为铝制品，将阀门固封在容器上，必要时涂上环氧树脂等薄膜。

2. 阀杆（轴芯） 常用尼龙或不锈钢制成。顶端与推动钮相接，其上端有内孔和膨胀塞，其下端还有一段细槽或缺口以供药液进入定量杯。

（1）内孔（出药孔）：是阀门沟通容器内外的极细小孔，其大小关系到气雾剂喷射雾滴的大小。内孔位于阀杆旁，平常被弹性封圈封在定量杯之外，使容器内外不沟通。当撤下推动钮时内孔进入定量杯与药液相通，药液即通过它进入膨胀室，然后从喷嘴喷出。

（2）膨胀室：在阀杆内，位于内孔之上，药液进入此室时，部分抛射剂因减压汽化而骤然膨胀，以致使药液雾化、喷出，进一步形成微细雾滴。

3. 橡胶封圈 有弹性，通常由丁腈橡胶制成，分进液封圈和出液封圈两种。进液封圈紧套于阀杆下端，在弹簧之下，它的作用是托住弹簧，同时随着阀杆的上下移动而使进液槽打开或关闭，且封着定量杯下端，使杯内药液不致倒流。出液弹性封圈，紧套于阀杆上端，位于内孔之下，弹簧之上，它的作用是随着阀杆的上下移动而使内孔打开或关闭，同时封着定量杯的上端，使杯内药液不致溢出。

4. 弹簧　由不锈钢制成,套于阀杆,位于定量杯内,供推动钮上升的弹力。

5. 定量杯(室)　由塑料或金属制成,其容量一般为 0.05～0.2ml。它决定了剂量的大小。由上下封圈控制药液不外逸,使喷出准确的剂量。

6. 浸入管　塑料制成,图 12-2 为设有浸入管的定量阀门启闭示意图,浸入管的作用是将容器内药液向上输送到阀门系统的通道,向上的动力是容器的内压。

国产常用的吸入气雾剂将容器倒置不用浸入管,见图 12-3。使药液通过阀杆上的引液槽进入阀门系统的定量室。喷射时按下揿钮,阀杆在揿钮的压力下顶入,弹簧受压,内孔进入出液橡胶封圈以内,定量室内的药液由内孔进入膨胀室,部分汽化后自喷嘴喷出。同时引液槽全部进入瓶内,封圈封闭了药液进入定量室的通道。揿钮压力除去后,在弹簧作用下,又使阀杆恢复原位,药液再进入定量室,再次使用时,又重复这一过程。

7. 推动钮　常用塑料制成,装在阀杆的顶端,推动阀杆用以开启和关闭气雾剂阀门,上有喷嘴,控制药液喷出方向。不同类型的气雾剂,选用不同类型喷嘴的推动钮。

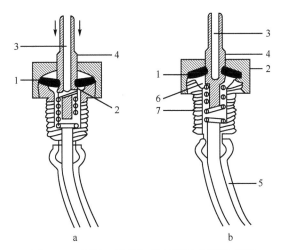

图 12-2　有浸入管的气雾剂阀门启闭示意图

a. 打开时;b. 关闭时

1. 封圈;2. 内孔;3. 膨胀室;4. 阀门杆;5. 浸入管;6. 阀室;7. 弹簧

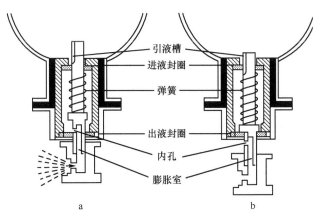

图 12-3　无浸入管的(倒喷)气雾剂阀门启闭示意图

a. 打开时;b. 关闭时

知识链接 　　　　　　吸入气雾剂的正确使用

　　使用前应充分摇匀储药罐,使罐中药品和抛射剂充分混合。首次使用前或上次使用超过1周时,先向空中试喷1次。患者吸药前张口,微仰头,先用力呼尽气,然后在开始吸气时撤动气阀,同时深而缓慢地吸气,尽量让喷入的气雾剂能随气流方向进入支气管深部。喷后应屏气5~10s,再把口闭紧,用鼻慢慢呼气。间隔2~3min,再次喷雾。吸入结束后用清水漱口,以清除口腔残留的药物。如使用激素类药物应刷牙,避免药物对口腔黏膜和牙齿的损伤。

五、气雾剂的制备及举例

(一) 气雾剂的处方设计

1. 溶液型气雾剂　　如果药物本身能够溶解于抛射剂中,就可方便地制成溶液型气雾剂。但由于常用的抛射剂(如氟氯烷烃类)是非极性的,故相当一部分常用药物难以与之混溶,因此一般加入适量乙醇或丙二醇作潜溶剂,使药物和抛射剂混溶成均相溶液。潜溶剂的选择是一个关键,虽然乙醇、聚乙二醇、丙二醇、甘油、乙酸乙酯、丙酮等可作为气雾剂的潜溶剂,但必须要注意其毒性和刺激性,尤其是用于口腔、吸入或鼻腔的气雾剂。在开发溶液型气雾剂时要注意以下问题:①抛射剂与潜溶剂的混合对药物溶解度和稳定性的影响;②喷出液滴的大小与表面张力;③各种附加剂如抗氧剂、防腐剂、潜溶剂等对用药部位的刺激性;④吸入气雾剂中的各种附加剂是否能在肺部代谢或滞留。

2. 混悬型气雾剂　　当药物不溶于抛射剂或抛射剂与潜溶剂的混合溶液,或者所选用的潜溶剂不符合临床用药的要求,可考虑将药物的细粉分散在抛射剂中,制成混悬型气雾剂。混悬型气雾剂的制备有一定的难度,主要问题包括:颗粒粒度变大、聚集、结块、堵塞阀门系统等。因此在进行混悬型气雾剂的处方设计时,必须注意提高分散系统的稳定性,还应注意以下几个问题:①水分含量要极低,应在0.03%以下,通常控制在0.005%以下,以免遇水药物微粒聚结;②吸入用药物的粒度应控制在5μm以下,不得超过10μm,而局部用气雾剂的最大粒度一般控制在40~50μm;③在不影响生理活性的前提下,选用在抛射剂中溶解度最小的药物衍生物(如不同的盐基),以免在储存过程中药物微晶变粗;④调节抛射剂和(或)混悬固体的密度,尽量使二者密度相等;⑤添加适当的表面活性剂或分散剂及增加制剂稳定性的助悬剂。

3. 乳剂型气雾剂　　除含药物和抛射剂外,还含有乳化剂、水性和油性介质。药物可根据其性质溶解在水相或油相中,抛射剂不能与水混溶,但可与处方中的油性介质混溶,形成乳剂的内相(此时为O/W型)或外相(此时为W/O型)。O/W型乳剂经阀门喷出后,分散相中的抛射剂立即膨胀汽化,使乳剂呈泡沫状态喷出,故称泡沫气雾剂,这类气雾剂比较常用。

(二) 气雾剂的制备

　　气雾剂的生产环境、用具和整个操作过程,应注意避免微生物的污染。它的制备过程可分为:容器阀门系统的处理与装配,药物的配制、分装和充填抛射剂三部分,最后经质量检查合格后为气雾剂成品。

(三) 容器、阀门系统的处理与装配

1. 玻瓶搪塑　　先将玻瓶洗净烘干,预热至120~130℃,趁热浸入塑料黏浆中,使瓶颈以下黏附一层塑料液,倒置,在150~170℃烘干15min,备用。对塑料涂层的要求是:能均匀地紧密包裹玻瓶,万一爆瓶不致玻片飞溅,外表平整、美观。

2. 阀门系统的处理与装配　将阀门的各种零件分别处理：①橡胶制品可在75%乙醇中浸泡24h，以除去色泽并消毒，干燥备用；②塑料、尼龙零件洗净，浸入95%乙醇中备用；③不锈钢弹簧在1%~3%碱液中煮沸10~30min，用水洗涤数次，然后用蒸馏水洗两三次，直至无油腻为止，浸入95%乙醇中备用。最后将上述已处理好的零件，按照阀门的结构装配。

（四）药物的配制与分装

按处方组成及所要求的气雾剂类型进行配制。溶液型气雾剂应制成澄清药液；混悬型气雾剂应将药物微粉化并保持干燥状态；乳剂型气雾剂应制成稳定的乳剂。

将上述配制好的合格药物分散系统，定量分装在已准备好的容器内，安装阀门，轧紧封帽。

（五）抛射剂的填充

抛射剂的填充有压灌法和冷灌法两种。

1. 压灌法　先将配好的药液（一般为药物的乙醇溶液或水溶液）在室温下灌入容器内，再将阀门装上并轧紧，然后通过压装机压入定量的抛射剂（最好将容器内空气抽去）。液化抛射剂经砂棒滤过后进入压装机。操作压力以68.65~105.975kPa为宜。压力低于41.19kPa时，充填无法进行。压力偏低时，将抛射剂钢瓶用热水或红外线等加热，使达到工作压力。当容器上顶时，灌装针头伸入阀杆内，压装机与容器的阀门同时打开，液化的抛射剂即以自身膨胀压入容器内。

压入法的设备简单，不需要低温操作，抛射剂损耗较少，目前我国多用此法生产。但生产速度较慢，且在使用过程中压力的变化幅度较大。目前，国外气雾剂的生产主要采用高速旋转压装抛射剂的工艺，产品质量稳定，生产效率大为提高。

2. 冷灌法　药液借助冷却装置冷却至-20℃左右，抛射剂冷却至沸点以下至少5℃。先将冷却的药液灌入容器中，随后加入已冷却的抛射剂（也可两者同时进入）。立即将阀门装上并轧紧，操作必须迅速完成，以减少抛射剂损失。

冷灌法速度快，对阀门无影响，成品压力较稳定。但需致冷设备和低温操作，抛射剂损失较多。含水品不宜用此法。

（六）常用的生产设备

优良的药品生产要求药用气雾剂的灌装必须保证在不受污染的环境中进行。常用的生产设备主要有以下几种。

1. 气雾剂灌装机　可分为单步、单灌注头、直线多头、旋转式多头等灌装机，设备选型应根据生产规模和品种来决定。大多数灌装机都是恒定体积灌装，可一次或几次灌装操作来完成（图12-4）。

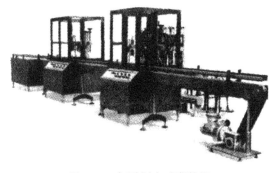

图 12-4　气雾剂自动灌装机

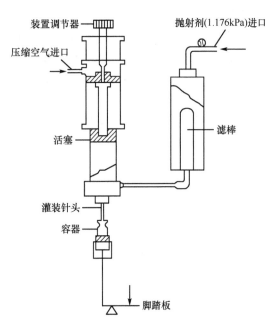

图 12- 5　抛射剂压装机示意图

六、气雾剂的举例

例 12-1　盐酸异丙肾上腺素气雾剂

【处方】　盐酸异丙肾上腺素 2.5g　乙醇 296.5g　维生素 C 1.0g　二氯二氟甲烷 适量　制成 1000g

【制法】　先将盐酸异丙肾上腺素与维生素 C 溶于乙醇中,过滤,灌入已处理好的容器内,装上阀门系统,加铝盖轧口封固,再用压灌法灌注二氯二氟甲烷,经质检合格后包装。

【分析】　①盐酸异丙肾上腺素易氧化变色,故处方中加入维生素 C 作抗氧剂;②盐酸异丙肾上腺素在二氯二氟甲烷中溶解性能差,故加入乙醇作潜溶剂;③本品为供吸入用溶液型气雾剂,雾滴要求很细,故每瓶中抛射剂占70%,药液占30%;④异丙肾上腺素为β-肾上腺素受体激动剂,对支气管扩张作用较肾上腺素强。为求速效,常制成气雾剂。

例 12-2　丙酸倍氯米松气雾剂

【处方】　丙酸倍氯米松 120g　油酸适量　三氯一氟甲烷适量　二氯二氟甲烷适量。

【制法】　取丙酸倍氯米松(溶剂化微粉)、油酸与三氯一氟甲烷加入配料罐,混合,分剂量灌装,压封阀门,按量压入二氯二氟甲烷,即得。

【分析】　①本品仅限于鼻腔喷入给药;②本品是一种强效局部用糖皮质激素,在鼻腔内呈现强有力的抗炎作用,在治疗剂量下不会产生全身性副作用。

2. 阀门安装机　阀门可以手工安装或通过机械自动安装在容器上。高速度的设备采用自动阀门安装机,可将阀门按一定方向排列好,并在轧盖之前安装到固定的位置上。

3. 轧盖机　具有双重作用,即把瓶内空气抽到约 610mmHg 的压力,然后把阀门封闭在固定的位置上。

4. 加压灌装机　可通过正压力迫使液体抛射剂经阀门杆周围或阀门封圈下面的浸入管注入容器中。该类设备基本可一次完成抽去容器中空气、轧紧阀门和抛射剂灌装 3 项操作(图 12-5)。

5. 漏气检查槽　有一个大型的充满水的槽、加热设备和磁化链条(图 12-6)。马口铁罐可被吸附于磁化条上,浸没在水中运送,在其出水之前温度将升至 54℃,从而检查是否漏气。

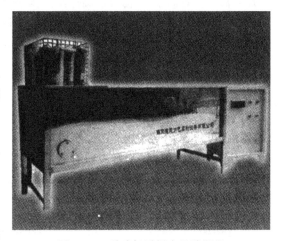

图 12- 6　手动气雾剂水浴检漏机

> 🔲 **知识链接**　　　　　　　　**气雾剂的质量要求**
>
> 气雾剂在生产与储藏期间应符合下列有关规定。
>
> （1）根据需要可加入溶剂、助溶剂、抗氧剂、防腐剂、表面活性剂等附加剂。吸入气雾剂中所有附加剂均应对呼吸道黏膜和纤毛无刺激性、无毒性。非吸入气雾剂及外用气雾剂中所有附加剂均应对皮肤或黏膜无刺激性。
>
> （2）二相气雾剂应按处方制得澄清的溶液，按规定量分装。三相气雾剂应将微粉化（或乳化）药物和附加剂充分混合制得稳定的混悬液或乳状液，如有必要，抽样检查，符合要求后分装。在制备过程中还应严格控制原料药、抛射剂、容器、用具的含水量，防止水分混入；易吸湿的药物应快速调配、分装。吸入气雾剂的雾滴大小应控制在 $10\mu m$ 以下，其中大多数应为 $5\mu m$ 以下。
>
> （3）气雾剂常用的抛射剂为适宜的低沸点液体。根据气雾剂所需压力，可将两种或几种抛射剂以适宜比例混合使用。
>
> （4）气雾剂的容器，应能耐受气雾剂所需的压力，各组成部件均不得与药物或附加剂发生理化作用，其尺寸精度与溶胀性必须符合要求。
>
> （5）定量气雾剂释出的主药含量应准确，喷出雾滴（粒）应均匀的，吸入气雾剂应保证每揿含量的均匀性。
>
> （6）制成的气雾剂应进行泄漏和压力检查，确保使用安全。
>
> （7）气雾剂应置凉暗处贮存，并避免曝晒、受热、敲打、撞击。
>
> （8）定量气雾剂应标明：①每瓶总揿次；②每揿主药含量。

七、气雾剂的质量检查

（一）气雾剂的稳定性试验

吸入气雾剂的稳定性试验必须包括 3 个方面：①容器；②阀门；③药物与抛射剂。

1. 容器　目前国内气雾剂以玻璃瓶外壁搪塑的容器为主，应进行安全爆破试验。将已填充抛射剂的产品放入有盖的铁丝篓内，浸没于（40℃±1℃）水浴中 1h（或 55℃，30min），此时容器内压力可达 784kPa，取出冷至室温，将破损者和塑料保护套与玻璃瓶壁黏附不紧的作废弃处理。

2. 阀门　检查阀门是为了保证阀门能有效地给出产品，且很容易就关闭。应检查阀门底盘的腐蚀迹象，同时检查阀门的各种局部构件有无软化、碎裂、拉长或变形的迹象。

3. 药物与抛射剂　应检查药物与抛射剂之间有无化学反应，药物或抛射剂是否分解变质。

（二）气雾剂的质量检查

气雾剂在生产与储藏期间应符合《中国药典》2010 年版第二部附录的有关规定：气雾剂应检查泄漏率、每瓶总揿次、每揿主药含量、雾滴（粒）分布、喷射速率、喷出总量、无菌、微生物限度等项目。

1. 每瓶总揿次　取供试品 4 瓶，分别除去帽盖，充分振摇，在通风橱内，分别揿压阀门连续喷射于已加入适量吸收液的容器内（注意每次喷射间隔 5s 并缓缓振摇），直至喷尽为止，分别计算喷射次数，每瓶总揿次均应不少于其标示总揿次。

2. 每揿主药含量　定量气雾剂照下述方法检测每揿主药含量。取供试品 1 瓶，充分振摇，除去帽盖，试喷 5 次，用溶剂洗净套口，充分干燥后，倒置于已加入一定量吸收液的适宜烧杯中，将套口浸入吸收液面下（至少 25mm），揿压喷射 10 或 20 次（注意每次喷射间隔 5s 并缓缓振摇），取出供试品，用吸收液洗净套口内外，合并吸收液，转移至适宜量瓶中并稀释至刻度后，按各品种含量测定项下的方法测定，所得结果除以 10 或 20，即为平均每揿主药含量，每揿主药含量应为每揿主药含量标示量的 80%~120%。

3. 雾滴(粒)分布 吸入气雾剂应检查雾滴(粒)大小分布。照吸入气雾剂雾滴(粒)分布测定法(附录ⅩH)检查,使用品种项下规定的接收液和测定方法,依法测定。除另有规定外,雾滴(粒)药物量不少于每揿主药含量标示量的 15%。

4. 喷射速度 非定量气雾剂照下述方法检查,喷射速度应符合规定。取供试品 4 瓶,除去帽盖,分别喷射数秒后,擦净,精密称定,将其浸入恒温水浴(25℃±1℃)中 30min,取出,擦干,除另有规定外,连续喷射 5s,擦净,分别精密称重,然后放入恒温水浴(25℃±1℃)中,按上法重复操作 3 次,计算每瓶的平均喷射速率(g/s),均应符合各品种项下的规定。

5. 喷出总量 非定量气雾剂照下述方法检查,喷出总量应符合规定。取供试品 4 瓶,除去帽盖,精密称定,在通风橱内,分别连续喷射于已加入适量吸收液的容器中,直至喷尽为止,擦净,分别精密称定,每瓶喷出量均不得少于标示装量的 85%。

6. 无菌 用于烧伤、创伤或溃疡的气雾剂照无菌检查法(附录Ⅺ J)检查,应符合规定。

知识链接　　　　　**气雾剂的安全相关试验**

气雾剂是"加压包装品",需进行多种检验来保证其安全性,以保证在使用和储存过程中的安全性。其相关试验包括以下几个方面。

(1) 易燃性与可燃性:主要是进行气雾剂闪点测定和火焰延伸性测定。将气雾剂冷却到大约 -32℃,转移入测定仪器中,使受试液体的温度缓慢上升,到蒸气开始着火的温度即为气雾剂的闪点。闪点是可燃性液体储存、运输和使用的一个安全指标,同时也是可燃性液体的挥发性指标。闪点低的可燃性液体,挥发性高,容易着火,安全性较差。火焰延伸性是指气雾剂对明火的延伸作用,将气雾剂向火焰喷射约 4s,观察火焰延伸长度。

(2) 物理化学特性:包括蒸气压、密度、水分测定和抛射剂的鉴别。蒸气压可用压力计测定;密度可用比重计或比重瓶测定。水分含量可用 Karl Fischer 法或气相色谱法测定。抛射剂的鉴别用气相色谱法和红外光谱法。

(3) 性能:包括阀门的放气速度、喷雾形状、定量阀门的剂量、装量、泡沫稳定性测定。

第二节　粉　雾　剂

一、概　　述

1. 粉雾剂的定义与分类 粉雾剂按用途可分为吸入粉雾剂、非吸入粉雾剂和外用粉雾剂。吸入粉雾剂系指微粉化药物或与载体以胶囊、泡囊或多剂量储库形式,采用特制的干粉吸入装置,由患者主动吸入雾化药物至肺部的制剂。非吸入粉雾剂系指药物或载体以胶囊或泡囊形式,采用特制的干粉给药装置,将雾化药物喷至腔道黏膜的制剂。外用粉雾剂系指药物或适宜的附加剂灌装于特制的干粉给药器具中,使用时借助外力将药物喷至皮肤或黏膜的制剂。

2. 粉雾剂的质量要求 粉雾剂在生产与储藏期间均应符合下列有关规定。

(1) 配制粉雾剂时,为改善粉末的流动性,可加入适宜的载体和润滑剂。吸入粉雾剂中所有附加剂均为生理可接受物质,且对呼吸道黏膜和纤毛无刺激性、无毒性。非吸入粉雾剂及外用粉雾剂中所有附加剂均应对皮肤或黏膜无刺激性。

(2) 粉雾剂给药装置使用的各组成部件均应采用无毒、无刺激性、性质稳定、与药物不起作用的材料制备。

（3）吸入粉雾剂中药物粒度大小应控制在 $10\mu m$ 以下，其中大多数应在 $5\mu m$ 以下。

（4）除另有规定外，外用粉雾剂应符合散剂项下有关的各项规定。

（5）粉雾剂应置凉暗处保存，防止吸潮。

（6）胶囊型、泡囊型吸入粉雾剂应标明：①每粒胶囊或泡囊中药物含量；②胶囊应置于吸入装置中吸入，而非吞服；③有效期；④储藏条件。

（7）多剂量储库型吸入粉雾剂应标明：①每瓶的装量；②主药含量；③总吸次；④每吸主药含量。

二、粉雾剂的组成

粉雾剂是由粉末吸入（或喷入）装置（dry powder inhaler, DPI）和供吸入或喷入用的干粉组成。

1. 吸入装置　常用的干粉吸入装置有单剂量和多剂量两种。单剂量干粉吸入装置一般把微粉化的药物按需要的单次剂量制成胶囊或泡囊，使用时把该胶囊或泡囊放进吸入器，推动弹簧夹，胶囊或泡囊即被打开，然后靠吸气使叶轮转动，药物飞扬成雾状被吸入。多剂量干粉吸入装置更复杂一些，它有一个装有多个剂量药粉的容器，转动剂量轮使定量的药粉进入剂量室，然后借助吸气驱动剂量圆片使药物扬起并从喷嘴口释放，这种吸入装置每转动和吮吸一次就释放一个剂量的药物，使用比较方便。

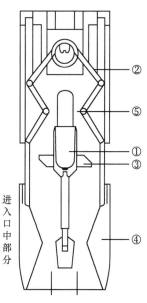

图 12-7　粉末雾化器
①药物胶囊；②弹簧杆；③扇叶推进器；④口吸器；⑤不锈钢弹簧

最简单的粉末药物吸入装置见图 12-7，装置结构主要由雾化器的主体、扇叶推进器和口吸器 3 部分组成。在主体外套有能上下移动的套筒，套筒内上端装有不锈钢针；口吸器的中心也装有不锈钢针，作为扇叶推进器的轴心及胶囊一端的致孔针。使用时，将组成的 3 部分卸开，先将扇叶套于口吸器的不锈钢针上，再将装有极细粉的胶囊的深色盖端插入推进器扇叶的中孔中，然后将 3 部分组成整体，并旋转主体使与口吸器连接，试验其牢固性。压下套筒，使胶囊两端刺入不锈钢针；再提起套筒，使胶囊两端的不锈钢针脱开。此时，扇叶内胶囊的两端已致孔，并能随扇叶自由转动，即可供患者使用。

吸入装置的设计原则是增加湍流的产生，以提高装置释放的可供吸入的药物量。理想的干粉给药装置应为：装置内预先装入一些剂量，使患者易于使用；在低气流量时，仍易吸入；小剂量时，粉末剂量准确；对湿不敏感；处方流动性许可时，无附加剂的纯药物也可工作；计数装置可提示患者吸入了多少剂量，无过量的危险。

吸入装置的选择，应根据主药特性选择适宜的给药装置，需长期给药的宜选用多剂量储库型装置，主药性质不稳定的则宜选择单剂量给药装置。

2. 干粉

（1）主药：药物粒子的粒径很大程度上会影响药物的疗效，应通过微粉化工艺使药物粒子的粒径达到规定的范围。常用的微粉化工艺有研磨法（球磨机、流能磨）、喷雾干燥法及重结晶法，应根据主药的理化性质选择合适的微粉化工艺。在利用研磨法进行微粉化处理时，需要注意多晶型药物晶型的变化；在利用喷雾干燥法进行微粉化处理时，需要注意药物在溶剂中的晶型和溶剂化物的产生，同时对于此过程可能产生的水分或其他有机溶剂也需要严加控制；在利用重结晶法进行微粉化处理时，需要注意重结晶的溶剂残留问题。此外，经微粉化处理后的药物粉末应进行粉体学测定。

（2）载体：粉雾剂中主药含量一般为微克级。载体在粉雾剂中可以起稀释剂的作用，还可以改善微粉化后药物的流动性。载体的最佳粒径为 70～100μm，过于粗大则混合时机械阻力增加；反之，载体与微粉化的药物吸附力太强，使药物和载体在呼吸道中难以分离。因此，理想的载体应在加工和充填时与药物粒子具有一定的吸附能力，混合物不分离，而在经吸入器吸入时，药物可最大限度的从载体表面分离，混悬于吸入气流中。

载体应是无毒、惰性、能被人体所接受的可溶性物质，如乳糖、阿拉伯胶、木糖醇、葡萄糖、甘露醇等。

（3）其他附加剂：除了加入一定量的载体外，有时为了改善粉末的粉体学特性，改善载体的表面性质及抗静电性能，以便得到流动性更好、粒度分布更均匀的粉末，常在处方中加入一定量的润滑剂、助流剂及抗静电剂等附加剂。

三、粉雾剂的制备与举例

1. 粉雾剂的制备工艺　药物→微粉化→与载体等附加剂混合→装入胶囊、泡囊或装置中→质检、包装→成品。

制备粉雾剂的工艺与制备散剂相似，不同之处有以下几方面。

（1）主药必须进行微粉化处理，应制成粒径 5μm 左右的粉末，以便主药吸附在载体上进入支气管及更深的部位发挥药效。

（2）主药的含量极少，有时主药的用量是载体的数百分之一，应特别注意主药与载体混合的均匀性，否则会影响剂量的准确性。

（3）混合均匀的粉末应及时装入干粉吸入装置中，以免受潮。

2. 举例

例 12-3　胰岛素粉雾剂（肺吸入）

【处方】　胰岛素 100IU　癸酸钠适量　乳糖 25mg

【制法】　胰岛素于压缩氮气下（进料压 0.7MPa，室内压 0.5MPa）在 Airfilco 射流粉碎机中粉碎，直至平均粒径为 2.4μm。癸酸钠于压缩氮气下（进料压 0.5MPa，室内压 0.3MPa）粉碎至粒径为 1.6μm。微粉化后的胰岛素与其质量 10%～25% 的微粉化癸酸钠混合，混匀后，与处方量乳糖混匀，装入胶囊中，置粉末吸入装置吸入给药。

【分析】　①大分子多肽药物若经鼻给药，需加入吸收促进剂，由于促进剂的鼻黏膜毒性及药物本身对鼻腔的刺激，现已不主张经鼻给予胰岛素，而采用经肺吸入给药。②经肺作胰岛素全身性给药可减少胰岛素依赖型糖尿病所需的注射次数，并可使非胰岛素依赖型糖尿病的胰岛素治疗更易接受。③肺吸入时胰岛素的吸收比皮下注射时更为迅速，更接近于胰岛素的天然反应，治疗的重现性与皮下注射相仿，患者可在就餐时给药而无须在餐前 0～5h 给药，患者的顺应性提高。④胰岛素具生物活性，应避免微粉化过程对主药的破坏，微粉化技术是制备的关键所在。

> **知识链接**　　　　　　　　　　**粉雾剂的排空率检查**
>
> 　取本品 10 粒，分别精密称定，逐粒置于吸入装置内，用每分钟 60L±5L 的气流抽吸 4 次，每次 1.5s，称定重量，用小刷或用每分钟 60L±5L 的气流抽吸 4 次，每次 1.5s，称定重量，用小刷或适宜用具拭净残留内容物，再分别称定囊壳重量，求出每粒的排空率，排空率应不低于 90%。胶囊型或泡囊型粉雾剂照上述方法检查，排空率应符合规定。

第三节　喷　雾　剂

一、概　　述

1. 喷雾剂的含义和分类　喷雾剂系指含药溶液、乳状液或混悬液填充于特制的装置中,使用时借助手动泵的压力、高压气体、超声振动或其他方法将内容物呈雾状物释出,用于肺部吸入或直接喷至腔道黏膜、皮肤及空间消毒的制剂。按用药途径可分为吸入喷雾剂、非吸入喷雾剂及外用喷雾剂。按给药定量与否,喷雾剂还可分为定量喷雾剂和非定量喷雾剂。

2. 喷雾剂的特点

(1) 无须抛射剂作动力,无大气污染。

(2) 生产处方和工艺简单,产品成本较低。

(3) 使用方便,仅需很小的触动力即可达到全喷量,适用范围广。

(4) 随着使用次数的增加,内容物的减少,容器压力也随之降低,致使喷出的雾滴(粒)大小及喷射量不能维持恒定。因此药效强、安全指数小的药物不宜制成喷雾剂。

二、质　量　要　求

喷雾剂在生产和储藏期间应符合下列有关规定。

(1) 根据需要可加入溶剂、助溶剂、抗氧剂、防腐剂、表面活性剂等附加剂。吸入喷雾剂中所有附加剂均应为生理可接受物质,且对呼吸黏膜和纤毛无刺激性、无毒性。非吸入喷雾剂及外用喷雾剂中所有附加剂均应对皮肤或黏膜无刺激性。

(2) 喷雾剂装置中各组成部件均应采用无毒、无刺激性、性质稳定、与药物不起作用的材料制备。

(3) 溶液型喷雾剂药液应澄清;乳状液型液滴在液体介质中应分散均匀;混悬型喷雾剂应将药物细粉和附加剂充分混匀,制成稳定的混悬剂。吸入喷雾剂的雾滴(粒)大小应控制在 $10\mu m$ 以下,其中大多数应为 $5\mu m$ 以下。

(4) 喷雾剂应置凉暗处储存,防止细潮。

(5) 单剂量吸入喷雾剂应标明:①每剂量药物含量;②液体使用前置于吸入装置中吸入,而非口服;③有效期;④储藏条件。

(6) 多剂量喷雾剂应标明:①每瓶的装量;②主药含量;③总喷次;④每喷主药含量;⑤储藏条件。

三、举　　例

例 12-4　异丙乙基去甲肾上腺素喷雾剂

【处方】　异丙乙基去甲肾上腺素 2.48g　氯化钠适量　甘油适量　亚硫酸钠适量　盐酸适量　注射用水加至 4000ml　共制 1000 瓶

【制法】　将异丙乙基去甲肾上腺素溶于含有甘油、氯化钠、亚硫酸钠、盐酸的无菌注射用水中,制成澄清溶液,然后分装到喷雾剂容器内,密封即得。

【分析】　①本品为无菌制剂,包装材料为塑料小瓶。②处方中甘油为矫味剂且起增稠作用,氯化钠调节等渗,盐酸调节 pH,亚硫酸钠为抗氧剂。

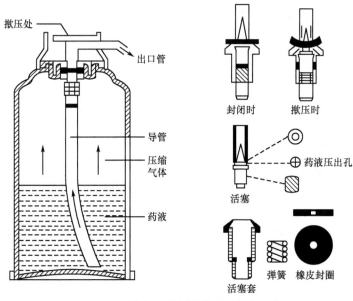

知识链接　　　　　　　　喷雾剂的装置

1. 容器　常以不锈钢或马口铁为材料制成,后者内壁涂有以聚乙烯为底层、环氧树脂为外层的混合保护层,以提高其耐腐蚀性。容器的牢固性应比较强,因为在制备喷雾剂时,为保证内容物能全部用完,要施加较液化气体时更高的压力。

2. 阀门系统　与气雾剂相似,只是阀杆的内孔一般有 3 个,并且比较大,以便于物质的流动。图 12-8 是国产气压制剂的非定量阀门系统示意图,有的也装有定量阀门。

撤压处

出口管

导管

压缩气体

药液

封闭时　撤压时

药液压出孔

活塞

弹簧　橡皮封圈

活塞套

图 12-8　国产气压制剂的非定量阀门系统

目 标 检 测

一、选择题

（一）A型题（单项选择题）

1. 下列关于气雾剂的叙述,错误的是（　　）

   A. 气雾剂喷出的药物均为气态

   B. 吸入气雾剂吸收速率快

   C. 增加了药物稳定性

   D. 起全身作用者还可避免胃肠道的不良反应

   E. 能减少局部给药的机械刺激

2. 与气雾剂雾粒的大小无关的因素是（　　）

   A. 抛射剂类型　　　B. 抛射剂用量

   C. 抛射剂压力　　　D. 阀门的类型

   E. 容器的种类

3. 下列属于气雾剂阀门系统的是（　　）

   A. 橡胶封圈　　　　B. 耐压容器

   C. 抛射剂　　　　　D. 药物

   E. 附加剂

4. 定量阀门能准确控制吸入气雾剂的喷出剂量主要依靠阀门系统中的（　　）

   A. 阀杆　　　　　　B. 封帽

   C. 浸入管　　　　　D. 定量杯（室）

   E. 弹簧

5. 下列有关气雾剂特点的叙述,正确的是（　　）

   A. 只起局部治疗作用

   B. 具有长效作用

   C. 吸收快,作用迅速

   D. 容器内压高,影响药物的稳定性

   E. 供吸入用气雾剂吸收完全

6. 溶液型气雾剂的组成部分不包括（　　）

   A. 抛射剂　　　　　B. 潜溶剂

   C. 耐压容器　　　　D. 阀门系统

   E. 润湿剂

7. 混悬型气雾剂的组成部分不包括（　　）

   A. 耐压容器　　　　B. 阀门系统

   C. 抛射剂　　　　　D. 潜溶剂

E. 润滑剂

8. 二相气雾剂为（　　）
   A. 溶液型气雾剂　　　B. O/W 乳剂型气雾剂
   C. W/O 乳剂型气雾剂　D. 混悬型气雾剂
   E. 吸入粉雾剂

9. 混悬型气雾剂为（　　）
   A. 一相气雾剂　　　　B. 二相气雾剂
   C. 三相气雾剂　　　　D. 吸入粉雾剂
   E. O/W 乳剂型气雾剂

10. 乳剂型气雾剂为（　　）
    A. 单相气雾剂　　　　B. 二相气雾剂
    C. 三相气雾剂　　　　D. 双相气雾剂
    E. 吸入粉雾剂

11. 气雾剂的质量评定不包括（　　）
    A. 每瓶总揿次
    B. 每揿主药含量
    C. 雾滴（粒）分布
    D. 泄露率
    E. 抛射剂用量检查

12. 吸入粉雾剂中药物的粒度，大多数应控制在多少以下（　　）
    A. 15μm　　　　　　　B. 10μm
    C. 5μm　　　　　　　D. 3μm
    E. 2μm

13. 对喷雾剂描述错误的是（　　）
    A. 在使用过程中容器内的压力不能保持恒定
    B. 抛射药液的动力是压缩气体
    C. 喷雾剂抛射药液的动力为液体状态的抛射剂
    E. 内服喷雾剂动力源以氮气为最佳
    D. 喷雾剂应施加较高的压力以保证药液全部用完

14. 以下对抛射剂叙述错误的是（　　）
    A. 抛射剂可兼作药物的溶剂或稀释剂
    B. 抛射剂可分为压缩气体与液化气体
    C. 压缩气体常用喷雾剂的抛射剂
    E. 抛射剂在气雾剂中起动力作用
    D. 气雾剂喷雾粒子大小、干湿与抛射剂用量无关

（二）B 型题（配伍选择题）

【15～19】
    A. 吸入气雾剂
    B. 非吸入气雾剂
    C. 外用气雾剂
    D. 粉雾剂

E. 喷雾剂

15. 配有定量阀门，直接喷至腔道黏膜的气雾剂是（　　）

16. 采用特制的干粉给药装置，将雾化药物喷出的制剂是（　　）

17. 配有非定量阀门，用于皮肤和黏膜及空间消毒的气雾剂是（　　）

18. 配有定量阀门，供肺部吸入的气雾剂是（　　）

19. 不含抛射剂，借助手动泵的压力将内容物以雾状等形态释出的制剂是（　　）

【20～24】
    A. 喷雾剂　　　　　　B. 吸入粉雾剂
    C. 气雾剂　　　　　　D. 吸入剂
    E. 抛射剂

20. 通过机械喷雾器或雾化器作用将药液喷成雾状的制剂（　　）

21. 借主药本身具挥发与升华的特性供患者吸入的制剂（　　）

22. 药物与适宜的抛射剂封装于具有特制阀门系统的耐压密封容器中制成的制剂（　　）

23. 作为气雾剂抛射动力的液化气体兼有药物溶剂的作用（　　）

24. 微粉化药物与载体或无载体以胶囊、泡囊或多剂量储库形式采用特制的干粉吸入装置由患者主动吸入雾化药物的制剂（　　）

（三）X 型题（多项选择题）

25. 有关气雾剂的叙述正确的是（　　）
    A. 气雾剂由药物与附加剂、抛射剂、耐压容器和阀门系统组成
    B. 气雾剂按分散系统分为溶液型、混悬型及乳剂型
    C. 气雾剂用药剂量难以控制
    D. 气雾剂只能吸入给药　E. 抛射剂的用量可影响喷雾粒子的大小

26. 下列可制成气雾剂的药物有（　　）
    A. 抗组胺药　　　　　B. 支气管扩张药
    C. 心血管药　　　　　D. 抗生素
    E. 解痉药

27. 气雾剂普遍采用的耐压容器有（　　）
    A. 金属容器　　　　　B. 橡胶容器
    C. 塑料容器　　　　　D. 玻璃容器
    E. 搪瓷容器

28.《中国药典》2010 年版规定气雾剂的质量检查包括（　　）
    A. 泄漏和爆破检查

B. 每瓶总掀次、每掀主药含量

C. 微生物限度

D. 喷射速率、喷出总量

E. 无菌检查

29. 以下关于氟里昂类抛射剂的叙述中,正确的是
( )

    A. 毒性小、沸点低、性质稳定、但易燃易爆

    B. 为碳氢类化合物

    C. 会破坏大气臭氧层

    D. 中国规定到 2010 年全面禁用

    E. 临界压力为 7599kPa,需用小钢瓶包装

二、名词解释

1. 雾化吸入剂　2. 气雾剂　3. 粉雾剂

三、填空题

1. 气雾剂按医疗用途可分为_____、_____和
_____类。

2. 气雾剂是由_____、_____、_____、____

____四部分组成。

3. _____是气雾剂喷射药物的动力,并可兼作药
物_____的作用。

4. 气雾剂所用的抛射剂有_____、_____、__
_____三类,其中_____到 2010 年将在中国
全面禁用。

5. 填充抛射剂的方法有_____和_____两种。

四、问答题

1. 气雾剂有哪些特点?

2. 简述气雾剂的储存方法及注意事项。

3. 盐酸异丙肾上腺素气雾剂

【处方】　盐酸异丙肾上腺素 2.5g　维生素 C1.0g
乙醇 296.5g　二氯二氟甲烷适量共制 1000g

(1) 试分析处方中各成分的作用。

(2) 本品用途是什么? 长期使用存在什么问题?

（张小勇）

第十三章 经皮吸收制剂

第一节 概　　述

一、经皮吸收制剂的含义、特点

1. 经皮吸收制剂的含义　经皮吸收制剂或称经皮给药系统(transdermal drug delivery systems, transdermal therapeutic systems, 简称 TDDS, TTS)系指经皮肤敷贴方式用药,药物由皮肤吸收进入全身血液循环并达到有效血药浓度,实现疾病治疗或预防的一类制剂,又称为贴剂(patch)或贴片。

课堂互动

经皮吸收制剂和我国传统的贴膏有哪些异同点?

知识链接　　　　　　　　　　TDDS 的发明与发展

自1981年美国第一个 TDDS 东莨菪碱贴剂,商品名为 TDDS-Transderm-Scop 上市以来,目前,已有9种药物的数个品种和剂量规格的 TDDS 产品,包括硝酸甘油、雌二醇、芬太尼、烟碱、可乐定、睾酮、硝酸异山梨酯、左炔诺孕酮、尼群地平和噻吗洛尔等。国内外正在研制和开发 TDDS 的一些药物有雌二醇(7天1次)、酮咯酸氨基三丁醇、丁螺环酮、复方雌激素、孕激素和胰岛素等。

近十多年来,一些亲水性较强及分子质量较大的药物,如多肽及蛋白质类药物的经皮给药系统研究开发迅速发展。随着新型合成的高分子聚合物和渗透促进剂的应用,经皮吸收制剂制备工艺不断完善,离子导入药物技术以及超声波或激光技术的应用,药物透皮吸收的机理深入研究,拓宽了 TDDS 领域的研究和发展内容。

2. 经皮吸收制剂的特点　该类制剂为一些长期性疾病和慢性疾病的治疗及预防创造了简单、方便和有效的给药方式,与常用普通剂型如口服片剂、胶囊剂或注射剂等比较,TDDS 具有一系列优点。

(1)避免了口服给药可能发生的肝脏首过效应及胃肠灭活,提高了治疗效果。药物可长时间持续扩散进入血液循环。例如,硝酸甘油采用口服给药,有90%的药物被肝破坏,而舌下给药则维持时间很短。硝酸甘油的 TDDS 则可至少维持24h有效治疗。

(2)维持恒定的血药浓度或生理效应,增强了治疗效果,减少了胃肠给药的副作用。普通剂型每天因多次用药,易产生血药浓度峰谷波动现象,而 TDDS 利用相对固定的皮肤部位给药,在用药期间吸收速度和吸收总量不会出现明显变化。

（3）延长作用时间,减少用药次数,改善患者用药顺应性。一般口服缓释或控释制剂,维持有效作用的时间少于 24h。TDDS 每次给药可维持 1 天或 1 天以上,如东莨菪碱 TDDS 和雌二醇 TDDS 都是 3 天用药 1 次,而可乐定 TDDS 只需 1 星期用药 1 次。

（4）患者可以自主用药,减少个体间差异和个体内差异。

（5）TDDS 也有其局限性,如起效较慢,且多数药物不能达到有效治疗浓度;TDDS 的剂量较小,一般认为,每天超过 5mg 的药物就已经不容易制备成理想的 TDDS。对皮肤有刺激性和过敏性的药物不宜设计成 TDDS。另外,TDDS 生产工艺和条件也较复杂等。

二、经皮吸收制剂的分类

经皮吸收制剂可大致分为以下四类。

（一）膜控释型

膜控释型 TDDS（membrane-moderated type TDDS）的基本构造见图 13-1,该系统主要由背衬层、药物储库、控释膜层、黏胶层和防黏层（保护层）五部分组成。transderm-nitro（硝酸甘油）和 transderm-scop（东莨菪碱）、estraderm（雌二醇）、catapres-TTS（可乐定）均为膜控释型的 TDDS。

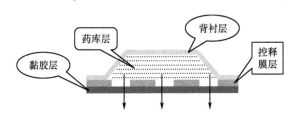

图 13-1　膜控释型 TDDS 示意图

背衬层通常以软铝塑材料或不透性塑料薄膜如聚苯乙烯、聚乙烯、聚酯等制备,要求封闭性强,对药物、辅料、水分和空气均无渗透性,易于与控释膜复合,背面方便印刷商标、药名和剂量等文字。药物储库可以采用多种方法和多种材料制备,如将药物分散在聚异丁烯压敏胶中涂布而成,也可以混悬在对膜不渗透的黏稠流体如硅油或半固体软膏基质中,或直接将药物溶解在适宜溶剂中等;控释膜则是由聚合物材料加工而成的微孔膜或无孔膜,如乙烯-醋酸乙烯共聚物、聚丙烯都是常用的膜材;黏附层可以用各种压敏胶,如硅橡胶类、丙烯酸类或聚异丁烯类等。

膜控释型 TDDS 的释药速度与聚合物膜的结构、膜孔大小、组成、药物在其中的渗透系数、膜的厚度及黏胶层的组成及厚度有关,这类 TDDS 的释药速率一般符合零级动力学方程。

（二）黏胶分散型

黏胶分散型（adhesive dispersion-type TDDS）的药物储库层及控释层均由压敏胶组成,见图 13-2。

药物分散或溶解在压敏胶中成为药物储库,均匀涂布在不渗透背衬层上。为了增强压敏胶与背衬层之间的黏结强度,通常先用空白压敏胶先涂布在背衬层上,然后复以含药胶,在含药胶层上再复以具有控释能力的胶层。由于药物扩散通过的含药胶层的厚度随释药时间延长而不断增加,故释药速度随之下降。为了保证恒定的给药速度,可以将黏胶层分散型系统的药库按照适宜浓度梯度制备成多层含不同药量及致孔剂的压敏胶层。

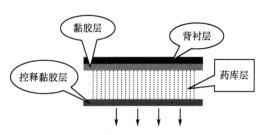

图 13-2　黏胶分散型 TDDS 示意图

（三）骨架扩散型

药物均匀分散或溶解在疏水或亲水的聚合物骨架中,然后分剂量成固定面积大小及一定厚度的药膜,与压敏胶层、背衬层及防黏层复合即成为骨架扩散型 TDDS(matrix-diffusion type-TDDS),见图 13-3。压敏胶层可直接涂布在药膜表面,也可以涂布在与药膜复合的背衬层。该系统的释药速率符合 Higuchi 方程。Nitro-Dur 硝酸甘油 TDDS 即属该类型,其骨架系由聚乙烯醇、聚维酮和羟丙基纤维素等形成的亲水性凝胶,制备成圆形膜片,与涂布压敏胶的圆形背衬层黏合,加防黏层即得。

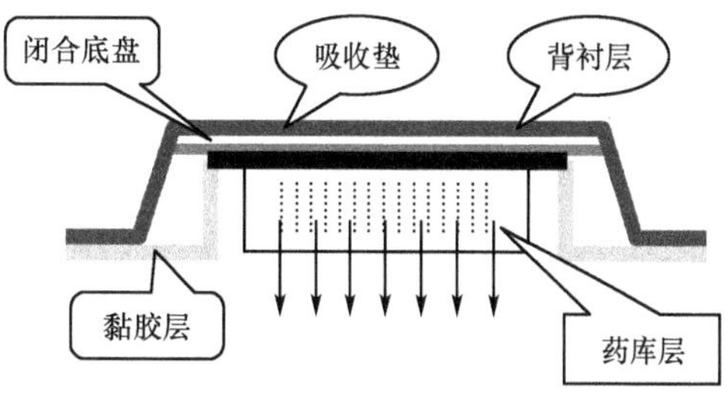

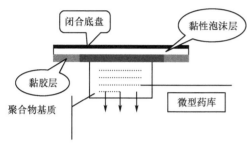

图 13-3 骨架扩散型 TDDS 结构示意图

(四)微储库型

微储库型系统(microreservoir-type TDDS)兼具膜控制型和骨架型的特点。其一般制备方法是先把药物分散在水溶性聚合物(如聚乙二醇)的水溶液中,再将该混悬液均匀分散在疏水性聚合物中,在高切变机械力下,使形成微小的球形液滴,见图 13-4。然后迅速交联疏水聚合物分子使之成为稳定的包含有球型液滴药库的分散系统,将此系统制成一定面积及厚度的药膜,置于

图 13-4 微贮库型 TDDS 结构示意图

黏胶层中心,加防黏层即得。

本系统中包括两类控释因素,即以药物在两相中的分配控释和以药物在聚合物骨架中的扩散控释,释药模式决定于两种控释因素的相对大小,符合零级动力学方程或 Higuich 方程。

第二节 经皮吸收制剂的设计

一、皮肤的结构与生理

从 TDDS 研制考虑,皮肤可简单分为四个主要的层次(图 13-5),即表皮、真皮、皮下脂肪组织和皮肤附属器。角质层和生长表皮合称表皮。

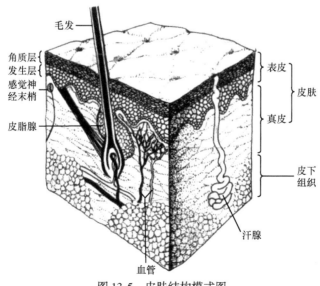

图 13-5 皮肤结构模式图

1. 表皮　一般认为,对于脂溶性较强的药物,角质层的屏障作用相对较小,主要的限速因素是由角质层向生长表皮的转运过程,而分子质量较大的药物、极性或水溶性较大的药物则较难透过,在角质层中的扩散是它们的主要限速过程。

2. 生长表皮　系由活细胞组成,细胞内主要是水性蛋白质溶液,水分含量约占90%,药物较容易通过,但在某些情况下,可能成为脂溶性药物的渗透屏障。

3. 真皮和皮下组织　从表皮转运至真皮的药物可以迅速向全身转移而不形成屏障,但是一些脂溶性较强的药物,亦可能在该层组织的脂质中积累。皮下组织是一种脂肪组织,具有皮肤血液循环系统、汗腺和毛孔,一般不成为药物吸收屏障。

4. 皮肤附属器　包括汗腺、毛囊、皮脂腺。毛孔、汗腺和皮脂腺从皮肤表面一直到达真皮层底部。毛孔、汗腺和皮脂腺总面积与皮总表面积相比低于1%,一般不成为主要吸收途径,但大分子药物及离子型药物可能由此途径转运。

二、影响药物经皮吸收的生理因素

1. 皮肤的水化作用　角质细胞能够吸收一定量的水分,发生膨胀和减低结构的致密程度,水化使药物的渗透变得更容易。角质层含水量达50%以上时,药物的渗透性可增加5~10倍,水化对水溶性药物的促进吸收作用较脂溶性药物显著。皮肤的用药部位上覆盖敷料如塑料薄膜等,或使用具有封闭作用的软膏基质如凡士林、脂肪及油等,能防止水分蒸发,使汗在皮肤内积蓄,引起皮肤水化,可使激素类药物的经皮吸收增加。

2. 角质层的厚度　人体不同部位角质层的厚度顺序为:足底和手掌>腹部>前臂>背部>前额>耳后和阴囊。不同药物的渗透可能有部位选择性,东莨菪碱TDDS的用药最佳部位在耳后,乙酰水杨酸对皮肤渗透性大小顺序是前额>耳后>腹部>臂部,可乐定TDDS在达稳态后渗透性大小是胸部>上臂外侧>大腿外侧,硝酸甘油这类渗透性很强的药物在人体许多部位的渗透性差异并不大。角质层厚度的差异也与年龄、性别等多种因素有关。

📖 案例分析　　　　　　　**透皮贴剂的合理使用**

【案例】某患者极易晕车,乘车前在药店买入东莨菪碱透皮贴剂,于乘车前贴于前额,结果无效。详细阅读说明书后,该患者改为乘车前贴于耳后,即控制了患者的晕动症。

【分析】东莨菪碱是治疗晕动症最有效的药物,但其治疗窗很窄,并有神经系统的副作用和很短的半衰期(少于1h),妨碍其广泛地口服应用,研制东莨菪碱透皮给药剂型的目的是要达到较大的作用选择性、长效和使用方便。东莨菪碱口服或肌内注射有效剂量为200μg。耳郭后是东莨菪碱透皮给药的最好的位置,使用治疗剂量500μg的贴剂,就能将有效剂量输入体内(供3天用),只有通常同样时间内口服或肌内注射用量的1/5,并且血药浓度几乎和控速静脉滴注所达到的浓度相等。但额头透皮性能较耳后差,不能达到有效血药浓度,故无效。

---

3. 皮肤条件　角质层受损时其屏障功能也相应受破坏,牛皮癣、湿疹、溃疡或烧伤等创面上的渗透有数倍至数十倍的增加。氢化可的松在正常皮肤的渗透量仅为给药量的1%~2%,而除去角质层后,渗透量增加至78%~90%。用有机溶剂对皮肤预处理亦有类似效果,可能是因角质层中类脂的溶解或被提取后形成渗透通路。皮肤疾病还可引起皮肤内酶活性的改变,如牛皮癣患者病变皮肤中芳香烃羟化酶的活性比正常皮肤低得多,寻常痤疮皮肤中睾丸素的分解比正常人高2~20倍。随着皮肤温度的升高,药物的渗透速度也升高。

4. 皮肤的结合与代谢作用　结合作用是指药物与皮肤蛋白质或脂质等的结合,结合作用延长药物渗透的时滞,也可能在皮肤内形成药物的储库,药物与组织结合力越强,其时滞和储库的维持也越长,如二醋酸比氟拉松用后22天仍可从角质层中测出药物。

药物可在皮肤内酶的作用下发生氧化、水解、结合和还原作用等,但是皮肤内酶含量很低,且 TDDS 的面积很小,故酶代谢对多数药物的皮肤吸收不产生明显的首过效应。

三、TDDS 设计的剂型因素

设计 TDDS 应考虑临床需求和剂型因素,TDDS 适宜于慢性疾病治疗及预防药物、半衰期短需要频繁给予的药物。从剂型方面考虑,并非所有药物都能制成 TDDS,必须考虑以下几点。

1. 药物剂量　TDDS 选择的药物一般以剂量小、作用强者较为理想,日剂量最好在几毫克的范围内,不超过 10 ~ 15mg。例如,硝酸甘油 TDDS 在 24h 吸收量为 5 ~ 12.5mg;可乐定 TDDS 每 7 天给药 1 次,平均每天释药 0.3mg。虽然一些药物可通过增加释药面积以增加渗透量,但面积过大及长期使用,患者不易接受。

2. 分子大小及脂溶性　分子质量大于 600 的物质已较难通过角质层。药物的扩散系数与分子质量的平方根或立方根成正比,分子质量越大,分子体积越大,扩散系数则越小。熔点越高的药物和水溶性或亲水性药物,在角质层的渗透速率较低。但脂溶性很强的药物,生长表皮和真皮的分配也可能会成为主要屏障。所以,用于经皮吸收的药物在水中及油中的溶解度最好比较接近,而且无论在水相或是在油相均有较大的溶解度。

分配系数的大小也影响药物从 TDDS 进入角质层的能力,如果 TDDS 中的介质或者某组分(如黏胶或骨架材料等)对药物有很强的亲和力,则其油水分配系数下降将减少药物的渗透。

3. pH 与 pKa　离子型药物一般不易透过角质层,而非解离型药物具有相对较高的渗透性。表皮内为弱酸性环境(pH 4.2 ~ 5.6),而真皮内的 pH 为 7.4 左右,故可根据药物的 pKa 来调节 TDDS 介质的 pH,使其离子型和非离子型的比例发生改变,提高渗透性。

4. TDDS 中药物的浓度　药物在皮肤中的扩散是依赖于浓度梯度的被动扩散,TDDS 中药物的渗透速度与药物浓度有关,提高药物浓度,渗透速度亦相应提高。例如,氟氢可的松的浓度从 0.01% 增加至 0.25% 时,渗透增加 2.5 倍。

5. 熔点　与通过一般生物膜相似,低熔点的药物容易透过皮肤。离体皮肤扩散实验证实,芬太尼、舒芬太尼和杜冷丁的熔点都小于 100℃,它们的扩散系数为 $3.7×10^{-3} ~ 1.2×10^{-2}$ cm/h,时滞为 1.2 ~ 2.0 h;吗啡、氢吗啡酮和可待因的熔点大于 150℃,它们的透皮系数为 $9.3×10^{-6} ~ 4.9×10^{-5}$ cm/h,时滞 5.2 ~ 7.6 h。

▣　**知识链接**　　　　　　**透皮吸收制剂研究热点药物**

性激素类药物:黄体酮、睾酮、炔诺酮、18-甲基炔诺酮、雌二醇、前列腺素、加压素、雌孕激素+黄体酮等。

神经系统药物:毒扁豆碱、吗啡、二氢埃托啡、酮咯酸、芬太尼。

心血管药物:硝苯地平、尼群地平、氨氯地平、消心痛、硝酸甘油、尼卡地平、普萘洛尔。

消炎镇痛药物:消炎痛、酮洛芬、氟比洛芬、布洛芬、双氯芬酸等。

平喘药:妥洛特罗、特布他林。

四、促进药物经皮吸收的方法

尽管增加经皮吸收制剂的给药面积可增加给药剂量,但一般经皮制剂的面积不大于 $60cm^2$。因此,除了少数剂量小和具适宜溶解特性的小分子药物,大部分药物的透皮速率都满足不了治疗要求,因此必须提高药物的透皮吸收速率。促进药物经皮吸收的方法有药剂学方法、化学方法与物理学方法,研究最多的是使用渗透促进剂。对药物进行化学结构改造,合成具有较大透皮速率的前体药物也是可行的化学方法。近年来,也有采用离子导入、超声波和电致孔等物理学方法亦用来促进水溶性大分子药物的经皮吸收。

(一) 渗透促进剂在 TDDS 中的应用

渗透促进剂(penetration enhancers)是指那些能加速药物渗透穿过皮肤的物质。理想的经皮吸收促进剂应具备的条件是:①对皮肤及机体无药理作用、无毒、无刺激性及无过敏反应。②应用后立即起作用,去除后皮肤能恢复正常的屏障功能。③不引起体内营养物质和水分通过皮肤损失。④不与药物及其他附加剂产生物理化学作用。⑤无色、无臭。

常用的经皮吸收促进剂可分如下几类。

1. 有机酸、脂肪醇类   一些脂肪酸与脂肪醇在适当的溶剂中,能对很多药物的经皮吸收有促进作用。其促透作用与碳链长度和双键数目有关,12 个碳原子的脂肪酸或脂肪醇具有最大的促透作用,增加双键能增强促透作用。

油酸是应用得较多的促透剂,为无色油状液体;微溶于水,易溶于乙醇、乙醚、氯仿和油类等。油酸与皮肤中的脂肪酸有相似的结构,使角质层细胞间类脂分子排列发生变化,增加类脂的流动性,皮肤的渗透性增大。油酸能促进阳离子药物萘呋唑啉、阴离子型药物水杨酸及很多分子型药物如咖啡因、阿昔洛韦、氢化可的松、甘露醇和尼卡地平等药物的经皮渗透。

当油酸与乙醇和丙二醇等潜溶剂配伍时,能提高促透作用。例如,在丙二醇中加入 2% 油酸,可使阿昔洛韦的渗透系数增加 140 倍。当增加油酸在丙二醇中的浓度达 10% 时,雌二醇的渗透系数增加 6 倍。

2. 表面活性剂   广泛用于各类剂型中,常用作增溶剂、乳化剂、湿润剂或稳定剂等。表面活性剂的浓度超过临界胶束浓度(CMC)时,药物进入形成的胶束,低浓度的表面活性剂能干扰细胞膜的结构,增加药物的渗透速率。表面活性剂对皮肤的作用可分对皮肤的脱脂作用和与角质层作用两方面。

(1) 阴离子表面活性剂:能渗透皮肤,与皮肤产生相互作用。它们的渗透量受结构影响,渗透能力为 10 个碳原子>12 个碳原子烃链>14、16 和 18 个碳原子。表面活性剂的亲水性基团亦能影响渗透速率,其机制主要是与表皮蛋白的相互作用与结合有关。大部分阴离子表面活性剂能使角质层与活性表皮溶胀。

经皮渗透研究中应用较多的是十二烷基硫酸钠(SLS),它促进水、氯霉素、萘普生和纳洛酮等的经皮渗透。1mg/ml 和 1.5mg/ml 的 SLS 能使溴吡啶斯的明透过离体人皮肤的速率增加 50 倍和 200 倍。

(2) 非离子型表面活性剂:对皮肤的刺激性比阴离子表面活性剂小,但对皮肤渗透性的影响亦较小。常用吐温类,如吐温 80 能增加氯霉素、氢化可的松和利多卡因的透皮速率。聚氧乙烯脂肪醇醚和聚氧乙烯脂肪酸酯能促进纳洛酮、灰黄霉素、醋酸双氟拉松、氟灭酸的经皮吸收。

(3) 卵磷脂:能促进一些药物的经皮渗透,如用裸鼠皮肤研究卵磷脂对茶碱和硝酸异山梨醇经皮渗透的影响,在药物的丙二醇混悬液中加 1% 卵磷脂,使茶碱的透皮量从 0.97mg 增加到 11.88mg。

卵磷脂是组成脂质体的主要成分,因此将药物制成脂质体后可在皮肤内保持较高浓度,且可降低药物的全身副作用。脂质体制剂作为皮肤局部用药的药物如敏乐定、维甲酸、地塞米松等。

3. 月桂氮䓬酮(laurocapam)   也称氮酮,国外商品名为 Azone,即 1-十二烷基氮杂环庚烷-2-酮,系国内批准应用的一种促进剂。本品为无色澄明液体,不溶于水,与多数有机溶剂混溶。本品对亲水性药物的渗透促进作用强于对亲脂性药物,对双乙酰阿糖腺苷的促进作用为 44 倍,对阿糖胞苷达 100 倍以上,但对甾体激素醋酸氟羟泼尼松龙仅 2～5 倍。Azone 的透皮作用具有浓度依赖性,有效浓度常为 1%～6% 。Azone 与其他促进剂合用效果更佳,如与丙二醇、油酸等都可混合使用。

氮酮的促透机制,用扫描电镜研究小鼠皮肤超微结构,表明它对类脂有特异性的溶解作用,破坏类脂所形成的膜,使毛囊口拓宽。用差示扫描量热法等仪器研究对角质层的影响,认为月桂氮卓酮主要作用于细胞类脂双分子层,增加双分子层的流动性,促进了药物通过细胞间的扩散;它与丙二醇等溶剂合用时,丙二醇分布在类脂极性基团之间的亲水性区域,使它容易分配进入细胞间部位,因此可以提高氮酮的促透作用。

4. 醇类化合物 低级醇类在经皮给药制剂中用作溶剂,它们既可增加药物的溶解度,又常能促进药物的经皮吸收,如乙醇。其他直链醇类丙醇、丁醇、戊醇、己醇、辛醇、癸醇亦有透皮吸收促进作用,己醇具有最大的透皮促进作用,碳链再增长促进作用下降。

丙二醇(PG)在经皮给药制剂中常用作溶剂、潜溶剂、保湿剂和防腐剂等,丙二醇对很多药物的经皮渗透有促进作用,其作用强度与浓度有关。30% 浓度的丙二醇对氟轻松的促透作用最大,80% 浓度的丙二醇对醋酸氟轻松的促透效果最好。丙二醇用作亲脂性药物的溶剂所产生的促透作用比用于亲水性药物好。单独应用的效果不佳,若与其他促进剂合用,则可起到增加药物及促进剂溶解度的同时发挥协同作用,如 PG 与 2% Azone 合用。

> ▶ **课堂互动** 　　　　　　　　 **醇类透皮吸收促进剂的作用**
>
> 　　某研究所在研制丁丙诺啡透皮给药系统的生物利用度研究中发现,选择水凝胶介质为药物储库时,其血药浓度显著低于醇性凝胶介质为药物储库的透皮吸收制剂。
>
> 　　思考讨论:
>
> 　　1. 丁丙诺啡是哪一类药物?
>
> 　　2. 癌症患者在选用丁丙诺啡透皮给药系统时应以哪种介质为储库?
>
> 　　3. 醇性凝胶介质为何血药浓度显著高于水性凝胶介质,其机制是什么?

5. 角质保湿剂 尿素能增加角质层的水化作用,与皮肤长期接触后可引起角质溶解,制剂中用作渗透促进剂的尿素一般浓度较低。临床用的制剂中,如一些激素类霜剂,一般的浓度为 10% 。

吡咯酮类衍生物能增加角质层与水的结合能力,2-吡咯烷酮和 N-甲基吡咯烷酮有较强的经皮渗透促进作用。它们能促进激素类、咖啡因、布洛芬、阿司匹林、林可霉素等药物的经皮渗透。它们的作用可能是通过角质层内的极性途径。

6. 其他渗透促进剂 精油的主要成分是一些萜烯类化合物,如薄荷油、桉叶油、松节油等。这些物质具有较强的渗透促进能力和刺激皮下毛细血管的血液循环。研究发现,薄荷醇能增大吲哚美辛、可的松的经皮渗透系数。桉油精对 5-FU 的促进效果可与 Azone 相当,皮肤刺激性则明显小于 Azone,且与丙二醇合用时也有明显的协同作用。

氨基酸及一些水溶性蛋白质能增加药物的经皮渗透,其作用机制可能是增加皮肤角质层脂质的流动性。

(二) 前体药物

为了增加药物透过皮肤的速率,可对药物进行化学修饰,制成前体药物。亲水性药物制成脂溶性大的前体药物,可增加药物在角质层内的溶解度;强亲脂性的药物引入亲水性基团,有利于药物从角质层向水性的活性皮肤组织分配。前体药物在透过皮肤的过程中,被活性表皮内酶分解成母体药物,亦可以在体内受酶作用转变成母体药物。药物制成前体药物后分子质量增大,会引起扩散系数的降低,但由于溶解性能的改变,可能会大大提高透皮速率。例如,应用抗真菌药物甲硝唑在治疗皮肤深层真菌感染时,疗效不佳,但其合成的乙酸酯、丙酸酯、丁酸酯、戊酸酯类前体药物透皮速率增加明显,以丙酸酯和丁酸酯为最大。这些酯的酶降解速率随酯链的延长而增大,如乙酸酯的降解半衰期为74h,丙酸酯为11h,而丁酸酯是1h。

(三) 离子导入

离子导入(iontophoresis)是在电场作用下,离子型药物通过皮肤的过程。离子导入系统有3个基本组成部分,它们是电源、药物储库系统和回流储库系统。当2个电极与皮肤接触,电源的电子流到达药物储库系统转变成离子流,离子流通过皮肤,在皮肤下面转向回流系统,回到皮肤进入回流系统,再转变成电子流(图13-6)。

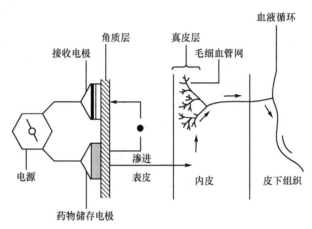

图 13-6 离子导入系统示意图

离子导入作为促进药物经皮吸收的物理方法,近来已较多地应用在多肽等大分子药物给药方法的研究上。离子导入除具有经皮给药的优点之外,还能程序给药,通过电流控制药物的释放速度及释放时间,达到消除血药浓度的峰谷现象,减少个体差异的目的。在实际应用中也可根据时辰药理学的需要,调节电场强度满足不同时间的剂量要求。

离子导入能显著地提高多肽与蛋白类药物的透皮速率,如精氨酸血管加压素是一个9肽激素,在用无毛小鼠皮肤进行离子导入的研究中,不加电场的被动透皮速率为 $0.94~ng/(cm^2 \cdot h)$,时滞长达9.12h,当使用电流强度为 $1.50mA/cm^2$、频率2kHz、开关比为1∶1的脉冲电流,透皮速率提高190倍,达 $178mg/(cm^2 \cdot h)$,时滞小于0.5h。

(四) 其他导入技术

1. 超声波导入 利用超声波可促进治疗药物的透皮吸收。该方法于1954年首次用于氢化可的松的透皮给药,以后逐渐得到了广泛的研究。与离子导入法相比,其药物渗透皮肤的深度为5cm,远大于离子导入法1cm的水平。体外实验表明,超声波导入法可促进抗生素、蛋白质、甾体、烟酸酯、布洛芬、吲哚美辛等多种药物的经皮渗透。临床试验证明超声波对促进3%炎痛静乳膏经皮吸收用于治疗软组织损伤十分有效。为防止皮肤损伤,超声波的最佳频率为 $0.5 \sim 1.5MHz$,最佳强度为 $2 \sim 4W/cm^2$。

2. 电致孔导入 采用瞬时的高压脉冲电场在脂质双分子层产生暂时的、可逆的亲水性通道而增加细胞及组织膜的渗透性,从而有助于药物分子的迁移。体外实验表明电致孔法比离子导入法的效果好,且比被动转运有显著的提高,但目前研究较少。

3. 激光皮肤导入 将皮肤反复(>100次)暴露于激光中可使皮肤的渗透性增加100倍以上,由此发展了激光促进药物经皮转运技术。其方法是使用足以除去角质的脉冲激光,选定波长、脉冲宽度、脉冲能量、脉冲数和脉冲重复率在用药皮肤处除去角质。但不显著损伤表皮层。

> **知识链接**　　　　　　　　**无针注射给药系统**
>
> 　　无针头注射给药系统也可实现药物的透皮吸收,且对皮肤创伤较小。目前有三种形式:粉末喷射剂(Powderject)、无针头喷射器(intraject)及生物喷射器(Biojictor)。
>
> 　　粉末喷射剂采用经皮释药的粉末喷射手持器具,利用氦气为动力源将药物粉末瞬时加速至750m/s,经皮肤细胞进入体内。粉末喷射给药系统适用于给药量较小的药物(一般必须小于6mg),目前所有上市药品中约有10%的药物适用于粉末喷射给药,主要包括小分子肽类、蛋白质、基因工程药物尤为适用,但是剂量大的药物如抗生素等不能制备。现处于领先阶段的是利多卡因粉末喷射剂、前列地尔粉末喷射剂,另外,处于研究中或开发中的项目有乙肝疫苗、降钙素、胰岛素等。
>
> 　　无针头喷射器是注射剂药液装在玻璃胶囊内的安瓿中,在氮气的压力下推动金属推杆迫使药液通过顶部小孔射出,穿透皮肤释药,一次注射可释出0.1~1ml的药液,给药量较大。该系统主要用于皮下注射给药,患者使用时用力的大小不会影响药液的注射质量。由于给药器具使用的材料均为药用级规格,适用于范围较广的一系列药物。首先采用该给药系统的是罗氏公司的干扰素、Medeva公司的流感疫苗、Fragmin公司的小分子质量肝素。处于研究中的还有促红细胞生成素、生长激素、抗偏头痛药物等。
>
> 　　生物喷射器则是以二氧化碳为驱动力的可重复使用的无针头药液注射剂,该注射器具有可反复使用10次。并且根据需要可穿透皮肤达到不同的深度,目前已有5种型号,可供皮下或肌肉不同深度的注射给药。生物喷射器的给药量较大,一次给药量可达1.5ml,一些抗感染药物也可制成无针头注射剂。

五、药物经皮吸收的实验方法

　　药物经皮吸收的研究是经皮制剂开发的关键,是药物、经皮吸收促进剂和组成系统的高分子材料筛选的根据。药物经皮吸收过程是一个复杂的过程,影响因素较多,可通过控制实验条件,改变药物渗透的影响因素,也可以模拟体内条件,预测药物分子经控释膜或经过皮肤进入体内的动力学过程。

　　体外经皮扩散研究的目的是了解药物在皮肤内扩散过程,研究影响经皮扩散的因素和筛选经皮制剂的处方组成等。角质层是大部分药物经皮扩散的主要屏障,而角质层是由死亡的角化细胞组成,因此离体经皮扩散的研究结果可以反映药物在体内的经皮吸收。

　　体外经皮扩散研究将剥离的皮肤夹在扩散池中,将药物应用于皮肤的角质层面,在一定的时间间隔测定皮肤另一面接受介质中的药物浓度,分析药物通过皮肤的动力学。影响经皮扩散的因素很多,如皮肤、实验装置、实验条件和实验操作等因素都会影响实验结果。

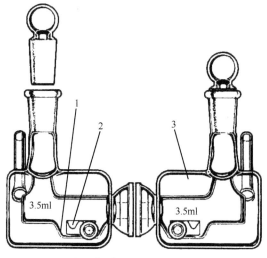

图13-7　水平扩散池——Valia-Chien扩散池
1. 搅拌平台;2. 星形搅拌子;3. 水浴夹层

　　1. 实验装置　实验室常用的装置有水平式扩散池、立式扩散池和流通扩散池,它们的基本结构见图13-7、图13-8、图13-9。

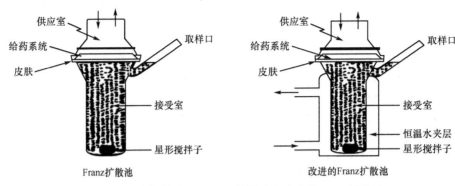

图 13-8　立式扩散池——Franz 扩散池和改进的 Franz 扩散池

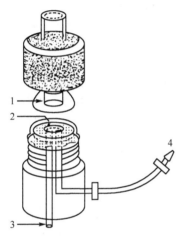

图 13-9　Reifenrath 流通扩散池
1. 供给室；2. 接受室；3. 溶液入口；
4. 溶液出口

扩散池由供给室(donor cell)和接受室(receptor cell)组成,在两室之间可夹持皮肤样品、TDDS 或其他膜料,供给室一般装药物及其载体,接受室装接受介质。常用的扩散池一般采用电磁搅拌,搅拌条件是保证漏槽条件的重要因素,速度过小,接受室体积过大和过高都可能造成皮肤局部浓度过高或整体溶液浓度不均匀。

2. 扩散液和接受液

(1)扩散液:对于难溶性药物,一般选其饱和水溶液作为扩散液;对于水溶性较大药物应选择一定浓度溶液,保证扩散液浓度大于接受液浓度(至少 10 倍以上)。

(2)接受液:一般是生理盐水或磷酸盐缓冲液。

3. 皮肤样品　人体皮肤是经皮给药研究的最理想皮肤样品,皮肤可取自人体某一特定部位,最好是取自临床上给药系统应用部位的皮肤。在-20℃以下储存新鲜皮肤。尽管人皮肤是理想的经皮扩散实验材料,但人皮肤非但不易得到,而且很难使条件保持一致,因此常需用动物皮肤代替,选择可透性接近人皮肤的动物皮肤将使实验结果较有意义。大多数动物皮肤的角质层厚度小于人体皮肤,毛孔密度高,药物较人体皮肤易于渗透。一般认为,兔、大鼠和豚鼠等实验室常用动物的皮肤渗透性比人皮肤为大,乳猪和猴的皮肤与人的皮肤相似。据文献报道,大鼠腹部皮肤(雌雄均一样),均与人体皮肤角质层相同。

皮肤样品如不用于试验,可真空密闭包装后置-20℃冰箱保存,临用前取出,可根据研究目的分别制取全皮、表皮或去角质层皮肤等。

第三节　经皮吸收制剂的常用材料

经皮吸收制剂中除了主药、经皮吸收促进剂和溶剂外,还需要控制药物释放速率的骨架材料、控释膜材料,使给药系统固定在皮肤上的压敏胶和背衬材料与保护膜。

一、骨架材料

1. 聚合物骨架材料　天然与合成的高分子材料都可作聚合物骨架材料,如疏水性的聚硅氧烷与亲水性聚乙烯醇。

聚乙烯醇(PVA):是白色或淡黄色的颗粒或粉末,有强亲水性与成膜性。它们的理化性质与醇解度和聚合度有关,国产的聚乙烯醇有 04-88、05-88 和 17-88 三种规格,它们的聚合度分别为 400、500 和 1700。聚乙烯醇高浓度溶液在冷却后形成凝胶,这种凝胶机械强度差,浸渍于水中膨胀,在温水中溶解。聚乙烯醇溶液加入硼砂或硼酸,形成水不溶性络合物,产生不可逆的凝胶。反复冷冻处理高聚合度的聚乙烯醇液,可得到水不溶性凝胶。经皮给药系统需要的是高含水率与高机械强度的凝胶。

2. 微孔骨架材料　合成高分子材料均可作微孔骨架材料,其中醋酸纤维素有较多的研究报道。经皮给药系统中用三醋酸纤维素作微孔骨架材料或微孔膜材料。三醋酸纤维素为白色颗粒或细条,不溶于水、乙醇,能溶于丙酮和三氯甲烷等有机溶剂,三醋酸纤维素微孔骨架可吸留各种液体,适应性广。药物的释放速率主要与骨架中的溶剂有关。

二、控释膜材料

经皮制剂的控释膜分均质膜与微孔膜。用作均质膜的高分子材料有乙烯-乙酸乙烯共聚物和聚硅氧烷等。

乙烯-乙酸乙烯共聚物(EVA)常用溶剂有氯仿和二氯甲烷等。乙烯-乙酸乙烯共聚物的 M_r 大,玻璃化温度高,机械强度大。可用热熔法或溶剂法制备膜材。无毒、无刺激性、柔性好,与人体组织有良好的相容性,性质稳定,但耐油性较差。乙酸乙烯(VA)含量比例降低,柔软性下降,渗透性也降低。工业上制备乙烯-乙酸乙烯共聚物控释膜,采用吹塑法,薄膜的厚度一般约为 50μm,少量制备亦可用溶剂浇铸或热压法。

微孔膜常用的是聚丙烯拉伸微孔膜,如国外的商品 Celgard 2400 用于可乐定透皮贴剂 Catapres TTS,亦有用醋酸纤维素膜的研究报道。另外,也可用生物相容的核径迹微孔膜(核孔膜),经高能重粒子照射,得到形状规则、大小分布均匀的微孔膜,此法孔大小精确可调,但成本较贵,也可用 α 粒子照射塑料膜后经特殊化学蚀刻而成。

三、压　敏　胶

压敏胶(pressure sensitive adhesive,PSA)是指那些在轻微压力下即可实现粘贴同时又容易剥离的一类胶黏材料,起着保证释药面与皮肤紧密接触及药库、控释等作用。药用 TDDS 压敏胶应适合皮肤应用,符合无刺激,不致敏,与药物相容,具防水性能等要求。

 课堂互动

透皮吸收制剂制备中,压敏胶层可涂布在哪几层?

经皮给药制剂常用的压敏胶有三类:聚异丁烯类压敏胶、丙烯酸类压敏胶和硅橡胶压敏胶,现分别叙述如下。

1. 聚异丁烯类压敏胶　聚异丁烯(PIB)系无定形线性聚合物。一般以溶剂型压敏胶使用。有耐臭氧性、耐化学药品性及耐水性,外观色浅而透明。可以不加入另外的增黏树脂和防老化剂等。通常高低分子质量的 PIB 混合使用,低分子质量的 PIB 是一种黏性半流体,起到增黏及改善柔软性、润湿性和韧性的作用,高分子质量的 PIB 则具有较高的剥离强度和内聚强度。

2. 丙烯酸类压敏胶　主要有溶液型和乳剂型两类。溶液型压敏胶一般由 30%～50% 的丙烯酸酯共聚物及有机溶剂组成,具有稳定性好,胶层无色透明,对各种膜材有较好的涂布性能和密着性能,剥离强度和初黏性也很好,但其黏合力及耐溶剂性较差,在高温时更差,交联及共聚的丙烯酸类压敏胶的黏合力和耐溶剂性有较大改善。

乳剂型压敏胶是各种丙烯酸酯单体以水为分散介质进行乳液聚合后加入增稠剂和中和剂等得到的产品。对聚乙烯和聚酯等低能表面基材不能很好地润湿,可加入丙二醇、丙二醇单丁醚等润湿剂改善。

近年来,又合成了甲基丙烯酸共聚物、甲基丙烯酸酯共聚物压敏胶,市场上有 Eudragil RL、RSD、NE、L、E 的水分散体、固型物或热熔固熔体,另加有枸橼酸三乙酯作增塑剂或者加琥珀酸用以调节内聚力作用,经过合理配方,可制作"黏接性、透过性、柔性,皮肤相容性很理想的压敏胶"。

3. 硅橡胶压敏胶 是低分子质量硅树脂与线性聚二甲基硅氧烷流体经缩合而成的聚合物,其中硅树脂与聚硅氧烷在缩合中形成稳定的硅氧烷键,既是黏性调节成分,又是内聚强度调节成分,增加硅氧烷的含量可以提高其柔软性和黏性;增加树脂的用量则得到黏性较低但易于干燥的压敏胶。

硅橡胶压敏胶的玻璃化温度低,柔性、透气性和透湿性良好,耐水、耐高温和耐低温,化学稳定,一般使用其烃类溶液,但价格较高。

四、背衬材料与保护膜

1. 背衬材料 是用于支持药库或压敏胶等的薄膜,应对药物、胶液、溶剂、湿气和光线等有较好的阻隔性能,同时应柔软舒适,并有一定强度。常用多层复合铝箔,即由铝箔、聚乙烯或聚丙烯等膜材复合而成的双层或三层复合膜,提高了机械强度及封闭性,同时适合热合、黏合等工艺。其他可以使用的背衬材料还有 PET、高密度 PE、聚苯乙烯等。

2. 保护膜 这类材料主要用于 TDDS 黏胶层的保护,为了防止压敏胶从药库或控释膜上转移到防黏材料上,材料的表面能应低于压敏胶的表面能,即压敏胶在其表面的黏基力应小于在控释膜表面的黏基力。常用的防黏材料有聚乙烯、聚氯乙烯、聚丙烯、聚苯乙烯、聚碳酸酯、聚四氟乙烯等高聚物的膜材,有时也使用表面经石蜡或甲基硅油处理过的光滑厚纸。

3. 药库材料 可以使用的药库材料很多,可以用单一材料,也可用多种材料配制的软膏、水凝胶、溶液等,常用的如卡波沫、聚维酮、HPMC 和 PVA 等,各种压敏胶和骨架膜材也同时可以是药库材料。目前市售各类经皮吸收制剂及其组成见表 13-1。

表 13-1 市售的经皮吸收制剂及组成

药物	生产厂家	商品名	背衬层材料	储库或骨架材料
东莨菪碱	Alza/Ciba-Geigy	Transderm-Scop	肉色铝-聚酯复合膜	液体石蜡及聚异丁烯骨架
雌二醇	Alza/Ciba-Geigy	Estraderm	透明的聚酯聚乙烯复合膜	乙醇
可乐定	Alza/Bochringer	Catapres-TTS	肉色聚酯	液体石蜡-微粉硅胶-聚异丁烯
硝酸甘油	Alza/Ciba-Geigy	Transder-Nitro	肉色的铝塑复合膜	硝酸甘油的硅油混悬液
	Key	Nitro-Durl	铝箔-纸复合膜	聚维酮-聚乙烯醇
	Pharma Schwarz	Deponit	肉色的铝塑复合膜	含药的聚异丁烯压敏胶层骨架
	Searle	Nitrodisc	铝箔及聚乙烯复合膜	交键硅橡交骨架
二硝酸异山梨醇	Nitto Electric	Frandol Co.	聚酯	含药压敏胶
睾酮	Alza	Testoderm	聚酯	乙烯-乙酸乙烯共聚物
	Smithkline-beech-man	Androderm	铝箔	乙醇,卡波沫,单甘酯,月桂酸甲酯

续表

药物	控释膜材料	压敏胶	保护膜	包装
东莨菪碱	矿物油浸润的多孔聚丙烯	聚异丁烯压敏胶		铝箔
雌二醇	乙烯-乙酸乙烯共聚物	聚异丁烯压敏胶		铝箔
可乐定		聚异丁烯压敏胶	聚酯薄膜	铝箔
硝酸甘油	乙烯-乙酸乙烯共聚物	硅橡胶	氟碳聚酯薄膜	铝箔
			铝箔及纸复合物	纸
		聚异丁烯	硅化铝箔	铝箔
			铝箔及纸复合	
二硝酸异山梨醇		丙烯酸酯压敏胶	硅纸	铝箔
睾酮	乙烯-乙酸乙烯共聚物	丙烯酸酯		铝箔
	乙烯-乙酸乙烯共聚物	丙烯酸酯		铝箔

第四节　经皮吸收制剂的制备

一、制备工艺

经皮吸收制剂根据其类型与组成有不同的制备方法,其制备工艺见图 13-10。

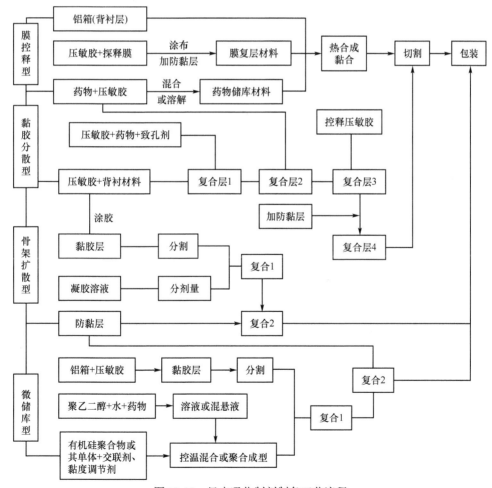

图 13-10　经皮吸收制剂制备工艺流程

二、膜材的加工、改性、复合和成型

(一) 膜材的加工方法

膜材可分别用作 TDDS 中的控释膜、药库、防黏层和背衬层等。膜材的常用加工方法有涂膜法和热熔法两类。涂膜法是一种简便的制备膜材的方法,高分子材料多为水不溶性,采用有机溶剂溶解,溶剂蒸发易造成环境污染,一般只用于实验室小量制备。热熔法成膜是将高分子材料加热成为黏流态或高弹态,使其变形为给定尺寸膜材的方法,包括挤出法和压延法两种,适合于工业生产。

(二) 膜材的改性

1. 溶蚀法 将膜材用适宜溶剂浸泡,溶解其中可溶性成分如小分子增塑剂,得到具有一定大小膜孔的膜材,也可以在加工薄膜时就加进一定量的可溶性物质作为致孔剂,如聚乙二醇、聚乙烯醇等。

2. 拉伸法 利用拉伸工艺制备单轴取向和双轴取向的薄膜。先把高聚物熔体挤出成膜材,冷却后重新加热至取向温度,趁热迅速向单侧或双侧拉伸,薄膜冷却后其长度或宽度或两者均有大幅度增加,由此高聚物结构出现裂纹样孔洞。

3. 核辐射法 方法在电子加速器中用荷电粒子对一般方法制得膜材进行核照射,然后把敏化膜浸泡在腐蚀溶液中(如强碱溶液),敏化轨迹较容易被腐蚀而形成膜孔。

(三) 膜材的复合和成型

1. 涂布和干燥 是 TDDS 的基本工艺过程。常用的涂布液有压敏胶溶液(或混悬液)、药库溶液(或混悬液)或其他成膜溶液和防黏纸上的硅油等。将涂布液涂布在相应材料上,如铝箔、膜材或防黏材料上,干燥除去溶剂即得。

2. 复合 把各个层次复合在一起就形成多层的 TDDS,如膜控释型的硝酸甘油 TDDS,系将涂布有压敏胶层的控释膜先与防黏纸黏合,然后通过热压法使控释膜的边缘与铝箔上的复合聚乙烯层熔合。对于骨架型和黏胶型 TDDS,大多采用黏合方式复合。例如,对于多层黏胶型系统,是把涂布在不同基材上的压敏胶层相对压合在一起,移去一侧基材,就得到具双层压敏胶结构的涂布面,重复该过程,将第三层压合在上述双层上,直至全部复合工艺完成。

第五节 经皮吸收制剂实例

一、可乐定 TDDS

可乐定是强效降压药,对各类高血压均有一定的降压效果,还可防治偏头痛与治疗开角型青光眼。常用剂型为注射剂与片剂,口服剂量开始每次 $0.075 \sim 0.15 mg$,每日 3 次,以后逐渐增加剂量,每日维持剂量在 $0.15 \sim 1.2 mg$。该药的常见副作用有口干、嗜睡、乏力、便秘、心动徐缓等,副作用与血药浓度密切相关,控制血药浓度可以减少副作用的发生。

可乐定相对分子质量为 230.1,pK_a 为 8.25,具有一定的水溶性与较高的亲脂性,体内半衰期为 6 h,表观分布体积 3.45 L/kg,对大多数患者的皮肤无刺激性,因此适宜于制备成经皮给药制剂。

可乐定透皮贴剂 Catapres-TTS(美国 Boehringer Ingelheim 公司产品)是膜控释型经皮给药系统,应用于皮肤上后能持续 7 天以恒定的速率给药。该系统厚 0.2mm,面积大小分 3.5cm²、7.0cm² 和 10.5cm² 三种,药物的释放量与面积成正比,给药速率分别为每天 0.1、0.2 和 0.3 mg。

它的基本组成:背衬膜是聚酯膜,药物储库含可乐定、液状石蜡、聚异丁烯和胶态二氧化硅,控释膜是微孔聚丙烯膜,胶黏层含有储库层相同的组分,但它们的比例不一样,保护膜为聚酯膜。储库层与胶黏层的制备可按下列处方进行,见表13-2。

表 13-2　Catapres-TTS 组成

成分	储库层/%	胶黏层/%
聚异丁烯 MML-100	5.2	5.7
聚异丁烯 LM-MS	6.5	7
液状石蜡	10.4	11.4
可乐定	2.9	0.9
庚烷	75	75
胶态二氧化硅	适量	适量

可乐定经皮制剂应用后,胶黏层的可乐定饱和系统下的皮肤,储库层中的药物开始通过控释膜,被毛细血管吸收进入体循环,应用后 2 ~ 3 天达到治疗血药浓度。如果应用 7 天后揭去,而不贴上新的给药系统,仍可保持约 8 h 的治疗血药水平,随后缓慢降低持续几天。

二、芬太尼 TDDS

芬太尼常用枸橼酸盐,为强效麻醉性镇痛药,镇痛强度约为吗啡的 80 倍,体内半衰期是 2 ~ 3h。

ALZA 公司开发的芬太尼 TDDS 名为 Duragesic,由 Janssen Pharmaceutica 公司生产,它是一个充填封闭型给药系统。基本组成:聚酯膜作为背衬膜,药物储库由芬太尼、30% 乙醇和 2% 羟乙基纤维素组成,乙醇作为芬太尼的经皮吸收促进剂,每 $10cm^2$ 释药表面积内含乙醇 0.1ml,控释膜为乙烯-乙酸乙烯共聚物,控释膜外是含药的聚硅氧烷压敏胶,保护膜为硅化纸。

另一个芬太尼经皮给药系统为胶黏剂骨架型,用 6.5μm 厚的聚酯膜作背衬膜,在其上有 75μm 厚的胶黏层,由聚硅氧烷压敏胶组成,内含 7.8% 的芬太尼、1.2% ~ 5% 的丙二醇单月桂酸酯和 2% 硅油,胶黏层上覆盖硅化氟碳聚酯膜。应用时间是 24h。

三、雌二醇 TDDS

雌二醇临床上用于卵巢功能不全或卵巢激素不足引起的各种症状。常用肌内注射,每次 0.5 ~ 1.5mg,每周 2 ~ 3 次。雌二醇难溶于水,溶于乙醇、丙酮、氯仿,辛醇/水分配系数为 490。

雌二醇经皮给药系统 Estraderm-TTS 主要用于治疗妇女更年期综合征。它是充填封闭型经皮给药系统,由羟丙基纤维素乙醇溶液形成的凝胶作为储库介质,其中的乙醇作为经皮吸收促进剂,乙烯-乙酸乙烯共聚物为控释膜,胶黏层是聚异丁烯压敏胶,厚为 0.5mm。它有三种规格 TTS-25、TTS-50 和 TTS-l00,雌二醇含量分别为 2mg、4mg 和 8mg;释药面积 $5cm^2$、$10cm^2$ 和 $20cm^2$。EstradermTTS 可以应用 4 天。

四、硝酸甘油 TDDS

硝酸甘油是一种有效的心绞痛治疗剂,常用片剂舌下黏膜吸收给药,但由于生物半衰期短,作用时间短,需频繁给药。当血药浓度高时,出现头痛、头胀等副作用,所以硝酸甘油控释制剂的研究具有广泛的意义。

硝酸甘油无色油状液体,略有挥发性,稍溶于水(1∶800),易溶于乙醇,消除半衰期约 3min,口服给药首过效应达 60%,其物理性质与药物动力学性质均适合于经皮给药。

硝酸甘油经皮给药系统是应用最多的,商品有 Transdermal-Nitro、Nitro-Dur 和 Nitrodisc。以 Nitro-Dur(硝酸甘油贴剂)为例,有 6 层结构,最下层铝箔膜覆盖层;第 2 层药物骨架:硝酸甘油加乳糖分散在 PVA 和 PVP(介质:甘油和水)中;第 3 层圆形铝塑膜;第 4 层黏胶层:黏胶部分涂于背衬层内测的外周;第 5 层:海绵垫,吸附用药过程中产生的液体;最上层为背衬层。规格 5 ~ 20cm², 硝酸甘油含量 5mg。

五、Ortho evra 避孕透皮贴片

Ortho evra 是由美国强生的子公司 Ortho-McNeil-Janssen Pharmaceuticals Inc 开发上市一种避孕用处方透皮贴片,含有乙炔雌二醇(EE)和去甲孕酮(NGMN),其给药剂量为 EE0.15mg/d,NGMN 0.02mg/d,显著低于两者的口服剂量。主要作用为抑制女性排卵作用及改变宫颈黏液性质和子宫内膜结构。

研究表明,应用该贴剂后药物在腹腔分布略低于四肢与上肢,在 3 周疗程中,药代动力学参数到达并维持于 C_{SS}。贴剂除去后,3 天后血药含量迅速降低。与口服避孕药相比,其 C_{SS} 高出 60%,C_{max} 低 35%,AUC_{0-168} 高出 55%,证明该贴剂可有效避免峰谷现象,减少毒副作用,提高生物利用度(图 13-11)。

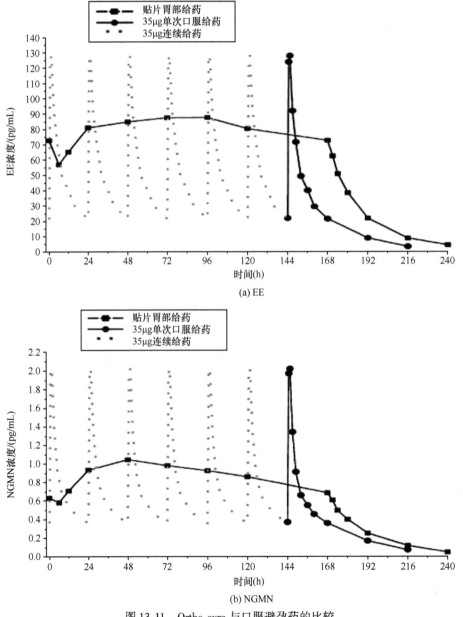

(a) EE

(b) NGMN

图 13-11 Ortho evra 与口服避孕药的比较

近几年,美国 FDA 又批准多种新型经皮吸收制剂上市,见表 13-3。

表 13-3　美国最新上市的透皮制剂

商品名	活性成分	规格	适用证	批准时间	公司
Climarapro	雌二醇;左炔诺孕酮	0.04mg/24h	绝经后妇女骨质疏松症	2005	Berlex Labs
Emsam	司来吉兰	6,9,12mg/24h	抗抑郁	2006	Somerset Pharmaceuticals Inc
Oxytrol	奥昔布宁	3,9mg/24h	治疗膀胱过度兴奋	2003	Watson Laboratorories Inc
Daytrana	哌甲酯	15,20,30 mg/9h	治疗注意缺陷障碍	2006	Shire Development Inc
Neupro	罗替伐丁	2,4,6 mg/24h	抗帕金森病	2007	Schwarz Biosciences Inc
Exelon	卡巴拉丁	4.6,9.5 mg/24h	阿尔茨海默症或兼有帕金森病	2007	Novartis Pharmaceuticals Corp
Sancuso	格拉司琼	3.1 mg/24h	化疗后恶心、呕吐	2008	Stra—International Ltd
Onsolis	芬太尼	200μg	芬太尼颊膜片	2009	Biodelivery Sceences Intl Inc

第六节　经皮吸收制剂的质量评价

透皮吸收制剂的评价可分为体外和体内评价两部分。体外评价包括含量测定、体外释放度检查和体外经皮渗透性的测定及黏着性能的检查等。其中体外释放度和体外经皮渗透性测定是 SFDA 所要求的。含量均匀度检查和含量测定,可以根据不同的药物,参照药典有关规定制定相应标准。体内评价主要是指生物利用度的测定和体外相关性的研究。

一、经皮吸收制剂的释放度测定

释放速率是 TDDS 重要的质量指标。从 TDDS 设计要求,TDDS 释放速率应小于药物透皮速率。相反,如果释放速率大于透皮速率,则 TDDS 在一定程度上将依赖皮肤作为控释因素。用于控制生产的重现性和质量的指标是释放度。在释放度与透皮速率或释放速率之间可能发现一定的相关性,或可以通过 TDDS 的人体生物利用度及体内外相关性研究来确定释放度指标。

根据《中国药典》2010 年版二部附录 X D 释放度测定法第三法的规定,释放度所用的搅拌浆、容器按药典溶出度测定法(附录 X C 第二法),但另用网碟组成浆碟装置见图 13-12、图 13-13,此结构又称夹层贴剂支架法,这一装置避免了溶出杯底部死体积的存在。

测定法:将释放介质加入溶出杯内,预温至 32℃±0.5℃,将透皮贴剂固定于两层碟

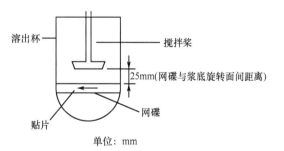

单位: mm

图 13-12　浆碟装置

片之间,释放面朝上,再将网碟置于溶出杯下部,并使贴剂与浆底旋转面平行,两者相距 25mm±2mm,开始搅拌并定时取样,搅拌位置在介质液面与浆叶上端之间正中,离杯壁不得少于 1cm。取样后应补充相同体积的温度为 32℃±0.5℃的空白释放介质。

取样方法与判定标准同《中国药典》2010 年版二部附录 X D 释放度测定法第一法。

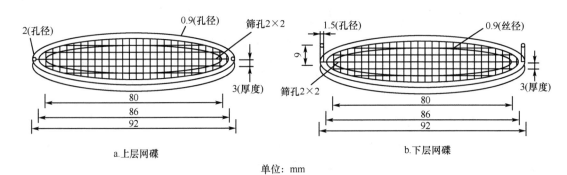

a.上层网碟　　　　　　　　　　　b.下层网碟

单位：mm

图 13-13　浆碟装置中的网碟结构

　　释放度测定方法在各国药典有不同的规定 USP 23 收载了关于透皮制剂体外释放度的检查方法：①浆法；②柱筒法；③往复托盘法。但后两种方法不仅复杂、麻烦、重现性不好，而且释放仪需要新的配件，不利于推广使用。应用最广的是浆法。

二、经皮吸收制剂的黏合性能

　　贴剂为敷贴于皮肤表面的制剂，其与皮肤的黏附力的大小直接影响制剂药品的安全性和有效性，因此应进行控制。《中国药典》2010 年版二部附录附录 XJ 贴剂黏附力测定法将贴剂的压敏胶与皮肤作用的黏附力用 3 个指标来衡量，即初黏力、持黏力及剥离强度。初黏力表示压敏胶与皮肤轻轻地快速接触时表现出对皮肤的黏接能力，即通常所谓的手感黏性；持黏力表示压敏胶内聚力的大小，即压敏胶抵抗持久性剪切外力所引起蠕变破坏的能力；剥离强度表示压敏胶黏接力的大小。

（一）贴剂初黏力的测定

　　采用滚球斜坡停止法测定贴剂初黏力，初黏力测定装置主要由倾斜板、底座和接球盒等部分组成（图 13-14）。以厚约 2mm 的不锈钢为倾斜板（倾角为 45°），板上绘有两条相隔 10mm 的水平线，上线为钢球起始位置的标记，下线为供试品固定的标记；底座可调节并保持装置的水平状态；接球盒用于接板上滚落的钢球。

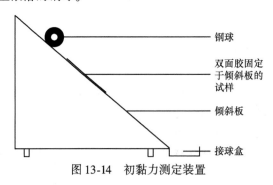

　　　　　　　　　　　　　　　　　　　　　　钢球

　　　　　　　　　　　　　　　　　　　　　　双面胶固定
　　　　　　　　　　　　　　　　　　　　　　于倾斜板的
　　　　　　　　　　　　　　　　　　　　　　试样

　　　　　　　　　　　　　　　　　　　　　　倾斜板

　　　　　　　　　　　　　　　　　　　　　　接球盒

图 13-14　初黏力测定装置

　　将适宜的系列钢球分别滚过平放在倾斜板上的黏性面，根据供试品的黏性面能够粘住的最大球号钢球，评价其初黏性的大小。

（二）持黏力的测定

　　持黏力的测定装置见图 13-15。将贴剂粘贴于试验板表面。垂直放置，沿贴剂的长度方向悬挂一规定质量的砝码，记录贴剂滑移直至脱落的时间或在一定时间内下移的距离。试验结果以一组供试品的位移量或脱落时间的算术平均值表示。

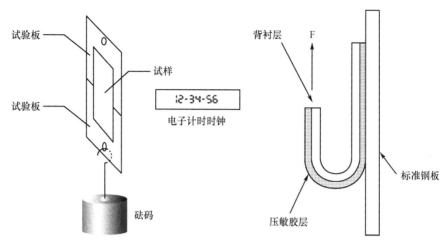

图 13-15　持黏力的测定装置　　图 13-16　剥离强度的测定装置

(三) 剥离强度的测定

采用 180°剥离强度试验法进行。180°剥离试验可以得到压敏胶变形和破坏的一定状态,同时容易得到重现性良好的结果。但是,测定结果受基材的影响。实验装置见图 13-16。将聚酯薄膜自由端对折 180°,把薄膜自由端和试验板分别上、下夹持于试验机上,以下降速度 300mm/min±10mm/min 连续剥离,并由自动记录仪绘出剥离曲线。

贴剂 180°剥离强度 σ(kN/m)按式(13-1)计算:

$$\sigma = \frac{S}{LB} \cdot c \tag{13-1}$$

式中,S 为记录曲线中取值范围内的面积(mm^2);L 为记录曲线中取值范围内的长度(mm);B 为供试品实际的宽度(mm);c 为记录纸单位高度的负荷(kN/m)。试验结果以剥离强度的算术平均值表示。

三、经皮吸收制剂的含量和生物利用度

TDDS 是吸收不完全的产品,即在规定用药时间内仅有部分药量由系统释放和吸收,而剩余量的药物总是随 TDDS 系统在用药时间后被撕离而丢弃,故 TDDS 中药物的含量一般过量,确保用药时间内恒定的浓度梯度,以维持预先设计的释药速度,如标示量为 25mg 的每 24h 用药 1 次的硝酸甘油 TDDS 系统,约有 5mg 药物被吸收。所以,TDDS 的生物利用度往往较口服或注射相同量药物低得多。

确定透皮吸收贴剂的生物利用度的常用方法是对受试者的生物样品如(血样或尿样)进行分析。选择灵敏度高的分析方法(如 HPLC,高压液相串联质谱法)可直接测定血浆或尿中的原形药物的量,求出 AUC,按式(13-2)计算生物利用度。

$$生物利用度 = \frac{AUC_{TDDS}/D_{TDDS}}{AUC_{iv}/D_{iv}} \tag{13-2}$$

由于经皮吸收制剂大都选用药效强烈、剂量小的药物,透皮给药后血药浓度很低,药物原形难以测定。常用示踪法测定生物利用度,将 C^{14} 或氚作为标记原子,在给药后测定由尿和粪便、或尿排出的放射性总量。生物利用度以式(13-3)计算:

$$生物利用度=\frac{透皮吸收给药后排泄的总放射量}{静脉注射给药后排泄的总放射量}\qquad(13\text{-}3)$$

确定体内经皮吸收的另一种方法是测定药物经皮吸收进入体内后减少的药量,适用于贴剂、膜剂或其他有一定的透皮吸收装置的剂型。把制剂整个从皮肤上转移下来,测定其中药物的残留量,就可计算出被吸收的药物量,但误差较大。且有的剂型用药后很难保证全部回收,如溶液剂、凝胶剂和软膏剂。

还有一种体内的测定方法是测定生物或药理反应,应用生物分析法计算吸收率。生物反应局限于那些能够产生生物反应的药物,且生物反应不能精确测定。

目标检测

一、选择题

A 型题(单项选择题)

1. 不是影响经皮吸收的生理因素是( )
   A. 皮肤的水合作用
   B. 透皮促进剂的种类和用量
   C. 皮肤条件
   D. 皮肤的厚度
   E. 角质层厚度

2. 不属于经皮吸收促进剂的材料是( )
   A. 月桂醇硫酸钠　　　B. 丙二醇
   C. Azone　　　　　　 D. 硬脂酸钠
   E. 油酸

3. 不是经皮吸收制剂药库材料的是( )
   A. 卡波普　　　　　　B. HPMC
   C. 聚氯乙烯　　　　　D. 压敏胶
   E. PVA

4. 常用于缓释、控释给药系统膜材料的是( )
   A. EVA　　　　　　　B. 氢化蓖麻油
   C. 聚乳酸　　　　　　D. 羟丙甲纤维素
   E. 乙基纤维素

B 型题(配伍选择题)

【5 ~ 9】
   A. 卵磷脂　　　　　　B. 压敏胶
   C. 羟丙甲基纤维素　　D. Azone
   E. 聚山梨醇酯 80

5. 用于制备水凝胶骨架片( )
6. 用于制备脂质体( )
7. 可作为增溶剂或 O/W 型乳化剂( )
8. 可用于 TDDS 黏胶层的材料( )
9. 用作经皮吸收促进剂( )

【10 ~ 14】
   A. 单硬脂酸甘油酯
   B. 无毒聚丙烯
   C. 硅橡胶类压敏胶

   D. 乙烯-乙酸乙烯共聚物
   E. 丙二醇

10. TTS 背衬层的材料( )
11. TDDS 控释膜材料( )
12. 溶蚀性骨架片材料( )
13. TDDS 的控释黏胶层材料( )
14. TTS 的促进剂( )

三 X 型题(多项选择题)

15. TDDS 的优点为( )
    A. TDDS 一般药物的剂量小,适于大多数药物的制备
    B. 可避免口服给药可能发生的首过效应
    C. 延长作用时间,减少用药次数,不能改善患者用药顺应性
    D. 避免口服给药胃肠灭
    E. 患者可以自行用药,也可随时终止用药

16. 影响 TDDS 设计的剂型因素为( )
    A. 皮肤的角质层厚度
    B. 药物的剂量
    C. 药物的 pKa 和环境的 pH
    D. 透皮吸收促进剂的用量
    E. 分子质量的大小和脂溶性

17. 在经皮给药系统(TDDS)中,可作为保护膜材料的有( )
    A. 聚乙烯醇　　　　　B. 醋酸纤维素
    C. 聚苯乙烯　　　　　D. 聚乙烯
    E. 羟丙基甲基纤维素

18. 具经皮吸收促进作用的物质( )
    A. 二甲基亚砜　　　　B. 微粉硅胶
    C. 月桂氮卓酮　　　　D. 薄荷脑
    E. 乳糖

19. 经皮给药制剂的类型有( )
    A. 复合膜型　　　　　B. 充填封闭型
    C. 聚合物骨架型　　　D. 微储库型

E. 黏胶分散型

二、名词解释

1. 渗透促进剂　2. 经皮吸收制剂　3. 压敏胶
4. TDDS 或 TTS

三、填空题

1. 膜控释型 TDDS 的基本结构分为_____组成，该系统主要由_____、_____、_____、_____和_____。

2. 经皮吸收制剂可分为四类：_____、_____、_____和_____。

3. 微储库型系统兼具_____和_____的特点。

4. 脂溶性较强的药物,角质层的屏障作用_____,主要的限速因素是由_____向_____的转运过程,而分子质量_____的药物_____药物则较难透过,在角质层中的扩散是它们的主要限速过程。

5. 皮肤附属器在大多数情况下不成为主要吸收途径,但_____及_____药物可能由这些途径转运。

6. 皮肤的水合作用是指_____细胞能够吸收一定量的_____,自身发生_____和_____结构的_____。

7. TDDS 设计的剂型因素有_____、_____、_____和_____。

8. 熔点越高的药物和水溶性药物,在角质层的渗透速率_____,但脂溶性很强的药物,_____也可成为主要屏障,所以,用于经皮吸收的药物在水中及在油中的溶解度最好_____。

9. _____药物一般不宜透过角质层,而_____药物具有相对较高的渗透性。

10. 从 TDDS 研制考虑,皮肤可简单分为四个主要层次,即_____、_____和_____。

11. 常用的渗透扩散池为:_____、_____和_____。

12. 常用的经皮促进剂可分为如下几类:_____、_____、_____、_____和_____。

13. 压敏胶是指_____,经皮吸收制剂常用的压敏胶有三类,如_____、_____和_____。

四、问答题

1. 试举 1~2 例说明硝酸甘油 TDDS 的基本结构特点和简单制备工艺。

2. 试述制备微储库型经皮吸收制剂的基本工艺。

3. 影响 TDDS 设计的剂型因素有哪些?

4. 简述影响经皮吸收的生理因素。

5. 目前最引人注目的透皮促进剂是哪些? 简述其基本性质及透皮机制。

（林凤云）

第十四章　药物制剂的稳定性

第一节　概　　述

一、研究药物制剂稳定性的意义

药物制剂的稳定性是指药剂在制备和储存期间保持其生物有效性、稳定性及安全性的能力。有效性、安全性和稳定性是对药物制剂的基本要求,而稳定性又是保证有效性和安全性的重要基础。药物制剂稳定性研究是通过考察药物制剂在温度、湿度、光线的影响下随时间变化的规律,为药剂的生产、包装、储藏条件积累资料,达到优化处方组成、改进生产工艺、选择储藏条件等目的,同时新药申请也必须呈报有关稳定性资料。因此,药物制剂的稳定性研究是评价和保证制剂质量,预测和确定药物制剂的有效期的重要手段,必须重视药物制剂稳定性的研究。

二、药物制剂稳定性研究的任务

药物制剂稳定性一般包括三个方面,即化学稳定性、物理稳定性、生物稳定性。

化学稳定性是指药物由于水解、氧化、聚合等化学降解反应,使药物含量(或效价)、色泽等发生变化。例如,氯霉素滴眼剂,其中氯霉素因水解、光解反应而降效,滴眼剂颜色变黄。物理稳定性是指制剂的物理性能发生变化。例如,混悬剂中的微粒粗化、沉淀和结块;乳剂的分层和破裂;浸出制剂的浑浊、沉淀;散剂的吸湿;片剂崩解度、溶出度的改变等。生物稳定性是指制剂由于受微生物污染,引起发霉、腐败,如乳剂的酸败、糖浆剂的发霉等。

药物制剂稳定性研究的主要任务,就是探讨影响药物制剂稳定性的因素与提高制剂稳定化的措施,同时研究药物制剂稳定性的试验方法,制订药物产品的有效期,保证药物产品的质量,为新产品提供稳定性依据。

为了达到这一目的,在进行新药的研究与开发过程中必须考察环境因素(如湿度、温度、光线、包装材料等)和处方因素(如辅料、pH、离子强度等)对药物稳定性的影响,从而筛选出最佳处方,为临床提供安全、稳定、有效的药物制剂。

第二节 药物稳定性的化学动力基础

药物制剂中的药物按照一定速度降解是化学本性的反映,其降解速度与药物的浓度、温度、pH 等因素有关。运用化学动力学的原理及方法,对这些降解反应进行定量化的研究,不仅能够预测有效期,同时可以了解影响降解速度的因素,有针对性地采取措施,防止或延缓药物降解的速度,保证制剂的有效、安全与稳定。

一、反应级数

研究药物制剂降解的速度时,首先遇到的问题是药物浓度对反应速度的影响。对于一个简单化学反应,浓度与速度在反应中的关系,遵循质量作用定律,即在恒温下反应速度与各反应物瞬间浓度的乘积成正比。故药物制剂降解的化学动力学方程,可用以下通式表示:

$$-\frac{dC}{dt} = kC^n \tag{14-1}$$

式中,k 为反应速度常数,h^{-1};C 为反应物浓度,mol/L;n 为反应级数;t 为反应时间。

反应级数 n 表示各反应物所有浓度项的指数的总和,是用来阐明反应物浓度与反应速度之间关系的参数。当 $n=1$ 时为一级反应,$n=2$ 时为二级反应,$n=0$ 时为零级反应。以此类推,此外尚有伪一级与分数级反应。在药物制剂的各类降解反应中,尽管有些药物的降解反应机制非常复杂,但多数药物制剂可按零级、一级、伪一级反应处理。

(一) 零级反应

当式(14-1)中的 $n=0$ 时,称为零级反应。零级反应的反应速度与反应物的浓度无关。其反应速度的积分式为:

$$C = -kt + C_0 \tag{14-2}$$

式中,C_0 为反应物的起始浓度;C 为反应物在 t 时的浓度;k 为反应速度常数;t 为反应时间。

例如,有色糖衣片的褪色过程,其反应速度仅与光的强度有关,而与反应物(染料)的浓度无关。

零级反应的半衰期($t_{1/2}$)为:

$$t_{1/2} = \frac{C_0}{2k} \tag{14-3}$$

表明起始浓度 C_0 越大,则半衰期越长。

零级反应中药物降解 10% 所需的时间($t_{0.9}$)为:

$$t_{0.9} = \frac{0.1C_0}{k} \tag{14-4}$$

(二) 一级反应

当式(14-1)中的 $n=1$ 时,称为一级反应。一级反应的反应速度与反应物浓度的一次方成正比。其反应速度的积分式为:

$$\lg C = -\frac{k}{2.303}t + \lg C_0 \tag{14-5}$$

或

$$k = \frac{2.303}{t}\lg\frac{C_0}{C} \tag{14-6}$$

例如,Vit C 注射液的氧化降解反应属一级反应。

一级反应的半衰期($t_{1/2}$)为:

$$t_{1/2} = \frac{0.693}{k} \qquad (14\text{-}7)$$

表明半衰期与反应物的浓度无关,而与反应物的性质、温度、溶剂及时间与浓度有关。

一级反应中药物降解 10% 所需的时间($t_{0.9}$)为:

$$t_{0.9} = \frac{0.1054}{k} \qquad (14\text{-}8)$$

(三) 反应级数的测定

一般来说,为了确定化学反应速度方程,求算 $t_{0.9}$ 和 $t_{1/2}$,就必须先确定降解反应的级数,求出反应速度常数。在实践中多采用图解法来测定反应级数,图解法是利用各级反应所特有的线性关系来确定反应级数。若以 $\lg C$ 与 t 作图呈直线,则为一级反应;以 C 对 t 作图呈线性关系,则为零级反应;以 $1/C$ 对 t 作图呈直线,则为二级反应。

二、温度对反应速率的影响与药物稳定性预测

(一) 温度对反应速率的影响

大多数反应温度对反应速率的影响比浓度更为显著,温度升高时,绝大多数化学反应速率增大。温度对反应速率的定量影响关系可以用 Arrhenius 公式表示:

$$k = Ae^{-E/RT} \qquad (14\text{-}9)$$

式中,k 为降解速率常数;A 为频率因子;E 为反应活化能;R 为气体常数;T 为热力学温度。其对数形式为:

$$\lg k = \frac{-E}{2.303R} \cdot \frac{1}{T} + \lg A \qquad (14\text{-}10)$$

一般来说,温度升高,导致反应的活化分子分数明显增加,从而反应的速率加快。对不同的反应,温度升高,活化能越大的反应,其反应速度增加得越多。

(二) 药物稳定性预测

药物稳定性预测有多种方法,但基本的方法仍是经典恒温法。经典恒温法的理论依据是 Arrhenius 方程,即 Arrhenius 方程可用于制剂有效期的预测。

根据式(14-10),以 $\lg k$ 对 $1/T$ 作图一直线,此图称 Arrhenius 图,直线斜率为 $-E/(2.303R)$,由此可计算出活化能 E,将直线外推至室温,就可求出室温时的速度常数(k_{25})。由 k_{25} 可求出分解 10% 所需的时间(即 $t_{0.9}$)或室温储藏若干时间以后残余的药物的浓度。

实验时,将样品置于不同温度的恒温器(如恒温水浴、烘箱等)中,温度点一般不少于 4 个,定时取样测定其浓度(或含量),求出各温度下不同时间药物的浓度变化。以药物浓度或浓度的对数对时间作图,以判断反应级数。然后求出不同温度下的反应速度常数,以反应速度常数的对数对反应温度的倒数作图即可得到 Arrhenius 图。

第三节　制剂中药物化学降解途径

制剂中药物化学降解途径主要包含水解和氧化两个主要途径。其他如异构化、聚合、脱羧等反应,在某些药物中也有发生。有时一种药物还可能同时产生两种或两种以上的反应。

一、水　解

（一）酯类药物

在 H⁺或 OH⁻或广义酸碱的催化下,含有酯键的药物水溶液水解反应加快。此类药物的水解一般符合一级或伪一级反应。例如,盐酸普鲁卡因水解可生成对氨基苯甲酸与二乙胺基乙醇,此分解产物无明显的麻醉作用。另外,盐酸可卡因、盐酸丁卡因、硫酸阿托品、普鲁本辛、氢溴酸后马托品等也都属于此类药物。

（二）酰胺类药物

酰胺及内酰胺类药物水解生成酸和胺。属这类反应的药物有氯霉素、青霉素类、头孢菌素类、巴比妥类等。

> **知识链接　　　　氯霉素的稳定性**
>
> 　　氯霉素比青霉素类抗生素稳定,但其水溶液仍较易分解,在 pH 7 以下,主要是酰胺水解,生成氨基物与二氯乙酸。
>
> 　　在 pH 2~7 时,pH 对水解速度影响不大,在 pH6 最稳定,在 pH 2 以下和 pH 8 以上水解作用加速,而且在 pH>8 时还有脱氯的水解作用。氯霉素水溶液 120℃加热,氨基物可能进一步发生分解生成对硝基苯甲醇。
>
> 　　目前常用的氯霉素制剂主要是氯霉素滴眼液,处方有多种,其中用硼酸-硼砂缓冲液的 pH 为 6.4 的氯霉素的处方,有效期为 9 个月;若调整缓冲剂用量,使 pH 由原来的 6.4 降到 5.8,可使本制剂稳定性提高。

二、氧　化

药物氧化分解一般是在空气中氧的作用下自动缓慢进行的自氧化反应,又称自由基反应或空气氧化反应。氧化过程通常比较复杂,受热、光、微量金属离子等影响较大,有时多种反应同时存在。容易被氧化的药物通常包括酚类、芳胺类、烯醇类、噻嗪类、吡唑酮类。药物氧化后可产生颜色或沉淀,同时效价降低。

（一）酚类药物

这类药物分子中具有酚羟基,如肾上腺素、左旋多巴、吗啡、去水吗啡、水杨酸钠等。

（二）烯醇类

维生素 C 是这类药物的代表,由于分子中含有烯醇基,极易氧化。在有氧条件下,先氧化成去氢抗坏血酸,然后经水解为 2,3-双酮古罗糖酸,此化合物进一步氧化为草酸与 L-丁糖酸。在无氧条件下,发生脱水作用和水解作用生成呋喃甲醛和二氧化碳,由于 H⁺的催化作用,在酸性介质中脱水作用比碱性介质快,实验中证实有二氧化碳气体产生。

（三）其他类药物

芳胺类如磺胺嘧啶钠,吡唑酮类如氨基比林、安乃近,噻嗪类如盐酸氯丙嗪、盐酸异丙嗪等,这些药物都易氧化,其中有些药物氧化过程极为复杂,常生成有色物质。含有碳碳双键的药物,如维生素 A 或维生素 D 的氧化是典型的游离基链式反应。易氧化药物要特别注意光、氧、金属离子对它们的影响,以保证产品质量。

三、其他反应

(一) 异构化反应

异构化通常分光学异构化和几何异构化两种。光学异构化又分成外消旋化作用和差向异构化，几何异构化包括反式异构体和顺式异构体。四环素、麦角新碱、毛果芸香碱等因发生异构化反应而致生理活性下降或失去活性。四环素在酸性条件下，4位上的碳原子发生差向异构化形成4差向四环素。

(二) 聚合反应

聚合即两个或多个分子结合形成复杂的分子。氨苄青霉素水溶液在储存中发生聚合作用，所生成的聚合物可诱发氨苄青霉素过敏反应。塞替派在水溶液中易聚合失效，以聚乙二醇400为溶剂制成注射液，可避免其在水中的聚合。

(三) 脱羧反应

脱羧是药物化学结构中的羧基以二氧化碳或碳酸根的形式脱去的一类反应。例如，对氨基水杨酸钠脱羧形成间氨基酚，进一步生成有色氧化产物；盐酸普鲁卡因注射液因普鲁卡因水解产物对氨基苯甲酸发生脱羧反应而得的苯胺经氧化生成了有色物质。

第四节　影响药物制剂降解的因素及稳定化方法

一、处方因素对药物制剂稳定性的影响及解决方法

药物制剂的处方组成是制剂是否稳定的关键。pH、缓冲盐的浓度、溶剂、离子强度、表面活性剂等因素，均可影响易于水解药物的稳定性。半固体、固体制剂的赋形剂或附加剂，有时对药物的稳定性也有影响。

(一) pH 的影响

酯类和酰胺类的很多药物常受 H^+ 和 OH^- 催化水解。这种催化作用又称专属酸碱催化或特殊酸碱催化，该类药物的水解速度主要取决于pH。pH较低时主要是 H^+ 催化，pH较高时主要是 OH^- 催化，pH中等时为 H^+ 与 OH^- 共同催化或与pH无关。

酯类药物盐酸普鲁卡因在pH 12以上和4以下水解速度加快，酯键断裂，水解生成对氨基苯甲酸和二氨基乙醇。盐酸普鲁卡因溶液的 pH_m 为3.5左右。

H^+ 或 OH^- 除对药物的水解有催化作用外，对药物的氧化作用也有极大影响。这是由于一些反应的氧化-还原电位依赖于pH。一般还原型药物在较低pH值时（如pH 3~4）比较稳定。

通常一种药物只在某一pH范围内保持稳定。可以通过实验或查阅资料获取其最稳定的pH范围，然后进行pH的调节。pH调节要同时考虑稳定性、溶解度和药效三个方面，如大部分生物碱在偏酸性溶液中比较稳定，故注射剂常调节在偏酸范围。但将它们制成滴眼剂，就应调节在偏中性范围，以减少刺激性，提高疗效。pH调节剂一般常用盐酸和氢氧化钠，也常用与药物本身相同的酸和碱，如硫酸卡那霉素用硫酸、氨茶碱用乙二胺等进行调节。如需维持药物溶液的pH，则可用磷酸、乙酸、枸橼酸及其盐类组成的缓冲系统来调节。

知识链接 部分药物最稳定的 pH

药物	pH	药物	pH
盐酸丁卡因	3.8	对羟基苯甲酸甲酯	4.0
盐酸可卡因	3.5~4.0	对羟基苯甲酸乙酯	4.0~5.0
溴化丙胺太林	3.3	对羟基苯甲酸丙酯	4.0~5.0
三磷酸腺苷	9.0	地西泮	5.0
阿司匹林	2.5	氢氯噻嗪	2.5
头孢噻吩钠	3.0~8.0	维生素 B_1	2.0
苯氧乙基青霉素	6.0	吗啡	4.0
毛果芸香碱	5.12	维生素 C	6.0~6.5
氯洁霉素	4.0	对乙酰氨基酚	5.0~7.0

(二) 广义酸碱催化的影响

按照 Bronsted-Lowry 酸碱理论,给出质子的物质叫广义的酸,接受质子的物质叫广义的碱。有些药物也可被广义的酸碱催化水解,这种催化作用叫广义的酸碱催化或一般酸碱催化。许多药物处方中,往往需要加入缓冲剂,常用的缓冲剂如乙酸盐、磷酸盐、枸橼酸盐、硼酸盐均为广义的酸碱。为了观察缓冲液对药物的催化作用,可用增加缓冲剂的浓度,但保持离子强度不变即 pH 恒定的方法,配制一系列的缓冲溶液,然后观察药物在这一系列缓冲溶液中的分解情况。如果分解速度随缓冲剂浓度的增加而增加,则可确定该缓冲剂对药物有广义的酸碱催化作用。为了减少这种催化作用的影响,在实际生产处方中,缓冲剂应使用尽可能低的浓度或选用没有催化作用的缓冲系统。

(三) 溶剂的影响

大多数情况下,药物的降解速度与溶剂的极性、介电常数有关,如苯巴比妥、地西泮在水溶液中易受碱催化水解,而使用乙醇、甘油和丙二醇的混合溶剂,能使其稳定性增加。这说明非水溶剂对易水解药物有一定的稳定作用,因此这类药物可选用部分或全部非水溶剂代替水,以减少药物的降解速度。但是,溶剂对制剂稳定性的影响比较复杂,并不是所有的药物采用介电常数低的溶剂,就能达到稳定药物制剂的目的,应通过实验来确定。

(四) 表面活性剂的影响

一些容易水解的药物,加入表面活性剂可使稳定性增加,如苯佐卡因易受碱催化水解,这是因为表面活性剂在溶液中形成胶团,苯佐卡因被增溶在胶团内部,形成了所谓的"屏障",减少了 OH^- 对酯键的进攻,使苯佐卡因的稳定性提高。但应注意,表面活性剂有时也会加快药物的降解,如聚山梨酯 80 可使维生素 D_3 的稳定性降低。因此,表面活性剂对药物稳定性的影响应建立在实验的基础上,通过实验正确选择表面活性剂。

(五) 处方中辅料的影响

对于栓剂、软膏剂等制剂,药物的稳定性与处方中的基质有关,如聚乙二醇能促进软膏中氢化可的松的分解,当聚乙二醇用作阿司匹林栓剂基质时,亦可促进阿司匹林的水解,生成水杨酸和乙酰聚乙二醇。

某些辅料对药物的稳定性也能产生影响,如用硬脂酸镁、硬脂酸钙作阿司匹林片的润滑剂时,可能与乙酰水杨酸反应生成相应的乙酰水杨酸镁及乙酰水杨酸钙,提高了阿司匹林片剂的

pH,使乙酰水杨酸溶解度增加,分解速度加快。因此生产阿司匹林片时应选用滑石粉或硬脂酸为润滑剂。

(六) 离子强度的影响

在制剂处方中,往往加入电解质调节等渗,加入盐(如一些抗氧剂)防止氧化,加入缓冲剂调节 pH。这些物质的加入改变了溶液的离子强度,对溶液中药物的降解速度产生影响。这种影响可用下式说明:

$$\lg k = \lg k_0 + 1.02 Z_A Z_B \sqrt{\mu} \tag{14-11}$$

式中,k 是降解速度常数;k_0 是溶液无限稀($\mu=0$)时的速度常数;μ 为离子强度;Z_A、Z_B 是溶液中离子或药物所带的电荷。以 $\lg k$ 对 $\sqrt{\mu}$ 作图可得一直线,其斜率为 $1.02 Z_A Z_B$,外推至 $\mu=0$ 可求得 k_0。

根据上述方程,当离子或药物间带有相同电荷反应时($Z_A Z_B =$ 正值),直线斜率为正,则降解速度随离子强度增加而增加。如果是相反电荷之间反应时($Z_A Z_B =$ 负值),直线斜率为负,则离子强度增加,可使降解速度降低。如果药物是中性分子($Z_A Z_B = 0$),直线的斜率为零,此时,离子强度与降解速度无关。

二、外界因素对药物制剂稳定性的影响及解决方法

制剂的稳定性除了与处方因素有关外,温度、光线、空气、湿度、金属离子及包装材料等外界因素对药物均可能产生影响。其中温度对各种降解途径均有较大影响,光线、空气、金属离子对易氧化药物影响较大,湿度、水分主要影响固体药物制剂的稳定性,包装材料是各种产品均应考虑的问题。因此,在对产品确立工艺条件、储存方法乃至包装设计时,制剂稳定性研究都应建立对这些外界因素的考察。

(一) 温度的影响

温度是外界环境中影响制剂稳定性的重要因素之一。一般来说,温度升高,反应速度加快。根据 Van't Hoff 规则,温度每升高 10℃,反应速度增加 2～4 倍。但不同的反应增加的倍数可能不同,故上述规律只能说明反应速度与温度间的定性关系。温度对反应速度常数的影响,Arrhenius 提出了如下的定量关系式,即阿伦尼乌斯方程。它是预测药物稳定性的主要理论依据。

$$k = A e^{-E/RT} \tag{14-12}$$

式中,k 为降解速度常数;A 为频率因子;E 为活化能(kJ/mol);R 为气体常数(1.987cal/k·mol);T 为绝对温度。

药物制剂在制备过程中,往往需要加热、溶解、干燥、灭菌等操作,此时应考虑温度对药物稳定性的变化。最终可灭菌产品在保证灭菌效果的前提下,可适当降低灭菌温度或缩短灭菌时间;某些抗生素、生物制品对热特别敏感,可采用冷冻干燥、无菌操作等工艺来避免升温对药物稳定性的影响。

(二) 光线的影响

光是一种辐射能,光线波长越短,能量越大。因此,紫外线更易激发化学反应。药物分子受辐射(光线)作用使分子活化而产生分解的反应称为光化降解,其降解速度与系统的温度无关。这种易被光降解的物质叫做光敏感物质,如喹诺酮类、吩噻嗪类药物、氢化可的松、核黄素、吗啡、可待因、肾上腺素等,都会因光照而产生降解反应。对于光敏感物质,在制备和贮存时应避光。

(三) 湿度和水分的影响

水是化学反应的媒介。固体药物吸湿后,水分可在固体表面形成水化膜,分解反应在膜中发生,如微量的水分能加速乙酰水杨酸、青霉素 G 钠盐、氨苄青霉素的分解。固体药物的吸湿性取决于其临界相对湿度(CRH)的大小,化合物的临界相对湿度越低,对湿度越敏感,因此,加工环境中的相对湿度越大,药物降解越快。

(四) 空气(氧)的影响

空气中的氧是引起药物制剂氧化的重要因素。空气中的氧进入制剂的主要途径,一方面是因为氧在水中有一定的溶解度;另一方面是容器空间的空气中也存在氧。因此,各种药物制剂几乎都有与氧接触的机会。药物的氧化降解常为自动氧化,在制剂中只要有少量氧存在,就能发生氧化反应。许多药物易发生氧化降解,如肾上腺素、左旋多巴、吗啡、水杨酸钠等具有酚羟基的药物,维生素 C 等含烯醇基的药物及油脂等长链烷烃类物质,氧化降解的结果,使药物失效、生成无生理活性的物质或有毒物质,制剂的颜色也不断加深。

对于易氧化的药物,除去氧气是防止氧化的根本措施。生产上一般采用通入 CO_2、N_2、调节 pH、加入抗氧剂和协同剂等方法来提高药物制剂对氧的稳定性。

1. 充惰性气体 在容器空间及溶液中通入惰性气体(如 CO_2 和 N_2),可以置换其中的氧,延缓氧化反应的发生。在配制易氧化药物的水溶液时,通常用新鲜煮沸放冷的纯化水配制,或在纯化水中通入 N_2 或 CO_2,置换溶解在水中的氧。制备注射液时,多采用通 CO_2 气体除去水中的 O_2。灌封安瓿时充 CO_2 或 N_2 以除去安瓿空间的 O_2 比除去水中或溶液中的 O_2 更为重要,因为安瓿空间含氧比水中多。

除去水中和安瓿空间的氧,应根据药物性质选择 CO_2 或 N_2。CO_2 的比重及其在水中的溶解度均大于 N_2,它的驱氧效果比 N_2 好,但 CO_2 溶于水后呈酸性,会改变溶液的 pH,并可使某些钙盐药物产生沉淀。

2. 调节 pH 药物的氧化降解与溶液的 pH 相关。当氧化反应被 H^+ 或 OH^- 催化,溶液的 pH 在偏酸范围时,药物较为稳定;随着溶液 pH 的上升,药物的氧化反应加速。因此,易氧化药物溶液的 pH 一般应调至偏酸性。

3. 添加抗氧剂和协同抗氧剂 大多数药物的氧化降解是含自由基的自氧化反应,很少的氧就能使其发生,因此,制剂中必须加入抗氧剂。抗氧剂本身是强还原剂,如亚硫酸盐可首先被氧化,消耗空气中的氧,从而保护主药不被氧化。抗氧剂可分为水溶性抗氧剂和油溶性抗氧剂两大类。水溶性抗氧剂中,焦亚硫酸钠、亚硫酸氢钠常用于弱酸性药液,亚硫酸钠、硫代硫酸钠常用于偏碱性或碱性药液。

协同抗氧剂能显著增强抗氧剂的效果,常用一些酸性组分,如枸橼酸、酒石酸、磷酸等。

易氧化药物的不稳定性还受到金属离子、包装材料的影响,具体措施参见以下内容。

(五) 金属离子的影响

微量金属离子如铜、铁、镍、锌、铅等,对制剂中药物的自动氧化反应有显著的催化作用。例如,0.000 2mol/L 的铜离子能使维生素 C 氧化速率增加 1 万倍。主要机制为缩短氧化的诱导期,增加游离基生成速率。

制剂中的微量金属离子主要来自原辅料、溶剂、容器及操作过程中使用的工具等。要避免金属离子的影响,应选用高纯度的原辅料,操作过程避免使用金属器具及工具,防止包装材料中微量金属离子向药液的迁移。必要时可在药液中加入金属络合剂,如依地酸二钠、枸橼酸、酒石酸等来增加药物制剂的稳定性。

(六) 包装材料的影响

药物制剂储藏在室温环境中,主要受热、光、水分及空气(氧)的影响。包装材料的选用及包装设计,不但要考虑排除上述因素的影响,而且要考虑到包装材料与药物之间的相互作用和化学物质的迁移。常用的包装材料有玻璃、塑料、铝箔和橡胶等,这些包装材料对药物制剂的稳定性直接关系到产品的质量。例如,易氧化药物制剂,若为固体制剂,可采用真空包装的方法以减少药物与空气接触的机会。

玻璃的理化性质稳定,不透气,为目前应用最多的一类容器。但有些玻璃能够释放碱性物质或脱落不溶性碎片,应根据制剂处方选用。棕色玻璃可阻挡波长小于470nm的光线透过,故光敏感的药物可用棕色玻璃瓶包装,但棕色玻璃中含铁量较高,易发生氧化的药物溶液不宜选用。

塑料为聚氯乙烯、苯乙烯、聚乙烯、聚丙烯、聚酯等高分子材料的总称。为了成型或防止老化的需要,塑料中常加入增塑剂、防老剂等附加剂,有些附加剂具有一定毒性,因此,药用包装塑料应选用无毒塑料制品。塑料制品有质轻、可塑、不易破损等优点,但亦存在着透气、透湿、物质的吸附与迁移等缺点。高密度聚乙烯容器透气、透湿性下降,表面硬度增大,可用作片剂、胶囊剂的外包装材料。

橡胶制品和塑料制品存在同样的问题,成型时需加入硫化剂、填充剂、防老剂等附加剂。为防止污染药液,输液剂所使用的胶塞常需采用硅化处理、内垫隔离膜等措施。

某些引湿性较强的固体制剂,必要时还应对包装容器内的相对湿度进行控制。例如,使用二氧化硅作干燥剂,包装可选用铝塑包装等密封性好的包装形式。

总之,选用包装材料时应通过"装样试验",在一定的储藏条件下进行加速试验,以确定其适用性。

三、药物制剂稳定化的其他方法

(一) 改进生产工艺

1. 采用直接压片或包衣工艺 对一些遇热不稳定的药物压片时,可采用粉末直接压片或干法制粒压片等工艺。包衣也可改善药物对光、湿、热的稳定性,是解决片剂稳定性的常规方法之一。例如,麦角胺咖啡因片采用二次压制包衣工艺制成包衣片,其稳定性有很大提高。

2. 制成微囊或包合物 某些药物制成微囊后可增加药物的稳定性,如维生素C、硫酸亚铁制成微囊,可防止氧化。药物制成包合物也可增加其稳定性,如盐酸异丙嗪制成环糊精包合物后,稳定性提高。

(二) 改变剂型

易水解的药物难以制成稳定的液体药剂时,可选择制成固体制剂,如粉针剂、干糖浆剂、颗粒剂等,供临用时溶解注射或冲服。

(三) 制备稳定的衍生物

药物的化学结构是决定制剂稳定性的内因,不同化学结构的药物,具有不同的稳定性。易水解的药物制成难溶性盐或难溶性酯类衍生物,可增加其稳定性。水溶性越低,稳定性越好。例如,红霉素与乙基琥珀酸形成红霉素乙基琥珀酸酯(琥乙红霉素),耐酸性增强,稳定性增加。

第五节　固体药物制剂稳定性的特点及降解动力学

一、固体药物制剂稳定性的特点

(一) 固体药物与固体剂型稳定性的一般特点

固体药物制剂相对液体制剂更为稳定,主要表现在三个方面:①固体药物一般分解较慢,需要较长时间和精确的分析方法;②固体状态的药物分子相对固定,不像溶液那样可以自由移动和完全混合,因此具有系统的不均匀性,含量等分析结果很难重现;③一些易氧化的药物的氧化作用往往限于固体表面,而将内部分子保护起来,以致表里变化不一。固体剂型又是多相系统,常包括气相(空气和水汽)、液相(吸附的水分)和固相,当进行实验时,这些相的组成和状态常发生变化。特别是在水分的存在对稳定性影响很大。这些特点说明了研究固体药物剂型的稳定性是一件十分复杂的工作。

(二) 药物晶型与稳定性的关系

物质在析出结晶时受各种因素的影响,可能分子间的键合方式和相对排列发生变化,形成不同的晶体结构。不同晶型的药物,其理化性质,如溶解度、熔点、密度、蒸气压、光学和电学性质发生改变,稳定性也出现差异。但应注意,晶态与晶型是不同的,结晶的外部形态称为晶态或称晶癖和结晶习性。结晶内部结构不同的类别称晶型。

一些药物的稳定性与晶型有很大关系,如利福平有无定型、晶型 A 和晶型 B 三种晶型,无定型在 70℃加速实验 15 天,含量下降 10% 以上,室温储存半年含量明显下降,而晶型 A 和晶型 B 在同样条件下,含量下降 1.5% ~ 4% ,室温储藏 3 年,含量仍在 90% 以上。这主要是由于晶型不同,其发生分解时的温度各有不同。

另外,在制剂工艺中,如粉碎、加热、冷却、湿法制粒都可能发生晶型的变化。因此在设计制剂时,要对晶型作必要的研究,弄清药物有几种晶型、何种晶型稳定、何种晶型有效。研究晶型的方法有差热分析和差示扫描量热法、X 线单晶体结构分析、X 线粉末衍射、红外光谱、核磁共振谱、热显微镜、溶出速度法等。

(三) 固体药物之间的相互作用

固体剂型中组分之间的相互作用可能导致组分的分解,如传统的复方乙酰水杨酸片剂(APC)中,由于非那西丁的毒副作用较大,逐渐改用对乙酰氨基酚代替非那西丁。但现已发现乙酰水杨酸与对乙酰氨基酚之间有乙酰转移反应,也可能是对乙酰氨基酚直接水解。含有非那西丁或扑热息痛的 APC 片剂在 37℃加速试验结果。

(四) 固体药物分解中的平衡现象

虽然固体药物分解动力学与溶液不同,然而温度对于反应速度的影响,一般仍可用 Arrhenius 方程来描述。但在固体分解中若出现平衡现象,则不宜使用 Arrhenius 公式,而要用 Van't Hoff 方程来处理。有人在研究杆菌肽的热分解实验中曾发现,在 40℃储存 18 个月残存效价为 64% ,以后不再继续下降,即达到平衡。对维生素 A 胶丸和维生素 E 片剂的研究为此种平衡现象提供进一步的例证。采用 45℃、55℃、70℃、85℃四个温度进行实验,测定各个温度下产物和反应物的平衡浓度,然后求出平衡常数 K。按 Van't Hoff 方程:

$$\ln K = -\frac{\Delta H}{RT} + \alpha \tag{14-13}$$

式中,H 为反应热,α 为常数。以平衡常数的对数对 $1/T$ 作图,得一直线。将直接外推到室温,也可求出室温时的平衡常数及平衡浓度,就能估计药物在室温时的分解限度。在此类问题中,如果最后达到平衡,速度常数对预测稳定性没有什么重要意义。

二、固体剂型化学降解动力学

近年来,由于纯固体分解动力学的发展,使我们有可能应用其原理来研究固体药物及其制剂的分解动力学,但这方面的问题比较复杂,这里介绍几个主要的动力学原理。

(一) 成核作用理论

有些药物如对氨基水杨酸钠在无水条件下的热分解呈 S 型曲线,曲线分三部,开始一段为诱导期,中间一段为加速期,后一段为衰变期。这类曲线可用成核作用理论解释:①分解过程受结晶表面和内部活性核的形成和生长情况所控制,固体药物分解初期,首先要在晶体上出现一些裂隙,产生这种裂隙需要一定的时间,这段时间就是诱导期,诱导期长短与结晶粉末的大小及温度有关,大的结晶诱导期短;②结晶在破裂过程中,产生大量的不规则凹口,从而提供了许多新的降解部位,形成足够多的活性核,使反应速度大大加速,这样就出现了加速期;③此后,颗粒大小比较均匀,形状也比较一致,不再产生进一步的变化,这就是进入衰变期。此种 S 型分解曲线,一般在较高温度下出现。

(二) 液层理论

液层理论的基本观点是假设固体药物分解反应在固体表面液膜相进行。这层液膜很薄,非肉眼所能见到。Guillory 等用维生素 A 衍生物来验证这个假设。根据 Clausius-Clapeyron 方程与 Raoult 定律,得到下列方程。

$$\ln X = \frac{-\Delta H}{R}\left(\frac{1}{T} - \frac{1}{T_m}\right)$$

(14-14)

式中,X 为液相药物的摩尔分数;T_m 为药物熔点;T 为加热温度;ΔH 为熔化热;R 为气体常数。式(14-14)说明 T_m 值大,则 X 值相应较小,即晶体表面的液膜要"薄些"。若 K 为速度常数,并与液相摩尔分数成正比,即 $\ln K = A\ln X$,A 为比例常数,故上式可写成:

$$\lg K = \frac{A\Delta H}{2.303R} \cdot \frac{1}{T_m} - \frac{A\Delta H}{2.303R}$$

(14-15)

故 T_m 高,反应速度小。实践证明维生素 A 苯腙(熔点 181~182℃)在 80℃降解比维生素 A 乙酸酯(57~58℃)要慢得多。同时说明制备高熔点衍生物也是解决药物稳定性的途径之一。

(三) 局部化学反应原理

有些药物,如乙酰水杨酸片在含有碳酸氢钠的碱性环境中的分解曲线,开始很快,以后逐渐变慢,这类曲线可用局部化学反应来解释。处理局部化学分解的模型为圆柱体模型,圆柱体模型假设化学物质的半径随时间而线性下降。其变化过程也可用一级反应来处理。

第六节 药物稳定性试验方法

药物制剂稳定性试验的目的是考察药物制剂在温度、湿度、光线等影响下随时间变化的规律,为药品的生产、包装、储存、运输条件提供科学依据,同时通过试验建立药品的有效期。

药物制剂稳定性试验的基本要求是:①药物制剂稳定性试验包括加速试验与长期试验,要求用 3 批供试品进行;②药物制剂的供试品应是放大试验的产品,如片剂或胶囊剂在 1 万~2 万片(粒),其处方与工艺应与大生产一致;③供试品的质量标准应与各项基础研究及临床验证所使用的供试品质量标准一致;④加速试验与长期试验所用供试品的容器、包装材料及包装方式应与上市产品一致;⑤研究药物稳定性,要采用专属性强、准确、精密、灵敏的药物分析方法与降解产物的检查方法,并对方法进行验证,以保证药物稳定性结果的可靠性。在稳定性试验中,应重视降解产物的检查。

一、影响因素试验

此项试验是在比加速试验更激烈的条件下进行的。其目的是探讨药物的固有稳定性、了解影响其稳定性的因素及可能的降解途径与降解产物,为制剂生产工艺、包装、储存条件与建立降解产物的分析方法提供科学的依据,同时也可为新药申报临床研究与申报生产提供必要的资料。供试品可以用一批原料药进行,将供试品置适宜的容器中(如称量瓶或培养皿),摊成≤5mm 厚的薄层,疏松原料药摊成≤10mm 厚薄层,进行以下实验。

(一) 高温试验

供试品开口置适宜的密封洁净容器中,60℃温度下放置 10 天,于第 5 天和第 10 天取样,按稳定性重点考察项目进行检测。若供试品有明显变化(如含量下降 5%),则在 40℃条件下同法进行试验。若 60℃无明显变化,不再进行 40℃试验。

(二) 高湿度试验

供试品开口置恒湿密闭容器中,在 25℃分别于相对湿度 90% ±5% 条件下放置 10 天,于第 5 天和第 10 天取样,按稳定性重点考察项目要求检测,同时准确称量试验前后供试品的重量,以考察供试品的吸湿潮解性能。若吸湿增重 5% 以上,则在相对湿度 75% ±5% 条件下,同法进行试验;若吸湿增重 5% 以下,且其他考察项目符合要求,则不再进行此项试验。恒湿条件可通过在密闭容器如干燥器下部放置饱和盐溶液实现,根据不同相对湿度的要求,选择氯化钠饱和溶液(15.5~60℃,相对湿度 75% ±1%)或硝酸钾饱和溶液(25℃,相对湿度 92.5%)。

(三) 强光照射试验

供试品开口放在装有日光灯箱或其他适宜的光照装置内,于照度为 4500±500lx 的条件下放置 10 天,第 5 和第 10 天取样,按稳定性重点考察项目进行检测,特别要注意供试品的外观变化。

关于日照装置,建议采用定型设备"可调光照箱",也可用光橱,在箱中安装日光灯数支使达到规定照度。箱中供试品台高度可以调节,箱上方安装抽风机以排除光源产生的热量,箱上配有照度计,可随时监测箱内照度,光照箱应不受自然光的干扰,并保持照度恒定。同时要防止尘埃进入光照箱。

药物制剂稳定性研究,首先应查阅原料药稳定性有关资料,了解温度、湿度、光线对原料药稳定性的影响,并在处方筛选与工艺设计过程中,根据主要的性质,进行必要的稳定性影响因素试验,同时还应考察包装条件。

二、加 速 试 验

加速试验是在超常的条件下进行,其目的是通过加速药物制剂的化学或物理变化,预测药物制剂的稳定性,为药品审评、包装、运输及储存提供必要的资料。供试品要求 3 批,按市售包装,在温度 40℃ ±2℃,相对湿度 75% ±5% 的条件下放置 6 个月。所用设备应能控制温度±2℃,相对湿度±5%,并能对真实温度与湿度进行监测。在试验期间每 1 个月取样一次,按稳定性重点考察项目检测,3 个月的资料可用于新药申报临床试验,6 个月的资料可用于申报生产。在上述条件下,如 6 个月内供试品经检测不符合制订的质量标准,则应在中间条件(即温度 30℃ ±

2℃,相对湿度 60% ±5%)下进行加速试验,时间仍为 6 个月。溶液、混悬剂、乳剂、注射液可不要求相对湿度。

对温度特别敏感的药物制剂,预计只能在冰箱(4 ~ 8℃)内保存使用,此类药物制剂的加速试验,可在温度 25℃±2℃,相对湿度 60% ±10% 的条件下进行,时间为 6 个月。

乳剂、混悬剂、软膏、眼膏、栓剂、气雾剂、泡腾片及泡腾颗粒宜直接采用温度 30℃±2℃、相对湿度 60% ±5% 的条件进行试验,其他要求与上述相同。

对于包装在半透性容器内的药物制剂,如塑料袋装溶液,塑料瓶装滴眼剂、滴鼻剂等,则应在相对湿度 20% ±2% 的条件下(可用 $CH_3COOK \cdot 1.5H_2O$ 饱和溶液,25℃,相对湿度 22.5%)进行试验。

加速试验应采用隔水式电热恒温培养箱(20 ~ 60℃),附带接点温度计与继电器装置。此种设备箱内各部分温度比较均匀,温度可控制在±1℃,而且适合长期使用。

光加速试验的目的是为药物制剂包装储存条件提供依据。供试品 3 批装入透明容器内,放置在光橱或其他适宜的光照仪器内于照度 4500 ±500lx 的条件下放置 10 天,于第 5 天、第 10 天定时取样,按稳定性重点考察项目进行检测,特别要注意供试品的外观变化。对于光不稳定的药物制剂,应采用遮光包装。

光加速试验可采用定型设备"可调光照箱",也可用光橱,在箱内安装日光灯数支使达到规定照度。箱中供试品台高度可以调节,箱上方安装抽风机以排除光源产生的热量,箱上配有照光计,可随时监测箱内照度。

三、长 期 试 验

长期试验是在接近药品的实际储存条件下进行,其目的是为制订药品的有效期提供依据。供试品要求 3 批,市售包装,在温度 25℃±2℃,相对湿度 60% ±10% 的条件下放置 12 个月。每 3 个月取样一次,分别于 0 个月、3 个月、6 个月、9 个月、12 个月取样,按稳定性重点考察项目进行检测。6 个月的资料可用于新药申报临床试验,12 个月的资料可用于申报生产。12 个月以后,仍需继续考察,分别于 18 个月、24 个月、36 个月取样进行检测。将结果与 0 月比较以确定药品的有效期。若试验未取得足够数据(如只有 18 个月),则应进行统计分析,以确定药品的有效期。如 3 批统计分析结果差别较小,则取其平均值为有效期;若差别较大,则取其最短的为有效期。数据表明很稳定的药品,不作统计分析。

对温度特别敏感的药品,长期试验可在温度 6℃±2℃ 的条件下放置 12 个月,按上述时间要求进行检测,12 个月以后,仍需按规定继续考察,制订在低温储存条件下的有效期。

由上述方式确定的药品有效期,在药品标签及说明书中均应指明储存温度,不得使用"室温"之类的名词。

四、稳定性重点考查项目

表 14-1 所列的是主要剂型的稳定性重点考查项目。

表 14-1　药物制剂稳定性重点考查项目表

剂型	稳定性重点考查项目
片剂	性状、含量、有关物质、崩解时限或溶出度
胶囊剂	外观、内容物色泽、含量、有关物质、崩解时限或溶出度、水分。软胶囊要检查内容物有无沉淀
注射液	外观色泽、含量、pH、澄明度、有关物质

剂型	稳定性重点考查项目
栓剂	性状、含量、融变时限、有关物质
软膏剂	性状、均匀性、含量、粒度、有关物质(乳膏还应检查有无分层现象)
眼膏剂	性状、均匀性、含量、粒度、有关物质
滴眼剂	如为澄清液,应考察性状、澄明度、含量、pH、有关物质
	如为混悬液,还应考察粒度、再分散性
丸剂	性状、含量、色泽、有关物质、溶散时限
糖浆剂	性状、含量、澄清度、相对密度、有关物质、pH
口服溶液剂	性状、含量、色泽、澄清度、有关物质
口服乳剂	性状、检查有无分层、含量、有关物质
口服混悬剂	性状、含量、沉降体积比、有关物质、再分散性
散剂	性状、含量、粒度、有关物质、外观均匀度
吸入气(粉)雾剂	容器严密性、含量、有关物质、每揿(吸)主药含量、有效部位药物沉积量
颗粒剂	性状、含量、粒度、有关物溶化性
透皮贴剂	性状、含量、有关物质、释放度
搽剂、洗剂	性状、含量、有关物质

注:有关物质(含降解产物及其他变化所生成的产物)应说明其生成产物的数目及量的变化。如有可能应说明有关物质中何者为原料中的中间体,何者为降解产物。稳定性试验中重点考察降解产物。

五、有效期统计分析

关于有效期统计分析方法,一般选择可以定量的指标进行处理,通常根据药物含量变化计算,按照长期试验测定数值,以标示量(%)对时间进行直线回归,得回归方程,求出各时间点标示量的计算值(y'),然后计算标示量(y')95% 单侧可信限的置信区间为 $y' \pm z$。

$$z = t_{N-2} \cdot S \cdot \sqrt{\frac{1}{N} + \frac{(x_0 - \overline{x})^2}{\sum (x_i - \overline{x})^2}} \tag{14-16}$$

式中 t_{N-2} 为概率0.05,自由度 $N-2$ 时的 t 单侧分布值;N 为组数;$S = \sqrt{\dfrac{Q}{N-2}}$;$Q = L_{yy} - bL_{xy}$,$b$ 为直线斜率;L_{yy} 为 yy 的离差平方和;L_{xy} 为 xy 的离差乘积之和;$L_{yy} = \sum y^2 - (\sum y)^2 / N$;$x_0$ 为给定自变量;$\overline{x}$ 为自变量 x 的平均值。

将有关点连接可得到分布回归线两侧的曲线。取质量标准中规定的含量低限(根据各品种实际规定限度确定)与置信区间下界线相交点对应的时间,即为药物的有效期。根据情况也可拟合为二次方程或三次方程或对数函数方程。

由上述方式确定的药品有效期,在药品标签及说明书中均应指明储存温度,不得使用"室温"之类的名词。

六、固体药物制剂稳定性实验的特殊要求和特殊方法

(一) 固体药物制剂稳定性试验的特殊要求

根据固体药物制剂稳定性的特点,其稳定性试验的特殊要求主要有:①在试验中必需测定每个试样的水分。②试样必需使用密封容器。可将其与开口容器相比较,以考查包装材料的影

响。③测定水分与含量的试样需分别单次包装。④试样含量应均匀。⑤试样应过筛,并用 BET 法等测定粒度。⑥试验温度应控制在 60℃ 以下。

此外应研究赋形剂的影响。制剂生产中,可用成品进行加速试验,也可根据处方中主药和赋形剂的实际用量进行配合试验。药物与赋形剂间的相互作用可用热分析法、漫反射光谱法、薄层层析法等进行试验。

(二) 热分析法在研究固体药物制剂稳定性中的应用

热分析法中常用的有差示热分析法(DTA)和差示扫描量热法(DSC)。

DTA 是指温度在程序控制时,测量试样与参比物的温差随温度变化的一种分析方法。由于试样产生某些变化时,会吸热或放热,可在 DTA 曲线上出现吸热峰或放热峰,因此只要比较单个组分和混合物的 DTA 曲线,即可知它们之间是否发生相互作用。如果混合物 DTA 曲线与药物、赋形剂 DTA 曲线相比较出现不同,产生原来没有的吸热峰或放热峰,或者药物自身原有的峰形消失、改变、位移,则说明有相互作用。吸热峰一般表明产生了氧化、分解、离解等反应,放热峰一般表明产生了熔解、蒸发、升华、失去结晶水等反应。DTA 法快速简便,且在结果不确定时可用经典恒温加速试验核对。

DSC 和 DTA 的试验原理相似,是指温度在程序控制时,测量输入到试样和参比物的能量随温度变化的一种分析方法。该法灵敏、准确、重现性好。

第七节 新药开发过程中药物系统稳定性研究

新药特别是一类新药的开发,稳定性研究是很重要的内容,开发一个新的药物与制剂,一般按以下步骤进行:①原料药的稳定性试验;②药物制剂处方与工艺研究中的稳定试验;③包装材料的稳定性与选择;④药物制剂的加速试验与长期试验;⑤药物制剂产品上市后的稳定性考察;⑥药物制剂处方或生产工艺或包装材料改变后的稳定性研究。

一、原料药的稳定性试验

原料药在一定环境中的稳定性对于考察该药物所有制剂在同样环境下的稳定性极有意义,但对于生产工艺一样的新药,该研究只需进行一次。

在进行原料药稳定性试验前首先要掌握原料的理化性质,这些性质包括药物的结晶性、晶型、颗粒大小、比表面积、吸湿性、溶解速度、溶解度、熔化性等,此外,对结构特性与立体化学特性及可能有的杂质也应有所了解。然后进行原料药的稳定性试验。稳定性试验有影响因素试验、加速试验与长期试验。

(一) 原料药特殊稳定性试验

为了全面了解新的原料药的稳定性,除了进行影响因素试验、加速试验与长期试验外,还应进行以下试验。

1. 温度与湿度对原料药稳定性的影响 将样品置开口容器中,储存于 25℃ 75% RH;30℃ 70% RH,3 个月,每月检测一次。

2. 原料药在水中的稳定性 将样品配成 1% 与 5% 的水溶液或混悬液置于 25ml 容量瓶中,在 50℃,60℃ 条件下 3 个月,每个月检测一次。

3. pH 对原料药稳定性的影响 将原料药用缓冲液(0.1M 枸橼酸,0.2M 磷酸氢二钠)及 pH 3,4,5,6,7 的水溶媒配成 1% 的溶液或混悬液于容量瓶中,于 60℃ 条件下储存 3 个月,每月检测一次。

4. 缓冲浓度对原料药稳定性的影响 根据前述 pH 影响实验所得到的最适 pH,然后改变缓冲液的浓度,如 0.2M 枸橼酸或 0.4M 磷酸氢二钠于 60℃ 条件下放置 3 个月,每月检测一次。

5. 氧化剂对原料药稳定性的影响 将原料药用 0.3% 的过氧化氢配成 1% 的溶液或混悬液于 50℃ 条件下储存 3 个月,每月检测一次。

6. 光对原料药水溶液的影响 将原料药用配成 1% 的水溶液装入无色玻璃瓶中,在照度为 4500lx±500lx 的光照条件下放置 10 天,第 5 天和第 10 天取样检测。

(二) 降解产物的研究方法

药物(原料药或药物制剂)可在下述条件下进行破坏实验,探讨降解产物的分析方法。

1. 热 固体药物在空气下 90℃ 24h,在氮气下 24h,探讨高温下的降解产物。

2. 光 固体药物在 750 瓦/m² 的强光下照射 24h。

3. 酸 药物在 1mol/L 的盐酸中 90℃ 24h 或在室温 1,3,7 天。

4. 碱 药物在 1mol/L 的氢氧化钠溶液中 90℃ 24h 或在室温 1,3,7 天。

5. 湿 固体药物在含 5% 的水分的密闭小瓶中,90℃ 5 天。

6. 氧化剂 药物在 30% 的过氧化氢溶液中室温 1,3,7 天或在 5% 的过氧化氢溶液中 90℃ 24h。

以上条件可供参考,不是一成不变的,根据药物性质也可用更浓或更稀的盐酸或氢氧化钠,温度也可在 70~80℃,时间可以几小时到几天,能够产生降解产物,并能使主成分与降解产物分离。然后采用高效液相色谱法(HPLC)或薄层色谱法(TLC)对降解产物进行定性或定量。通过此项试验所观察到的降解产物不一定出现在常规的稳定性试验中,但该降解产物对研究与确证分析方法是很有用的。

(三) 用 HPLC 法测定降解产物含量

先配制供试品溶液,精密量取供试品溶液适量,加流动相稀释成与降解产物限度相当的溶液作为对照液,进样,调节仪器灵敏度或进样量,使对照液的主成分色谱峰高达满量程的 10%~25%。然后取供试品溶液和对照液适量,分别进样,供试品溶液的记录时间一般为主成分保留时间的若干倍(如 3 倍),测量供试品溶液色谱图上各降解产物的峰面积与对照溶液主成分的峰面积比较,计算各降解产物的含量。

二、药物制剂处方与工艺研究中的稳定性试验

制剂设计在一类新药研究过程往往采用不同剂型,如开始一期临床用胶囊剂,而以后可能用片剂,在改变剂型过程中,均要进行制剂处方与工艺稳定性研究,本项研究主要包括影响辅料稳定性的因素,主药与辅料的配伍稳定性试验、处方与工艺筛选过程中的稳定性试验。

1. 辅料的影响因素试验 对于理化性质不清楚的辅料,先要求进行强光、高湿、高热等影响因素试验,以掌握辅料的稳定性情况。

2. 原料药与辅料配伍的稳定性实验 原料药与辅料配伍试验,可取各种辅料分别与主药在开口容器中进行,辅料用量较大的,以主药∶辅料=1∶5 比例混合,用量较小的,则用主药∶辅料=20∶5 或 20∶1 比例混合,加 5%~10% 的水分,于高温 50℃,60℃,高湿(25℃ 75% RH,25℃ 92.0% RH)及光照 4500±500lx,放置 10 天,第 5 天与第 10 天取样检测,观察主药与辅料有无相互作用发生。

3. 不同制剂的稳定性实验 在主药与辅料相互作用研究的基础上设计若干个制剂处方,选择符合一般的质量标准的样品,进行稳定性试验。由于制剂性质不同,选择不同方法。

(1) 固体制剂:如胶囊剂、片剂。样品置开口容器中,在高温(50℃,60℃)、高湿(25℃ 75%

RH,25℃ 92.5% RH)及强光(4500±500lx)条件下放置10天,于第5天与第10天取样检测,根据产品不同性能,必要时温度可提高至70℃,时间可延长至3个月。光照试验,样品应按最大受光面积排列,并有一定数量,如片剂通常20片。对于光敏感的制剂在处方工艺生产与包装中应采取适当措施。

(2)半固体制剂:如软膏剂、乳膏剂。①将样品装入标准管中于-10℃下放置4周,观察其在室温下有无不可逆的变化发生,观察指标有外观、均匀性、颗粒大小(混悬型)、重结晶作用、稠度等。②将样品装入标准管中在温度4~40℃变化,每24h改变3℃共进行2周。检测项目同前。③将样品装入标准管中在40℃直立和倒置共3个月,检测外观、均匀性、含量均匀性。在试验开始、中间与最后各打开一管,检测外观、均匀性、含量均匀性。为了考察样品有无化学变化,将样品装入容量瓶中,精密称量于50℃与60℃储存10天,检测外观、pH、主药含量、防腐剂含量、主药降解产物量、防腐剂降解产物量。由于本试验在高温下进行,这类制剂一般会发生相分离,故只能先装入容量瓶中试验。

(3)溶液型制剂:如注射溶液,①将样品在-10℃下放置1个月,然后观察在室温有无不可逆的变化。主要观察pH与澄明度。②将样品于50℃,60℃及4500±500lx光照条件下放置10天,观察外观、pH、澄明度、主药含量、降解产物。必要时温度可提高到70℃,时间可延长至3个月。此外,溶液剂还应进行不同pH,通氮与不通氮条件下的稳定性试验。口服与外用液体制剂加有防腐剂的产品还应考察防腐剂含量的变化。

通过以上试验,不断改进处方工艺,选择出稳定性最佳处方与工艺。

三、包装材料的稳定性及选择

1. 固体制剂 常用包装材料有水泡眼塑料膜包装,水泡眼可用聚氯乙烯(PVC)与聚丙烯组合膜或聚二氯乙烯膜,也可用塑料管,管材由聚丙烯与聚乙烯组成,也可用玻璃瓶、塑料瓶(高密度聚乙烯)、铝箔或以塑料膜与铝箔结合组成铝塑包装。由于固体药物一般很少与包装材料有相互作用发生,故主要密闭,防止吸湿,对湿特别敏感的药物建议用玻璃瓶装,并加入干燥剂。固体剂型的包装材料,通过加速试验(40℃ 75% RH),就可确定。

2. 半固体剂型 通常用铝管与塑料管。这类材料主要问题是金属管腐蚀,药物与塑料材料相互作用,吸附,水蒸气、氧气、芳香油等的穿透。试验方法:对金属管是否有腐蚀作用,可将制剂充填入管内在温度40℃横置、立置与倒置各1个月共3个月。关于吸附与透气试验,可将制剂装入塑料管于40℃ 1个月,30℃ 70% RH 3个月观察,检测有关项目。半固体制剂,也可用铝管内衬塑料管或涂层包装。

3. 液体剂型 常用安瓿、带塞玻璃瓶及塑料容器;也有用塑料输液袋,该袋由三层塑料组成,内层为聚乙烯,中层为聚酰胺,外层为聚丙烯,能耐121℃高压灭菌。

这类材料主要问题是pH改变、漏药、吸附、气体穿透与胶塞或衬层的相互作用。试验方法:将药液装入试验容器内,同时用不含药的溶液作对照。在30℃ 70% RH,40℃,50℃直立与倒置、横置各1个月,每月检测一次。例如,注射液则观察外观、澄明度、pH、主药含量、降解产物和提取物。

四、药物制剂的加速试验与长期试验

药物制剂在完成以上研究后,要进行正规的加速试验与长期试验,具体方法详见第六节。长期试验的温度定为25±2℃是根据国际气候带确定的。

我国南方与北方湿度相差较大,有些地区可能符合温带的条件,而另一些地区则属亚热带气候,总的考虑按亚热带处理,故室温定为25±2℃是恰当的。美国、欧洲、日本也属温带与亚热带,国际协调会议(ICH)制定的长期试验的温度也是25±2℃。

五、药物制剂产品上市后的稳定性研究

药物制剂产品上市后,还应追踪进行稳定性考察。由于产品上市时,一般只进行2年左右的长期稳定性试验,故研究单位应继续进行稳定性检测,2年后每年检测一次,直到60个月(5年)为止。而生产厂家对每批生产的产品均应进行留样观察定期检测,确证产品在销售储存期间是否符合质量标准,同时累积更多的数据,为产品转正及有效期制订提供进一步的依据。

六、药物制剂处方或生产工艺或包装材料改变后的稳定性研究

药物制剂产品,上市后由于种种原因,有时需改变处方与生产工艺或包装材料,在这些情况下,对改变后的产品均应按要求进行加速试验与长期试验,根据试验结果修订有效期。

目 标 检 测

一、选择题

(一)A型题(单项选择题)

1. 下列不属于影响药物制剂稳定性的处方因素的是(　　)
   A. pH　　　　　　　　B. 缓冲盐的浓度
   C. 溶剂　　　　　　　D. 离子强度
   E. 金属离子

2. 药物制剂稳定性的试验方法中加速试验的条件是(　　)
   A. 温度60℃±2℃,相对湿度75%±5%
   B. 温度40℃±2℃,相对湿度75%±5%
   C. 温度40℃±2℃,相对湿度65%±5%
   D. 温度25℃±2℃,相对湿度75%±5%
   E. 温度60℃±2℃,相对湿度95%±5%

3. 红霉素的生物有效性可因下述哪种因素而明显增加(　　)
   A. 缓释片　　　　　　B. 肠溶衣
   C. 薄膜包衣片　　　　D. 使用红霉素硬脂酸盐
   E. 增加颗粒大小

4. 对于药物降解,常用降解百分之多少所需的时间为药物的半衰期(　　)
   A. 5%　　　　　　B. 10%　　　C. 30%
   D. 50%　　　　　E. 90%

5. Vit C 的降解的主要途径是(　　)
   A. 脱羧　　　　　　B. 氧化　　　C. 光学异构化
   D. 聚合　　　　　　E. 水解

6. 酰胺类药物的降解的主要途径是(　　)
   A. 水解　　　　　　B. 光学异构化

C. 氧化　　　　　　D. 聚合
E. 脱羧

(二)X型题(多项选择题)

7. 下列属于影响药物制剂稳定性的外界因素的是(　　)
   A. 温度　　　B. 光线　　　C. pH
   D. 空气　　　E. 金属离子

8. 增加药物制剂稳定性的方法有(　　)
   A. 调节pH　　B. 控制温度　C. 改变剂型
   D. 改变溶剂　E. 添加抗氧剂

二、填空题

1. 药物制剂稳定性研究的重点的范围一般包括_____、_____、_____三个方面。

2. 药物制剂的降解速度与药物的_____、_____、_____等因素有关。

3. 制剂中药物的化学降解途径主要有_____、____、_____、_____等。

4. 易发生水解反应药物主要有_____、_____等类。

5. 易发生氧化反应药物主要有_____、_____、____、_____、_____、_____等类。

6. 影响药物制剂稳定性的因素包括_____和_____。

三、名词解释

药物制剂的稳定性

四、简答题

影响药物降解的处方因素有哪些?试分别叙述解决方法。

(邱妍川)

第十五章　药物制剂新技术

学习目标

1. 掌握固体分散技术的概念、类型、常用载体材料和固体分散的制备方法,熟悉固体分散体的物相鉴定,了解固体分散体的速释与缓释原理。

2. 掌握分子包合技术的概念、类型、常用包合材料和包合物的制备方法,熟悉包合作用的影响因素和包合物的验证。

3. 熟悉纳米乳与亚纳米乳制备技术的概念、类型、常用的乳化剂与助乳化剂和纳米乳的制备方法,了解亚纳米乳的制备方法及纳米乳与亚纳米乳的质量评价。

4. 熟悉微囊与微球制备技术的概念、类型,掌握常用囊材明胶、阿拉伯胶的性质及其复凝聚法制备微囊的方法;了解其他常用的囊心物与囊材微囊、微囊与微球的制备、质量评价及影响粒径的因素。

5. 熟悉纳米囊与纳米球制备技术的概念、类型,了解纳米囊、纳米球的制备方法,了解固体脂质纳米球、磁性纳米球、纳米球的修饰的概念及影响纳米囊和纳米球的包封率、收率及载药量的因素。

6. 熟悉脂质体制备技术的概念、类型及其制备方法,熟悉脂质体的组成与结构,了解脂质体的制备方法、质量评价,了解脂质体的修饰及类脂质体。

药物制剂新技术是药剂学发展最迅速的领域,涉及范围广、研究内容多,本章仅对发展较成熟、应用较多的新技术进行阐述,涉及的制剂新技术有固体分散技术、分子包合技术及纳米乳与亚纳米乳、微囊与微球、纳米囊与纳米球、脂质体制备技术。

第一节　固体分散技术

一、概　　述

固体分散技术是将药物以分子、胶态、微晶或无定形状态分散在另一种固体载体材料中的新技术,制备出的固体分散体是一种药物制剂中间体,常用于制备速释、缓释和肠溶药物制剂,可进一步制成胶囊剂、片剂、软膏剂、栓剂、注射剂等剂型。

固体分散技术利用载体材料把药物高度分散,从而达到以下目的:①增加难溶性药物的溶解度和溶出速率,提高药物的生物利用度;②延缓或控制药物释放,如控制药物小肠释放;③延缓药物水解和氧化,增加药物稳定性;④掩盖药物不良嗅味和刺激性,增加患者依从性;⑤使液体药物固体化,减少挥发性药物挥发。但由于固体分散体中药物处于高度分散状态,易产生结晶等老化现象,在制备成相应剂型和储存时应特别注意,以免影响药物的质量。

> **知识链接**　　　　　　　　　　**固体分散体的发现**
>
> 1961 年 Sekiguchi 等最早提出固体分散体的概念,以尿素为载体材料,采用熔融法制备了磺胺噻唑固体分散体,口服后吸收及排泄均比口服磺胺噻唑明显加快。1963 年 Levy 等制得分子分散的固体分散体,提高了溶出速率,吸收更易。

二、载　体　材　料

载体材料的特性很大程度上决定固体分散体的溶出速率。载体材料应具有无毒性、无致癌性、不与药物发生化学变化、不影响主药的稳定性、不影响药物疗效与含量检测、可使药物获得最佳分散状态或缓释效果、价廉易得等特点。常用的载体材料分为水溶性、难溶性和肠溶性三类。常将几种载体材料配合使用,以满足药物制剂速释、缓释或控释的要求。

(一)水溶性载体材料

常用的有高分子聚合物、表面活性剂、有机酸、糖类及纤维素衍生物等。

1. 聚乙二醇类(PEG) 有良好的水溶性(1∶2~3)和可溶于多种有机溶剂,熔点低(50~63℃)、毒性较小、化学性质稳定(但180℃以上分解),能与多种药物配伍,具有阻止药物聚集作用,为最常用的水溶性固体分散载体材料。最适宜用于固体分散体的PEG相对分子质量在1000~20 000,而使用最多的是相对分子质量4000和6000。当药物为油类时,宜用PEG 12 000或6000与20 000的混合物制备固体分散体;当采用滴制法制备滴丸固体分散体时,可加硬脂酸调整PEG的熔点。

2. 聚维酮类(PVP) 无定形高分子聚合物,熔点较高、对热稳定(150℃变色),易溶于水和多种有机溶剂,有较强的抑晶作用,储存过程中易吸湿而使药物结晶。常用于固体分散体的PVP有:PVP_{k15}(平均相对分子质量M_{av}约1 000)、PVP_{k30}(M_{av}约4 000)及PVP_{k90}(M_{av}约360 000)等。

3. 表面活性剂类 作为固体分散体载体材料的表面活性剂大多含聚氧乙烯基,可溶于水或有机溶剂,载药量大,在制备固体分散体过程中可阻滞药物结晶,是较理想的速效载体材料。常用的有泊洛沙姆188(poloxamer 188,即pluronic F68)、聚氧乙烯(PEO)、聚羧乙烯(CP)等。

4. 有机酸类 分子质量较小,如枸橼酸、酒石酸、琥珀酸、胆酸及脱氧胆酸等,易溶于水,不溶于有机溶剂。本类不宜用于作对酸敏感药物的固体分散体载体材料。

5. 糖类与醇类 水溶性强、毒性小、分子中含多个羟基,可与药物形成氢键,制成的固体分散体不易老化,适用于剂量小、熔点高的药物。常用的载体材料有壳聚糖、右旋糖、半乳糖和蔗糖等,醇类有甘露醇、山梨醇、木糖醇等,尤以甘露醇为最佳。

6. 纤维素衍生物 如羟丙纤维素(HPC)、羟丙甲纤维素(HPMC)等,在常用研磨法制备固体分散体时,常加入适量乳糖、微晶纤维素等加以改善研磨性能。

(二)难溶性载体材料

1. 纤维素类 常用的有乙基纤维素(EC),无毒、无药理活性,溶于有机溶剂,含有的羟基能与药物形成氢键,有较大的黏性,作为载体材料其载药量大、稳定性好、不易老化,广泛应用于制备缓释固体分散体。在EC中加入HPC、PEG、PVP等水溶性载体材料可调节释药速率,获得理想的释药效果。

2. 聚丙烯酸树脂类 含季铵基的聚丙烯酸树脂Eudragit(包括E、RL和RS等几种)可在胃液中溶胀,肠液中不溶,故不吸收,对人体无害,广泛用于制备缓释性固体分散体,加入水溶性载体材料如PEG或PVP等可调节释药速率。

3. 其他类 常用的有胆固醇、β-谷甾醇、棕榈酸甘油酯、胆固醇硬脂酸酯、蜂蜡、巴西棕榈蜡及氢化蓖麻油、蓖麻油蜡等脂质,它们均可制成缓释固体分散体,加入表面活性剂、糖类、PVP等水溶性载体材料,可调节释药速率,达到满意的缓释效果。

(三)肠溶性载体材料

1. 纤维素类 常用的有邻苯二甲酸醋酸纤维素(CAP)、邻苯二甲酸羟丙甲纤维素(HPMCP,商品规格HP-50、HP-55)及羧甲乙纤维素(CMEC)等,均可溶于肠液,用于制备胃中不稳定药物在肠道释放和吸收的固体分散体。纤维素类可与其他载体材料配合制成固体分散体,控制释放速率,获得理想的缓释肠溶制剂。

2. 聚丙烯酸树脂类 常用的为Eudragit L100和Eudragit S100,分别相当于国产Ⅱ号及Ⅲ号聚丙烯酸树脂,乙醇是常用溶剂。前者在pH 6以上的介质中溶解,后者在pH7以上的介质中溶解,将二者混合使用,可获得肠溶固体分散体。

三、固体分散体的类型

(一) 简单低共熔混合物

药物与载体材料按适当的比例,在较低的温度下熔融后,得到完全混溶的液体,骤冷固化,药物以微晶形式均匀分散于载体材料形成的化合物;如双炔失碳酯(AD)可与 PEG 6000 形成低共熔物。

(二) 固态溶液

药物以分子状态在载体材料中均匀分散,如果将药物分子看成溶质,载体材料看成溶剂,则此类分散体具有类似于溶液的分散性质,称为固态溶液。按药物与载体材料的互溶情况,分完全互溶或部分互溶;按晶体结构,可分为置换型与填充型固体溶液。如果药物与载体材料的分子大小很接近,则一种分子可以代替另一种分子进入其晶格结构产生置换型固体溶液,这种固体溶液往往在各种组分比都能形成,故又称完全互溶固体溶液;但在两组分分子大小差异较大时,则一种分子只能填充进入另一分子晶格结构的空隙中形成填充型固体溶液,这种固体溶液只在特定的组分比时形成,故又称部分互溶固体溶液。固体溶液中药物以分子状态存在,分散程度高,表面积大,在增溶方面比低共熔混合物有更好的效果。

> **知识链接**　　　　　　　　　**检剂的发展**
>
> 水杨酸与 PEG 6000 可组成部分互溶的固态溶液。当 PEG 6000 量较多时,水杨酸溶解于 PEG 6000 中形成 α 固态溶液;当水杨酸量较多时,PEG 6000 溶解于水杨酸中形成 β 固态溶液。这两种固态溶液在 42 ℃ 以下又可形成低共熔混合物。

(三) 共沉淀物

共沉淀物(也称共蒸发物)是由药物与载体材料按适当比例溶于溶剂中,蒸发干后形成的非结晶性无定形物。常用的载体材料为多羟基化合物,如枸橼酸、蔗糖、PVP 等。例如,磺胺噻唑(ST)与 PVP(1∶2)共沉淀物中 ST 分子进入 PVP 分子的网状骨架中,药物结晶受到 PVP 的抑制而形成非结晶性无定形物。

固体分散体的类型可因不同载体材料而不同,如联苯双酯与不同载体材料形成的固体分散体。联苯双酯与尿素形成简单低共熔混合物,即联苯双酯以微晶形式分散于载体材料中;联苯双酯与 PVP 形成无定形粉末状共沉淀物,即联苯双酯分子进入 PVP 分子的网状骨架中;联苯双酯与 PEG 6000 形成的固体溶液,联苯双酯部分以分子状态分散,部分以微晶状态分散。固体分散体的类型不但与药物和载体材料有关,而且也与载体材料比例、制备工艺等有关。

四、固体分散体的制备方法

常用的制备药物固体分散体的方法有 6 种。采用何种固体分散技术,取决于药物的性质和载体材料的结构、性质、熔点及溶解性能等。

(一) 熔融法

熔融法是将药物与载体材料混匀,加热至熔融,骤冷成固体,再在一定温度下放置一段时间,使其变脆成易碎物,放置温度和时间主要取决于载体材料和制备工艺。例如,药物-PEG 类固体分散体仅需在干燥器内室温放置一到数日,灰黄霉素-枸橼酸固体分散体则需 37℃ 或更高温度下放置多日方可完全变脆。为了减少药物的加热时间,亦可将载体材料先加热熔融后,再加入已粉碎的药物(60~80目筛)。本法简便、经济,适用于对热稳定的药物,多用熔点低、不溶于有机溶剂的载体材料,如 PEG 类、枸橼酸、糖类等;制备成功的关键是药物载体高温迅速冷却,迅速形成多个胶态晶核,而获得高度分散的微晶药物。

将熔融物滴入冷凝液中使之迅速收缩、凝固成丸制成的固体分散体称为滴丸。滴丸常用的冷凝液有液状石蜡、植物油、甲基硅油、水等。滴丸能否成丸,取决于丸滴的内聚力应大于丸滴与冷凝液的黏附力。冷凝液的表面张力小,形成的丸形状好。

> **》 课堂互动**
>
> 1. 可用于熔融法制备固体分散体的药物应具备哪些条件?
> 2. 制备固体分散体应注意哪些问题?

(二) 溶剂法

溶剂法是将药物与载体材料共同溶解于有机溶剂,蒸去有机溶剂,药物与载体材料同时析出,形成药物与载体材料的共沉淀物,故又称共沉淀法。常用的溶剂有氯仿、乙醇、丙酮、水等。本法可避免药物受热,适用于对热不稳定或挥发性药物。可选用溶于水或有机溶剂、熔点高、对热不稳定的载体材料,如 PVP 类、半乳糖、甘露糖、胆酸类等,PVP 熔化时温度高、易分解,宜采用溶剂法。不同有机溶剂制得的固体分散体的分散度不同,如螺内酯分别使用乙醇、乙腈和氯仿时,以乙醇制得的固体分散体的分散度最大,溶出速率也最高,而氯仿制得的分散度最小,溶出速率最低。

(三) 溶剂-熔融法

溶剂-熔融法是将药物先溶于溶剂,直接加入熔融的载体材料中,迅速混合均匀,按熔融法冷却处理即得。药物溶液在固体分散体中所占的比例一般不超过10%(w/w),否则难以形成脆而易碎的固体。本法适用于液态药物,如鱼肝油、维生素 A、维生素 D、维生素 E 等。制备过程中注意选用毒性小、易与载体材料混合的溶剂,药物溶液与熔融载体材料必须混合均匀,以防止药物析出。

> **知识链接**　　　　**采用有机溶剂制备固体分散体的缺点**
>
> 有机溶剂成本高,且有时难以完全除尽。残留的有机溶剂除对人体有危害外,还易引起药物重结晶而降低药物的分散度。

(四) 溶剂-喷雾(冷冻)干燥法

溶剂-喷雾(冷冻)干燥法是将药物与载体材料共溶于溶剂中,喷雾或冷冻干燥,除去溶剂即得。溶剂-喷雾干燥法可连续生产,溶剂常用 C_1 ~ C_4 的低级醇或其混合物。溶剂冷冻干燥法适用于易分解或氧化、对热不稳定的药物,如酮洛芬、红霉素、双香豆素等。常用的载体材料为 PVP 类、PEG 类、环糊精、甘露醇、乳糖、水解明胶、纤维素类、聚丙烯酸树脂类等,如布洛芬与 PVP 的乙醇溶液通过溶剂-喷雾干燥法,可制得稳定的无定形固体分散体。

(五) 研磨法

研磨法是将药物与载体材料混合,强力持久研磨,借助机械力降低药物的粒度,或使药物与载体材料以氢键结合,形成固体分散体。常用的载体材料有微晶纤维素、乳糖、PVP 类、PEG 类等。

(六) 双螺旋挤压法

双螺旋挤压法是将药物与载体材料置于双螺旋挤压机内,经混合、捏制而成固体分散体。

该法制备时可选用多种载体材料,制备温度可低于药物熔点和载体材料的软化点,故药物不易破坏,制得的固体分散体稳定,如硝苯地平与 HPMCP 制得黄色透明硝苯地平以无定形存在的固体分散体。

制备固体分散体时,药物含量应为 5%～20%,液态药物一般超过 10%。固体分散体在储存过程中常会逐渐老化,硬度增大、析出晶体或结晶变粗,从而降低药物的溶出度。因此,在制备时应注意选择合适的药物浓度及载体材料,储存时避免较高的温度和湿度。

> **课堂互动**
>
> **讨论下列固体分散体的制备分别是用何种方法?**
>
> 1. 氢氯噻嗪固体分散体的制备:将药物-PEG 类载体置于蒸发皿中,混合均匀,加热至熔融,立即倒入冰浴上的金属板表面,迅速冷却固体,成品于干燥器内放置 24h 以上,粉碎过筛并装胶囊。
>
> 2. 布洛芬-PVP 共沉淀物的制备:称取不同型号的 PVP,分别用 3 倍载体量的氯仿溶解,于 60℃ 水浴中加热溶解,加入布洛芬的氯仿溶液,混匀,于 40～50℃ 水浴中蒸发成松球固体,然后置干燥器中干燥,过筛得 65～100 目粉末。
>
> 3. 螺内酯-PEG 固体分散体的制备:将适量螺内酯用一定量乙醇溶解,加入 PEG 搅匀,置水浴上加热使其熔融,并蒸去乙醇。将熔融物倒入冰浴中的不锈钢盘中,迅速固化,放入干燥器内干燥,然后粉碎过筛。

> **知识链接** **固体分散体的速释与缓释原理**
>
> (一) 速释原理
>
> 1. 药物的高度分散状态 药物在固体分散体中以分子状态、胶体状态、亚稳定态、微晶态及无定形态存在,形成高度分散、高能状态,有利于药物的扩散、溶出与吸收。
>
> 2. 载体材料对药物溶出的促进作用 载体材料具有保证药物的高度分散性、提高药物的润湿性、抑制药物结晶等作用。在固体分散体中,药物周围被可溶性载体材料包围时,由于氢键作用,药物分子可与载体材料络合,且载体材料黏度大,可保证药物高度分散、阻止药物结晶和使疏水性或亲水性弱的难溶性药物具有良好的可润湿性,在胃肠液中迅速溶解,提高溶出速率与吸收速率,如氢氯噻嗪-PEG 6000、吲哚美辛-PEG 6000 或双炔失碳酯-PVP、利血平-PVP 等固体分散体。
>
> (二) 缓释原理
>
> 采用疏水或脂质类载体材料制成的固体分散体,药物以分子或微晶状态分散于载体材料的网状骨架结构内,药物溶出时需经过网状骨架扩散,故药物释放缓慢。EC、Eudragit、HPMCP、胆固醇为常用的缓释固体分散体载体材料,采用不同的载体材料和制备工艺,可制出符合一级过程、Higuchi 方程或零级过程的固体分散体。例如,采用溶剂法制备出的 EC 与磺胺噻唑(ST)的固体分散体,以零级速度释药。布洛芬 100g 与 Eudragit 30g 制成的固体分散体 5h 释药 50%,8h 释药完全,而同剂量布洛芬普通片剂 5h 基本释药完全。

五、固体分散体的物相鉴定

固体分散体制备是否成功,可选用以下一种或几种方法进行物相鉴定。

> **课堂互动**
>
> 1. 如何用你实验室现有的条件鉴定固体分散体物相?
>
> 2. 讨论熔点测定方法鉴定固体分散体物相的原理和所需要的仪器。

1. 溶解度及溶出速率 药物制成固体分散体将改变其溶解度和溶出速率。例如,亮菌甲素与 PVP(1∶5)固体分散体、物理混合物和纯原药的药物溶解度分别为 249.97±13.53mg/L、32.3±1.85mg/L 和 37.9±4.17mg/L,说明固体分散体可显著提高亮菌甲素的溶解度。双炔失碳酯(AD)与 PVP 的重量比为 1∶3～1∶6 时,可加快 AD 的溶出,但未形成共沉淀物;而 1∶8 时形成了共沉淀物,其 20min 时的溶出度比原药约大 38 倍。

2. 热分析法　常用差示热分析法与差示扫描量热法两种。差示热分析法(differential thermal analysis,DTA)又称差热分析,是使试样和参比物在程序升温或降温的相同环境中,测量二者的温度差随温度(或时间)的变化关系。若固体分散体为测试物,主要测试其有否药物晶体的吸热峰,或测量其吸热峰面积的大小并与物理混合物比较,可考查药物在载体中的分散程度。例如,从尼莫地平、载体材料、二者 1∶5 的物理混合物及二者以 1∶3 制成的固体分散体的 DTA 扫描图(图 15-1)可知,尼莫地平在 126 ℃ 处有吸热峰,尼莫地平和载体材

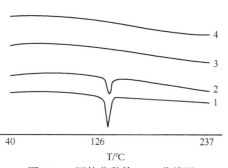

图 15-1　固体分散体 DTA 曲线图
1. 尼莫地平;2. 物理混合物（1∶5）;
3. 载体材料;4. 固体分散体(1∶3)

料物理混合物仍存在此吸热峰,而固体分散体的吸热峰消失,表明形成了固体分散体。同样硫酸奎尼丁-EC 固体分散体的 DSC 曲线上物理混合物也显示出两个成分的峰,而形成固体分散体后硫酸奎尼丁的吸热特征峰已消失。

差示扫描量热法(differential scanning calorimetery,DSC)又称为差动分析,是使试样和参比物在程序升温或降温的相同环境中,用补偿器测量使两者的温度差保持为零所必需的热量对温度(或时间)的依赖关系。固体分散体中若有药物晶体存在,则有吸热峰存在;药物晶体存在越多,吸热峰面积越大。例如,对布洛芬-PVP 共沉淀物在温度为 20～300℃时进行 DSC 测试,从 DSC 曲线图中显示布洛芬有两个吸热峰,即布洛芬的熔点峰 75.5℃,蒸发峰 209℃。载体材料 PVP 有一个水分蒸发峰。布洛芬-PVP 共沉淀物的 DSC 图中未见吸热峰,表明共沉淀物不存在布洛芬结晶,可能与 PVP 形成了络合物。

3. X-射线衍射法　X-射线衍射技术可以用于了解固体分散体的分散性质。比较药物、载体、药物与载体机械混合物和固体分散体的 X-射线衍射图谱,可确切了解药物的结晶性质及结晶度大小。物理混合物的衍射图谱是各组分衍射图谱的简单叠加,衍射峰位置及强度无改变。药物在固体分散体中以无定形状态存在,药物的结晶衍射峰消失。例如,依普黄酮-PVP 固体分散体、依普黄酮与 PVP 的混合物及依普黄酮三者在 X-射线衍射图有明显差别,依普黄酮及其与 PVP 的混合物在 6°、7°、22°、27°等出现特征衍射峰,而将二者制成的固体分散体(1∶8),上述衍射峰消失(图 15-2)。

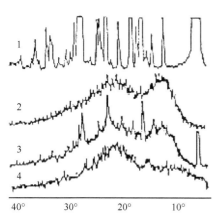

图 15-2　固体分散体 X-射线衍射图
1. 依普黄酮;2. PVP;3. 物理混合物;
4. 固体分散体

4. 红外光谱法　主要用于确定固体分散体中有无复合物形成或其他相互作用。在没有相互作用的情况下,固体分散体的红外图谱应与其物理混合物红外图谱相同。在形成复合物或有强氢键作用时,则药物和载体的某些吸收峰将消失或位移。布洛芬、布洛芬-PVP 固体分散体及其物理混合物的红外光谱图表明,布洛芬、布洛芬-PVP 物理混合物在 1720cm^{-1} 波数均有强吸收峰,而固体分散体中吸收

峰向高波数位移,强度也显著降低。这是因为布洛芬与 PVP 在固体分散体中形成了氢键。

5. 核磁共振谱法 主要用于确定固体分散体中有无分子间或分子内相互作用。药物与载体形成固体分散体后,在核磁共振氢谱上可观察到峰的位移或消失。例如,醋酸棉酚核磁共振谱在 $\delta=15.2$ 有药物共振峰,由分子内氢键产生,与 PVP 形成固体分散体后,此峰不再存在。但在 $\delta=14.2$ 和 $\delta=16.2$ 出现两个钝型化学位移峰,用重水交换后,两峰消失。表明 PVP 破坏醋酸棉酚分子内氢键,形成了醋酸棉酚与 PVP 分子间氢键,固体分散体已形成。

案例分析   **布洛芬固体分散体的制备**

【处方】 布洛芬   0.5g PVP_{k30} 2.5g

【制备】 PVP_{k30} 2.5g 置蒸发皿中,加无水乙醇-二氯甲烷(1∶1 体积分数)混合溶剂 10ml,50 ~ 60℃ 水浴上加热溶解,加入 0.5g 布洛芬,加热搅拌黏稠状,置真空干燥器内,60℃ 真空度干燥 1h,粉碎过 80 目筛备用。

【分析】

(1) 布洛芬的熔点较低,因此采用溶剂法制备布洛芬固体分散体。

(2) 在布洛芬固体分散体制备过程中,溶剂蒸发速度是影响共沉淀物均匀性及防止药物结晶析出的重要因素,常在搅拌下快速蒸发,均匀性好,结晶不易析出,否则共沉淀物均匀性差,如果有药物结晶析出,将影响所制备固体分散物的溶出度。

第二节 分子包合技术

一、概 述

分子包合物(inclusion compounds)是指药物分子被包嵌于另一种物质分子的空穴结构内形成的分子囊,由主分子(host molecules)和客分子(guest molecules)两部分组成。分子包合技术系指将小分子包嵌于分子的空穴结构内,形成包合物的技术。

药物作为客分子经包合后,溶解度增大,稳定性提高,液体药物粉末化,可防止挥发性成分挥发,掩盖药物的不良气味或味道,调节释放速率,提高药物的生物利用度,降低药物的刺激性与毒副作用等。

分子包合物的形成依赖于主、客分子结构的大小及两者的极性,稳定性主要取决于两组分间的范德华(Vander Waals)力。主分子应具有足够大的空穴和合适的形状,客分子的大小和形状应与主分子的空穴相适应,方能被包嵌于其中形成稳定的包合物。客分子太大,难于嵌入主分子空穴,但分子侧链可嵌入空穴,形成稳定性差的包合物;客分子太小,则不能充满空穴,包合力弱,容易自由出入而脱落,包合物不稳定。包合过程为单纯的物理过程,主、客分子相互之间不发生化学反应,不存在离子键和共价键作用,无化学计量关系。

常用的主分子材料为环糊精,环糊精的空穴为碳-氢键和醚键构成的疏水区,非极性的脂溶性药物能以疏水键与环糊精中的疏水键相互作用,形成结合牢固的包合物,但其包合物的溶解度较小。而极性药物分子与环糊精的羟基形成氢键结合,嵌合在环糊精的洞口处的亲水区,形成水溶性较大的包合物。

环糊精所形成的包合物通常都是单分子包合物,药物在单分子空穴内包入,而不是在材料晶格中嵌入。单分子包合物在水中溶解时,整个包合物被水分子包围,溶剂化较完全,可形成稳定的单分子包合物。

分子包合物的分类有以下两种。

（1）按结构和性质分类

1）多分子包合物：主分子由氢键相连，按一定方向松散地排列形成晶格洞穴，客分子包嵌入内，包合材料有尿素、去氧胆酸、硫脲等。

2）单分子包合物：单个主分子空穴包含单个客分子，包合材料有环糊精类。

3）大分子包合物：天然或人工大分子化合物形成的多孔结构，可容纳一定大小的客分子，如葡聚糖凝胶、纤维素等。

（2）按几何形状分类（图15-3）

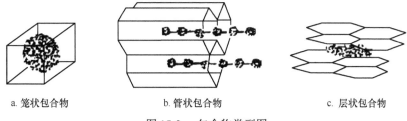

a. 笼状包合物　　　　　　b. 管状包合物　　　　　　c. 层状包合物

图15-3　包合物类型图

1）笼状包合物：客分子被包合在由几个主分子构成的笼状晶格中，形成完全闭合状态的包合物，如以苯二酚制备的包合物等。

2）管状包合物：客分子填充于主分子形成的管形或筒形空穴骨架中，如尿素、硫脲、环糊精作为主分子形成的包合物，在溶液中比较稳定。

3）层状包合物：客分子被夹在主分子形成的层状结构中，药物与某些表面活性剂形成的胶束结构可被视为此类包合物，如维生素 A 棕榈酸酯。

二、包 合 材 料

常用的包合材料有环糊精、胆酸、淀粉、纤维素、蛋白质、核酸等，其中环糊精及其衍生物是目前最常用的包合材料，本节将重点介绍。

（一）环糊精

环糊精（cyclodextrin，CD）是嗜碱性芽胞杆菌所产生的环糊精葡萄糖转位酶（cyclodextrin glucanotransferase）与淀粉作用生成的 6～12 个 D-葡萄糖分子以 1,4-糖苷键连接的环状低聚糖化合物，具中空圆筒形结构的水溶性、非还原性白色结晶性粉末。CD 分子可被 α-淀粉酶（如人的唾液淀粉酶和胰淀粉酶）降解，其降解速度为 α-CD<β-CD<γ-CD，但不被葡萄糖淀粉酶降解，亦可被大多数结肠生物细菌生物降解，毒性很低。

环糊精有多种同系物，常用的环糊精是由 6、7、8 个葡萄糖分子构成，分别称为 α，β，γ-CD，图 15-4a 和 15-4b 分别为 β-CD 的环状结构及几何图形。CD 的立体结构是上窄下宽两端开口的环状中空圆筒形状，上、中、下三层分别由不同基团组成，空隙的外部和开口处呈亲水性，空穴直径大小依 CD 的类型而异。

如表 15-1 所示，α、β、γ 三种 CD 的基本物理性质有明显的不同，所构成的包合物状态与 CD 的种类、药物的结构及性质、药物分子大小有关。将前列腺素用三种 CD 包合后形成的状态示意图见图 15-5。

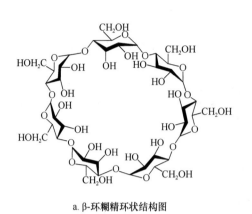

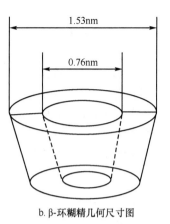

a. β-环糊精环状结构图   b. β-环糊精几何尺寸图

图 15-4 环糊精

表 15-1 α、β、γ 三种 CD 的基本性质

项目	α-CD	β-CD	γ-CD
葡萄糖单体数	6	7	8
相对分子质量	973	1135	1297
分子空穴/nm(内径)	45 ~ 0.6	0.7 ~ 0.8	0.85 ~ 1.0
(外径)	14.6±0.4	15.4±0.4	17.5±0.4
空穴深度/nm	0.7 ~ 0.8	0.7 ~ 0.8	0.7 ~ 0.8
$[\alpha]_D^{25}(H_2O)$	+150.5°±0.5°	+162.5°±0.5°	+177.4°±0.5°
溶解度(20℃)(g/L)	145	18.5	232
结晶形状(水中得到)	针状	棱柱状	棱柱状

a. α-CD;   b. β-CD   c. γ-CD

图 15-5 三种 CD 包合前列腺素 F_{2a} 示意图

三种 CD 中以 β-CD 最为常用,β-CD 为熔点 300 ~ 305℃ 的白色结晶粉末,在水中溶解度最小,溶解度随温度的升高而增大,温度在 20℃、40℃、60℃、80℃、100℃ 时的溶解度分别为 18g/L、37g/L、80g/L、183g/L 和 256g/L,降低温度易析出结晶。β-CD 在不同比例的有机溶剂与水的混合溶剂中溶解性不同(表 15-2),利用其溶解性可制备不同药物的 β-CD 包合物。

表 15-2 β-CD 在一些有机溶剂及其水混合溶剂中的溶解度

温度	有机溶剂/ml	水/ml	溶解度(g/L)						
			乙醇	丙醇	异丙醇	乙二醇	丙二醇	丙三醇	丙酮
	0	1000	18.5	18.5	18.5	18.5	18.5	18.5	18.5
25℃	500	500	16	17	27	7	17	4	5
	1000	0	<1.0	<1.0	7.0	104	20.0	43.0	<1.0

温度	有机溶剂/ml	水/ml	溶解度(g/L)						
			乙醇	丙醇	异丙醇	乙二醇	丙二醇	丙三醇	丙酮
	0	1000	40	40	40	40	40	40	40
50℃	500	500	41	53	13	21	44	14	81
	1000	0	<1	<1	<1	121	44	88	<1

相关链接　　　　　　**β-环糊精的理化性质**

本品为白色结晶性粉末,分子环状结构中有空穴,无臭,稍甜,溶于水(1.8g/100ml,20℃),难溶于甲醇、乙醇、丙酮,熔点290~305℃,空穴内径0.7~0.8nm,比旋光度$[\alpha]_D +162.0°$。本品在碱性水溶液中稳定,遇酸则缓慢水解,其碘络合物呈黄色,结晶形状呈板状。本品可与多种化合物形成包合物,使其稳定、增溶、缓释、乳化、抗氧化、抗分解、保温、防潮,并具有掩蔽异味等作用。

(二) 环糊精衍生物

对环糊精进行结构修饰可进一步改善环糊精的理化性质。β-CD虽具有适合的空穴大小,但其水溶性较低,形成的包合物最大溶解度仅为1.85%。在β-CD的分子中引入甲基、乙基、羟甲基、羟乙基、糖基等基团,可破坏β-CD分子内氢键,改善其包合性能。

1. 水溶性环糊精衍生物　常用的水溶性β-环糊精有羟乙基衍生物、羟丙基衍生物、支链衍生物和甲基化衍生物。

(1) 羟乙基-β-环糊精(HE-β-CD):为无定形固体,极易溶于水,有较强的吸湿性,无表面活性。

(2) 羟丙基衍生物:分2-羟丙基-β-环糊精(2HP-β-CD)和3-羟丙基-β-环糊精(3HP-β-CD)。2HP-β-CD是难溶性药物的理想增溶剂,可显著增加多种药物的溶解度;3HP-β-CD的水溶性极佳,形成的包合物性质相当稳定,对肌肉几乎无刺激性,可作为肌肉注射剂的载体。

(3) 甲基-β-环糊精:分为2,6-二甲基-β-环糊精(DM-β-CD)和2,3,6-三甲基-β-环糊精(TM-β-CD),溶解度均大于β-环糊精,25℃水中溶解度分别为:570g/L和310g/L,既溶于水又溶于有机溶剂,形成的包合物水溶性增加,药物溶出速率提高。

(4) 支链环糊精衍生物:包括葡糖基-β-环糊精(G1-β-CD)、二葡糖基-β-环糊精(2G1-β-CD)和麦芽糖基-β-环糊精(G2-β-CD)等,其水中溶解度较β-环糊精有显著增加(表15-3),且浓度增加,溶解度增大。支链环糊精主要用于难溶性药物包合物的制备,以提高其水溶性,同时减少刺激性,降低溶血活性,增加制剂稳定性,提高生物利用度。

2. 疏水性环糊精衍生物　主要有乙基化-β-环糊精(E-β-CD),乙基取代程度越高,水中溶解度越低。乙基-β-环糊精微溶于水,比β-环糊精吸湿性小,具有表面活性,在酸性条件下比β-环糊精稳定,制成的包合物具有一定的缓释作用。

表15-3　环糊精及其衍生物在水中的溶解度(25℃)

CD	葡萄糖数	溶解度/g·L⁻¹
α-CD	6	180
β-CD	7	18.5
DM-β-CD	7	570
TM-β-CD	7	310
HP-β-CD	7	750
G1-β-CD	8	970
G2-β-CD	9	1040
2G1-β-CD	9	1400
γ-CD	8	260

三、分子包合技术

环糊精包合物的制备方法有研磨法、饱和水溶液法、超声法、球磨法、冷冻干燥法和喷雾干燥法等。包合材料和包合方法要根据药物的性质和医疗用途来选择。

(一) 研磨法

将 β-CD 加入 2~5 倍水中,混匀成糊状物,加入药物(难溶性药物可先溶解于适宜的有机溶剂中),充分研磨,低温干燥,适宜有机溶剂洗涤,干燥即得。此法操作简单,但包合率重复性较差。

> **知识链接**
>
> 鱼腥草素在水中溶解性差且不稳定,并有强烈的鱼腥气味。为改善此不良性质,用研磨法按摩尔比 1:1(质量比约 1:4)制备鱼腥草素-β-CD 包合物,经测定,鱼腥草素的溶解度增大了 11.4 倍,且溶出速率及稳定性增强,掩盖了不良气味。

(二) 饱和水溶液法

将 β-CD 制成饱和水溶液,加入药物搅拌混合,使药物被 β-CD 包合,冷却,析出包合物;这种包合作用往往不可能完全析出,特别是一些水溶性较大的药物包合物仍溶解于水中,此时可加入某些有机溶剂使包合物析出,再根据药物质性质选择合适的溶剂洗涤,干燥,即得包合物,故该法也称为重结晶或共沉淀法。

(三) 超声法

将药物加到饱和 β-CD 溶液中溶解,混合后立即用超声至沉淀物完全析出,经过滤、洗涤、干燥后得包合物。

(四) 球磨法

将适宜的有机溶剂溶解的药物与 β-CD 水溶液一同倾入球磨缸内,球磨,取出,过滤,洗涤,低温干燥,即得包合物。

> **知识链接**
>
> 分别采用超声法和球磨法制备冰片-β-CD 包合物(冰片和 β-CD 的投料比例相同),两种方法制备的冰片-β-CD 包合物,包合率分别为 80.6% 和 99.2%。

(五) 冷冻干燥法与喷雾干燥法

冷冻干燥适合于那些不容易析出包合物或加热干燥容易分解变色的药物包合物的制备,所得包合物疏松,溶解度好,可制成注射用无菌粉末。喷雾干燥法适合于受热稳定、难溶性和疏水性药物的包合物制备,干燥温度高,干燥迅速,受热时间短,适合大批量生产,所得的包合物易溶于水。

同一药物采用不同方法制备出的包合物包封率、收率不同。例如,采用研磨法、超声法和饱和水溶液法三种方法制备苯佐卡因-β-CD 包合物,包封率为饱和水溶液法>超声法>研磨法,收率为研磨法>超声法>饱和水溶液法。

四、影响分子包合作用的因素

1. 药物选择 β-CD 为环外亲水、环内疏水的中空筒型结构。由于其特殊的空间结构和性质,能与许多物质,特别是脂溶性物质形成包合物。①在增溶作用方面,CD 对难溶性药物在水溶液中的增溶作用与所用的 CD 及被增溶的药物分子的结构和性质有关。一般认为,药物分子水中溶解度越低,CD 包合作用使药物分子水中溶解度增加的程度越大。例如,紫杉醇的溶解度比氢化可的松溶解度要小得多,CD 对前者的增溶作用比后者就大得多。②可解离的药物与 CD 形成包合物的稳定性与药物的解离状态有关。药物以分子形态与 CD 形成的包合物稳定性高于以离子形态与 CD 形成的包合物。例如,氯丙嗪分子形态的包合物稳定性是离子形态包合物的 4 倍;苯妥英分子-β-CD 包合物的稳定性是苯妥英离子-β-CD 包合物的 3 倍。③CD 对离子型药物增溶作用与 pH 有关,如 β-CD 对吲哚美辛、普拉西泮、乙酰唑胺和磺胺甲噁唑的增溶作用均随 pH 的下降而增大。④一些高分子化合物如水溶性纤维素衍生物可与 CD 形成络合物,该络合物与 CD 分子理化性质不同。在 CD 水溶液中加入这类聚合物可通过增大药物分子-CD 包合物的表观稳定常数提高 CD 对疏水性药物分子的增溶作用。例如,0.25%(W/V)PVP 加到 CD 水溶液中可使羟丙基-β-CD 对一系列药物的增溶作用提高 12%～129%。⑤对有机药物,药物分子的原子数大于 5,药物分子质量在 100～400,水中溶解度小于 10g/L,熔点低于 250℃。而对无机药物大多不宜用 CD 制成包合物。

2. 药物与环糊精的比例 投料比例的选择以不同比例的主客分子投料进行包合,再分析不同包合物的含量和产率,并计算应选择的投料比。大多数 CD 包合物组成摩尔比为 1∶1 形成稳定的单分子化合物。但体积大的客分子比较复杂,当主分子 CD 用量不合适时,也可使包合物不易形成,表现为客分子含量很低。

3. 药物的极性或缔合作用的影响 由于 CD 空穴内为疏水区,疏水性或非离解型药物易进入而被包合,形成的包合物溶解度较小;极性药物可嵌在空穴口的亲水区,形成的包合物溶解度大。自身可缔合的药物,往往先发生缔合,然后再进入 CD 空穴内。

4. 包合作用竞争性的影响 包合物在水溶液中或含有少量乙醇的水溶液中与客分子药物处于一种动态平衡状态,环糊精的浓度越高,包合物的生成量增加,最终到达饱和状态。同时客分子越大,降低包合物的形成和解离速度,且客分子的离子化也会降低包合物的生成和解离速度。在制备包合物时,如加入其他药物或有机溶剂与被包合的药物客分子产生竞争结合,将原包合物中的药物置换出来,影响包合效果。

五、包合物的验证

CD 与药物是否形成包合物,除检查包封率外,还应对包合物进行物相验证。常用的验证方法有以下几种。

1. 显微镜法和电镜扫描法 在显微镜和电镜扫描下观察含药包合物与不含药包合物的形状差别,如奥沙西泮与 β-CD 的混合体为板块结晶体,而喷雾法制备的包合物形成了新相。

2. 熔点鉴定 测定药物、药物与包合材料的混合物和包合物的熔点,包合物应在药物熔点没有熔点。

3. 溶出度法 难溶性药物包合物有改善药物溶出度的作用,测定包合物与普通混合物的累积溶出百分率可识别包合物的形成与否。例如,诺氟沙星胶囊及其包合物胶囊,按《中国药典》浆法测定累积溶出量,包合物胶囊剂 5 min 内完全溶出,未包合的胶囊 40 min 才能完全溶出。

4. 紫外分光光度法 根据紫外吸收峰位置和高度来判断包合物形成与否。例如,生姜挥发油在 237.8nm 处有最大吸收峰,生姜挥发油与 β-CD 混合物在此波长处也有吸收峰,而生姜挥发油 β-CD 包合物则吸收峰消失,与 β-CD 的峰形相似。

5. 薄层色谱法 通过观察色谱展开后的斑点来判断包合物的是否形成。例如,以正己烷∶

氯仿(40：1)为展开剂,对陈皮挥发油及其 β-CD 包合物做硅胶薄层分析,陈皮挥发油包合物展开后未见斑点,表明已形成了包合物。

6. 荧光光度法 通过荧光光谱曲线中吸收峰的位置和高度来判别包合物是否形成。例如,盐酸氯丙咪嗪-β-CD 包合物的荧光色谱中,包合物在 351nm 处的荧光强度明显增强。

7. 红外分光光谱法 可根据红外吸收峰的位置、吸收峰强弱或消失等情况来判断包合物是否形成,该法主要应用于含羰基药物包合物的检测。例如,萘普生及萘普生-β-CD 混合物在 $1725 \sim 1685 cm^{-1}$ 均有羰基峰,而包合物的此峰强度减弱,这是由于萘普生分子进入 β-CD 空穴造成的。

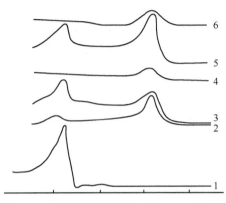

图 15-6 陈皮挥发油及其包合物 DTA 曲线图
1. 陈皮挥发油;2. β-CD;3. 混合物(1:8);4. 包合物
(1:8);5. 混合物 (1:4);6. 包合物(1:4)

8. 热分析法 是鉴定药物-环糊精包合物的常用方法。例如,采用差示热分析鉴定陈皮挥发油-β-CD 包合物(图 15-6),陈皮挥发油在 107℃有强的吸热峰,陈皮挥发油和 β-CD 以 1:4 及 1:8 的混合物有107℃与317℃两个吸热峰,陈皮挥发油与 β-CD 分别以 1:4、1:8 比例形成的包合物均只有一个 317℃的吸热峰。

9. X-射线衍射法 是鉴别结晶性粉末的常用方法,各晶体物质在相同的角度处具有不同的晶面间距,从而显示不同的衍射峰。例如,萘普生与 β-CD 的物理混合物的衍射峰与两物质单独衍射谱相重叠,而萘普生 β-CD 包合物没有衍射峰,表明包合物为无定形态。

10. 核磁共振法 可根据 NMR 谱上原子的化学位移大小推断包合物的形成。含芳香环的药物宜采用 ^{1}H-NMR 测定,不含芳香环的药物则宜采用 ^{13}C-NMR 测定。例如,应用 ^{1}H-NMD 测定酮洛芬 β-CD 包合物,H_3、H_5 的化学位移明显向高场位移,表明酮洛芬的芳环有部分被包合于 β-CD 的空穴内。

11. 圆二色谱法 平面偏振光通过光学活性物质时,除圆偏振光发生旋转外,还发生偏振光被吸收的现象,导致左右旋转圆偏振光的能量不同,振幅也不同,此现象为圆二色性。由于左右旋转圆偏振光的振幅不同,合成后沿椭圆轨迹运动,成为椭圆偏振光。若在不同波长测定圆二色性物质的旋光度 α 或椭圆率 Q,并以旋光度或椭圆率为纵坐标,波长为横坐标作图,若得具有峰尖和峰谷的曲线,称为 Cotton 效应,此曲线称为 Cotton 效应曲线。此曲线总是位于光学活性物质的吸收峰附近。对有光学活性的药物,可分别作药物与包合物的 Cotton 效应曲线,即圆二色谱,从曲线形状可判断包合与否。如维 A 酸溶于二甲亚砜后有明显的圆二色性,而维 A 酸-β-CD 为对称性分子,无圆二色性。

知识链接 **环糊精在食品工业上的应用**

利用环糊精的疏水空腔生成包合物的能力,可使食品工业上许多活性成分与环糊精生成复合物,来达到稳定被包合物物化性质,减少氧化、钝化光敏性及热敏性,降低挥发性的目的,因此环糊精可以用来保护芳香物质和保持色素稳定。环糊精还可以脱除异味、去除有害成分,如去除蛋黄、稀奶油等食品中的大部分胆固醇;它可以改善食品工艺和品质,如在茶叶饮料的加工中,使用 β-环糊精转溶法既能有效抑制茶汤低温浑浊物的形成,又不会破坏茶多酚、氨基酸等赋型物质,对茶汤的色度、滋味影响最小。此外,环糊精还可以用来乳化增泡、防潮保湿、使脱水蔬菜复原等。

> **案例分析**　　　　　　　　**双氯芬酸钠-β-CD 包合物的制备及分析**
>
> **【处方】**　双氯芬酸钠(DFS)　　　5.13g
> 　　　　　　β- CD　　　　　　　　18.30g
> 　　　　　　无水乙醇及蒸馏水
>
> **【制法】**　取 DFS 加适量乙醇溶解,另称取 β- CD 在 80℃恒温水浴中制成饱和溶液。将 DFS 乙醇溶液缓缓加入 β-CD 饱和水溶液中,搅拌 1h,继续搅拌至室温,得白色混悬液,冰箱中冷藏 12h,抽滤,沉淀物 60℃干燥,过 80 目筛,干燥即得。
>
> **【分析】**
> (1) 双氯芬酸钠是第三代非甾体抗炎药,水溶性差、胃肠道刺激大。
> (2) DFS-β-CD 包合物的水溶性比原药增大 1.77 倍,减小了对胃肠道的刺激。
> (3) DFS、β-CD 在水溶液中可形成 1:1 摩尔比的包合物。

第三节　纳米乳与亚纳米乳制备技术

一、概　　述

纳米乳(nanoemulsion)又称微乳(microemulsion),是由水、油、表面活性剂和助表面活性剂等制成的粒径 1~100nm 的热力学稳定、各向同性、透明或半透明的均相分散体系。纳米乳分为三种类型,即水包油型纳米乳(O/W)、油包水型纳米乳(W/O)及双连续型纳米乳(B.C)。

纳米乳具有以下优点:①各向同性的透明液体,属热力学稳定系统,经热压灭菌或离心不分层;②制备工艺简单,不需特殊设备,可自发形成,纳米乳粒径一般为 1~100nm;③黏度低,可减少注射时的疼痛;④具有缓释和靶向作用;⑤可提高药物的溶解度;⑥可形成对药物的保护作用,减少药物在体内的酶解;⑦可提高胃肠道对药物的吸收,提高药物的生物利用度。

亚纳米乳(subnanoemulsion)又称亚微乳(submicroemulsion),是由水、油、表面活性剂和助表面活性剂等制成的粒径 100~500nm 的不透明或乳状的均相分散体系。亚纳米乳粒径较纳米乳大、较普通乳剂(1~100μm)小,其稳定性界于纳米乳与普通乳之间,可热压灭菌,但长时间或多次加热可引起分层。

纳米乳的制备轻度振荡即可,亚纳米乳的制备须提供较强的机械分散力,如高压乳匀机。

> **拓展提高**　　　　　　　　**固体粉末乳化剂**
>
> 　　Schulman 提出了界面混合膜理论,即负界面张力理论,该理论认为纳米乳液之所以能自发形成与瞬时负界面张力的产生有关,在表面活性剂和助表面活性剂的共同作用下,使油/水界面产生瞬时负界面张力,形成由表面活性剂、助表面活性剂、油和水(或水溶液)组成的混合膜,体系自发扩张界面,形成纳米乳体系。
>
> 　　　　　　　　　　　　　　**纳米乳液的相行为**
>
> 　　从连续相性质来分,纳米乳液有 O/W(水包油)、W/O(油包水)和双连续型。而从相平衡观点来看,纳米乳液体系可分为 Winsor Ⅰ,Ⅱ,Ⅲ,Ⅳ四个相平衡体系。
>
> 　　Winsor Ⅰ体系 O/W 型纳米乳液与过剩油相共存的两相平衡体系。
>
> 　　Winsor Ⅱ体系 W/O 型纳米乳液与过剩水相共存的两相平衡体系。
>
> 　　Winsor Ⅲ体系双连续型纳米乳液(中相纳米乳液)同时与过剩油相和过剩水相共存的三相平衡体系。
>
> 　　Winsor Ⅳ体系 O/W 或 W/O 型纳米乳液的均相热力学稳定体系。

二、常用乳化剂与助乳化剂

选用乳化剂时不仅应考虑乳化剂的乳化性能,而且也应考虑毒性、对微生物的稳定性和价格等因素。

1. 天然乳化剂　常用的天然乳化剂有阿拉伯胶、西黄蓍胶及明胶、白蛋白和酪蛋白、大豆磷脂、卵磷脂及胆固醇等,无毒、价廉,易形成高分子膜稳定乳滴,但降低界面张力能力弱。

2. 合成乳化剂　品种较多,分为离子型和非离子型。纳米乳常用非离子型乳化剂,如脂肪酸山梨坦(亲油性)、聚山梨酯(亲水性)、聚氧乙烯脂肪酸酯类(亲水性)、聚氧乙烯脂肪醇醚类(亲水性)、聚氧乙烯聚氧丙烯共聚物类(聚醚型,商品名 poloxamer 或 pluronic)、蔗糖脂肪酸酯类和单硬脂酸甘油酯等。合成乳化剂一般都有轻微的溶血作用,其溶血作用顺序为:聚氧乙烯脂肪醇醚类>聚氧乙烯脂肪酸酯类>聚山梨酯类;聚山梨酯类是注射剂中应用较多的合成乳化剂,其溶血作用顺序为:聚山梨酯20>聚山梨酯60>聚山梨酯40>聚山梨酯80。

3. 助乳化剂　为药用短链醇或适宜 HLB 值的非离子型表面活性剂,常用的有正丁醇、乙二醇、乙醇、丙二醇、甘油、聚甘油酯等,可调节乳化剂的 HLB 值,协助稳定乳化膜,有助形成更小的乳滴。

> **拓展提高**　　　　　　　**固体粉末乳化剂**
>
> 　　固体粉末乳化剂系指一些溶解度小、颗粒细微的固体粉末,它通过对两相的湿润作用,使粉末聚集在两相间形成膜层,以避免分散相彼此接触来稳定乳浊液。习惯上,一种固体在两相界面之间的接触角以 θ 表示,θ<90°时,形成 O/W 型乳剂,θ>90°时,形成 W/O 型乳剂。常见的可形成 O/W 型乳剂的固体粉末乳化剂有:氧化镁、氢氧化镁、氢氧化铝、皂土等(θ<90°);常见的可形成 W/O 型乳剂的固体粉末乳化剂有:炭黑、氢氧化钙、硬脂酸镁、氢氧化锌等(θ>90°)。

三、纳米乳的制备

(一) 纳米乳的制备

1. 乳化剂用量　纳米乳中乳化剂的用量一般为油量的20%~30%。

2. 助乳化剂　可插入到乳化剂界面膜中,形成复合凝聚膜,提高膜的牢固性和柔顺性,增大乳化剂的溶解度,进一步降低界面张力,有利于纳米乳的稳定。

助乳化剂可调节乳化剂的 HLB 值,满足降低界面张力要求。不同的油对乳化剂的 HLB 值要求不同。HLB 值为8~18的乳化剂一般可形成 O/W 型乳剂,HLB 值为3~8的乳化剂一般可形成 W/O 型乳剂,见表15-4。

表15-4　纳米乳中不同的油相所需乳化剂的 HLB 值

油相	纳米乳类型		油相	纳米乳类型	
	W/O 型	O/W 型		W/O 型	O/W 型
脂溶性维生素	—	5~10	芳香烃	4	12
棉籽油	—	7.5	蓖麻油		14
其他植物油	—	7~12	亚油酸		16
挥发油	—	9~16	油酸		17
液状石蜡	4	10			

3. 纳米乳制备

（1）处方确定：纳米乳处方通常由油、水、乳化剂和助乳化剂组成。确定油、乳化剂和助乳化剂后，绘制三元相图，找出纳米乳区域，确定油、水、乳化剂和助乳化剂用量。

（2）纳米乳配制：按处方比例将药物、油、水、乳化剂和助乳化剂混合即可，通常制备 W/O 型纳米乳比 O/W 型纳米乳容易。一般先将亲水性乳化剂同助乳化剂混合，在一定温度下加入油相，混匀，搅拌下滴加水至澄明，即得。纳米乳中的油、水仅在一定比例范围内混溶，在水较多的某一范围内形成 O/W 型纳米乳，在油较多的某一范围内形成 W/O 型纳米乳。例如，以油酸为油相、聚山梨酯 80 为乳化剂、丙二醇为助乳化剂制备 0.025% 雷公藤甲素微乳。

（二）自微乳化

自微乳化体系（self-microemulsifying drug delivery system, SMEDDS）是由油相、表面活性剂、助表面活性剂和药物组成的均一、澄清的液体，口服经胃肠道蠕动可自发形成粒径小于 100nm 的纳米乳剂，从而显著增加药物表面积，增加难溶性药物溶出度，提高药物生物利用度。

> **知识链接　　　　水飞蓟宾自微乳制剂**
>
> 　水飞蓟宾水溶性和脂溶性均差，口服生物利用度极低，用 23.9% 蓖麻油、23.9% 丙二醇及 47.8% 聚氧乙烯（60）氢化蓖麻油制成水飞蓟宾 SMEDDS，其在水中自发形成平均粒径 57nm 的纳米微乳，大鼠口服后的 C_{max} = 653.1ng/ml、$AUC_{0\sim12h}$ = 2468.6h · ng · ml^{-1}，而水飞蓟宾混悬剂的 C_{max} = 58.0ng/ml、$AUC_{0\sim12h}$ = 177.2h · ng · ml^{-1}，说明水飞蓟宾自微乳化浓缩物吸收明显提高。

（三）修饰纳米乳

聚乙二醇（PEG）修饰的纳米乳可增加表面的亲水性，减少被巨噬细胞的吞噬，明显延长在血液循环系统中的滞留时间。例如，在水相中加入经 PEG 修饰的磷脂酰乙醇胺（PEG-EG），二棕榈酰磷脂酰胆碱为乳化剂，聚山梨酯 80 为助乳化剂，三油酸甘油酯为油相，制得粒径为 44nm 的纳米乳，静脉注射后在血中的清除率明显降低，半衰期明显延长。例如，布洛芬辛酯微乳，以磷脂和 poloxamer 338 分别作乳化剂，甘油作辅助乳化剂，豆油为油相，制成粒径分别为 126.0nm 和 126.9nm 微乳，即二者粒径几乎无差异，静脉注射相同剂量时，以磷脂作乳化剂者在循环系统中很快消失，并主要分布于肝、脾、肺。而后者由于 poloxamer 338 的亲水性使微乳表面性质改变，在循环系统中存在的时间较长，药物在炎症部位的浓度较前者高 7 倍。

四、亚纳米乳的制备

（一）制备亚纳米乳的附加剂

1. 膜稳定剂　具有增大亚纳米乳膜强度、增加药物溶解度、升高亚纳米乳 ζ 电位等作用。油酸或其钠盐是最常用的膜稳定剂，胆酸、脱氧胆酸及其盐也有明显的稳定作用。例如，采用蛋黄卵磷脂和 poloxamer 作混合乳化剂，油酸作稳定剂，制备的地西泮亚纳米乳可在 4℃ 稳定 24 个月以上。

2. 混合乳化剂　可增加亚纳米乳的稳定。例如，毒扁豆碱在单独用磷脂乳化时，不能形成稳定的乳剂，再加入 poloxamer 乳化剂，在油-水界面形成了 poloxamer 与磷脂的复合凝聚膜，即形成稳定的毒扁豆碱亚纳米乳。

3. pH 调节剂　常用盐酸或氢氧化钠调节亚纳米乳的 pH 至 7～8，以符合生理条件，并减少甘油三酯及磷脂的水解。

4. 等张调节剂 几乎所有静脉注射的亚纳米乳都需加入等张调节剂,最常用为甘油。

5. 其他 除静脉注射用亚纳米乳外,有时还需加入防腐剂、增稠剂。

> **课堂互动**
>
> 1. 制备静脉纳米乳需注意哪些问题?
> 2. 应选用什么材料作为乳化剂?

(二) 静脉注射用亚纳米乳的制备

静脉注射的亚纳米乳应符合无菌、等张、无热原、无毒、可生物降解、生物相容、理化性质稳定等条件。

五、质 量 评 价

(一) 乳滴粒径及其分布

乳滴粒径是衡量纳米乳和亚纳米乳的质量指标之一。测定乳滴粒径的常用方法有以下几种。

(1) 电镜法:①透射电镜(TEM)法:蒸馏水稀释纳米乳或亚纳米乳,加 OsO_4 溶液固定 15min,将固定的乳滴作 TEM 测定,小乳滴边界清楚,方法简便;②扫描电镜(SEM)法:可获得纳米乳或亚纳米乳乳滴的三维图像(不同于 TEM),有利于结果的解释。但类脂极难固化,应特别注意固化方法,以保持乳滴的粒径及形状。

(2) 激光衍射法:可有效地测定纳米乳和亚纳米乳的乳滴粒径,无需加入电解质,不会影响其稳定性。

(二) 药物的含量

纳米乳和亚纳米乳中药物含量的测定一般采用溶剂提取法。溶剂的选择原则是:最大限度地溶解药物,最小限度地溶解其他材料,溶剂本身也不应干扰测定。

(三) 稳定性

纳米乳通常是热力学稳定系统,但在储存过程中有些纳米乳也会聚集、变大,个别的甚至出现分层。

亚纳米乳属热力学不稳定系统,在制备过程及储存中乳滴都有增大的趋势。评价亚纳米乳的稳定性是决定其储存期的基本因素。

亚纳米乳稳定性考察项目可以包括是否有分层现象、乳滴粒径分布,也可对电导、黏度 ζ 电位、pH 及化学组成(药物含量及有关物质)进行测定。

> **案例分析**　　　　　　　**20%静脉注射脂肪亚纳米乳**
>
> 【处方】　注射用大豆油　　　　　　100g
> 　　　　注射用卵磷脂　　　　　　12g
> 　　　　中链甘油三酯　　　　　　100g
> 　　　　注射用甘油　　　　　　　22g
> 　　　　注射用水　　　　　　　　加至1000ml
>
> 【制法】　将处方中的中链甘油三酯、卵磷脂、甘油及适量水倒入高速组织捣碎机中,氮气保护下高速搅拌,转入乳匀机中,缓慢加入 90℃ 大豆油,氮气保护下乳化至乳滴粒径小于1μm后,加水至足量,5~15μm 的玻砂漏斗过滤,灌装、充氮、压盖、高压灭菌(121℃,15min)即得。

【分析】

(1) 脂肪乳是一种由精制大豆油和精制卵磷脂所组成的既均匀又稳定的脂肪乳剂,主要在非肠道给养下提供高能量和必需的脂肪酸。

(2) 20% 静脉注射脂肪亚纳米乳为 O/W 型乳剂,以注射用大豆油和中链甘油三酯为油相,注射用水为水相,注射用卵磷脂为乳化剂,注射用甘油为助乳化剂,采用高压乳匀法制得。

第四节　微囊与微球制备技术

一、概　　述

微囊技术是指利用成膜材料将固体、液体或气体囊于其中,形成直径几十微米至上千微米的微小容器的技术。微囊(microcapsules)内部装载的物料称为芯材(或称囊心物质),外部包囊的壁膜称为囊材(或称为包囊材料)。微球(microspheres)是将药物溶解和(或)分散在高分子材料中,形成的骨架型(matrix type)微小球状实体。微囊和微球的粒径均为微米级。

药物微囊化的目的:①有效减少囊心物对外界环境因素(如光、氧、水)的影响;②减少囊心物向外界的扩散或蒸发;③控制囊心物的释放;④掩蔽囊心物的异味和刺激;⑤改变囊心物的物理性质(包括颜色、形状、密度、分散性能)、化学性质等;⑥减少复方药物的配伍变化。现已上市的微囊药物有解热镇痛药、抗生素、多肽、避孕药、维生素、抗癌药等。

> **知识链接**　　　　　　　　　　**微囊开发的背景**
>
> 一些花费巨大财力、人力筛选的新药,往往是体外试验有效,而体内结果令人失望。有些是因为口服吸收差,代谢快,半衰期短,达不到有效的治疗浓度(如多肽、蛋白质类);有些是因为分布到其他组织而带来毒性(如抗癌药物);有些是因为药物溶解度低(如炔诺孕酮),不能制成供静脉注射溶液;还有一些是因为口服生物利用度难以预测,给药后食物的影响使血药浓度波动太大(如环孢素)。如果将这些药物采用微囊化这一新技术,药物微囊化后通过口服或非胃肠道给药,既可提高口服的生物利用度,也可延长药物在体内的半衰期,许多按照过去标准认为不合格的药物都可成为满意的新药。

二、囊心物与囊材

(一) 囊心物

微囊的囊心物(core material)可以是单一固体、液体或气体,也可以是固、液、气的混合物。可用作芯材的物质很多,在不同行业、不同用途中有不同内容。芯材性质不同则所采用的微囊化工艺不同,如用相分离凝聚法时,芯材是易溶的或难溶的均可,但界面缩聚法则要求芯材必须是水溶性的。另需注意芯材与囊材的比例,如芯材过少,则易生成无芯材的空囊。

囊心物除主药外还应包括提高微囊化质量而加入的附加剂,如稳定剂、稀释剂、控制释放速率的阻滞剂、促进剂及改善囊膜可塑性的增塑剂等。囊心物为固体,也为液体。可将主药与附加剂混匀后微囊化,亦可将主药单独微囊化,再加入附加剂。若有多种主药,可混匀后微囊化,亦可分别微囊化后再混合。微囊的具体制备方法取决于药物、囊材、附加剂的性质及工艺条件等。

(二) 囊材

微囊包囊所需的材料称为囊材(coating material)。不同的应用条件对微囊囊材有不同的要求。用作囊材分为天然高分子、半合成高分子和合成高分子材料,通常根据芯材的物理性质来选择适宜的囊材,油溶性的芯材需选水溶性的囊材,水溶性的芯材则选油溶性的囊材,即囊材应不与芯材反应或混溶。在选择囊材时,应考虑囊材的毒性、与芯材的相容性及囊材的性能,如渗透性、稳定性、机械强度、溶解性、可聚合性、黏度、电性能、吸湿性及成膜性等。此外,在制备微囊时,囊材的价格,制备微囊所选择的方法对囊材的要求,都是选择囊材时应着重考虑的。

囊材的质量要求:①性质稳定;②有适宜的释放速率;③无毒、无刺激性;④能与药物配伍,不影响药物的药理作用及含量测定;⑤有一定的强度及可塑性,能完全包封囊心物;⑥具有符合要求的黏度、穿透性、亲水性、溶解性、降解性等。

常用的囊材分为以下三类。

1. 天然高分子囊材 天然高分子材料是最常用的囊材,无毒、成膜性和稳定性好,但机械强度差,原料质量不稳定。

(1) 明胶:氨基酸与肽交联形成的直链聚合物,不同聚合度的明胶具有不同的分子质量。制备时水解方法不同,明胶分为酸法明胶(A 型)和碱法明胶(B 型)。A 型明胶的等电点为 7 ~ 9,10g/L 溶液 25℃时的 pH 为 3.8 ~ 6.0;B 型明胶的等电点为 4.7 ~ 5.0,10g/L 溶液 25℃时的 pH 为 5.0 ~ 7.4。两者的成囊性无明显差别,溶液的黏度均在 0.2 ~ 0.75cPa·s,可生物降解,几乎无抗原性。通常可根据药物对酸碱性的要求选用 A 型或 B 型,制备微囊的用量为 20 ~ 100g/L。

(2) 阿拉伯胶:从金合欢树和阿拉伯胶树的枝干分泌出来的一种安全无害的树胶,一般常与明胶等量配合使用,作囊材的用量为 20 ~ 100g/L,亦可与白蛋白配合作复合材料。

(3) 海藻酸盐:采用稀碱从褐藻中提取的多糖类化合物,其产品有不同平均分子质量和黏度,可溶于不同温度的水中,不溶于乙醇、乙醚及其他有机溶剂;可与聚赖氨酸合用。海藻酸钙不溶于水,故海藻酸钠可用 $CaCl_2$ 固化成囊。各种灭菌方法可影响海藻酸盐的稳定性。

(4) 壳聚糖:是由甲壳素脱乙酰化后制得的聚阳离子多糖,可溶于酸或酸性水溶液,无毒、无抗原性,在体内能被溶菌酶等酶解,具有优良的生物降解性和成膜性,在体内可溶胀成水凝胶。

2. 半合成高分子囊材 多为纤维素衍生物,毒性小,黏度大,成盐后溶解度增加;但不耐高温,耐酸性差,易水解,使用时需临时配制。

(1) 羧甲基纤维素盐:属阴离子型的高分子电解质,羧甲基纤维素钠(CMC-Na)应用较多,常与明胶配合作复合囊材,也可以制成铝盐 CMC-Al 单独作囊材。CMC-Na 遇水溶胀,体积可增大 10 倍,在酸性溶液中不溶。其水溶液黏度大,有抗盐能力和一定的热稳定性,不会发酵。

(2) 醋酸纤维素酞酸酯(CAP):不溶解 pH<6 的水溶液,分子中含游离羧基,其相对含量决定其水溶液的 pH 及可溶解 CAP 溶液的最低 pH。囊材单独使用,用量一般为 30g/L,也可与明胶配合使用。

(3) 乙基纤维素(EC):化学稳定性高,适用于多种药物的微囊化,不溶于水、甘油和丙二醇,可溶于乙醇,遇强酸易水解,不宜于强酸性药物。

(4) 甲基纤维素(MC):囊材用量为 10 ~ 30g/L,亦可与明胶、CMC-Na、聚维酮(PVP)等配合作复合囊材。

(5) 羟丙甲纤维素(HPMC):可溶于冷水成为黏性溶液,不溶于热水,可长期储存,有表面活性,表面张力为(42 ~ 56)×10⁻⁵ N/cm。

3. 合成高分子囊材 分为生物不降解和可降解两类。生物不降解、不受 pH 影响的囊材有聚酰胺、硅橡胶等;生物不降解、在一定 pH 条件下可溶解的囊材有聚丙烯酸树脂、聚乙烯醇等。生物可降解的囊材料应用广泛,如聚碳酯、聚氨基酸、聚乳酸(PLA)、丙交酯乙交酯共聚物(PL-GA)、聚乳酸-聚乙二醇嵌断共聚物(PLA-PEG)、ε-己内酯与丙交酯嵌段共聚物等,无毒、成膜性好、化学稳定性高,可用于注射。

聚酯类为羟基酸或其内酯的聚合物,羟基酸为乳酸(lactic acid)和羟基乙酸(glycolic acid),是广泛应用的生物可降解合成高分子囊材。PLA 表示由乳酸缩合得到的聚酯;PGA 表示由羟基乙酸缩合得到的聚酯;PLGA 表示由乳酸与羟基乙酸直接缩合得到的聚酯,也叫丙交酯乙交酯共聚物。聚合比例不同、分子质量不同,可获得不同的降解速度。聚乳酸(PLA)的 M_{av} 在 10 000 ~ 400 000,降解时间为 2 ~ 12 个月,其中 M_{av} = 9 万的熔点为 60℃,在体内 6 个月降解。丙交酯乙交酯共聚物(PLGA)中各成分比例不同,降解速度不同,若丙交酯:乙交酯 = 75:25 的共聚物,体内 1 个月可降解;比例为 85:15 的共聚物,体内 3 个月可降解。

拓展提高 一些体内可生物降解聚酯的特性常数(表 15-5)

表 15-5 一些体内可生物降解聚酯的特性常数

聚酯	M_{av}	T_g(℃)	T_m(℃)
	—	57	—
P(DL)L	20 500	54.5	—
	13 300	53.5	—
	5 200	50.5	—
	—	67	180
P(D)L	—	67	173
P(L)LA	8 800	44	142
	2 400	58	138
P(98L/2D)LA[a]	4 690	40	134
P(92D/8L)LA	4 650	34	115
PGA	—	36	230
PCL[b]	—	65	63
PHB	—	—	175 ~ 177

a. 括弧内数字表示摩尔比;b. 聚己内酰胺。

三、微囊制备

微囊制备方法可分为物理化学法、化学法和物理机械法三类(表 15-6)。

表 15-6 微囊制备方法

分类	制备方法
化学法	界面聚合法、原位聚合法、辐射法
物理机械法	喷雾干燥法、喷雾冷凝法、空气悬浮包衣法、静电沉积法、多乳离心法、锅包法
物理化学法	相分离法(单凝聚法、复凝聚法、溶剂-非溶剂法、改变温度法)、液中干燥法

(一) 化学法

化学法是指单体或高分子溶液经聚合反应或缩合反应生成囊膜而制成微囊的方法。其特点是不需加凝聚剂、制成 W/O 型乳状液、交联固化。

1. 界面缩聚法(interface polycondensation) 亦称界面聚合法,在分散相(水相)与连续相(有机相)的界面上发生单体的缩聚反应。例如,水相中含有1,6-己二胺和碱,有机相中含对苯二甲酰氯的环己烷、氯仿溶液,将上述两相混合搅拌,在水滴界面上发生缩聚反应,生成聚酰胺,反应式如下:

$$nH_2N(CH_2)_6NH_2 + nClCOC_6H_4COCl \rightarrow Cl[COC_6H_4CONH(CH_2)_6NH]_nH + 2nHCl$$

$$Na_2B_4O_7 + HCl + 7H_2O \rightarrow 4H_3BO_3 + NaCl + NaOH + H_2O$$

由于缩聚反应的速率超过1,6-己二胺向有机相扩散的速率,故反应生成的聚酰胺几乎完全沉积于乳滴界面成为囊材。

2. 原位聚合法 将药物、溶剂、乳化剂及水混合后,均质机剪切成为O/W型乳液,加入水溶性树脂,加入催化剂产生聚合物沉积,包覆于囊芯物表面形成微胶囊。该法求单体可溶,生成的聚合物不溶。例如,NaOH调节柠檬酸水溶液到pH 4.0,加入聚苯胺,40~45℃搅拌2h,加入蜜胺甲醛树脂,继续加热搅拌,再经后处理得聚苯胺微囊。

3. 辐射交联法 乳化状态明胶经γ射线照射发生交联,再经处理制得的微囊。该工艺简单,明胶中不需加入其他成分。例如,门冬酰胺酶明胶微囊制备,将明胶溶液与含乳化剂硬脂酸钙的液状石蜡混合搅拌,形成W/O型乳状液,通氮气除氧,^{60}Co源照射,超速离心破乳,倾去液状石蜡,将所得微囊分别用乙醚、乙醇洗,真空干燥微囊,浸吸门冬酰胺酶水溶液,置干燥器中除水,即得。

(二) 物理机械法

本法是将固态或液态药物在气相中进行微囊化的方法,可用于水溶性和脂溶性的、固态或液态药物的微囊化,其中以喷雾干燥法最常用。

1. 喷雾干燥法(spray drying) 可用于固态或液态药物的微囊化,粒径范围通常为5~600μm。制备过程:将囊心物分散在囊材溶液中,将此混合物雾化,热气流使液滴收缩成球形,进而干燥即得微囊。

喷雾干燥法中混合液的黏度、均匀性、药物及囊材的浓度、喷雾的速率、喷雾方法及干燥速率等均可影响微囊的质量。微囊的干燥过程中应注意静电引起的粘连,囊材中加入聚乙二醇作抗黏剂,可降低微囊带电而减少粘连。二氧化硅、滑石粉、单硬脂酸甘油酯、硬脂酸镁等亦可以粉状加入微囊成品中,以减少储存时的粘连,改善微囊的流动性。

2. 喷雾凝结法(spray congealing) 将囊心物分散于熔融的囊材中,喷雾于冷气流中,喷雾凝固而成微囊。囊材主要有蜡类、脂肪酸和脂肪醇等,在室温为固体,但在较高温度熔融。例如,单硝酸维生素B_1微囊的制备:取单硝酸维生素B_1细粉340g,搅拌分散于660g熔融(65.5℃)的棕榈酸和硬脂酸单甘油酯及双甘油酯混合物中,边搅拌边加热至74℃,以12000r/min在喷雾室中进行喷雾,雾化小滴经冷气流冷却,囊膜凝固即得,粒径约60μm。

3. 空气悬浮法(air suspension) 又称流化床包衣法(fluidized bed coating),系利用垂直强热气流使囊心物微粉悬浮在包衣室中,囊材溶液通过喷雾附着于微粉表面并迅速挥干,囊材在囊心物上沉积成膜而成微囊。所得微囊直径一般在40μm左右,囊材可以是多聚糖、明胶、树脂、蜡、纤维素衍生物及合成聚合物。在悬浮成囊过程中,药物虽已微粉化,但在喷雾包囊时,微粉化的药物仍可能黏结,因此可加入第三种成分如滑石粉或硬脂酸镁,吸附在微粉化药物表面减少凝聚。例如,乙酰水杨酸微囊的制备:取乙酰水杨酸结晶(直径为0.3~1.0mm)作囊心物,置流化床中,囊材溶液(100g乙基纤维素,20cPa·s,加1.5L二氯甲烷及适量环己烷至10L溶解,液温为20℃)沸腾包衣即得。

4. 多孔离心法(multiorifice-centrifugal process) 利用圆筒的高速旋转的离心力使囊材溶液形成液态膜,囊心物在离心力作用下,高速穿过液态膜形成微囊,再经过不同方法加以固化(用非溶剂、凝结或挥去溶剂等),即得微囊。

5. 锅包衣法(pan coating) 利用包衣锅将囊材溶液喷在固态囊心物上挥干溶剂形成微囊,导入包衣锅的热气流可加速溶剂挥发。

(三) 物理化学法

本法在液相中进行,囊心物与囊材在一定条件下形成新相析出,故又称相分离法(phase separation)。其微囊化步骤大体可分为囊心物的分散、囊材的加入、囊材的沉积和囊材的固化四步,见图 15-7。

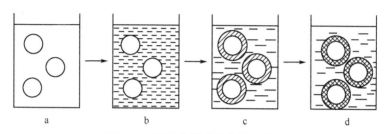

图 15-7 相分离微囊化步骤示意图

a. 囊心物分散在液体介质中;b. 加入囊材;c. 囊材包裹于囊心物表面;d. 囊材固化

相分离工艺现已成为药物微囊化的主要工艺之一,所用设备简单,高分子材料来源广泛,可将多种类别的药物微囊化。相分离法分为单凝聚法、复凝聚法、溶剂-非溶剂法、改变温度法和液中干燥法。

1. 单凝聚法(simple coacervation) 在高分子囊材溶液中加入凝聚剂以降低高分子材料的溶解度而凝聚成囊,在相分离法中是较常用的制备微囊方法。

(1)基本原理:以明胶为例,说明单凝聚法的基本原理。将药物分散在明胶材料溶液中,加入凝聚剂(可以是强亲水性电解质硫酸钠水溶液,或强亲水性的非电解质如乙醇),明胶分子水合膜的水分子与凝聚剂结合,明胶分子间形成氢键,从溶液中析出、凝聚,形成凝聚微囊。这种凝聚是可逆的,一旦解除凝聚条件(如加水稀释),可发生解凝聚,凝聚微囊很快消失。利用单凝聚法的可逆性,经过多次凝聚与解凝聚,可形成满意的微囊形状(可用显微镜观察)。最后再采取措施加以交联,使之成为不凝结、不粘连、不可逆的球形微囊。

(2)工艺:如将左炔诺孕酮与雌二醇混匀,加到明胶溶液,混匀,加入硫酸钠溶液(凝聚剂),形成微囊,再加入 Na_2SO_4 溶液,制得粒径 $10 \sim 40\mu m$ 的微囊。Na_2SO_4 浓度过高或过低,可使凝聚囊粘连成团或溶解。

(3)成囊条件

1)凝聚系统的组成:单凝聚法可以用三元相图来寻找该系统中产生凝聚的组成范围,如明胶-水-硫酸钠系统的单凝聚三元相图,见图 15-8。

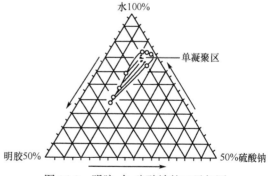

图 15-8 明胶-水-硫酸钠的三元相图

2)明胶溶液的浓度与温度:增加明胶的浓度可加速胶凝,浓度降低到一定程度将不能胶凝,同一浓度时温度越低越易胶凝,高过某温度则不能胶凝,浓度越高可胶凝温度上限越高,如 5% 明胶溶液 18℃ 以下胶凝,15% 明胶 23℃ 以下胶凝。

3)药物及凝聚相的性质:单凝聚法成囊时系统含有互不溶解的药物、凝聚相和水三相,要求药物难溶于水,但疏水性不能过强,否则仅形成不含药物的空囊。对疏水性过强的药物可加入表面活性剂,改善药物的疏水性,如双炔失碳酯加入脂肪酸山梨坦 20 后,可顺利成囊。微囊化的难易取决于明胶同药物的亲和力,亲和力强的易被微囊化。

4) 微囊的流动性及其与水相间的界面张力:为了得到良好的球形微囊,凝聚后的微囊应有一定的流动性。例如,采用 A 型明胶制备微囊时,可滴加少许乙酸,使溶液的 pH 在 3.2 ~ 3.8,可获得更小的球形囊。因在此 pH 时,明胶分子中有较多的—NH_3^+ 离子,可吸附较多的水分子,降低微囊-水间的界面张力,易于成囊。若溶液 pH 调节至碱性则不能成囊,接近等电点(pH 8.5),则有大量黏稠块状物析出。B 型明胶则不需调节 pH 也可成囊。

5) 交联固化:需加入交联剂固化微囊,以保证微囊间不粘连,保持微囊的形状。甲醛是常用交联剂,经胺醛缩合反应,使明胶分子互相交联而固化。交联的程度与甲醛的浓度、反应时间、介质的 pH 等因素有关,交联的最佳 pH 为 8 ~ 9。若交联不好,则微囊易粘连;若交联过度,所得明胶微囊脆性大。其交联反应式如下:

$$R—NH_2+HCHO+NH_2—R' \longrightarrow R—NH—CH_2—NH—R'+H_2O$$

(4)影响微囊成囊的因素

1) 凝聚剂的种类和 pH:常用凝聚剂有各种醇类和电解质。电解质作凝聚剂时,阴离子对胶凝起主要作用,胶凝的强弱次序为:枸橼酸>酒石酸>硫酸>乙酸>氯化物>硝酸>溴化物>碘化物;阳离子也有胶凝作用,其电荷数越高胶凝作用越强。同时明胶的分子质量不同,使用的凝胶剂不同,其成囊 pH 也不同。

2) 药物:药物与明胶应有一定亲和力,吸附明胶的量应达到一定程度才能包裹成囊。

3) 增塑剂:加入增塑剂可改善明胶的可塑性,使其不粘连、分散性好,常加入增塑剂,如山梨醇、聚乙二醇、丙二醇或甘油等。

案例分析　　　　　　　　　甲地孕酮微囊的制备与分析

【处方】　甲地孕酮微粉　　　　　　　　　2g
　　　　　明胶　　　　　　　　　　　　　　2g
　　　　　10% 稀乙酸(HAc)
　　　　　60% 硫酸钠(Na_2SO_4)
　　　　　37% 甲醛(HCHO)　　　　　　　2 ~ 4ml
　　　　　20% 氢氧化钠(NaOH)

【制法】　称取甲地孕酮微粉 2g 混于 3.3% 明胶溶液 60ml 中,加 10% HAc 调 pH 至 3.5 ~ 3.8,50℃ 水浴搅拌,滴加 60% Na_2SO_4 至微囊形成,倒入稀释液中,使微囊稀释、胶沉、沉降,倾去上清液,用稀释液洗涤除去未凝聚的囊材。将微囊混旋于适量稀释液中,加 37% 甲醛 2 ~ 4ml,搅拌,再加 20% NaOH 调 pH 至 8 ~ 9,低温放置,水洗涤除去甲醛,即得。

【分析】

(1) 甲地孕酮微囊是以甲地孕酮微粉为囊心,明胶为囊材,60% Na_2SO_4 为凝聚剂,37% 甲醛为固化剂,采用单凝聚法制备而成。

(2) 影响明胶胶凝的主要因素有浓度、温度和电解质。浓度增加,促进胶凝,浓度低至一定程度,就不再形成微囊;温度越高,越不利于胶凝;阴离子电解质对胶凝起主要作用,其中 SO_4^{2-} 促进胶凝作用最强。

(3) 固化剂的选择需视囊材而定:如囊材为 CAP,应在强酸介质中固化,明胶为囊材可在甲醛中固化。若囊心物不宜用碱性介质,可采用戊二醛固化。

---

2. 复凝聚法(complex coacervation)　　系使用带相反电荷的两种高分子材料作为复合囊材,在一定条件下交联形成微囊的方法。复凝聚法是经典的微囊化方法,操作简便,容易掌握,适合

于难溶性药物的微囊化。

可作复凝聚法的材料有明胶与阿拉伯胶、海藻酸盐与聚赖氨酸、海藻酸盐与壳聚糖、海藻酸与白蛋白、白蛋白与阿拉伯胶等。

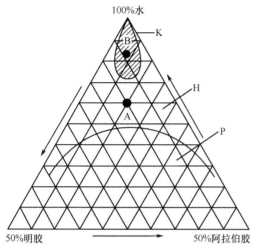

图 15-9　明胶、阿拉伯胶、水的三元相图

现以明胶与阿拉伯胶为例,说明复凝聚法的基本原理。将明胶溶液 pH 调至等电点以下,使之带正电(pH 4.0～4.5 时明胶带的正电荷多),阿拉伯胶此 pH 时仍带负电,由于电荷互相吸引、中和,溶解度降低,形成正、负离子的凝聚物而成囊,加水稀释,加入甲醛交联固化,洗去甲醛,即得。

明胶、阿拉伯胶、水胶三者组成与凝聚现象的三元相图,见图 15-9,图中 K 为复凝聚区,即可形成微囊的浓度区域。P 为曲线以下两相分离区,两胶溶液不能混溶,亦不能形成微囊;H 为曲线以上两胶溶液可混溶形成均相的溶液区。A 点代表 10% 明胶、10% 阿拉伯胶和 80% 水的混合液,必须加水稀释,沿 A→B 虚线进入凝聚区 K 才能发生凝聚。

单凝聚法及复凝聚法对固态或液态的难溶性药物均能得到满意的微囊。但囊材凝聚相能润湿药物,从而使药物混悬或乳化于凝聚相中,方能形成微囊。

📖 **案例分析**　　　　**牡荆油微囊的制备与分析**

【处方】　牡荆油　　　　　　　　3.3ml(约 3g)
　　　　　A 型明胶和阿拉伯胶
　　　　　10% 稀醋酸(HAc)
　　　　　37% 甲醛(HCHO)　　　2ml
　　　　　10% 氢氧化钠(NaOH)

【制法】　取牡荆油 3.3ml 与阿拉伯胶制成初乳,以 3% 阿拉伯胶溶液稀释,另取 100ml 3% A 型明胶溶液用,加 10% NaOH 调 pH 至 8,加热两种溶液至 50℃,搅拌混合,10% HAc 调 pH 至 4.06,用 2 倍体积水稀释,自然降温至 28℃,冰浴骤降至 10℃ 以下,加 37% 甲醛 2ml,搅拌,再加 10% NaOH 调 pH 至 7～8,搅拌 3～4min 放置,水洗涤除去甲醛,50℃ 干燥,即得。

【分析】

(1) 牡荆油微囊是以牡荆油为囊心,阿拉伯胶和 A 型明胶为复合囊材,37% 甲醛为固化剂,采用复凝聚法制备而成。

(2) 复凝聚法常选用的囊材有:阿拉伯胶和明胶,明胶和果胶,明胶和海藻酸,明胶和 CAP,明胶和 CMC,明胶和乙酰甲基醚马来酸酐共聚物,明胶和苯乙烯马来酸共聚物,明胶和邻苯二甲基化明胶等。

(3) 复凝聚法并不适用于所有不溶于水的固体或液体药物,重要的是药物表面应能被囊材凝聚物所润湿。

---

3. 溶剂-非溶剂法(solvent-nonsolvent)　　在囊材溶液中加入一种对囊材不溶的溶剂(非溶剂),引起相分离,将药物包裹成囊的方法。常用囊材的溶剂和非溶剂的组合见表 15-7。使用疏水囊材,需用有机溶剂溶解,疏水性药物可与囊材溶液混合,亲水性药物不溶于有机溶剂,可混悬或乳化在囊材溶液中。然后加入争夺有机溶剂的非溶剂,使材料溶解度降低,从溶液中分离,除去有机溶剂即得。制备促肝细胞生长素微囊时,将该药物的浓溶液在液状石蜡中

与乳化剂及 CAP(丙酮/乙醇)溶解搅拌乳化,加入氯仿(非溶剂)析出微囊,离心、用乙醚洗涤、干燥,即得类白色粉末状微囊。微囊平均粒径 12.7μm,载药量 29.7%,微囊中药物收率为 95.7%。

表 15-7　常用囊材的溶剂与非溶剂

囊材	溶剂	非溶剂
乙基纤维素	四氯化碳(或苯)	石油醚
苄基纤维素	三氯乙烯	丙醇
醋酸纤维素丁酯	丁酮	异丙醚
聚氯乙烯	四氢呋喃(或环己烷)	水(或乙二醇)
聚乙烯	二甲苯	正己烷
聚醋酸乙烯酯	氯仿	乙醇
苯乙烯马来酸共聚物	乙醇	乙酸乙酯

4. 改变温度法　通过控制囊材溶液温度,降低囊材溶解度,使其沉淀成囊。例如,EC 作囊材、聚异丁烯(PIB,$M_{av}=3.8\times10^5$)作稳定剂、环己烷作溶剂组成的三元系统,在 80℃溶解形成均匀溶液,缓慢冷至 45℃,再迅速冷至 25℃,EC 可凝聚成囊。PIB 可减少微囊间的粘连。

改变温度法制备维生素 C 的 EC 微囊时,使用不同的稳定剂(浓度均为 3%)的防粘连效果为:丁基橡胶>PIB>>聚乙烯>>空白(不加稳定剂);释放速率为:PIB<聚乙烯<空白<<丁基橡胶。PIB 的最佳用量随其 M_{av} 不同而有所不同。当 $M_{av}=3.8\times10^5$ 或 6×10^5 时,最佳用量范围分别为 4.7%~7%;当 $M_{av}=(2\sim4)\times10^5$ 时,3% 改善囊膜,且具有缓释作用。PIB 的 M_{av} 大,形成的微囊粒径小、不粘连、呈球形。

5. 液中干燥法　从乳状液中除去分散相中的挥发性溶剂,以制备微囊的方法称为液中干燥法(in-liquid drying),亦称为乳化-溶剂挥发法。

液中干燥法的基本过程分为溶剂萃取过程(两液相之间)和溶剂蒸发过程(液相和气相之间)。按操作方法可分为连续干燥法、间歇干燥法和复乳法,前二者应用于 O/W 型、W/O 型及 O/O 型(如乙腈/液状石蜡、丙酮/液状石蜡等)乳状液,复乳法应用于 W/O/W 型或 O/W/O 型复乳。

(1) 连续干燥法:将成囊材料溶解在易挥发的溶剂中,然后将药物溶解或分散在成囊材料溶剂中,加连续相和乳化剂制成乳状液,连续蒸发除去成囊材料的溶剂,分离得到微囊。如果成囊材料的溶剂与水不混溶,则一般用水做连续相,加入亲水性的乳化剂,制成 O/W 型的乳状液;如果成囊材料的溶剂与水混溶,则一般可用液状石蜡作连续相,加入油溶性的乳化剂,制成 W/O 型的乳状液。但 O/W 型的乳状液连续干燥后微囊表面常含有微晶体,需要控制干燥时的速度,这样才能得到较好的微囊。

(2) 间歇干燥法:将成囊材料溶解在易挥发的溶剂中,然后将药物溶解或分散在成囊材料溶剂中,加连续相和乳化剂制成乳状液,当连续相为水时,首先蒸发除去部分成囊材料的溶剂,用水代替乳状液中的连续相以进一步去除成囊材料的溶剂,分离得到微囊。该法可明显减少微囊表面含有微晶体的出现。

(3) 复乳法(以 W/O/W 型为例):将成囊材料的油溶液(含亲油性的乳化剂)和药物水溶液(含增稠剂)混合成 W/O 型的乳状液,冷却至 15℃左右,加入含亲水性乳化剂的水作连续相制备 W/O/W 型复乳,蒸发掉成囊材料中的溶剂,通过分离干燥得到微囊。复乳法也适用于水溶性成囊材料和油溶性药物的制备。复乳法可克服连续干燥法和间歇干燥法所具有的缺点,制得的微囊表面不形成微晶体、药物不进入连续相、微囊的微粒流动性好等。

> **知识链接**　　　　　　　　**液中干燥法的工艺影响因素**
>
> 　影响液中干燥法工艺的因素有:①挥发性溶剂的用量、在连续相中的溶解度、与药物及聚合物相互作用的强弱;②连续相的组成与用量;③连续相的乳化剂类型、浓度及组成;④药物在连续相及分散相中的溶解度、药物本身结构、剂量、与材料及挥发溶剂相互作用的强弱;⑤材料的用量及在连续相及分散相中的溶解度。

四、微球的制备

微球(microspheres)系药物与高分子材料制成的球形或类球形实体。药物溶解或分散于实体中,其大小因使用目的而异,通常微球的粒径范围为 $1 \sim 250\mu m$。微球、微囊的制备方法相似。根据材料和药物的性质不同,可采用不同的微球制备方法。

> **知识链接**　　　　　　　　**微球栓塞给药**
>
> 　将微球制剂选择性地注入动脉,栓塞于某些组织而使这些组织的病灶缺氧、坏死的方法称为动脉栓塞给药。微球的栓塞化疗临床用于治疗肝、脾、肾、乳腺等部位的肿瘤,疗效显著,促进肿瘤组织坏死、缩小,甚至消失屡有报道。值得一提的是,肝脏是由肝动脉与门静脉双重供血的器官,肝细胞 $70\% \sim 90\%$ 的供血来自门静脉,而肿瘤组织 95% 的供血则来自肝动脉,这对肝肿瘤的栓塞化疗极为有利,目前对不可手术治疗的肝肿瘤,采用微球进行栓塞化疗已成为首选方法。

(一) 明胶微球

以乳化交联法制备明胶微球。以药物和明胶的混合水溶液为水相,含乳化剂的油为油相,混合搅拌乳化,形成稳定的 W/O 型或 O/W 型乳状液,加入化学交联剂(如产生胺醛缩合或醇醛缩合反应),即可制得微球,其粒径通常为 $1 \sim 100\mu m$。油相可采用蓖麻油、橄榄油或液状石蜡等。油相不同,微球粒径亦不相同。不同交联剂可影响微球质量,如甲醛交联形成的明胶微球表面光滑,而戊二醛交联形成的微球表面有裂缝,可影响微球的释药。

明胶微球亦可采用两步法制备,即先采用本法(或其他方法)制备空白微球,再选择既能溶解药物、又能浸入空白明胶微球的适当溶剂系统,将药物溶液浸入空白微球,干燥即得。两步法适用于对水相和油相都有一定溶解度的药物,如两步法制备米托蒽醌肺靶向明胶微球。

(二) 白蛋白微球

白蛋白微球可采用上述液中干燥法或喷雾干燥法制备。制备白蛋白微球的液中干燥法以加热交联代替化学交联,使用的加热交联温度不同($100 \sim 180℃$),微球平均粒径也不同,在中间温度($125 \sim 145℃$)时粒径较小。

喷雾干燥法是将药物与白蛋白的溶液经喷嘴喷入干燥室内,与热空气流进行热交换,使雾滴中的水分快速蒸发、干燥,即得微球。若将喷雾干燥得的微球再进行热变性处理,可得到缓释微球。

(三) 淀粉微球

淀粉微球系由淀粉水解再经乳化聚合制得。其微球在水中可膨胀而具有凝胶的特性,粒径 $1 \sim 500\mu m$,降解时间从数分钟到几小时。

淀粉微球可用甲苯、氯仿、液状石蜡为油相,以脂肪酸山梨坦 60 为乳化剂。将 20% 的碱性淀粉分散在油相中,形成 W/O 型乳状液,升温至 $50 \sim 55℃$,加入交联剂环氧丙烷,反应数小时,去除油相,分别用乙醇、丙酮多次洗涤干燥,得白色微球,粒径范围 2~50μm。

(四)聚酯类微球

聚酯类微球可用液中干燥法制备。以药物与聚酯材料组成挥发性有机相,加至含乳化剂的水相中搅拌乳化,形成稳定的 O/W 型乳状液,加水萃取(亦可同时加热)挥发除去有机相,即得微球。

(五)磁性微球

采用共沉淀反应制备磁流体。取一定量 $FeCl_3$ 和 $FeCl_2$ 分别溶于水中,过滤,将两滤液混合,加入适量分散剂,置超声波清洗器中振荡,同时以 1500r/min 搅拌,在 40℃ 下以 5ml/min 滴速加适量 6mol/L NaOH 溶液,反应结束后 40℃ 保温 30min。将所得混悬液置于磁铁上使磁性氧化铁粒子沉降,弃去上清液后加适量分散剂搅匀,再在超声波清洗器中处理 20min,过 1μm 孔径筛,弃去筛上物,得黑色胶体,即为磁流体。其反应如下:

$$Fe^{2+}+2Fe^{3+}+8OH^-\longrightarrow Fe_3O_4+4H_2O$$

将明胶溶液与磁流体混匀,滴加含脂肪酸山梨坦 85 的液状石蜡,经乳化、甲醛交联、异丙醇洗脱甲醛、过滤,有机溶剂洗去微球表面液状石蜡,真空干燥、^{60}Co 灭菌,制得粒径为 8~88μm 的无菌微球,再在无菌操作条件下静态吸附药物,制得含药磁性微球。

> **知识链接**　　　　　**磁性微球的发明与特点**
>
> 20 世纪 70 年代初,Kramer 报道了用人血清蛋白将柔红素盐酸盐与巯基嘌呤包成带磁性的微球,制成一种新型的药物载体制剂,称为磁性微球。试用于治疗胃肠道肿瘤,服用该制剂后,在体外适当部位用适当强度磁铁吸引,将磁微球引导到体内特定靶区,使达到需要的浓度。磁性微球的特点包括:①减少药剂量,因为磁微球载体可提高靶区周围药物的浓度,减少其他部位的分布量;②磁性微球在局部发挥缓释作用,降低了对肝、脾、肾等正常组织的损害;③加速产生药效,提高疗效;④磁性微球对靶器官具有动脉栓塞作用。

(六)修饰的微球

用聚合物将抗原或抗体吸附或交联形成的微球,称为免疫微球,除可用于抗癌药的靶向给药外,还可用于标记和分离细胞作诊断和治疗。亦可使免疫微球带上磁性提高靶向性和专一性,或用免疫球蛋白处理红细胞得免疫红细胞,它是在体内免疫反应很小的、靶向于肝脾的免疫载体。例如,Pappo 等研究了抗兔 M 细胞单抗 5B11 的聚苯乙烯微球的 M 细胞的靶向性,结果特异性 5B11 抗体免疫微球靶向 M 细胞是非特异抗体 TEPC183 微球的 3.0~3.5 倍。

五、影响微囊、微球粒径的因素

粒径是评价微囊、微球质量的重要指标。粒径可直接影响药物的释放、生物利用度、载药量、口感、有机溶剂残留量及体内分布与靶向性等。口服粒径小于 200μm 的微囊或微球(与黏性的液体或食物共服)时,在口腔内无异物感。影响微囊、微球粒径的因素有以下几种。

1. 囊心物大小　可影响微囊的粒径和粒径分布。例如,制备粒径约为 10μm 的微囊时,囊心物粒径应为 1~2μm;粒径约为 50μm 的微囊时,囊心物粒径应在 6μm 以下。

2. 囊材用量　一般药物粒子越小,其表面积越大,需制成囊壁厚度相同的微囊所需囊材越多。

3. 制备方法　制备方法将影响微囊的粒径,见表 15-8。

表 15-8 微囊化方法及其适用性和粒径范围

微囊化方法	适用的囊心物	粒径范围/μm
空气悬浮	固态药物	>35 *
相分离	固态和液态药物	>2 *
多孔离心	固态和液态药物	>1 *
锅包衣	固态药物	>5 *
喷雾干燥和凝结	固态和液态药物	5 ~ 600

* 最大的粒径可以超过 5000μm

4. 制备温度 不同的温度可影响微囊的粒径。以乙基纤维素制备茶碱微囊为例,不同成囊温度对微囊粒径的影响见表 15-9。

表 15-9 温度对茶碱微囊粒径的影响

微囊粒径/μm		<90	<150	<180	<250	<350	<425	<710	<1000
不同温度下的微	0℃	12.0	49.8	95.8	97.8	98.3	99.1	99.9	—
囊重量分布/%	40℃	0.5	3.9	10.3	62.0	76.3	89.2	93.9	98.4

5. 搅拌速率 在一定速度范围内,高速搅拌粒径较小,低速搅拌粒径较大。但过高的搅拌速度,将使微囊、微球因碰撞合并而粒径变大。例如,明胶为囊材时,以相分离法制备微囊的搅拌速率不宜太高,所得微囊粒径为 50 ~ 80μm;因高速搅拌产生大量气泡,影响微囊的产量和质量。而采用界面缩聚法搅拌速率要快,若搅拌速率为 600r/min 时粒径为 100μm,提高到 2000r/min 时粒径为 10μm。例如,界面缩聚法制备转化酶微囊,搅拌速率分别为 450r/min 与 1200r/min 时,平均粒径分别为 119μm 与 63μm。

6. 附加剂浓度 采用界面缩聚法,分别加入浓度为 0.5% 与 5% 的脂肪酸山梨坦 85,前者可得小于 100μm 的微囊,后者则得小于 20μm 微囊。例如,用丙交酯乙交酯(重量比 78:22)共聚物为囊材,制备醋炔诺酮微囊时,乳化剂明胶加入浓度不同时得到的粒径也不相同;1% 明胶得70.98μm,2% 明胶得 79.81μm,3% 明胶得 59.86μm,4% 明胶得 46.77μm。

7. 囊材相黏度 一般微囊的平均粒径随最初囊材相黏度的增大而增大,降低黏度可以降低平均粒径,如在成囊过程中加入少量滑石粉降低囊材相黏度,可减小微囊粒径。

六、微囊、微球的质量评价

微囊、微球的质量评价除制成的制剂本身要求应符合药典规定外,还应进行以下项目的评价。

(一) 形态、粒径及其分布

微囊形态应为圆整球形或椭圆形的封闭囊状物,微球应为圆整球形或椭圆形的实体。采用光学显微镜、扫描或电子显微镜观察形态,激光散射粒度分析仪测定粒径及其分布。

(二) 药物含量

微囊、微球中药物含量的测定一般采用溶剂提取法。溶剂的选择原则是:应使用最大限度地溶出药物,最小限度地溶解载体材料,溶剂本身不干扰测定。

(三) 药物的载药量与包封率

对于粉末状微囊(球),应先测定其含药量后计算载药量(drug-loading rate);对于混悬于液态介质中的微囊(球),应先将其分离,分别测定液体介质和微囊(球)的含药量后计算其载药量和包封率(entrapment rate)。

$$载药量 = \frac{微囊(球)中含药量}{微囊(球)的总重量} \tag{15-1}$$

$$包封率 = \frac{微囊(球)中含药量}{微囊(球)和介质的总重量} \times 100\% \tag{15-2}$$

包封产率的表示方法:

$$包封产率 = \frac{微囊(球)中含药量}{投药总量} \times 100\% \tag{15-3}$$

包封产率取决于所采用的制备工艺。例如,喷雾干燥法和空气悬浮法制得的微囊、微球的包封产率可达95%以上;相分离法制得的微囊、微球的包封产率常为20%~80%。包封产率对评价微囊、微球的质量意义不大,通常用于评价制备工艺。

(四) 药物的释放速率

微囊、微球中药物的释放速率可采用《中国药典》2005年版二部附录溶出度测定法中第二法(浆法)进行测定,亦可将试样置薄膜透析管内按第一法(转篮法)进行测定,或采用流池法测定。

知识链接　　　　　　　微囊中药物释放的机制

(1) 扩散:药物透过完整的囊壁,属于物理过程。

(2) 囊壁溶解:囊壁在溶液体积、温度及pH(与酶无关)的作用下溶解,药物释放,属于物理化学过程。

(3) 囊壁消化与降解:囊壁在酶作用下消化降解,药物释放,属于生化过程。

(五) 有机溶剂残留量

凡制备工艺中采用有机溶剂的,均应测定有机溶剂残留量,并不得超过《中国药典》规定的限量。

(六) 再分散性

冻干品的外观应为细腻疏松块状物,色泽均匀;加一定量水振摇,应立即均匀分散成几乎澄清均匀的胶体溶液。再分散性可以用分散有不同量纳米粒的介质的浊度变化表示,如浊度与一定量介质中分散的纳米粒的量基本上呈直线关系,表示能再分散,直线回归的相关系数越接近1,表示再分散性越好。

案例分析　　　　　　**依托泊苷微球的制备及分析**

【处方】　依托泊苷　　　　　　　　　0.3g

　　　　　壳聚糖(CS)　　　　　　　　0.3g

　　　　　5%乙酸(HAc)　　　　　　　10ml

　　　　　司盘80　　　　　　　　　　1g

　　　　　液状石蜡　　　　　　　　　50ml

　　　　　甲醛

　　　　　2%亚硫酸氢钠(NaHSO₃)

　　　　　无水乙醇

　　　　　石油醚

【制法】　将CS溶于10ml 5% HAc溶液中,加依托泊苷分散均匀后作为水相;取含2%司盘80的液状石蜡50ml作为油相。取水相5ml加入到油相中,搅拌制成W/O型乳剂,甲醛交联固化,依次用石油醚除去油相,2% NaHSO₃洗涤,最后用无水乙醇脱水,抽滤,室温减压干燥,即得。

【分析】

(1) 依托泊苷为常用抗肿瘤药物之一,水中几乎不溶,且口服生物利用度低,个体差异大。以壳聚糖为药物载体,采用乳化交联固化法制备依托泊苷微球,制成的微球采用鼻腔给药途径以提高其生物利用度。

(2) 通过控制反应条件来控制微球粒径,使其达到鼻腔给药要求。体外释放度按照《中国药典》的规定进行考察。用 2% NaHSO$_3$ 除去残留甲醛。

第五节　纳米囊与纳米球的制备技术

一、概　　述

纳米粒(nanoparticles)是药物溶解、包裹或吸附在高分子骨架实体上,制成的粒径在 1 ~ 1000nm 的粒子。纳米粒可分为骨架实体型的纳米球(nanospheres)和膜壳药库型的纳米囊(nanocapsules)。

知识链接　　　　　　　　**纳米技术与药物治疗**

药物在疾病治疗中扮演着极其重要的角色,采用纳米技术研制出的纳米控释系统包括纳米粒和纳米囊,它们作为药物载体具有许多优越性:具有缓释效果,从而延长药物作用时间;可靶向于局部器官,减少对正常组织的损害;在保证药物疗效前提下,减少给药剂量,从而减轻或避免毒副反应;可提高药物的稳定性,有利于储存;可应用于新型给药途径等,所以纳米粒在临床应用的前景极其广泛。纳米控释系统作为抗恶性肿瘤药物的输送系统是其最有前途的应用之一。由于恶性瘤细胞有较强的吞噬能力,肿瘤组织血管的通透性也较大,所以静脉途径给予的纳米粒可在肿瘤内输送,从而提高疗效,减少给药剂量和减少毒性反应。

二、纳米囊与纳米球的制备方法

(一) 乳化聚合法

以水作连续相的乳化聚合法是目前制备纳米囊(球)的主要方法之一。将单体分散于水相乳化剂中的胶束内或乳滴中,遇 OH$^-$ 或其他引发剂分子或经高能辐射发生聚合,形成固态纳米囊(球)。

1. 聚氰基丙烯酸烷酯(polyalkylcyano-acrylate, PACA)**纳米囊**(球)　PACA 极易生物降解,在体内几天即可消除,其降解速率基本上随烷基碳原子数的增加而降低。PACA 的甲、乙、丁、异丁和己酯中,以丁酯降解最慢、体内耐受性好,降解产物为水溶性的聚氰基丙烯酸,不储藏于组织内而从尿中排泄。

PACA 在室温下以 OH$^-$ 离子作引发剂即可发生聚合反应,故 pH 对聚合反应速率的影响较大,碱性溶液时反应快。例如,以聚氰基丙烯酸丁酯纳米球的制备为例,pH 为 2 时粒径最小(130nm),pH 为 l 或 3 时粒径增大 50%,pH 再高反应太快不易成球。

2. 聚甲基丙烯酸甲酯(polymethyl methacrylate,PMMA)**纳米囊**(球)　采用γ辐射乳化聚合法或化学引发聚合法制备 PMMA 纳米囊(球)。该法在水中进行聚合,可避免使用有机溶剂,有时可加入 HPMA(羟丙甲丙烯酸甲酯),以提高甲丙烯酸甲酯(MMA)单体的水溶性。聚合物的平均分子质量及纳米囊或纳米球的粒径均随单体浓度的增大、引发剂(如过硫酸钾)浓度的降低及温度的降低而增大。制备 PMMA 纳米球时一般不加乳化剂,但需加入高分子保护胶(如蛋白质),以使纳米球粒径分布变窄。

（二）天然高分子凝聚法

天然高分子材料可由化学交联、加热变性或盐析脱水法凝聚成纳米囊或纳米球。

1. 白蛋白纳米球　将蛋白与药物溶于或分散于水中作水相,在40~80倍体积的油相中搅拌或超声得W/O型乳状液,将此乳状液快速滴加到热油（100~180℃）中并保持10min;白蛋白变性形成含有水溶性药物的纳米球。白蛋白纳米球的粒径及其分布,基本上不受白蛋白浓度、乳化时间、超声波的强度、水/油两相体积比等因素的影响。常用的油相有液状石蜡或棉籽油。

2. 明胶纳米球　如将W/O型乳状液中的明胶乳滴冷却至胶凝点以下,甲醛交联固化,即可获得明胶纳米球。例如,将300g/L的明胶溶液3ml（含有1.8mg丝裂霉素）在3ml芝麻油中乳化,将乳状液在冰浴中冷却,使明胶乳滴完全胶凝,加入丙酮稀释,50nm孔径的滤膜过滤。

3. 多糖纳米球　将多糖加入含药的磷酸盐缓冲液中,加入丙烯酸环氧丙酯（或加有偶联剂）,室温搅拌反应,离心分离,即得。

（三）液中干燥法

纳米囊或纳米球的粒径取决于溶剂蒸发之前形成乳滴的粒径,可通过搅拌速率、分散剂的种类和用量、有机相及水相的比例、黏度、容器及搅拌器的形状和温度等因素调节。例如,曲安奈德聚乳酸纳米球的制备:取20mg曲安奈德与400mg PLA溶于2ml氯仿中作为油相,与0.5%明胶溶液40ml在15℃以下超声乳化45min制得O/W型乳状液,再升温至40℃缓慢蒸发氯仿,再超声蒸发45min除尽氯仿,离心,水洗后将纳米球混悬于水,冻干2天。纳米球平均粒径为476nm,纳米球收率为79.2%,其中药物收率为71%,载药量为4.5%。

（四）自动乳化法

自动乳化的基本原理:乳状液中的乳滴由于界面能降低和界面骚动,形成纳米级乳滴,再经固化、分离,即得纳米球。例如,DL-丙交酯/乙交酯共聚物（PLGA）那法瑞林（nafarelin acetate,NA）纳米球的制备:120mg PLGA、3mg NA混悬于1.5ml水中,加混合溶剂（15ml丙酮、0.5ml二氯甲烷）混匀,搅拌下加入50ml PVA水溶液（20g/L）中,形成O/W型乳状液,丙酮迅速扩散进入水相,水扩散入乳滴内,使聚合物沉淀,形成纳米球。纳米球表面吸附PVA保护胶,阻止搅拌时纳米球的粘连与合并,二氯甲烷从混合溶剂中挥发,纳米球在水中进一步固化。

> ▨ **案例分析**　　　　　**苦参碱-PLGA-纳米球的制备与分析**
>
> 【处方】
>
> | | |
> |---|---|
> | 苦参碱 | 19.7mg |
> | PLGA（LA/GA=75/25,MW=8600） | 83.5mg |
> | 泊洛沙姆188（Pluronic F 68） | 0.5g |
> | 丙酮 | 5ml |
> | 纯化水 | 100ml |
>
> 【制法】　取0.5g Pluronic F-68溶于100ml纯化水中,作为水相;取19.7mg苦参碱和83.5mg PLGA溶于5ml丙酮中,作为油相;取3ml油相,搅拌条件下将其用注射器针头缓慢注入到水相中,常温下继续搅拌。经0.45μm微孔滤膜过滤即得苦参碱-PLGA-纳米球胶体溶液。
>
> 【分析】
>
> （1）高分子材料乳酸-羟基乙酸共聚物（PLGA）,具有优良的生物相容性和生物降解性,被广泛用作纳米球的载体材料。
>
> （2）苦参碱-PLGA-纳米球是以PLGA为载体,Pluronic F68为乳化剂,丙酮为油相,采用自动乳化法制成。
>
> （3）油相和水相混合后的搅拌时间控制在3h左右,即可形成粒径均匀的纳米粒,且能除去残留的丙酮。

三、固体脂质纳米球的制备

固体脂质纳米球(solid lipid nanospheres,SLN)系指以生物相容的高熔点脂质为骨架材料制成的纳米球。由于骨架材料在室温时是固体,故 SLN 既具物理稳定性高、药物泄漏少、缓释性好、毒性低、易于大规模生产等优点。常用的高熔点脂质有饱和脂肪酸甘油酯、硬脂酸、混合脂质等。

(一) 熔融-匀化法

熔融-匀化法(melt-homogenization)系制备 SLN 的经典方法,即将熔融的高熔点脂质、磷脂和表面活性剂在 70℃ 以上高压匀化,冷却后即得粒径小(约 300nm)、分布窄的纳米球。亦可用高速搅拌器得 650nm 左右的纳米球。

(二) 冷却-匀化法

冷却-匀化法(cold-homogenization)系将药物与高熔点脂质混合熔融,冷却后,与液氮或干冰一起研磨,然后和表面活性剂溶液在低于脂质熔点 5～10℃ 的温度进行多次高压匀化。此法适用于对热不稳定的药物,但所得纳米球粒径较大。

(三) 纳米乳法

纳米乳法系在熔融的高熔点脂质中加入磷脂、助乳化剂与水,制成纳米乳或亚纳米乳,倒入冰水中冷却即得纳米球。

四、磁性纳米球的制备

磁性纳米球可在外加磁场的引导下,浓集于靶器官,发挥药效,从而减小对正常组织的伤害。例如,裂霉素 C-磁性纳米球胶体溶液:小鼠尾静脉注射(1mg/kg)丝裂霉素 C-磁性纳米球胶体溶液,在外加磁场的引导下,30min 即有 82.72% 的药物浓集于肝脏,是裂霉素 C 生理盐水溶液肝脏分布量的 2.37 倍,在心、肾中的分布较裂霉素 C 生理盐水溶液低。

五、纳米球的修饰

(一) 长循环纳米球

纳米球表面经聚乙二醇修饰后,可大大降低肝中的分布,延长在循环系统滞留时间。采用双嵌断 PLA/PGA 共聚物与 PEG(相对分子质量 350～20 000)以液中干燥法制备 PEG 修饰的纳米球(粒径约 200nm),表面覆盖 PEG,可明显延长纳米粒在血液循环系统中的滞留时间。

(二) 免疫纳米球

单抗与药物纳米球结合,采用静脉注射法可实现主动靶向。与药物直接同单抗结合相比,载药量较大、单抗较少失活。例如,用乳化-化学交联法制得阿霉素白蛋白纳米球,将分离并纯化的抗人膀胱癌 BIU-87 单克隆抗体 BDI-1 通过化学交联反应,同以上纳米球偶联得免疫纳米球。此纳米球体外可同靶细胞的纤毛连接,对人膀胱癌 BIU-87 有明显杀伤作用,对荷瘤裸鼠显示较好的抑瘤作用。

六、影响纳米囊和纳米球的包封率、收率及载药量的因素

不同的制备工艺和条件可影响纳米囊和纳米球的质量。评价其质量指标包括形态、粒径及其分布、释药特性、收率、包封率、载药量、稳定性、水中分散性、吸湿性等。

（一）制备工艺和附加剂

制备聚氰基丙烯酸丁酯（PBCA）胰岛素纳米囊（分散在水性介质）时，采用乳化聚合一步法，分别以 Dextran 40 和泊洛沙姆 188 作稳定剂，其包封率分别为 17.95% 和 62.80%；采用乳化聚合两步法分别以 Dextran 40 和泊洛沙姆 188 作稳定剂时，其包封率则分别为 17.56% 和 92.86%。

（二）纳米囊（球）表面电性

以 $Na_2S_2O_5$+NaCl、$Na_2S_2O_5$、Na_2SO_4、NaCl 或 KCl 为附加剂时，制得聚氰基丙烯酸丁酯（PBCA）米托蒽醌纳米球的 ζ 电位分别为 −65.8、−50.5、−35.2、−30.4、−27.3mV，载药量（%）分别是 46.77、33.01、17.23、12.72、9.28。说明不同的制备条件可影响纳米囊（球）的 ζ 电位和载药量。

（三）介质的 pH 和离子强度

对聚氰基丙烯酸烷酯类纳米球，聚合时介质 pH 的影响很大，因为以 OH^- 为催化剂，pH 太低时聚合难以进行，太高时反应太快形成凝块，在 pH 2~5 范围可得到较好的纳米球。

七、纳米囊与纳米球的稳定性

（一）灭菌

用于注射剂的纳米囊与纳米球含有生物降解材料，灭菌时有可能引起降解。目前常用的灭菌方法有煮沸灭菌、过滤灭菌、辐射灭菌或无菌操作等，根据具体情况选择适当的方法，其中常采用γ辐射灭菌和无菌操作来保证无菌。

（二）储存

纳米囊与纳米球储存稳定性一般较差，易发生聚集、结块，应根据纳米囊与纳米球的制备材料，选择相应的储存条件。

（三）冷冻干燥

纳米球在水溶液中其聚合物材料易发生降解，从而引起纳米球形态变化和聚集，同时引起药物泄漏和变质。纳米球冷冻干燥，可明显提高其稳定性。

知识链接 **影响纳米粒临床应用的技术问题**

①载药量（或包封率）低；②粒径不均匀；③纯化（一般为注射用）；④储存稳定性；⑤灭菌降解。

八、纳米囊与纳米球的质量评定

纳米囊和纳米球的质量要求基本上与微囊和微球一致，《中国药典》均采用同一指导原则，其中明确了控制质量应检查的项目。

1. 形态、粒径及其分布　应为球形或类球形，无粘连。采用电镜观察形态，激光散射粒度分析仪测定粒径及其分布。

2. 再分散性　冻干品的外观应为细腻疏松块状物，色泽均匀；加一定量液体介质振摇，应立即分散成澄清的均匀胶体溶液。

3. 包封率与渗漏率　分别测定系统中的总药量和游离的药量，从而计算出包封率。纳米囊（球）储存一定时间后再测定包封率，计算储存后的渗漏率。

4. 突释效应　纳米囊和纳米球在开始 0.5h 内的释放量应低于 40%。

5. 有机溶剂残留量　在制备纳米囊和纳米球过程中采用了有机溶剂的，须检查其残留量，残留量应符合《中国药典》的要求。

第六节　脂质体的制备技术

一、概　述

脂质体(liposomes)是将药物包封于类脂质双分子层形成的薄膜中间所得的超微型球状载体。

脂质体根据其结构和所包含的双层磷脂膜层数,可分为单室脂质体和多室脂质体。凡由一层类脂质双分子层构成者,称为单室脂质体,它又分大单室脂质体(large unilamellar vesicles, LUVs,粒径0.1~1μm)和小单室脂质体(single unilamellar vesicles, SUVs,粒径0.02~0.08μm,可称为纳米脂质体,nanoliposomes)。由多层类脂质双分子层构成的称为多室脂质体(multilamellar vesicles, MLVs),粒径在1~5μm。单室脂质体中水溶性药物的溶液只被一层类脂质双分子层所包封,脂溶性药物则分散于双分子层中。多室脂质体中有几层脂质双分子层,被水膜隔开,水溶性药物分散在水膜中,脂溶性药物则分散于几层双分子层中。

(一) 脂质体的组成与结构

脂质体由磷脂类和胆固醇组成。磷脂分子形成脂质体时,其两条疏水链指向内部,亲水基在膜的内外两个表面上,磷脂双层构成一个封闭小室,内部包含水溶液,磷脂双层形成囊泡又被水相介质分开。脂质体可以是单层的封闭双层结构,也可以是多层的封闭多层结构。在电镜下可观察到脂质体的球形或类球形。磷脂与胆固醇排列成单室脂质体的结构见图15-10。

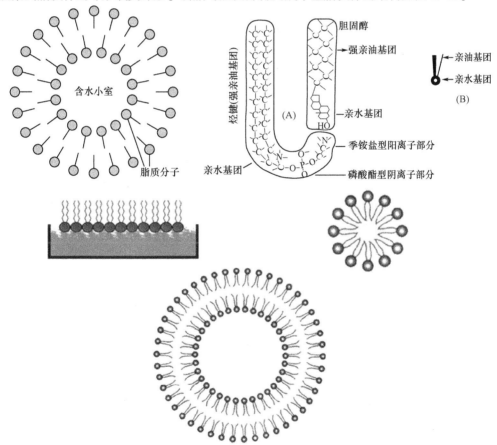

图15-10　磷脂与胆固醇排列成脂质体示意图

(二) 脂质体的理化性质

1. 相变温度(phase transition temperature) 脂质体的物理性质与介质温度有密切关系。当温度升高时,脂质体双分子层中酰基侧键可从有序排列变为无序排列,从而引起一系列变化,如由"胶晶"变为液晶态,此时的温度称为相变温度。液晶态时,脂质体膜的横切面增加、厚度减少、流动性增加。相变温度的高低取决于磷脂的种类,脂质体膜也可由两种或两种以上的磷脂组成,它们各有特定的相变温度,在一定条件下可同时存在不同的相。

2. 电性 含磷脂酸(PA)和磷脂酰丝氨酸(PS)等的酸性脂质体荷负电,含碱基(胺基)如十八胺等的脂质体荷正电,不含离子的脂质体显电中性。脂质体表面的电性对其包封率、稳定性、靶器官分布及对靶细胞的作用均有影响。

(三) 脂质体的特点

脂质体是一种新型的药物载体,具有包裹脂溶性药物或水溶性药物的特性。药物被脂质体包裹后称为载药脂质体,具有以下主要特点。

1. 靶向性 脂质体以静脉给药时,可被巨噬细胞作为外界异物吞噬,选择地集中于网状内皮系统,70%～89%集中于肝、脾。可用于治疗肝肿瘤和防止肿瘤扩散转移,以及防治肝寄生虫病、利什曼病等网状内皮系统疾病。

2. 缓释性 将药物包封于脂质体中,可减少代谢和排泄,延长药物在血液中的滞留时间。

3. 降低毒性 药物被脂质体包封后,主要被网状内皮系统的巨噬细胞所吞噬,在肝、脾和骨髓等网状内皮细胞较丰富的器官中集中,药物在心、肾中累积量明显降低。因此,脂质体可明显降低对心、肾或正常细胞有毒性的药物毒性。

4. 提高药物稳定性 不稳定的药物被脂质体包封后受到脂质体双层膜的保护,可提高稳定性。例如,青霉素 G 或青霉素 V 的钾盐是酸不稳定的抗生素,口服易被胃酸破坏,制成药物脂质体可防止其在胃中破坏,从而提高其口服的吸收效果。

> **知识链接** **脂质体的发现**
>
> 脂质体最初是由英国学者 Bangham 和 Standish 将磷脂分散于水中进行电镜观察时发现的。磷脂分散在水中自然形成多层囊泡,每层均为脂质双分子层;囊泡中央和各层之间被水隔开,双分子层厚度约为 4nm,后来将这种类似生物膜结构的双分子小囊称为脂质体。20 世纪 60 年代,脂质体开始作为药物载体使用,由于它具有体内可降解,无毒性和免疫原性,可提高药物治疗指数,降低药物毒副作用,减少给药剂量等优点,其研究已经成为非常活跃的领域。

二、制备脂质体的材料

脂质体的膜材主要由磷脂与胆固醇构成,所形成的"人工生物膜"易被机体消化分解。

(一) 磷脂类

磷脂类分为天然磷脂和合成磷脂两类,其结构为一个磷酸基和一个季铵盐基组成的亲水性基团,以及由两个较长的烃基组成的亲脂性基团。天然磷脂包括卵磷脂、脑磷脂、大豆磷脂;合成磷脂主要有 DPPC(二棕榈酰磷脂酰胆碱)、DPPE(二棕榈酰磷脂酰乙醇胺)、DSPC(二硬脂酰磷脂酰胆碱)等,其均属氢化磷脂类,具有性质稳定、抗氧化性强、成品稳定等特点。

(二) 胆固醇类

胆固醇与磷脂是共同构成细胞膜和脂质体的基础物质。胆固醇具有调节膜流动性的作用,故又称为脂质体"流动性缓冲剂"(fluidity buffer)。当低于相变温度时,胆固醇可使膜减少有序排列,增加流动性;高于相变温度时,可增加膜的有序排列,减少膜的流动性。

三、脂质体的制备方法

(一) 薄膜分散法(film dispersion method)

将磷脂、胆固醇等类脂质及脂溶性药物溶于氯仿(或其他有机溶剂)中,旋转蒸发,在烧瓶内壁形成薄膜,加入含药物的磷酸盐缓冲液,搅拌,即得脂质体。例如,氟尿嘧啶脂质体的制备:磷脂(卵磷脂或脑磷脂)、胆固醇与磷酸二鲸蜡酯的混合摩尔比为 7:2:1 或 4.8:2.8:1,配成氯仿溶液,真空蒸发除去氯仿,使在器壁上形成一薄膜,加入含氟尿嘧啶 0.077mol/L 的等渗缓冲液(pH 6.0,0.01mol/L 磷酸盐),类脂质在缓冲液中的浓度为 50~70mmol/ml,加 0.5mm 直径的玻璃珠数枚,搅拌 2min,25℃放置 2h,25℃搅拌 2h,制得粒径为 0.5~5.0μm 的脂质体。

(二) 逆相蒸发法

将磷脂等膜材溶于有机溶剂,如氯仿、乙醚等,加入待包封的药物水溶液(水溶液:有机溶剂=1:3~1:6)进行短时超声,直到形成稳定 W/O 型乳状液。然后减压蒸发除去有机溶剂,达到胶态后,滴加缓冲液,旋转帮助器壁上的凝胶脱落,在减压下继续蒸发,制得水性混悬液,通过凝胶色谱法或超速离心法,除去未包入的药物,即得大单层脂质体。本法适合于包裹水溶性药物及大分子生物活性物质。例如,超氧化物歧化酶脂质体的制备:将卵磷脂 100mg 和胆固醇 50mg 溶于乙醚,加入 4mmol/L PBS 配成的超氧化物歧化酶(SOD)溶液,超声处理 2min(每处理 0.5min,间歇 0.5min),在水浴中减压旋转蒸至凝胶状,旋涡振荡使凝胶转相,继续蒸发除尽乙醚,超速离心除去游离 SOD,沉淀用水洗涤,离心沉淀,10mmol/L PBS 稀释,即得。

(三) 冷冻干燥法

将磷脂分散于缓冲盐溶液中,经超声波处理与冷冻干燥,再将干燥物分散到含药物的水性介质中,即得。例如,隐丹参酮脂质体的制备:隐丹参酮加入 pH 6.8 的磷酸盐缓冲液,超声溶解。大豆卵磷脂、胆固醇(重量比 6:1)溶于无水乙醚中,将水相隐丹参酮磷酸盐缓冲液倒入磷脂乙醚液中,以 20 000r/min 搅拌 3min,室温下除去有机溶媒,加入量甘露醇,超声为乳液,微孔滤膜过滤,滤液冻干,即得。

(四) 注入法

将磷脂与胆固醇等类脂质及脂溶性药物共溶于有机溶剂中(一般多采用乙醚),经注射器缓缓注入搅拌下 50℃磷酸盐缓冲液(也可含有水溶性药物)中,加完后,不断搅拌至乙醚除尽为止,即制得大多室脂质体。脂质体混悬液过二次高压乳匀机,则所得成品大多为单室脂质体。

(五) 超声波分散法

将水溶性药物溶于磷酸盐缓冲液,加至磷脂、胆固醇与脂溶性药物共溶于有机溶剂的溶液中,搅拌蒸除去有机溶剂,残液经超声波处理,分离出脂质体,重新混悬于磷酸盐缓冲液中,即得。例如,肝素脂质体的制备:取肝素 30~50mg 溶于 pH 7.2 磷酸盐缓冲液中,在氮气流下加入到由磷脂 26mg、胆固醇 4.4mg、磷酸二鲸蜡酯(dicetyl phosphate)3.11mg 溶于 5ml 氯仿的溶液中,蒸发除去氯仿、残液经超声波分散,分离出脂质体,重新混悬于磷酸盐缓冲液中。多室脂质体经超声波处理可得单室脂质体。

四、脂质体的修饰

脂质体在体内主要分布到网状内皮系统的组织与器官(肝、脾)中,不能像导弹一样将药物定向地运送到任何需要的靶部位。因此,需对脂质体表面进行修饰,以便提高脂质体的靶向性。

（一）长循环脂质体

脂质体表面经适当修饰后,可避免网状内皮系统吞噬,延长在体内循环系统的时间,称为长循环脂质体(long-circulating liposomes)。例如,脂质体用聚乙二醇(PEG)修饰,其表面被柔顺而亲水的 PEG 链部分覆盖,极性 PEG 基增强了脂质体的亲水性,减少血浆蛋白与脂质体膜的相互作用,降低被巨噬细胞吞噬的可能,延长在循环系统的滞留时间,因而有利于肝脾以外的组织或器官的靶向作用。将抗体或配体结合在 PEG 末端,既可保持长循环,又对靶体识别。

（二）免疫脂质体

在脂质体表面接上某种抗体,提高脂质体的识别能力和结合于靶细胞的能力,提高脂质体的专一靶向性。例如,在丝裂霉素 C(MMC)脂质体上结合抗胃癌细胞表面抗原的单克隆抗体 3G 制成免疫脂质,在体内该免疫脂质体对胃癌靶细胞的 M85 杀伤作用比游离 MMC 提高 4 倍。

（三）糖基脂质体

不同糖基连接在脂质体表面,可制成具有不同靶向性的脂质体。例如,带有半乳糖残基的脂质体,可被肝实质细胞所摄取,带甘露糖残基的脂质体,可被 K 细胞摄取,氨基甘露糖衍生物的脂质体,可集中于肺内。

（四）温度敏感脂质体

通过改变脂质体膜材的组成,改变脂质体的相转变温度,达到温度敏感的目的。在相变温度时,脂质体中磷脂从胶态过渡到液晶态,可增加脂质体膜的通透性,增加药物的释放速率;偏离相变温度,则释放减慢。

（五）pH 敏感脂质体

肿瘤间质液的 pH 比周围正常组织显著低,从而设计了 pH 敏感脂质体,在低 pH 范围内可释放药物。其原理是 pH 降低时,可导致脂肪酸羧基质子化而与膜融合,增加膜的通透性。

五、脂质体的质量评价

1. 形态与粒径及其分布 脂质体的形态为封闭的多层囊状或多层圆球。其形态与粒径及其分布可用光学显微镜、电镜测定(小于 $2\mu m$ 时须用扫描电镜或透射电镜)、电感应法(如 Coulter 计数器)、光感应法(如粒度分布光度测定仪)、激光散射法等测定。

2. 包封率 测定脂质体中的总药量后,经色谱柱或离心分离,测定介质中未包入的药量,计算可得:

$$包封率 = \frac{药物总量 - 介质中未包入的药量}{药物总量} \times 100\% \qquad (15\text{-}4)$$

3. 渗漏率 脂质体稳定性评价的主要指标,表示脂质体在储存期间包封率的变化情况。在膜材中加一定量胆固醇可加固脂质双层膜,减少膜流动,降低渗漏率。

$$渗漏率 = \frac{储存后渗漏到介质中的药量}{储存前包封的药量} \times 100\% \qquad (15\text{-}5)$$

4. 磷脂的氧化程度 脂质体的突出缺点是磷脂容易被氧化。在含有不饱和脂肪酸的脂质混合物中,磷脂的氧化分 3 个阶段:单个双键的偶合,氧化产物的形成和乙醛的形成及键断裂。各阶段产物不同,氧化程度很难用一种试验方法评价。

（1）氧化指数测定:氧化指数是检测双键偶合的指标。磷脂的氧化偶合物在 230nm 左右有紫外吸收峰,而未氧化的磷脂没有吸收峰。测定方法:将磷脂溶于无水乙醇配成一定浓度的澄明溶液,分别测定 233nm 及 215nm 处的吸光度,计算氧化指数(A_{233nm}/A_{215nm}),如卵磷脂脂质体的氧化指数应控制在 0.2 以下。

（2）氧化产物测定：卵磷脂氧化产生丙二醛（MDA）及溶血磷脂等，MDA 在酸性条件下可与硫巴比妥酸（TBA）反应，生成一种红色染料（TBA-pigment），反应式如下：

5. 有机溶剂残留量　测定有机溶剂残留量应符合《中国药典》2005 年版或 ICH 要求。

6. 脂质体体内分布试验　常用体内分布试验来评价脂质体能否导药于靶组织。试验多以小鼠也有用家兔等动物作试验对象，将药物用放射性核素标记或不标记包入脂质体后，通过静脉注射或腹腔注射等途径给药，测定不同时间血药浓度，并定时将受试动物处死。剖取脏器、组织，捣碎分离取样，用闪烁计数法或药物含量测定方法进行检测，与同剂量游离药物比较各组织药物的滞留量，进行药物动力学处理以此评价脂质体在体内的行为处置。

📱 **知识链接**　　　　　　　　　**影响脂质体包封率的因素**

影响脂质体中药物包封率的因素有：①类脂质膜材料的投料比：增加胆固醇含量，可提高水溶性药物的包封率；②脂质体电荷的影响：包封相同电荷的药物于脂质体双层膜中，由于同电相斥，致使双层膜之间的距离增大，可增加包封率；③脂质体粒径大小的影响：类脂质的量不变，脂质双分子层的空间体积越大，所载药物量就越多，多室脂质体的包封率远大于单室脂质体；④药物溶解度的影响：极性药物在水中溶解度越大，在脂质体水层中的浓度越高；非极性药的脂溶性越大，包封率越大，水溶性与脂溶性小的药物包封率也小；⑤不同的制备技术制得的脂质体，其药物的包封不同：熔融法较薄膜分散法高，冷冻干燥法往往使包封率下降（用冻干保护剂可改善），超声法和剧烈搅拌可使包封率下降；⑥制备容器的影响：管状容器制备的多室脂质体比圆底容器制备的包封率高，梨形容器与圆底容器相同。

六、类　脂　质　体

类脂质体亦称泡囊（niosomes），系指用非离子型表面活性剂为囊材制成的单层囊泡（non-ionic surfactant vesicles）。其特点是稳定性高于脂质体，可克服脂质体因磷脂氧化而带来的毒性，是一种有前途的新型药物传递系统。

类脂质体的制法与脂质体相近，如由薄膜分散法制得的卡铂泡囊与异烟肼泡囊等，均具有缓释与肺靶向的双重性质，可提高药效，降低毒副作用。

📂 **案例分析**　　　　　　　　　**盐酸小檗碱脂质体**

【处方】

注射用豆磷脂	0.6g
胆固醇	0.2g
无水乙醇	1～2ml
盐酸小檗碱溶液（1mg/ml）	30ml
	制成30ml脂质体

【制法】

（1）称取处方量磷脂、胆固醇于50ml小烧杯中，加无水乙醇1～2ml，置于65～70℃水浴中，搅拌使溶解，旋转烧杯使磷脂的乙醇液在杯壁上成膜，挥去乙醇。

（2）另取盐酸小檗碱溶液30ml于小烧杯中，置于65～70℃水浴中，保温，待用。

(3) 取预热的盐酸小檗碱溶液30ml,加至含有磷脂和胆固醇脂质膜的小烧杯中,65~70℃水浴中搅拌水化10min。随后将小烧杯置于磁力搅拌器上,室温,搅拌30~60min,如果溶液体积减小,可补加水至30ml,混匀,即得。

【分析】

(1) 采用薄膜分散法制备盐酸小檗碱脂质体。

(2) 磷脂和胆固醇的乙醇溶液应澄清,不能在水浴中放置过长时间,磷脂、胆固醇形成的薄膜应尽量薄。

(3) 60~65℃水浴中搅拌水化10min时,一定要充分保证所有脂质水化,不得存在脂质块。

▶ **课堂互动**

将本章学过的药物制剂新技术以表格的形式进行总结,总结项目包括定义、特点、制备材料、制备方法、质量评价指标等。

目标检测

一、选择题

(一) A 型题(单项选择题)

1. 固体分散体的溶出速率主要由( )决定
   A. 药物的性质
   B. 载体材料的性质
   C. 制备方法
   D. 主药含量的多少
   E. 温度

2. PEG 属于( )类固体分散体材料
   A. 肠溶性
   B. 难溶性
   C. 水溶性
   D. 脂溶性
   E. 两亲性

3. 下列哪一条说法与包合物不符( )
   A. 包合物的稳定性主要取决于两组分间的范德华力
   B. 包合过程为单纯的物理过程,主、客分子相互之间不发生化学反应,不存在离子键和共价键作用,无化学计量关系
   C. 环糊精所形成的包合物都是单分子包合物
   D. 包合物按结构和性质分为多分子包合物、单分子包合物和大分子包合物
   E. 包合物常用材料为环糊精

4. 下列关于环糊精的说法正确的是( )
   A. α-CD 由 7 个葡萄糖单体构成
   B. β-CD 的内径为 0.85~1.0nm
   C. 羟丙基-β-环糊精为常见的疏水性环糊精衍生物
   D. β-环糊精的比旋光度为 $[\alpha]_D$ +162.0
   E. γ-环糊精为常用的包合材料

5. 微乳的粒径范围是( )
   A. 1~100nm
   B. 100~500nm
   C. 1~100μm
   D. 1~250μm
   E. 100~1000nm

6. 下列关于乳化剂的说法不正确的是( )
   A. 可形成 O/W 型乳剂的固体粉末乳化剂有:氢氧化镁、氢氧化铝
   B. 合成乳化剂一般都有轻微的溶血作用,其溶血作用顺序为:聚氧乙烯脂肪醇醚类>聚山梨酯类>聚氧乙烯脂肪酸酯类
   C. 聚山梨酯类的溶血作用顺序为:聚山梨酯20>聚山梨酯60>聚山梨酯40>聚山梨酯80
   D. 脂肪酸山梨坦是常用的非离子型乳化剂
   E. 聚山梨酯类为常用的 O/W 型乳化剂

7. 以下( )微囊制备方法属于物理化学法
   A. 界面聚合法
   B. 喷雾干燥法
   C. 原位聚合法
   D. 液中干燥法
   E. 注入法

8. 单凝聚法制备微囊时,加入甲醛是为了( )
   A. 固化
   B. 调节等电点
   C. 降低微囊-水间的界面张力
   D. 改善明胶的可塑性
   E. 美观

9. SLN 是( )
   A. 类脂质体
   B. 磁性微球
   C. 固体脂质纳米粒
   D. 长循环纳米球
   E. 微球

10. 下列哪种方法不是脂质体的制备方法( )
    A. 逆相蒸发法
    B. 冷冻干燥法
    C. 超声波分散法
    D. 高分子凝聚法

E. 注入法

11. 药物微囊化的特点不包括( )
   A. 可改善制剂的外观
   B. 可提高药物稳定性
   C. 可掩饰药物不良嗅味
   D. 可达到控制药物释放的目的
   E. 可减少药物的配伍变化

12. 关于包合物的错误表述是( )
   A. 包合物是由主分子和客分子加合而成的分子囊
   B. 包合过程是物理过程而不是化学过程
   C. 药物被包合后,可提高稳定性
   D. 包合物具有靶向作用
   E. 包合物可提高药物的生物利用度

13. 包合物是由主分子和客分子构成的( )
   A. 溶剂化物   B. 分子胶囊
   C. 共聚物   D. 低共熔物
   E. 化合物

14. 脂质体的制备方法不包括( )
   A. 冷冻干燥法   B. 逆向蒸发法
   C. 辐射交联法   D. 注入法
   E. 超声波分散法

15. 固体分散体具有速效作用是因为( )
   A. 载体溶解度大
   B. 药物溶解度大
   C. 固体分散体溶解度大
   D. 药物在载体中高度分散
   E. 药物进入载体后改变了剂型

16. 脂质体的骨架材料为( )
   A. 吐温80,胆固醇   B. 磷脂,胆固醇
   C. 司盘80,磷脂   D. 司盘80,胆固醇
   E. 磷脂,吐温80

（二）**B型题**（配伍选择题）
【17~19】
   A. PLA   B. PVA
   C. PVP   D. EC
   E. HPMCP

17. 制备速释固体分散物应首选的载体材料是( )

18. 制备缓释固体分散物应首选的载体材料是( )

19. 制备控释固体分散物应首选的载体材料是( )

【20~21】
   A. 明胶与阿拉伯胶   B. 西黄蓍胶

   C. 磷脂与胆固醇   D. 聚乙二醇
   E. 半乳糖与甘露醇

20. 制备普通脂质体的材料是( )
21. 用于长循环脂质体表面修饰的材料是( )
【22~24】
   A. 明胶   B. 聚酰胺
   C. 脂质类   D. 聚维酮
   E. β-CD

22. 适用于熔融法制备固体分散物的载体材料是( )
23. 适用于溶剂法制备固体分散物的载体材料是( )
24. 目前国内最常用的包合材料是( )
【25~26】
   A. 长循环脂质体
   B. 免疫脂质体
   C. 半乳糖修饰的脂质体
   D. 甘露糖修饰的脂质体
   E. 热敏感脂质体

25. 用PEG修饰的脂质体是( )
26. 表面连接上某种抗体或抗原的脂质体是( )
【27~30】
   A. 聚乙烯吡咯烷酮   B. 乙基纤维素
   C. β-环糊精   D. 磷脂和胆固醇
   E. 聚乳酸

27. 固体分散体的水溶性载体材料是( )
28. 固体分散体的难溶性载体材料是( )
29. 制备包合物常用的材料是( )
30. 制备脂质体常用的材料是( )
【31~32】
   A. 氟利昂   B. 磷脂类
   C. 白蛋白   D. 硬脂酸镁
   E. 羊毛脂

31. 脂质体膜材( )
32. 微球载体材( )
【33~36】
   A. 饱和水溶液法   B. 溶剂-熔融法
   C. 注入法   D. 凝聚法
   E. 热分析法

33. 制备环糊精包含物的方法是( )
34. 包含物的验证方法是( )
35. 制备固体分散物的方法是( )
36. 制备微囊的方法是( )

（二）**X型题**（多项选择题）
37. 下列材料哪些属于水溶性固体分散体载体材料

（　　）

A. PEG　　　　　　　B. PVP

C. PVA　　　　　　　D. 纤维素衍生物

E. EC

38. 固体分散体的速释原理有（　　）

A. 药物以分子或微晶状态分散于载体材料的网状骨架结构内

B. 药物的高度分散状态

C. 载体材料对药物溶出的促进作用

D. 药物的晶体结构

E. 药物与载体材料发生反应

39. 影响包合作用的因素有（　　）

A. 药物的极性　　　B. 包合作用竞争性

C. 主客分子的比例　D. 包合物的制备方法

E. 药物的缔合作用

40. 从连续相性质来分,纳米乳液有（　　）

A. W/O/W　　　　　B. W/O

C. 双连续型　　　　D. O/W

E. W

41. 常见的助乳化剂包括（　　）

A. 正丁醇　　　　　B. 乙醇

C. 聚甘油酯　　　　D. 甘油

E. 聚乙二醇

42. 下列所述复凝聚法操作过程,哪些是对的（　　）

A. 明胶溶液 pH 调至等电点以下,使之带正电,阿拉伯胶此 pH 时仍带负电

B. 加入硫酸钠溶液(凝聚剂),形成微囊

C. 加入甲醛交联固化

D. 加入山梨醇、聚乙二醇、丙二醇或甘油防止微囊粘连

E. 以上 B、D 错误

43. 以下哪些因素可影响微球粒径（　　）

A. 微球的制备方法　B. 囊材相黏度

C. 搅拌温度和速率　D. 药物的大小

E. 磷脂和胆固醇的质量

44. 脂质体的修饰包括（　　）

A. 免疫脂质体　　　B. 糖基脂质体

C. 温度敏感脂质体　D. pH 敏感脂质体

E. 长循环脂质体

45. 环糊精包合物常用的制备方法有（　　）

A. 饱和水溶液法　　B. 研磨法

C. 冷冻干燥法　　　D. 喷雾干燥法

E. 相溶解度法

46. 常用的脂质体的制备方法有（　　）

A. 注入法　　　　　B. 薄膜分散法

C. 超声波分散　　　D. 凝聚法

E. 逆相蒸发法

47. 药物被脂质体包封后的主要特点有（　　）

A. 具有靶向性

B. 具有缓释性

C. 具有细胞亲和性与组织相容性

D. 降低药物毒性

E. 提高药物稳定性

48. 属于天然高分子微囊囊材的有（　　）

A. 乙基纤维素　　　B. 明胶

C. 阿拉伯胶　　　　D. 聚乳酸

E. 壳聚糖

49. 包合物的制备方法包括（　　）

A. 熔融法　　　　　B. 饱和水溶液法

C. 研磨法　　　　　D. 冷冻干燥法

E. 液中干燥法

二、名词解释

1. 固体分散技术　2. 共沉淀物　3. 分子包合物

4. 脂质体　5. 纳米粒

三、填空题

1. 在固体分散体中, PVP 是_____, EC 是_____, CMEC 是_____。

2. 固体分散体的制备方法有_____、_____、溶剂-熔融法、_____、_____、双螺旋挤压法。

3. 包合物由_____和_____两部分组成,最常用到的包合材料为_____。

4. 脂质体的膜材主要由_____和_____两部分构成,其制备方法主要有_____、_____、_____、_____。

四、问答题

1. 简述包合技术常用的包合材料及制备方法?

2. 影响脂质体包封率的因素有哪些?

（林凤云）

第十六章 缓释、控释制剂

第一节 概 述

缓释控释制剂自 20 世纪 50 年代末开发至今,无论在理论研究还是生产实践等方面都取得了很大发展。对药物释药机制、控释方法和技术、质量控制及生物等效性等的研究日趋成熟。每年全球此类产品销售额超过 100 亿美元,并有继续上升的趋势。我国对缓控释制剂的研究始于 20 世纪 80 年代中后期,在开发中主要以仿制为主,基础研究相对薄弱,在实验室成果向生产的转化方面还存在一定问题。因此,缓控释制剂在国内尚有很大的发展空间。

一、缓释、控释制剂的概念

缓释制剂是指在规定释放介质中,按要求缓慢地非恒速释放药物,与相应的普通制剂比较,给药频率减少一半或有所减少,且能显著增加患者顺应性的制剂。缓释制剂用药后能在较长时间内持续释放药物而达到长效治疗作用,如硝苯地平缓释胶囊、盐酸二甲双胍缓释片等。

控释制剂是指在规定释放介质中,按要求缓慢地恒速或接近恒速释放药物,与相应的普通制剂比较,给药频率减少一半或有所减少,血药浓度比缓释制剂更加平稳,且能显著增加患者顺应性的制剂。控释制剂用药后能在预定的时间内自动以预定速度释放,使血药浓度长时间恒定维持在有效浓度范围,如盐酸维拉帕米渗透泵控释片。

缓释、控释制剂之间的差别主要体现在以下两个方面。

(1) 体外释药特征不同:缓释制剂是按时间变化先快后慢的非恒速释药,即按一级动力学或 Higuchi 方程等规律释放药物;而控释制剂是不受时间影响的恒速释药,即按零级动力学规律释放药物。

(2) 体内药物动力学特征不同:控释制剂体内血药浓度在一定时间内能维持在一个恒定的水平;而缓释制剂达不到这样的效果。

二、缓释、控释制剂的特点

缓释、控释制剂近年来有很大的发展,主要有以下特点。

(1) 对半衰期短的或需要频繁给药的药物,可以减少服药次数,提高患者服药的顺应性,使用方便。

(2) 使血药浓度平稳,峰谷波动小,有利于保持药物恒定的疗效,增加药物治疗的稳定性,并可避免药物血药浓度超过治疗范围而引起毒副作用。

（3）可减少用药总剂量,用最小剂量达到最大药效。

（4）缓释、控释制剂较一般制剂大,制备工艺复杂,价格较高。

（5）某些药物不宜制成缓释、控释制剂,故仍存在一定的局限性。

（6）剂量调节灵活度降低,如果临床上遇到某种特殊情况(如出现较大副作用)往往不能立刻停止治疗。

 案例讨论　　　　　　　　　　　　**硝苯地平的应用**

　　一男性患者,56 岁,因患高血压而服用硝苯地平片,每次 10mg,每天 3 次。用药后偶尔出现面部潮红、头晕、头痛等症状。在长期用药过程中该患者发现本品的降压作用不够平稳,尤其是在清晨醒来的时候,血压偏高。因此来医院进行用药咨询。

　　问题:

　　（1）硝苯地平是哪一类药物?

　　（2）该患者用药后为何会出现上述症状?为什么会出现药物降压作用不稳这一现象?

　　（3）你建议患者如何继续用药?

三、缓释、控释制剂的类型

　　缓释、控释制剂既包括口服制剂,也包括眼用、鼻腔、耳道、阴道、直肠、口腔或牙用、透皮或皮下、肌内注射及皮下植入,是使药物缓慢释放吸收,避免肝脏"首过效应"的制剂。

　　根据药物在缓释、控释制剂中存在状态,缓释、控释制剂可分为骨架型和膜控型两种。药物以分子或微晶、微粒的形式均匀分散在各种载体材料中,则形成骨架型缓释、控释制剂;药物被包裹在高分子聚合物膜内,则形成膜控型缓释、控释制剂。

　　除了以上两种主要的缓释、控释制剂,还有渗透泵控释制剂,植入型缓释、控释制剂。渗透泵控释制剂是由药物、半透膜材料、渗透压活性物质和推动剂等组成,以渗透压作为释药能源的控释片。植入型缓释、控释制剂指将药物与辅料制成的小块状或条状供植入体内的无菌固体制剂。

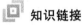 **知识链接**　　　　　　　　　　*剂型的发展概述*

药物剂型的第一代:丸、丹、散、膏等。

药物剂型的第二代:机械化生产的普通制剂。

药物剂型的第三代:缓释制剂、控释制剂。

药物剂型的第四代:靶向给药系统。

药物剂型的第五代:脉冲式给药系统。

 课堂互动

（1）高血压、糖尿病等需要长期用药的患者经常使用普通制剂时会有哪些缺点?

（2）如何从药剂学的角度解决这些问题?

第二节　缓释、控释制剂的释药原理和方法

一、缓释、控释制剂的释药原理

　　缓释、控释制剂的释药原理主要有控制溶出、扩散、溶蚀或扩散与溶出相结合,也可利用渗

透压或离子交换机制。

1. 溶出原理　由于药物的释放受溶出速率的限制,溶出速率慢的药物显示缓释的性质。根据溶出速率公式,减小药物的溶解度,增大药物的粒径,可降低药物的溶出速率,达到长效作用。

2. 扩散原理　以扩散为主的缓控释制剂,药物首先溶解成溶液后再从制剂中扩散出来进入体液,其释药受扩散速率的控制,药物的释放以扩散为主的情况有以下三种。

（1）水不溶性膜材包衣的制剂。

（2）包衣膜中含水溶性聚合物(致孔剂)。

（3）水不溶性骨架片型缓控释制剂。

3. 溶蚀与扩散、溶出结合　某些骨架型制剂,如生物溶蚀性骨架系统、亲水凝胶骨架系统、膨胀型控释骨架,药物可从骨架中扩散出来,且骨架本身也处于溶蚀的过程;其释药过程是骨架溶蚀和药物扩散的综合效应过程。

4. 渗透压原理　利用渗透压原理制成的控释制剂,能均匀恒速地释放药物,比骨架型缓释制剂更优越。现以单室口服渗透泵片为例说明其构造和原理。

（1）构造:单室口服渗透泵片由片芯、包衣膜和释药小孔三部分组成。片芯用半透性包衣材料包衣后,在包衣膜上用激光或其他的方法开1个或1个以上的释药小孔,见图16-1。片芯由水溶性药物、水溶性聚合物(包括渗透活性物质)或其他辅料组成;包衣膜由水不溶性聚合物等组成,在胃肠液中形成半透膜。

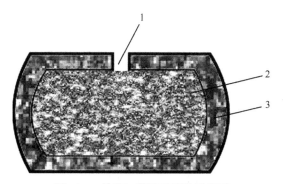

图16-1　单室口服渗透泵片示意图
1. 释药小孔;2. 片蕊;3. 包衣膜

（2）原理:口服渗透泵片口服后,衣膜在胃肠液中选择性地使水渗入片芯,使药物溶解成饱和溶液,渗透压为4053～5066kPa,而体液渗透压只有760kPa。由于膜内外渗透压差的存在,药物由小孔持续泵出,其量与渗透进来的水量相等。当片芯中药物尚未被完全溶解时,释药速率按恒速进行;当片中药物逐渐低于饱和浓度,释药速率逐渐以抛物线式徐徐降低。胃肠液中的离子不会渗透进入半透膜,故渗透泵型片剂的释药速率与pH无关,在胃中与在肠中的释药速率相等。

5. 离子交换作用　由水不溶性交联聚合物组成的树脂,其聚合物链的重复单元上含有成盐基团,药物可结合于树脂上。当带有适当电荷的离子与离子交换基团接触时,通过交换将药物游离释放出来。

在胃中:

（1）药物-树脂复合物+HCl ——→酸型树脂+药物的盐酸盐

（2）盐型树脂+HCl ——→氯型树脂+药物的酸型

在肠中:

（1）药物-树脂复合物+NaCl ——→钠型树脂+药物的盐酸盐

（2）盐型树脂+NaCl ——→氯型树脂+药物的钠盐

二、控制口服药剂中药物释放的方法

口服药剂中药物必须先溶解成溶液,然后再从制剂中扩散出来进入体液。因此,药物的释放受其溶出速度和扩散速率的限制。

常规口服制剂,常需一日几次给药,不仅使用不便,而且血药浓度起伏很大,有"峰谷"现象。

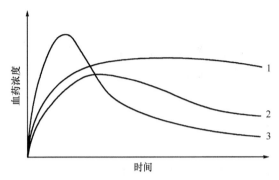

图 16-2　缓控释制剂与普通制剂血药浓度曲线图

血药浓度高时(峰),可产生副作用甚至中毒;低时(谷)可能在有效治疗浓度以下,以致不能发挥药效。而缓释制剂和控释制剂可以克服"峰谷"现象,提供平稳持久的有效血药浓度,见图 16-2。这对于需长期用药的患者,如心血管疾病和糖尿病患者,临床意义尤为显著。

控制药物释放的方法主要从两方面考虑:一是降低制剂中药物的溶出速率;二是减小制剂中药物的扩散速率,以控制药物从制剂中转运到胃肠液,进而通过生物膜被机体吸收的时间。

1. 降低药物溶出速度的方法　药物的释放受其溶出速率的限制,溶出速率慢的药物显示出缓释的性质。通过减小药物的溶解度,降低药物的溶出速率,可使药物缓慢释放,达到长效作用。

(1)将药物制成合适的盐或衍生物:例如,将青霉素制成溶解度小的普鲁卡因盐或二苄基乙二胺盐,疗效维持时间比青霉素钾(钠)盐显著延长;又例如,将毛果芸香碱与海藻酸结合成难溶性盐在眼用膜剂中的疗效比毛果芸香碱盐酸盐显著延长。

(2)控制粒子大小:药物的表面积与溶出速率有关,故难溶性药物的颗粒直径增大可使其释放减慢。例如,超慢性胰岛素中所含的胰岛素锌晶粒较粗(大部分超过 $10\mu m$),故其作用可长达 30h。

(3)将药物与具有延缓溶出的载体混合:例如,将药物溶于或混合于脂肪、蜡类等疏水性基质中制成溶蚀性骨架片;将药物溶于甲基纤维素、羧甲基纤维素钠、聚维酮等亲水性基质中制成亲水凝胶骨架片。其释放率与基质的水解难易程度或胶溶膨胀过程有关。

2. 减小药物扩散速率的方法　利用扩散原理,减小药物扩散速率达到缓、控释作用的方法包括下列几种。

(1)包衣:将药物小丸或片剂用阻滞材料包衣。例如,采用部分小丸包衣、片剂包衣或包裹不同厚度衣层的包衣技术,可获得不同溶出速率的缓释制剂。

(2)制成微囊:使用微囊技术制备控释或缓释制剂是较新的方法。微囊膜为半透膜,在胃肠道中,水分可渗透进入囊内,溶解囊内药物,形成饱和溶液;然后扩散于囊外消化液中而被机体吸收。囊膜的厚度、微孔孔径的弯曲度等决定药物的释放速率。

(3)制成不溶性骨架片剂:常用的骨架材料有无毒聚氯乙烯、聚乙烯、聚乙烯乙酸酯、聚甲基丙烯酸酯、硅橡胶等。影响释药速率的主要因素有药物的溶解度、骨架的孔隙率、孔径和微孔的弯曲程度。水溶性药物较适于制备这类片剂,而难溶性药物释放太慢。药物释放完后,骨架随粪便排出体外。

(4)制成渗透泵片:半渗透膜的厚度、孔径和孔率,片芯的处方及释药小孔的直径,是制备渗透泵型片剂的成败关键。释药小孔的直径太小,则减小释药速率;太大则释药太快。

(5)制成药物树脂:药物的释放取决于胃肠道的 pH 和电解液浓度。药物在胃中的释放比在酸性差的小肠中释放快。通过离子交换作用释放药物也可以不采用离子交换树脂。例如,多柔比星羧甲基葡聚糖微球,以 $R—COO—NH_3^+R'$ 表示,在水中不释放,置于氯化钠溶液中,则释放出多柔比星阳离子 $R—NH_3^+$,并逐步达到平衡。由于多柔比星羧甲基葡聚糖微球在体内与体液中的阳离子进行交换,多柔比星逐渐释放,发挥作用。

课堂互动

将降糖药制成缓控释制剂有哪些优点呢？在工艺设计时需注意什么？

三、缓释、控释制剂的设计

1. 药物的选择

（1）缓、控释制剂适用于半衰期短（4～8h）的药物。半衰期太短（$t_{1/2}<60\text{min}$）或太长（$t_{1/2}>12\text{h}$）者不宜制成缓释、控释制剂。

（2）对于口服缓释制剂，一般要求在整个消化道都有药物的吸收。具有特定吸收部位的药物，如维生素 B_2，由于其主要在十二指肠段吸收，因此如将其制成口服缓释制剂的效果不佳。

（3）剂量很大、药效很剧烈、溶解吸收很差的药物，剂量需要精密调节的药物，一般不宜制成缓释或控释制剂。抗生素类药物，由于其抗菌效果依赖于峰浓度，故一般不宜制成普通缓释、控释制剂。

一般缓释、控释制剂的剂量是普通剂型的2～4倍，故普通制剂剂量大于1g时不适合制成缓释、控释制剂。

2. 制剂的设计

（1）设计要求：缓释、控释制剂的相对生物利用度一般应为普通制剂的80%～120%。若药物吸收部位主要在胃与小肠，宜设计每12h服1次；若药物在结肠也有一定吸收，则可考虑每24h服1次。

另外要求缓释、控释制剂稳态时峰浓度与谷浓度之比应小于普通制剂。据此要求，一般半衰期短、治疗指数窄的药物，可设计每12h服1次，而半衰期长或治疗指数宽的药物则可24h服1次。若设计零级释放剂型，如渗透泵，其峰谷浓度比显著低于普通制剂，此类制剂血药浓度平稳。

（2）缓释、控制剂的剂量：缓释、控释制剂的剂量一般可根据经验，参考该药物普通制剂的用法和剂量换算。例如，某药的普通制剂，每天3次，每次20mg；若改为缓释、控释制剂，可以每天1次，每次60mg。也可采用药物动力学的方法进行计算。

（3）缓释、控释制剂的辅料：辅料是调节缓释、控释制剂中药物释放速率的重要物质。多以高分子化合物作为阻滞剂控制药物释放速率。辅料选择适当能保证缓释、控释制剂中药物的释放速率和释放量达到设计要求，达到预期的缓释、控释目的。

> 知识链接　　　　　缓释、控释制剂辅料的其他阻滞方式
>
> 缓释、控释制剂辅料的阻滞方式还有包衣膜型和增黏作用等。包衣膜阻滞材料有：①不溶性高分子材料，如用作不溶性骨架材料的 EC 等；②肠溶性高分子，如纤维醋法酯、丙烯酸树脂 L 与 S 型、羟丙甲纤维素酞酸酯和醋酸羟丙甲纤维素琥珀酸酯等。主要利用其肠液中的溶解特性，在适当部位溶解。增稠剂是一类水溶性高分子材料，溶于水后，其溶液黏度随浓度而增大，因而增加黏度可以减慢药物扩散速率，延缓其吸收，主要用于液体药剂。常用的有明胶、PVP、CMC、PVA、右旋糖酐等。

四、影响缓释、控释制剂设计的因素

1. 理化因素

（1）剂量大小：制备缓控释制剂的药物其给药剂量应相对小，一般认为0.5～1.0g的单剂量是常规制剂的最大剂量，这仍然适于缓释制剂。

（2）pKa、解离度和水溶性：由于大多数药物为弱酸或弱碱，而非解离型的药物，容易通过脂质生物膜。因此药物的 pKa 和吸收环境的关系密切，需注意消化道 pH 对药物释放过程的影响。药物制剂在胃肠道的释放受其溶出速率的限制，因而溶解度很小（<0.01mg/ml）的药物本身具有缓释作用。

（3）分配系数：药物口服进入胃肠道后，药物的分配系数对其能否有效地透过生物膜起决定性作用。分配系数太大的药物，因脂溶性强，药物与脂质膜的结合力强，而不能进入血液循环中；分配系数太小的药物，较难通过生物膜，故生物利用度较差。具有适宜分配系数的药物不仅能透过脂质膜，而且能进入血液循环。

（4）稳定性：稳定性不理想的药物宜制成固体制剂。在胃中不稳定的药物，宜将制剂释药推迟到小肠后再开始。在小肠中不稳定的药物，制成缓释制剂后，其生物利用度可能降低。

2. 生物因素

（1）生物半衰期：药物必须与其消除速率相同的速度进入血液循环。半衰期短的药物制成缓释制剂后可以减少用药频率；但对半衰期很短的药物（$t_{1/2}$<1h），要维持缓释作用，单位剂量必须很大，必然使剂型本身增大，所以不适于制成缓释制剂；对半衰期长的药物（$t_{1/2}$>24h），本身疗效较持久，也没必要制成缓释制剂。

（2）吸收：制备缓释制剂的目的是对制剂的释药进行控制，增加药物的吸收。因此释药速率必须比吸收速度慢。对于本身吸收很低的药物不太适宜制成缓释制剂。

（3）代谢：吸收前有代谢作用的药物不宜制成缓释制剂，若要制成缓释制剂，需加入代谢抑制剂。

📚 案例分析（续）　　　　　　硝 苯 地 平

硝苯地平又名心痛定，为二氢吡啶类钙拮抗剂，是治疗高血压、心绞痛的常用药物。由于该药半衰期短，患者需要频繁服药。在治疗剂量下不良反应发生率如下：面部潮红12%，眩晕3%，头痛6%，恶心4%，心动过速15%。制成缓释、控释制剂后可使药物在较长时间内保持稳定释药，患者口服1次即可获得24h的有效血药浓度，且可降低药物的峰谷比，有利于控制患者症状，减少硝苯地平的上述副作用从而达到安全平稳有效降压的目的。

问题：

（1）将硝苯地平制成缓释、控释制剂后剂量如何折算？

（2）缓释、控释制剂在含药量方面有什么特点？

（3）硝苯地平的理化性质有哪些？

（4）可将硝苯地平制成何种类型的缓释、控释制剂？

第三节　缓释、控释制剂的处方和制备工艺

一、缓释、控释制剂的辅料

辅料是调节药物释放速度的重要物质。制备缓释、控释制剂需要使用适当辅料，使制剂中药物的释放速度和释放量达到治疗要求，确保药物以一定速度输送到病患部位并在组织中或体液中维持一定浓度，获得预期疗效，减小药物的毒副反应。口服缓控释制剂的载体材料，除赋形剂与附加剂外，主要有骨架材料和包衣材料等。

1. 骨架材料　是采用骨架技术制备缓释、控释制剂的载体材料，主要包括亲水凝胶骨架材料、溶蚀性骨架材料和不溶性骨架材料三大类。

（1）亲水凝胶骨架材料：主要是一些亲水性聚合物，其特点是遇水或消化液后经水合作用而膨胀，并在释药系统周围形成一层稠厚的凝胶屏障，药物可以通过扩散作用透过凝胶屏障而

释放,释放速度因凝胶屏障的作用而延缓,材料的亲水能力是控制药物释放的主要因素。亲水凝胶骨架材料分为以下四类。

1)天然胶,如海藻酸钠、琼脂、西黄蓍胶等。

2)纤维素衍生物,如羟丙基甲基纤维素(HPMC)、甲基纤维素(MC)、羧甲基纤维素钠(CMC-Na)等,其中 HPMC(黏度 4000~100000Pa·s)最常用。

3)非纤维素多糖,如壳聚糖、半乳糖甘露聚糖。

4)高分子聚合物,如聚乙烯醇(PVA)、卡波姆、聚维酮(PVP)、丙烯酸树脂等。

(2)溶蚀性骨架材料:是指疏水性强的脂肪类或蜡类物质。其特点是在体温下骨架中逐渐溶蚀,药物从骨架中释放,释放速率取决于骨架材料的用量及溶蚀性。

1)骨架材料:主要有蜂蜡、硬脂酸、巴西棕榈蜡、氢化植物油、单硬脂酸甘油酯和硬脂醇等。

2)骨架致孔剂:主要有聚维酮、微晶纤维素(MCC)、聚乙二醇(PEG)和表面活性剂(如硬脂酸钠、三乙醇胺)等。

(3)不溶性骨架材料:是指不溶于水或水溶性极小的高分子聚合物或无毒塑料。其特点是口服后不被机体吸收,骨架材料无变化地随粪便排出。常用的有乙基纤维素(EC)、聚甲基丙烯酸酯、聚乙烯、无毒聚氯乙烯、聚硅氧烷等。其中 EC 是应用最广泛的水不溶性纤维素衍生物之一,具有多种型号,如标准型 4、7、10、20、100 优级品。制备控释膜及片剂包衣时可选用标准型 7、10 及 20 优级品,一般包衣时可选用中型号 5、15 或其混合物,制备微囊时可选用标准型 45 或 100 优级品,制粒时可用标准型 10、20 或 45 优级品。

2. 包衣材料　是一些高分子聚合物,大多数难溶于水或不溶于水,无毒,不受胃肠道内液体的干扰,具有良好的成膜性能和机械性能。根据包衣材料的性质可分为以下几类。

(1)蜡质包衣材料:常用的有鲸蜡、硬脂酸、巴西棕榈蜡等。主要用于各种含药颗粒或小球,包以不同厚度的蜡质材料,以获得不同释药速率的颗粒或小球,然后压成片剂。

(2)微孔包衣材料:常用的有聚乙烯、聚丙烯、聚乳酸等,多为不溶性聚合物。这类衣料常需加入适宜的增塑剂和致孔剂,以改善膜的柔韧性和膜的通透性。常用的水溶性增塑剂有丙二醇、甘油、聚乙二醇等;水不溶性增塑剂有三乙酸甘油酯(TA)、蓖麻油、邻苯二甲酸二乙酯(DEP)等。常用的致孔剂有聚乙二醇、糊精、微粉化糖粉、盐类及其他水溶性成膜材料,如 HPMC、HPC 等。包衣操作需将包衣材料溶于适宜溶剂系统中,喷洒在颗粒或片剂的表面,经溶剂羟丙基纤维素(HPC)挥发使包衣材料快速成膜。常用的溶剂有乙醇、甲醇、异丙醇、丙酮、氯仿等。

(3)胃溶性薄膜包衣材料:常用的有 HPMC(黏度 3~15 Pa·s)2%~3% 的水溶液或 30%~70% 的乙醇溶液、HPC2% 水溶液、PVP5%~10% 水溶液或 5%~10% 乙醇溶液、MC、PVA 和丙烯酸树脂Ⅵ等。

(4)肠溶性薄膜包衣材料:该类包衣材料不溶于胃液而溶于肠液,成膜后具有良好的稳定性。常用的有邻苯二甲酸乙酸纤维素(CAP)、邻苯二甲酸羟丙基甲基纤维素(HPCMP)、聚丙烯酸树脂Ⅱ和Ⅲ(分别相当于国外商品 Eudragit L100 和 EudragitS100)等。Eudragit L 和 Eudragit S 分别溶于 pH 6 以上和 pH 7 以上的介质中。两者混合使用,需提高介质的 pH 方能使其溶解,利用这种性质可制成结肠靶向给药的膜控制剂。以肠溶性薄膜包衣材料制备口服缓释片剂,可将药物特定地释放于肠液中,制备时控制包衣厚度即可调节释药速率。

包衣液处方中根据需要,有时还需加入抗黏剂、着色剂、消泡剂、稳定剂等。例如,EC 水胶乳包衣液中加表面活性剂十二烷基硫酸钠为稳定剂,二甲硅油为消泡剂。在以有机溶剂制成的包衣液处方中加入少量(一般为包衣液体积的 1%~3%)滑石粉、硬脂酸镁、二氧化硅、二氧化钛等抗黏剂,可以有效地防止包衣过程中易于出现的粘连、结块等问题,从而可以降低包衣工艺操作难度,缩短操作时间。

二、骨架型缓释、控释制剂

骨架型制剂是将药物和适宜的固体骨架材料通过压制或融合技术制成的缓释、控释制剂。按骨架材料性质可分为亲水凝胶骨架制剂、溶蚀性骨架制剂、不溶性骨架制剂和离子交换树脂骨架制剂。骨架型制剂常为口服制剂。

1. 亲水凝胶骨架片 这类骨架片口服后,凝胶材料被消化液润湿膨胀形成凝胶层,表面的药物先溶出,继而由于凝胶层的增厚形成凝胶屏障使药物释放减慢,最后片剂骨架逐渐溶蚀而溶出药物。药物在胃肠道内的释药速率表现为先快后慢的现象,使血药浓度迅速达到峰值,而后维持治疗浓度。

(1)制备方法:由于亲水性高分子材料黏度较大,因此,不能采用普通湿法制粒压片法制备。可将高分子骨架材料与药物、稀释剂等处方成分用混合设备混合均匀后,添加适量水或乙醇制粒压片。也可采用干法制粒压片法或粉末直接压片法。

(2)举例:阿米替林缓释片(50mg/片)

【处方】 阿米替林50mg 枸橼酸10mg HPMC(K4M)160mg 乳糖180mg 硬脂酸镁2mg

【制法】 将阿米替林与HPMC混匀,枸橼酸溶于乙醇中作润湿剂制成软材,制粒,干燥,整粒,加硬脂酸镁混匀,压片,即得。

2. 溶蚀性骨架片(蜡质类骨架片) 是指以惰性蜡质、脂肪酸及其酯类等物质为骨架材料,与药物一起混合压制成片剂。在体温下骨架材料逐渐溶蚀,药物从骨架中释放出来,释放速率取决于骨架材料的用量及溶蚀性。此类骨架片中除骨架材料外,常加一些致孔剂来调节释药速率。

(1)制备方法

1)凝固法(熔融法):采用熔融技术,即将药物与骨架致孔剂一起混悬于熔融的蜡质骨架材料中,温度控制在略高于蜡质熔点,即90℃,熔融的物料铺开冷却,再固化,粉碎成一定粒度,压片。

2)水分散法:先将药物、骨架致孔剂混悬于熔融的骨架材料中,然后喷散或滴于水中,收集在水面上形成的颗粒,即得。

3)热混合法:即将药物与十六醇在玻璃化温度(60℃)下混合,团块用玉米朊乙醇溶液制粒,压片。此法制得的片剂释药性能稳定。

(2)举例:阿司匹林缓释片

【处方】

1)缓释颗粒

阿司匹林0.08g 蜡质骨架材料(Ⅰ)适量 蜡质骨架材料(Ⅱ)适量 5%乙基纤维素(无水乙醇溶液)0.04ml

2)速释颗粒

阿司匹林0.08g 10%淀粉浆0.03ml 淀粉0.04g 滑石粉适量

【制法】 ①缓释颗粒:将两种蜡质骨架材料置于适宜容器内加热至80℃左右,使其完全熔化后,加5%乙基纤维素醇溶液,混匀。冷至70℃左右,缓缓加入阿司匹林细粉,搅拌,制成软材,用16目尼龙筛制粒,自然干燥,再用16目尼龙筛整粒。②速释颗粒:取阿司匹林细粉,用10%淀粉浆制成软材,用16目尼龙筛制粒,40℃干燥约0.5h,再自然干燥,用16目尼龙筛整粒。③压片:将缓释和速释颗粒充分混匀,再加入淀粉、滑石粉混匀后,压片。

3. 不溶性骨架片 以不溶于水或水溶性小的高分子聚合物为骨架来制备,口服后胃肠液渗入骨架孔隙,药物溶解并通过骨架中细小孔径的通道,缓缓向外扩散而释放。在药物的释放过程中,骨架始终保持原形,最后由直肠排出体外。

制备方法:将缓释材料粉末与药物混合,直接压片。例如,用乙基纤维素则可用乙醇溶解,然后按湿法制粒。此类片子有时释药不完全,大量药物包含在骨架中;大剂量的药物也不宜制成此类骨架片。这类骨架片现应用不多。

4. 离子交换树脂骨架制剂 阳离子交换树脂与有机胺类药物的盐类药物交换,或阴离子交换树脂与有机酸盐类药物交换,即成药物树脂。药物树脂洗净后干燥制成胶囊剂、片剂或制成水为介质的混悬液,如酚妥拉明树脂胶囊。

只有解离型的药物才适用于制成药物树脂。离子交换树脂的交换容量很少,故剂量大的药物不适于制备药物树脂。药物树脂外面还可包衣,最后可制成混悬型缓释制剂。

三、膜控型缓释、控释制剂

膜控型制剂是将药物制成适宜剂型(如片剂、颗粒剂、小丸或药物粉末)包裹在一定厚度的衣膜内,通过包衣膜来控制和调节药物释放速率与行为的一种缓释制剂。包衣液中加入少量致孔剂,如 PEG 类、PVP、PVA、十二烷基硫酸钠、糖和盐等水溶性的物质,或者加入一些水不溶性的粉末,如滑石粉、二氧化硅等,甚至将药物加在包衣膜内既作致孔剂又是速释部分,用这样的包衣液包裹普通片剂即成膜控型包衣片。

水溶性药物的片芯应具有一定硬度和较快的溶出速率,以使药物的释放速率完全由包衣膜控制。当包衣片与胃肠液接触时,膜上存在的致孔剂遇水部分溶解或脱落,在包衣膜上形成无数肉眼不可见的微孔或弯曲小道,使衣膜具有通透性。胃肠道中的液体通过这些微孔渗入膜内,溶解片芯内的药物到一定程度后,片芯内的药物溶液便产生一定渗透压,由于膜内外渗透压的差别,药物分子便通过这些微孔向膜外扩散释放。药物向膜外扩散的结果使片内的渗透压下降,水分又得以进入膜内溶解药物,如此反复,只要膜内药物维持饱和浓度且膜内外存在漏槽,则可获得零级或接近零级速率的药物释放。包衣膜在胃肠道内不被破坏,最后由肠道排出体外。

1. 制备工艺

(1)膜控释小丸:由丸芯与芯外包裹的控释薄膜衣两部分组成。丸芯除含药物外,尚含稀释剂、黏合剂等辅料,所用辅料与片剂的辅料大致相同。一般方法为将药物制成适当大小的小丸,并分成三四份,留出 1 份不包衣,其余的小丸分别包上不同厚度的包衣材料。然后将不包衣的和包衣的小丸混合、压成片剂或装于胶囊内。口服后,不包衣的小丸在胃液中迅速释放,起速释部分的作用,而包衣小丸则在肠内缓慢释药起到缓释作用。

(2)膜控释小片:是将药物与辅料按常规方法制粒,压制成小片,其直径约为 3mm,用缓释膜包衣后装入硬胶囊使用。每粒胶囊可装入几片或 20 片不等,同一胶囊内的小片可由包上不同缓释作用的包衣或不同包衣材料厚度的小片组成。此类制剂在体内外皆可获得恒定的释药速率,是一种较理想的口服控释剂型。其生产工艺也比控释小丸简便,质量也易于控制。例如,茶碱微孔膜控释小片,其制备工艺有以下几步。①制小片:无水茶碱粉末用 5% CMC 浆制成颗粒,干燥后加入 0.5% 的硬脂酸镁,压成直径 3mm 的小片,每片含茶碱 15mg,片重为 20mg。②流化床包衣:分别用两种不同的包衣液包衣。一种包衣材料为 EC,采用 PEG1540、Eudragit L 或聚山梨酯 20 为致孔剂,两者比例为 2:1,用异丙醇和丙酮混合溶剂;另一种包衣材料为 Eudragit RL 100 和 Eudragit RS 100。最后将 20 片包衣小片装入同一硬胶囊内,即得。

(3)缓释颗粒压制片:在胃中崩解后类似于胶囊剂,并具有缓释胶囊的优点,同时也保留片剂的长处。下面列举 3 种不同方法制备这类制剂。

第一种方法是将3种不同释放速率的颗粒混合压片。其中一种是以明胶为黏合剂制备的颗粒,另一种是用乙酸乙烯(vinyl acetate)为黏合剂制备的颗粒,第三种是用虫胶为黏合剂制备的颗粒。药物释放受颗粒在肠液中的蚀解作用所控制,明胶制的颗粒崩解最快,其次为乙酸乙烯颗粒,虫胶颗粒崩解最慢。

第二种方法是微囊压制片。例如,将阿司匹林结晶,以阻滞剂为囊材进行微囊化,制成微囊,再压成片剂。此法特别适用于处方中药物含量高的情况。

第三种方法是将药物制成小丸,然后再压成片剂,最后包薄膜衣。为此,先将药物与乳糖混合,用EC水分散体包制成小丸,必要时还可用熔融的十六醇与十八醇的混合物处理,然后压片。再用HPMC(5cPa·s)与PEG400的混合物水溶液包制薄膜衣;也可在包衣料中加二氧化钛,使片剂更加美观。

在上述3种膜控释制剂中流化床包衣法是常用的包衣方法。本法是借助急速上升的空气流使小丸在包衣室内处于悬浮流化状态,同时将包衣液以雾状喷入,使之包裹在小丸表面,并被不断通入的热空气所干燥,反复包衣直至所需厚度。

(4)肠溶膜控释片:是药物片芯外包肠溶衣,再包上含药的糖衣层而得。含药糖衣层在胃液中释药;当肠溶衣片芯进入肠道后,衣膜溶解,片芯中的药物释出,因而延长了释药时间。

2. 举例氯化钾缓释包衣片 将结晶氯化钾颗粒过40目筛,加入适量滑石粉混匀后直接压片,作为片芯;另将乙酸纤维素、邻苯二甲酸二乙酯用丙酮溶解制成包衣溶液,将其喷雾于片剂表面经干燥即得一层微孔膜,该膜可恒定控制药物的释放速率。

四、渗透泵制剂

渗透泵制剂系利用渗透压原理制成的一类控释制剂。口服渗透泵片具有独特的释药方式和稳定的释药速率,其释药性能比骨架型缓释制剂更为优越。目前开发的制剂多是以水溶性药物为主的单室渗透泵,这和渗透泵的释药原理有关。难溶性药物通常采取双层渗透泵(或称推拉型渗透泵)技术,使药物与含药层高分子以混悬液形式被助推层高分子推出释药孔,以达到恒速释药的目的。

1. 渗透泵制剂的组成 渗透泵片由药物、半透膜材料、渗透促进剂等组成。

(1)药物:渗透泵制剂适用于治疗窗窄、生物半衰期短或刺激性大的药物,对水中不稳定的药物不适用。渗透泵对药物的水溶性有一定的要求,包封于渗透泵中的药物溶解度应为0.05~0.3g/ml,以保证适当的恒速释药和零级释药分数。溶解度小于0.05g/ml的药物,可适当加入一些增溶剂以增加其溶解度;溶解度大于0.3g/ml者,需加一些辅料使其溶解度降低。

(2)半透膜材料:常用的半透膜材料有乙酸纤维素、乙基纤维素、聚氯乙烯、聚碳酸酯等。以乙酸纤维素最为常用,乙酸纤维素的乙酰化率决定乙酸纤维素对水的渗透性。随着乙酰化率的增加,乙酸纤维素的亲水性逐渐减少。通过调整不同乙酰化率乙酸纤维素的比例,可以控制包衣膜的渗透性,从而控制药物的释放速率。

(3)渗透压促进剂:是指能够产生渗透压的物质,包括促渗透剂和促渗透聚合物两部分,分别适用于单室渗透泵和多室渗透泵。

促渗透剂又称渗透压活性物质,起调节药室内渗透压作用,其用量多少关系到零级释药时间的长短。当药物本身的渗透压较小时加入促渗透剂用来产生渗透压,维持药物释放。常用的促渗透剂为乳糖、果糖、葡萄糖、蔗糖、甘露醇的不同混合物及氯化钠、氯化钾、硫酸钾、酒石酸等。

促渗透聚合物又称推动剂,具有吸水膨胀性。当与水或液体接触时可膨胀或溶胀,膨胀后促渗透聚合物的体积可增长2~50倍,产生推动力,将药物层的药物推出释药小孔。常用促渗透聚合物有:相对分子质量为0.3万~500万的聚羟甲基丙烯酸烷基酯,相对分子质量为1万~36万的PVP、阴离子水凝胶,相对分子质量为45万~400万的Carbopol羧基聚合物,相对分子质量为

8万~20万的Goodrite聚丙烯酸,相对分子质量为10万~500万的Polyox聚环氧乙烷聚合物等。

除上述组成外,渗透泵片中还可加入助悬剂、黏合剂、润滑剂、润湿剂等。

2. 制备方法举例 维拉帕米渗透泵片。

【处方】

(1)片芯处方

盐酸维拉帕米(40目)2850g 甘露醇(40目)2850g 聚环氧乙烷(40目,相对分子质量500万)60g 聚维酮120g 乙醇1930ml 硬脂酸(40目)115g

(2)包衣液处方(用于每片含120mg的片芯)

乙酸纤维素(乙酰基值39.8%)47.25g 乙酸纤维素(乙酰基值32%)15.75g 羟丙基纤维素22.5g 聚乙二醇33504.5g 二氯甲烷1755ml 甲醇735ml

【制法】 ①片芯制备:将片芯处方中前3种组分置于混合器中,混合5min;将PVP溶于乙醇中,缓缓加至上述混合组分中,搅拌20min,过10目筛制粒,于50℃干燥18h,经10目筛整粒后,加入硬脂酸镁混匀,压片,制成每片含主药120mg、硬度为9.7kg的片芯。②包衣:用空气悬浮包衣技术包衣,进液速率为20ml/min,包至每个片芯上的衣层增重为15.6mg。将包衣片置于相对湿度50%、50℃的环境中存放45~50h,再在50℃干燥箱中干燥20~25h。③打孔:在包衣片上、下两面对称处各打一释药小孔,孔径为254μm。

 案例分析(续) **硝苯地平缓释片**

【处方】 硝苯地平30g 聚乙烯吡咯烷酮(PVP K30)30g 十八酸12g 滑石粉适量。

【制法】 采用溶剂法,将载体与硝苯地平原料药混合后溶于溶剂中,然后除去溶剂,干燥,制成固体分散物,粉碎过四号筛,再加入阻滞剂,混合,再加入滑石粉适量,用9mm冲头压片,即得硝苯地平长效缓释片,每片含30mg硝苯地平。

【分析】 ①硝苯地平化学名为2,6-二甲基-4(2-硝基苯基)-1,4-二氢-3,5-吡啶二甲酸二甲酯。本品遇光不稳定,故应避光操作。②硝苯地平是一种难溶于水的药物,要制成长效缓释片,首先要增加它的水溶性,因此先增溶,后加入适量阻滞剂,以防止硝苯地平产生"突释"现象。

第四节 缓释、控释制剂体内、体外评价

 课堂互动

将硝苯地平制成缓控释制剂后,为避免用药后出现"突释"现象,在生产过程中如何对其进行品质评价和监控?

缓释、控释制剂的释药原理主要有控制溶出、扩散、溶蚀与扩散相结合、渗透压和离子交换作用。缓释与控释的主要区别在于:缓释制剂是按一级速率规律释放药物,即释药是按时间变化先多后少的非恒速释药;而控释制剂是按零级速率规律释放,释放是不受时间影响的恒速释药,可以得到更为平稳的血药浓度,即"峰谷"波动更小,直至基本吸收完全。通常缓释、控释制剂中所含的药物量比相应的普通制剂多,工艺也较复杂。为了既能获得可靠的治疗效果又不致引起突然释放(突释)所带来毒副作用的危险性,必须在设计、试制、生产等环节避免或减少突释。体外、体内的释药性能要符合临床要求,应不受或少受生理与食物因素的影响。所以应有一个能反映体内基本情况的体外释放度的实验方法,以控制制剂质量,保证制剂的安全性与有效性。

一、体外药物释放度试验

本试验是在模拟体内消化道条件(如温度、介质的pH、搅拌速率等),对制剂进行药物释放

速率试验,最后制定出合理的体外药物释放度,以监测产品的生产过程与对产品进行质量控制。

1. 释放度试验条件 《中国药典》2010 年版规定缓释、控释制剂的体外药物释放度试验可采用溶出度测定仪进行。模拟体温应控制在(37±0.5)℃,以去空气的新鲜纯化水为最佳的释放介质,或根据药物的溶解特性、处方要求、吸收部位,使用稀盐酸(0.001~0.1mol/L)或 pH3~8 的磷酸盐缓冲液,对难溶性药物不宜采用有机溶剂,可加少量表面活性剂,如十二烷基硫酸钠等。释放介质的体积应符合漏槽条件,一般要求不少于形成药物饱和溶液量的 3 倍,并脱气。

2. 释放度取样点的设计 除迟释制剂外,体外释放速率试验应能反映出受试制剂释药速率的变化特征,且能满足统计学处理的需要,释药全过程的时间不应低于给药的间隔时间,且累积释放率要求达到 90% 以上。除另有规定外,制剂质量研究中,通常将释药全过程的数据作累积释放百分率-时间的释药速率曲线图,制定出合理的释放度检查方法和限度。

缓释制剂从释药速率曲线图中至少选出 3 个取样时间点,第 1 点为开始 0.5~2h 的取样时间点 t(累积释放率约 30%),用于考察药物是否有突释;第 2 点为中间的取样时间点 t(累积释放率约 50%),用于确定释药特性;最后的取样时间点 t(累积释放率>75%),用于考察释药量是否基本完全。此 3 点可用于表征体外缓释制剂药物释放度。

控释制剂除以上 3 点外,还应增加 2 个取样时间点。此 5 点可用于表征体外控释制剂药物释放速度。释放百分率的范围应小于缓释制剂。

缓释制剂的释药数据可用一级方程和 Higuchi 方程拟合。控释制剂的释药数据可用零级方程拟合。

二、体内生物利用度和生物等效性试验

生物利用度是指剂型中的药物吸收进入人体血液循环的速率和程度。生物等效性是指一种药物的不同制剂在相同的试验条件下,给以相同的剂量,反映其吸收速率和程度的主要动力学参数没有明显的统计学差异。《中国药典》2010 年版规定缓释、控释制剂的生物利用度与生物等效性试验应在单次给药与多次给药两种条件下进行。

单次给药双周期交叉试验目的是在受试者空腹状态下,比较服用缓释、控释受试制剂与参比制剂的吸收速率和吸收程度,确认受试的缓释、控释制剂与参比制剂是否为生物等效,并具有缓释、控释药物动力学特征。多次给药双周期交叉试验目的是研究受试缓释、控释制剂与参比制剂多次连续用药达稳态时的速率与程度及稳态血药浓度的波动情况。

有关受试者要求和选择标准、参比制剂、试验设计及过程、数据处理和生物利用度及生物等效性评价规定,详见《中国药典》2010 年版。

三、体内外相关性评价

缓释、控释制剂要求进行体内-体外相关性试验,它应反映整个体外释放曲线与血药浓度-时间曲线之间的关系。只有当体内外具有相关性,才能通过体外释放曲线预测体内情况。

体内外相关性可归纳为以下 3 种。

(1) 体外释放曲线与体内吸收曲线上对应的各个时间点应分别相关,这种相关简称点对点相关,表明两条曲线可以重合。

(2) 应用统计矩分析原理建立体外释放的平均时间与体内平均滞留时间之间的相关。由于能产生相似的平均滞留时间可有很多不同的体内曲线,因此体内平均滞留时间不能代表体内完整的血药浓度-时间曲线。

(3) 将一个释放时间点($t_{50\%}$、$t_{90\%}$)与一个药动学参数(如 AUC、C_{max} 或 t_{max})之间单点相关,

它只说明部分相关。

《中国药典》2010 年版的缓控释制剂指导原则中缓释、控释制剂体内外相关性系指体内吸收相的吸收曲线与体外释放曲线之间对应的各个时间点回归,得到直线回归方程的相关系数符合要求,即可认为具有相关性。

目标检测

一、选择题

(一) A 型题(单项选择题)

1. 关于缓控释制剂叙述错误的是(　　)
   A. 缓释制剂是指用药后能在较长时间内持续释放药物以达到延长药效目的的制剂
   B. 控释制剂是指药物能在设定的时间内自动地以设定的速率释放的制剂
   C. 口服缓(控)释制剂,药物在规定溶剂中,按要求缓慢地非恒速释放药物
   D. 对半衰期短或需频繁给药的药物,可以减少服药次数
   E. 使血液浓度平稳,避免峰谷现象,有利于降低药物的毒副作用

2. 最适于制备缓释、控释制剂的药物半衰期为(　　)
   A. <1h
   B. 2～8h
   C. 24～32h
   D. 32～48h
   E. >48h

3. 下列哪种药物不适合制成缓控释制剂(　　)
   A. 抗生素
   B. 抗心律失常
   C. 降压药
   D. 抗哮喘药
   E. 解热镇痛药

4. 下列哪种药物适合制成缓控释制剂(　　)
   A. 抗生素
   B. 半衰期小于 1h 的药物
   C. 药效剧烈的药物
   D. 吸收很差的药物
   E. 氯化钾

5. 若参考药物普通制剂的剂量,每天 3 次,每次 100mg,换算成缓控释制剂的剂量为制成每天 1 次,每次(　　)
   A. 150mg
   B. 200mg
   C. 250mg
   D. 300mg
   E. 350mg

6. 缓控释制剂与相应的普通制剂生物等效,即相对生物利用度为普通制剂的(　　)
   A. 80%～100%
   B. 100%～120%
   C. 90%～110%
   D. 100%
   E. 80%～120%

7. 若药物主要在胃和小肠吸收,宜设计成多少小时口服一次的缓控释制剂(　　)
   A. 6h
   B. 12h
   C. 18h
   D. 24h
   E. 36h

8. 可用于亲水性凝胶骨架片的材料为(　　)
   A. 硅橡胶
   B. 蜡类
   C. 海藻酸钠
   D. 聚乙烯
   E. 脂肪

9. 可用于亲水性凝胶骨架片的材料为(　　)
   A. 单棕榈酸甘油酯
   B. 蜡类
   C. 无毒聚氯乙烯
   D. 甲基纤维素
   E. 脂肪

10. 可用于溶蚀性骨架片的材料为(　　)
    A. 单棕榈酸甘油酯
    B. 卡波姆
    C. 无毒聚氯乙烯
    D. 甲基纤维素
    E. 乙基纤维素

11. 可用于不溶性骨架片的材料为(　　)
    A. 单棕榈酸甘油酯
    B. 卡波姆
    C. 脂肪类
    D. 甲基纤维素
    E. 乙基纤维素

12. 可用于不溶性骨架片的材料为(　　)
    A. 羟丙甲纤维素
    B. 卡波姆
    C. 聚乙烯
    D. 蜡类
    E. 聚维酮

13. 下列属于控制溶出为原理的缓控释制剂的方法(　　)
    A. 制成溶解度小的盐
    B. 制成包衣小丸
    C. 制成微囊
    D. 制成不溶性骨架片
    E. 制成乳剂

14. 下列属于控制溶出为原理的缓控释制剂的方法(　　)
    A. 制成包衣小丸
    B. 控制粒子大小
    C. 制成包衣片
    D. 制成亲水凝胶骨架片
    E. 制成乳剂

15. 下列属于控制扩散为原理的缓控释制剂的方法(　　)

A. 制成溶解度小的盐

B. 控制粒子大小

C. 制成微囊

D. 用蜡类为基质制成溶蚀性骨架片

E. 与高分子化合物生成难溶性盐

16. 关于缓释、控释制剂,叙述正确的为( )

A. 生物半衰期很短的药物(小于2h),为了减少给药次数,最好做成缓释、控释制剂

B. 青霉素普鲁卡因的疗效比青霉素钾的疗效显著延长,是由于青霉素普鲁卡因的溶解度比青霉素钾的溶解度小

C. 缓释制剂可克服普通制剂给药产生的峰谷现象,提供零级或近零级释药

D. 所有药物都可以采用适当的手段制备成缓释制剂

E. 用脂肪、蜡类等物质可制成不溶性骨架片

17. 控释小丸或膜控型片剂的包衣中加入PEG的目的是( )

A. 助悬剂　　　　　B. 增塑剂

C. 成膜剂　　　　　D. 乳化剂

E. 致孔剂

18. 测定缓释、控释制剂释放度时,至少应测定几个取样点( )

A. 1个　　　　　B. 2个

C. 3个　　　　　D. 4个

E. 5个

19. 关于渗透泵型控释制剂,错误的叙述为( )

A. 渗透泵型片剂与包衣片剂很相似,只是在包衣片剂的一端用激光开一细孔,药物由细孔流出

B. 渗透泵型片剂的释药速度与pH无关,在胃内与肠内的释药速度相等

C. 半渗透膜的厚度、渗透性、片芯的处方、释药小孔的直径是制备渗透泵的关键

D. 渗透泵型片剂以零级释药,为控释制剂

E. 渗透泵型片剂工艺较难,价格较贵

20. 哪种缓控释制剂可采用熔融技术制粒后压片( )

A. 渗透泵型片　　　B. 亲水凝胶骨架片

C. 溶蚀性骨架片　　D. 不溶性骨架片

E. 膜控片

21. 下列哪种属于膜控型缓控释制剂( )

A. 渗透泵型片　　　B. 胃内滞留片

C. 生物黏附片　　　D. 溶蚀性骨架片

E. 微孔膜包衣片

【22~25】

A. 单棕榈酸甘油酯　　B. 聚乙二醇6000

C. 甲基纤维素　　　　D. 甘油

E. 乙基纤维素

22. 可用于亲水性凝胶骨架片的材料为( )

23. 可用于溶蚀性骨架片的材料为( )

24. 可用于不溶性骨架片的材料为( )

25. 可用于膜控片的致孔剂( )

【26~29】

A. PVA　　　　　B. HPMC

C. 蜡类　　　　　D. 乙酸纤维素

E. 聚乙烯

26. 亲水性凝胶骨架片的材料( )

27. 控释膜包衣材料( )

28. 不溶性骨架片的材料( )

29. 片剂薄膜包衣材料( )

【30~31】

A. 膜控释小丸　　　B. 渗透泵片

C. 微球　　　　　　D. 纳米球

E. 溶蚀性骨架片

30. 以延缓溶出速率为原理的缓释、控释制剂( )

31. 以控制扩散速率为原理的缓释、控释制剂( )

(三)X型题(多项选择题)

32. 关于缓控释制剂叙述错误的是( )

A. 缓(控)释制剂是指药物能在设定的时间内自动地以设定的速率释放的制剂

B. 可以减少服药次数,提高患者顺应性,使用方便

C. 口服缓(控)释制剂,药物在规定溶剂中,按要求缓慢地非恒速释放药物

D. 因增加每次用药剂量,因而增加用药的总剂量

E. 使血液浓度平稳,避免峰谷现象,有利于降低药物的毒副作用

33. 骨架型缓释、控释制剂包括( )

A. 骨架片　　　　　B. 压制片

C. 泡腾片　　　　　D. 胃内滞留片

E. 骨架型小丸

34. 亲水性凝胶骨架片的材料为( )

A. 硅橡胶　　　　　B. 蜡类

C. 海藻酸钠　　　　D. 聚乙烯

E. CMC-Na

35. 可用于亲水性凝胶骨架片的材料为(　　)
    A. EC　　　　　　B. CMC-Na
    C. HPMC　　　　D. MC
    E. PVP

36. 可用于溶蚀性骨架片的材料为(　　)
    A. 单棕榈酸甘油酯　B. 卡波姆
    C. 无毒聚氯乙烯　　D. 脂肪
    E. 乙基纤维素

37. 可用于溶蚀性骨架片的材料为(　　)
    A. 羟丙甲纤维素　　B. 脂肪
    C. 聚乙烯　　　　　D. 蜡类
    E. 乙基纤维素

38. 可用于不溶性骨架片的材料为(　　)
    A. 单棕榈酸甘油酯　B. 无毒聚氯乙烯
    C. 脂肪类　　　　　D. 甲基纤维素
    E. 乙基纤维素

39. 下列属于控制溶出为原理的缓控释制剂的方法(　　)
    A. 制成溶解度小的盐　B. 控制粒子大小
    C. 制成微囊　　　　D. 制成不溶性骨架片
    E. 制成乳剂

40. 下列属于控制扩散为原理的缓控释制剂的方法(　　)
    A. 制成包衣小丸
    B. 控制粒子大小
    C. 制成微囊
    D. 用蜡类为基质做成溶蚀性骨架片
    E. 制成亲水凝胶骨架片

41. 下列哪些属于骨架型缓控释制剂(　　)
    A. 渗透泵型片　　B. 胃内滞留片
    C. 亲水凝胶骨架片　D. 植入剂
    E. 不溶性骨架片

42. 哪种属于膜控型缓控释制剂(　　)
    A. 渗透泵型片　　B. 膜控释小丸
    C. 胃内滞留片　　D. 溶蚀性骨架片
    E. 微孔膜包衣片

43. HPMC 可应用于(　　)
    A. 亲水凝胶骨架材料　B. 助悬剂
    C. 崩解剂　　　　D. 黏合剂
    E. 薄膜衣料

44. 不宜制备缓、控释制剂的药物是(　　)
    A. 体内吸收比较规则的药物

B. 生物半衰期短的药物($t_{1/2}<1h$)
C. 生物半衰期长的药物($t_{1/2}>24h$)
D. 剂量较大的药物
E. 作用剧烈的药物

45. 属于口服缓控释制剂的是(　　)
    A. 植入片　　　　B. 前体药物
    C. 渗透泵片　　　D. 缓释胶囊
    E. 胃内滞留片

46. 对缓释、控释制剂,叙述错误的是(　　)
    A. 作用剧烈的药物为了安全,减少普通制剂给药产生的峰谷现象,可制成缓释、控制释制剂
    B. 维生素 B_2 可制成缓释制剂,提高维生素 B_2 在小肠的吸收
    C. 某些药物用羟丙甲纤维素制成片剂,延缓药物释放
    D. 生物半衰期长的药物(大于 24h),没有必要制成缓释、控释制剂
    E. 抗生素为了减少给药次数,常制成缓释控释制剂

47. 控缓释制剂的特点是(　　)
    A. 减少服药次数
    B. 维持较平稳的血药浓度
    C. 维持药效的时间较长
    D. 减少服药总剂量
    E. 缓释控释制剂血药浓度比普通制剂高

48. 下列为缓释、控释制剂的是(　　)
    A. 雷尼替丁蜡质骨架片
    B. 多柔比星脂质体
    C. 维生素 B_2 胃漂浮片
    D. 硝酸甘油贴片
    E. 茶碱渗透泵片剂

二、名词解释
1. 缓释制剂　2. 控释制剂

三、填空题
1. 影响不溶性骨架片释药速率的主要因素为_____和_____。
2. 骨架型制剂按骨架材料性质可分为_____和_____。
3. 减小扩散速率的方法主要有_____。

四、问答题
1. 试述缓释、控释制剂的特点。
2. 简述渗透泵控释片的释药原理及特点。

(贾　雷)

第十七章 靶向制剂

学习目标

1. 掌握靶向制剂的定义、分类和评价指标。
2. 了解靶向制剂设计的生物学基础。
3. 掌握主动靶向、被动靶向、物理化学靶向的定义和类型,掌握前体药物的概念,熟悉各种靶向制剂的制备材料和方法。

第一节 概 述

一、靶向制剂的含义

靶向制剂(targeting drug system,TDS)是利用人体生理、解剖及病理差异或采取物理方法,将药物通过局部给药或全身血液循环选择性浓集定位于靶组织、靶器官、靶细胞或细胞内结构的药物制剂。

一般药物经局部给药或全身血液循环自由分布到全身各组织、器官,仅有少量药物到达靶组织、靶器官、靶细胞。因此,为了提高靶区的药物浓度,必须增加剂量,提高全身循环系统的药物浓度,这样虽可调高药物的治疗效果,但也增大了药物的毒副作用。特别对于细胞毒的抗癌药物,在杀灭癌细胞的同时,也杀灭正常细胞。

将药物制成靶向制剂,药物可浓集于靶组织、靶器官、靶细胞。靶向制剂不仅要求药物可到达病灶部位,而且要求在病灶部位应具有一定浓度和滞留一定时间,以便发挥药效,成功的靶向制剂应具备定位浓集、控释及无毒可生物降解等 3 个要素。由于靶向制剂可提高药物的安全性、有效性、可靠性和顺应性。所以日益受到国内外医药界的广泛重视。

靶向制剂的特点:与注射剂、片剂等普通制剂比较,靶向制剂可以提高药物疗效,降低药物毒副作用,提高用药的安全性、有效性和可靠性。同时靶向制剂还可弥补其他药物制剂存在的问题,如增加药物稳定性,提高溶解度,改善药物的吸收,避免药物受体内酶或 pH 的影响,延长半衰期,提高药物特异性和组织选择性,提高药物治疗指数(药物中毒剂量和治疗剂量之比)。

靶向制剂生物利用度高、毒副作用小,已成为药剂学及临床研究的热点,在治疗肿瘤方面显示出较强的优势。随着靶向制剂研究地不断深入和新材料、新技术的应用,靶向制剂的靶组织、靶细胞的特异性、生物利用度等将得到提高,其临床应用应有广阔的前景。

> **知识链接** **靶向制剂的起源和发展**
>
> 1906 年 Ehrlich P 提出靶向制剂的概念。100 年来,由于长期对疾病认识的局限和未能在细胞水平和分子水平上了解药物的作用机制,以及靶向制剂载体材料和制备方面的困难,靶向制剂的发展受到制约。20 世纪 80 年代初以来,随着分子生物学、细胞生物学和材料科学等方面的飞速进步,人们开始比较全面地研究靶向制剂的制法、性质、体内分布、靶向性评价及药效与毒性。1993 年 Florence AT 创办了"Jorunal of Drug Targeting",专门刊载靶向制剂的研究论文,从而促进人们对靶向制剂的重视和深入研究。

二、靶向制剂的分类

药物靶向传递可达到的部位分为三级:第一级指可到达特定靶组织或靶器官;第二级指可到达特定靶细胞;第三级指可到达细胞内特定细胞器。按靶向传递机制,靶向制剂通常分为以下三类。

1. 被动靶向制剂　依据机体不同生理学特性的器官(组织、细胞)对不同大小的微粒不同的阻留性,或通过巨噬细胞的吞噬作用,截留或浓集于相应的组织或器官。例如,通常小于50nm的微粒缓慢积集于骨髓,200~400nm的微粒主要集中于肝,小于7μm的微粒一般被肝、脾巨噬细胞摄取,大于7μm的微粒通常被肺最小毛细血管床以机械滤过的方式截留,由单核白细胞摄取进入肺组织或肺气泡。除粒径外,微粒表面性质对分布也起着重要作用。

2. 主动靶向制剂　采用修饰的药物载体作为"导弹",将药物定向运送到靶区浓集发挥药效。例如,载药微粒经表面修饰后,不被巨噬细胞识别,或连接特定的配体可与靶细胞的受体结合,或连接单克隆抗体成为免疫微粒,从而可避免巨噬细胞摄取,改变微粒在体内的自然分布而到达特定的靶部位;亦可将药物修饰成前体药物,到达体内特定部位被激活,发挥靶向作用。如果主动靶向微粒不被毛细血管(直径4~7μm)截留,通常粒径应小于4μm。

3. 物理化学靶向制剂　应用物理、化学方法使靶向制剂浓集于特定部位发挥药效。例如,应用磁性材料制成药磁导向药物制剂,在足够强的体外磁场引导下,经血液转运、定位于特定靶区;应用温度敏感材料制成热敏感药物制剂,在热疗机作用下,使药物在特定区域释放药物;应用pH敏感材料制备pH敏感药物制剂,药物可在体内pH特定部位释药;采用栓塞给药制剂可阻断靶区的血供和释放药物,达到栓塞和靶向化疗的双重作用。

> **知识链接**　　临床试验的部分抗癌药被动靶向给药制剂及其载体
>
> | 药物 | 载体 | 靶部位 |
> | --- | --- | --- |
> | 阿霉素 | 脂质体 | 肺癌及胰腺癌、乳腺癌、直肠癌或多发性骨髓瘤 |
> | | 淀粉微球 | 直肠和肝癌 |
> | | 聚甲基丙烯酸酯纳米球 | 肝细胞瘤 |
> | 卡莫司汀 | 淀粉微球 | 转移肝癌 |
> | 平阳霉素 | W/O 乳剂 | 乳腺癌、颈部水囊瘤 |
> | | 脂质体 | 大脑神经蚀质瘤 |
> | 顺铂 | 白蛋白微球 | 肝肉瘤 |
> | 氟尿嘧啶 | EC 微囊 | 上颚骨窦癌 |
> | | | 鳞状癌 |
> | | 淀粉微球 | 肝癌 |
> | 氟尿苷 | 淀粉微球 | 直肠癌、肝癌 |
> | 丝裂毒素 C | 淀粉微球 | 直肠癌、肝癌 |
> | | EC 微囊 | 乳腺癌、宫颈癌、胃癌、肝癌、前列腺癌、肾癌、膀胱癌 |
> | | 白蛋白微球 | 肝癌 |
> | 米托蒽醌 | 聚氰基丙烯酸正丁酯 | 肝癌 |

三、靶向制剂的评价

靶向药物制剂的靶向性可采用以下 3 个参数来评价。

1. 相对摄取率(r_e)

$$r_e = (AUC_i)_p / (AUC_i)_s$$

其中 AUC_i 是由浓度-时间曲线求得的第 i 个器官或组织的药时曲线下面积,下标 p 和 s 分别表示药物制剂及药物溶液。r_e 大于 1 时,表示药物制剂在该器官或组织有靶向性,r_e 越大,靶向效果越好;r_e 等于或小于 1 时,表示无靶向性。

2. 靶向效率(t_e)

$$t_e = (AUC)_{靶} / (AUC)_{非靶}$$

t_e 值表示药物制剂或药物溶液对靶器官的选择性。t_e 值大于 1 时,表示药物制剂对靶器官比某非靶器官有选择性;t_e 值越大,选择性越强;药物制剂的 t_e 值与药物溶液的 t_e 值相比,其比值大小可以反映药物制剂的靶向性能。

当考虑器官组织的体积、重量时,靶向效率可用下式表示:

$$t'_e = (AUC)_{靶} \times (重量或体积)_{靶} / (AUC)_{非靶} \times (重量或体积)_{非靶}$$

3. 峰浓度比(C_e)

$$C_e = (C_{max})_p / (C_{max})_s \quad C_{max} 为峰浓度。$$

每个组织或器官中 C_e 值的大小,表明药物制剂改变药物在该组织器官中的分布效果,C_e 值越大,意指改变药物分布的效果越明显。

第二节　被动靶向制剂

被动靶向制剂系利用药物载体,即可将药物导向特定部位的生物惰性物质,使药物被生理过程自然吞噬或截留而实现靶向作用。常见的被动靶向制剂的载体有脂质体、类脂质体、乳剂、微球和纳米粒等。

一、脂　质　体

脂质体(liposomes)是指将药物包封于类脂质双分子层内而形成的微型泡囊体。脂质体具有被动靶向作用,经静脉给药可被巨噬细胞吞噬,70% ~ 80% 浓集于肝、脾和骨髓等单核-巨噬细胞较丰富的器官,是理想的治疗肝炎、肝寄生虫、肝肿瘤和防止肿瘤扩散转移等疾病的药物靶向载体,可显著提高治疗上述疾病药物的治疗指数。另外,脂质体包封药物还可显著增强细胞摄取,延缓和克服耐药性。

类脂质体(niosomes)是由非离子表面活性剂与(或不与)胆固醇及其他物质构成的具有双分子层结构的单室或多室囊泡,作为药物载体,其许多性质类似于脂质体。

二、微球和微囊

作为靶向制剂的微球(Microsphere)与微囊(Microcapsule),其粒径一般控制为 $1 \sim 250 \mu m$,应用较多的为明胶微球、白蛋白微球和聚乳酸微球等。聚乳酸是一种无毒、可生物降解的聚合物,生物相容性好,在体内水解为水和 CO_2,可用作医用手术缝合线和注射用微囊、微球、埋植剂等制剂。

三、微　　乳

微乳为粒径 10~100nm 的胶体分散体系,外观为透明液体;乳剂粒径超过 1μm,外观为乳白色液体。乳剂或微乳作为静脉注射给药载体,其靶向性与其他微粒制剂相似,乳滴被巨噬细胞吞噬,高度浓集于肝、脾;而肌肉、皮下或腹腔注射,则具有淋巴靶向性。影响注射乳剂或微乳的靶向分布因素如下。

1. 乳滴粒径　乳滴在 0.1~0.5μm 时,则被肝、脾、肺和骨髓的单核-巨噬细胞系统的巨噬细胞所吞噬,从而靶向到这些组织。2~12μm 粒径的乳滴可被毛细血管截留,其中 7~12μm 粒径的乳滴可被肺机械性滤取,从而靶向作用于肺部。

2. 乳化剂用量和种类　O/W 型乳剂的乳化剂用量增加,乳滴粒径降低,影响其靶向性。乳化剂种类不同,所制备乳滴的表面性质不同,体内分布亦有差异,如以卵磷脂制备的微乳,主要被单核-巨噬细胞系统吞噬而靶向肝脾;改用 Poloxamer 338 作乳化剂,则可避免单核-巨噬细胞系统吞噬,靶向作用于炎症部位。

3. 乳剂的类型　O/W 型乳剂静脉注射后易集聚于炎症部位,而 W/O 型乳剂经肌肉、皮下或腹腔注射后,则易聚集于淋巴器官,是用于抗癌药输送至淋巴器官的最有效剂型。

4. 油相的浓度和种类　油相浓度和种类等,可影响药物释放性、对组织亲和性,从而影响其靶向性。

四、纳　米　粒

纳米粒(球)是将药物溶解、夹嵌、包裹于粒径为 10~1000nm 固态胶体颗粒中。作为靶向制剂具有如下特点:①提高对肿瘤细胞的选择性;②降低对正常组织如心肌的毒性;③防止药物在转运过程中过早失活;④在靶部位缓释;⑤改进给药方案,降低剂量、缩短给药时间、减少给药次数。

> **知识链接**　　　　　　　　　　**靶向纳米碳**
>
> 纳米碳具有很强的吸附能力和较大的吸附表面(表面积达 $1480m^2/g$),可与多种化疗药物(如丝裂霉素、氟尿嘧啶、甲氨蝶呤、博来霉素、阿柔比星、顺铂、平阳霉素等)发生可逆性结合。携带化疗药的纳米碳悬液注射后滞留在淋巴结,成为有效的动态平衡缓释系统。由于吸附化疗药的活性炭易吸附于肿瘤表面,而非肿瘤组织无附着,因此具有靶向载体、靶向定位及靶向化疗的作用,从而达到肿瘤组织局部高浓度,血液低浓度,化疗只针对肿瘤组织及其淋巴组织,而全身毒副作用减少的目的。

第三节　主动靶向制剂

主动靶向制剂是用修饰的药物载体作为"导弹",将药物定向地运送到靶区浓集发挥药效的制剂。主要包括:修饰的药物载体(修饰的脂质体、修饰的纳米乳、修饰微球、修饰纳米粒)和前体药物。

一、修饰的前体载体

药物载体经修饰后可将疏水表面由亲水表面代替,就可以减少或避免单核-巨噬细胞系统的吞噬作用,有利于靶向肝脾以外的缺少单核-巨噬细胞系统的组织,又称为反向靶向(inverse targeting)。利用抗体修饰,可制成定向于细胞表面抗原的免疫靶向制剂。

1. 修饰的脂质体

(1)长循环脂质体:脂质体表面经修饰后,可避免单核-巨噬细胞系统吞噬,延长在体内的循环系统时间,有利于肝脾以外的组织或器官的靶向作用。例如,脂质体被聚乙二醇(PEG)修饰,表面覆盖部分柔顺、亲水的 PEG 链,脂质体的亲水性增强,巨噬细胞系统识别和吞噬的可能性降低,从而延长其在循环系统的滞留时间。同时,将抗体或配体结合在 PEG 的末端,则既可为长循环,又可保持对靶体的识别。纳米球或纳米囊经 PEG 修饰亦可获得类似效果。

(2) 免疫脂质体:在脂质体表面接上单克隆抗体或基因抗体,形成具有靶细胞分子水平的识别能力,可提高脂质体的靶向专一性。例如,阿昔洛韦脂质体上连接抗细胞表面病毒糖蛋白抗体,制成的阿昔洛韦免疫脂质体,可识别并靶向作用于眼部疱疹病毒结膜炎的病变部位。

(3) 糖基修饰脂质体:脂质体表面结合不同糖基,在体内可产生不同的分布。例如,带有半乳糖残基的脂质体,可被肝实质细胞摄取;带有甘露糖残基的脂质体,可被 K 细胞摄取;带有氨基甘露糖的脂质体,可集中分布于肺内。

2. 修饰纳米乳 采用不同的乳化剂制成修饰纳米乳以改变药物在体内的行为。例如,分别以磷脂和 poloxamer 388 作为布洛芬锌酯微乳为乳化剂、豆油为油相、甘油作助乳化剂,制成粒径分别为 126.0nm 和 126.9nm 的纳米乳,静脉注射相同剂量,以磷脂作乳化剂者在循环系统中很快消失,并主要分布于肝、脾、肺。poloxamer 388 改变微乳表面的亲水性,延长了药物在循环系统中的时间,药物在炎症部位的浓度较前者高 7 倍。

3. 修饰微球 微球表面结合相应的抗原、抗体、PEG 等,以改善微粒的靶向性。例如,微球表面吸附或交连有抗原或抗体制成免疫微球。例如,抗兔 M 细胞单抗 5B11 的聚苯乙烯微球对 M 细胞具有靶向性,其微球靶向 M 细胞是非特异抗体 TEPC183 微球的 3.0~3.5 倍。

4. 修饰纳米球

(1) 聚乙二醇修饰纳米球:采用聚乙二醇氰基乙酸酯和十六烷基氰基乙酸酯共聚物(PEG-PHDCA)制得粒径为 100~200nm 人重组肿瘤坏死因子纳米粒,在大鼠血中半衰期为普通纳米粒的 24 倍,注射 6h 后在 s-180 实体瘤小鼠肿瘤组织的分布量比普通纳米粒高 3 倍比原药高 15 倍。

(2) 免疫纳米球:静脉注射单抗与药物的纳米球具有主动靶向作用。例如,人肝癌单克隆抗体 HAb18 与载有米托蒽醌的白蛋白纳米粒,可与靶细胞 SMMC 7721 人肝癌株特异性结合,产生选择性杀伤作用。

二、前体药物(prodrug)

前体药物系将活性药物衍生成药理惰性物质,在体内经化学反应或酶反应,还原为活性药物而发挥其疗效作用的物质。它在特定靶部位再生为活性母体药物的基本条件:①前体药物转化的反应物或酶均应仅在靶部位才存在或表现出活性;②前体药物能与药物受体充分接触;③须有足够量的酶,以产生足够量的活性母体药物;④产生的活性母体药物应能在靶部位滞留。

1. 抗癌药前体药物 利用癌细胞比正常细胞含较高浓度的磷酸酯酶和酰胺酶的特性,将某些抗癌药制成磷酸酯或酰胺类前体药物,使其在肿瘤部位水解,释放出活性母体药物,靶向产生抗癌作用。

2. 脑部靶向前体药物 脑部靶向给药对治疗脑部疾患具有重大意义。由于血脑屏障,只有强脂溶性药物才能透过,而强脂溶性药物在其他组织的分配系数高,可造成脑部药物进入量少和明显的毒副作用。采用脑部靶向前体药物,使其只能在脑内才能水解成活性母体药物,产生药理作用。例如,口服多巴胺的前体药物 L-多巴进入脑部纹状体后,可被脑内多巴脱羧酶脱羧转变成多巴胺,产生治疗原发性震颤麻痹症(帕金森病)及非药源性震颤麻痹综合征作用。

3. 结肠靶向前体药物　利用结肠特殊菌落产生的酶的作用,在结肠释放出活性母体药物,从而达到结肠靶向作用。例如,地塞米松与-L-门冬氨酸($M_{av}=30000$)酯化制成前体药物,口服后在盲肠、结肠的药物浓度比同剂量地塞米松溶液增大 30%~100%。

第四节　物理、化学靶向制剂

采用某些物理和化学方法使靶向制剂在特定部位发挥药效的制剂。

一、磁性靶向制剂

磁性靶向制剂是利用体外磁场导向药物至靶部位的制剂。

1. 磁性微球　常采用的磁性物质为 $FeO \cdot Fe_2O_3$、Fe_2O_3、^{99}Tc 等的超细磁流体,与聚合物制成的磁性微球,被注射到动物体内,在外加磁场导航下,移向病变区,从而提高药物的治疗效果,降低对正常细胞的伤害。例如,磁性明胶微球经兔耳缘静脉注射,兔头颈部加磁场 20min,微球主要集中在头颈部靶区,比未加磁场的高 15 倍。

2. 磁性纳米囊　小鼠静脉注射 D-放线菌素磁性纳米囊,在鼠双肾置外加磁场,鼠肾的 D-放线菌素量提高了 3 倍。

二、栓塞靶向制剂

动脉栓塞是通过插入动脉导管将栓塞剂输入到靶组织或靶器官的一种治疗技术。在栓塞制剂中加入抗肿瘤药物,则可制成栓塞和靶向化疗双重作用的药物制剂。如顺铂壳聚糖栓塞微球,犬肝动脉栓塞,一个月后病理切片在栓塞区仍可见微球存在,起到了栓塞与靶向化疗双重作用。

据报道,临床上将微球的化学栓塞用于治疗肝、脾、肾、乳腺等部位的肿瘤,疗效显著,促进肿瘤组织坏死、缩小,甚至消失。

动脉栓塞技术虽然广泛应用于临床,但栓塞后复发率较高,且易建立侧支循环,主要原因之一是栓塞剂不够理想。理想的栓塞剂应该栓塞完全、作用持久、安全可靠,具有化疗作用。

三、热敏靶向制剂

1. 热敏脂质体　利用相变温度不同可制成热敏脂质体。将不同比例类脂质的二棕榈酸磷脂(DPPC)和二硬脂酸磷脂(DSPC)混合,可制得不同相变温度的脂质体,在相变温度时,可使脂质体的类脂质双分子层从胶态过渡到液晶态,增加脂质体膜的通透性,此时包封的药物释放速率亦增大,而偏离相变温度时则释放减慢。例如,将 3H 甲氨蝶呤热敏脂质体注入荷 Lewis 肺癌小鼠的尾静脉,然后用微波加热肿瘤部位至 42℃,4h 后,在循环系统中的放射活性为对照组的 4 倍。又例如,用抗肿瘤药顺铂的热敏脂质体静脉注射荷瘤小鼠,发现升温时脂质体选择性集中于荷瘤小鼠的肿瘤细胞,使肿瘤细胞中具有更多的顺铂,加强抗肿瘤作用。但对热敏脂质体若加热时间过长,可造成正常结缔组织损伤。

2. 热敏免疫脂质体　在热敏脂质体膜上将抗体交联,可得热敏免疫脂质体,在交联抗体的同时,可完成对水溶性药物的包封。这种脂质体同时具有物理化学靶向与主动靶向的双重作用,如阿糖胞苷热敏免疫脂质体等。

四、pH 敏感靶向制剂

pH 敏感性脂质体利用肿瘤间质 pH 低于周围正常组织细胞的原理,当 pH 敏感脂质进入肿瘤部位时,由于 pH 降低,导致脂质体膜结构发生改变,从而与细胞膜融合,加速释药。例如,二棕榈酸磷脂或十七烷酸磷脂为膜材制备成载药脂质体具有 pH 敏感型。

目标检测

一、选择题

(一) A 型题(单项选择题)

1. 下列不属于脂质体品质评价的是( )
   A. 包封率和载药量的测定
   B. 体外释放度试验
   C. 形态、粒径及其分布
   D. 药物体内分布的测定
   E. 渗透率的测定

2. 制备纳米囊和纳米球的主要材料是( )
   A. HPMC　　B. 聚乳酸
   C. 壳聚糖　　D. 聚氰基丙烯酸乙酯
   E. 卵磷脂

3. 不是制备脂质体的方法是( )
   A. 共沉淀法　　　B. 注入法
   C. 超声波分散法　　D. 薄膜分散法
   E. 逆向蒸发法

4. 属于物理靶向的制剂是( )
   A. 长循环脂质体　　B. 栓塞栓向制剂
   C. 微球　　　　　　D. 复乳
   E. 修饰的微球

(二) X 型题(多项选择题)

5. 属于靶向制剂的是( )
   A. 微囊　　　　B. 微球
   C. 脂质体　　　D. 磁性微球
   E. 环糊精包合物

6. 下列哪些属于主动靶向制剂( )

A. 微球　　　　　B. 修饰的纳米囊
C. 微囊　　　　　D. 前体药物
E. 免疫微球

7. 不具有靶向性的制剂是( )
   A. 脂质体注射液　　B. 混悬型注射液
   C. 口服乳剂　　　　D. 纳米球注射液
   E. 静脉乳剂

8. 脂质体用于抗癌药物载体具有哪些特点( )
   A. 淋巴系统定向性
   B. 降低药物毒性
   C. 对于正常组织的亲和性
   D. 易聚集于肝、脾等组织
   E. 提高药物稳定性

二、名词解释

1. 磁性靶向制剂　2. 相对摄取率　3. 微球　4. 靶向制剂　5. 前体药物　6. 被动靶向制剂

三、填空题

1. 主动靶向制剂主要有_____、_____。
2. 根据脂质体的结构可分为_____、_____和_____。
3. 被动靶向制剂主要有_____、_____、_____、和_____等。

四、简答题

1. 举例说明靶向制剂分为哪几类?
2. 前体药物的基本条件是什么?

(王丽梅)

第十八章 生物药剂学与药物动力学

学习目标

1. 掌握生物药剂学的概念,药物吸收与给药途径,影响吸收的因素。
2. 掌握转运速率常数、生物半衰期、表观分布容积、生物利用度的概念和意义。
3. 熟悉生物药剂学的研究内容,细胞膜的构造与吸收机制。
4. 了解群体药物动力学的概念及其在临床药物动力学中的应用。
5. 了解药物在体内的分布、代谢、排泄过程。

第一节 生物药剂学概述

一、基 本 概 念

生物药剂学(biopharmaceutics;biopharmacy)是研究药物及其剂型在体内的吸收、分布、代谢与排泄过程,阐明药物的剂型因素、生物因素和药物疗效之间相互关系的科学。它为正确评价剂型设计、确定合理的制备工艺与临床合理用药提供了科学依据,对指导给药方案的设计,探讨人体生理及病理状态对药物体内过程的影响,疾病状态时的剂量调整,剂量与药理效应间的相互关系及对药物相互作用的评价等有着重要的作用。

> **课堂互动**
>
> 你认为普通的口服片剂与注射剂相比存在哪些优点与缺点?

作为药剂学的一门分支学科,生物药剂学与药剂学有着密切的关系。在内容上相互渗透、相互补充,共同研究药物及其他生理有效物质与机体的关系。但生物药剂学与药理学、生物化学在研究重点上是有原则区别的,它既不像药理学那样主要研究对机体某些部位的作用方法与机制,也不像生物化学那样把药物如何参与机体复杂的生化过程作为研究的中心内容。生物药剂学主要研究药理上已证明有效的药物,以及药物制成某种剂型后,以某种途径给药后是否很好吸收,从而及时分布到体内所需作用的组织及器官(或称靶器官、靶组织)。生物药剂学研究需要有生理学和人体解剖学知识。生物药剂学与药物动力学密切相关。药物动力学为生物药剂学提供了基础与研究手段。

二、生物药剂学的研究内容和研究方法

1. 生物药剂学的研究内容 生物药剂学主要研究在药效学上已证明有效的药物,当被制成某种剂型,以某种途径给药后经过吸收与分布,以一定的浓度维持一定时间,最终发挥治疗作用的过程,其主要研究内容可归纳为以下几个方面。

(1)剂型因素与药效关系的研究:生物药剂学研究的剂型因素不仅是指注射剂、片剂、胶囊剂、软膏剂和栓剂等药剂学的剂型概念,还包括与剂型有关的各种因素,主要有以下几个。

1）药物的某些化学性质：如同一药物的不同盐、酯、络合物或前体药物，即药物的化学形式、药物的化学稳定性等。

2）药物的某些物理性质：如粒子大小、晶型、溶解度、溶出速率等。

3）药物的剂型及用药方法。

4）制剂处方中所用的辅料的性质与用量。

5）处方中药物的配伍及相互作用。

6）制剂的工艺过程、操作条件及储存条件等。

（2）生物因素与药效关系的研究：研究机体的生物因素主要包括以下几个。

1）种族差异：是指不同的生物种类，如小鼠、大鼠、兔、狗、猴等实验动物和人的差异，即使为同一种生物，在不同的地理区域和生活条件下也会存在差异，如人种差异。

2）性别差异：是指动物的雌雄和人的性别差异。

3）年龄差异：新生儿、婴儿、青壮年和老年人的生理功能可能存在差异，因此不同年龄个体中药物的处置与对药物的反应可能不同。

4）生理和病理条件的差异：生理因素、妊娠及各种疾病引起的病理因素能引起药物体内过程的差异。

5）遗传因素：人体内参与药物代谢的各种酶的活性可能存在很大个体差异，这些差异可能是遗传因素引起的。

（3）体内过程机制与药效关系的研究：研究药物在体内的吸收、分布、代谢和排泄的机制对药效的影响，确保制剂的生物利用度和安全有效。

2. 生物药剂学的研究方法 研究溶出速率测定方法，如改进溶出度测定装置、溶出介质等实验条件的控制；建立各种新型给药途径体外实验方法；建立模拟体内过程的体外模型；研究以药物的理化参数预测机体的吸收；研究可以预测人体血药水平的动物实验模型。

生物药剂学的实验对象除人体外，有鼠、兔、狗、猴、猪、牛等哺乳类动物。一般选择健康对象若干，测定投药后不同时间的血药浓度、尿药量或某些内脏组织器官中的药物浓度等。由于实验中个体差异较大，为了克服对象间的差异，往往需选取较多的对象，在平行条件下进行实验，最后将服药组与对照组进行统计分析，获得较可靠的结论。

必须指出，生物药剂学不能用来代替药理学、生物化学及临床药物治疗学，其实验中测出的任何指标，也不是断定在临床上有无药效的最终指标，而必须综合各种药理学指标，特别是临床疗效观察的指标一起考虑，才能对某个药物的优劣作出全面的判断。

第二节 药物的吸收机制

吸收（absorption）是指药物从给药部位进入血液循环的过程。除了血管内给药不存在吸收过程外，非血管内给药的不同途径（如胃肠道给药、肌内注射、腹腔注射、透皮给药和其他黏膜给药等）都需经过吸收过程。对于发挥全身作用的药物，其吸收是药物发挥体内药效的重要前提，药物只有在体内达到一定的浓度，并且维持一段时间才能产生效应。

一、药物的膜转运与胃肠道吸收

所给药物在作用部位达到有效浓度之前必须经过许多屏障，这些屏障是互相联系的生物膜，药物通过生物膜（或细胞膜）的现象称为膜转运。膜转运在药物的吸收、分布及排泄过程中起着十分重要的作用。药物的胃肠道吸收可以在胃、小肠、大肠、直肠等部位进行，但以小肠吸收最为重要。药物经胃肠道上皮细胞膜进入全身循环系统,而后到达对药物具有亲和性的脏器或组织中,而这时要再次穿过细胞膜。因此,学习生物膜的结构及性质,对理解药物的吸收机制极为重要。

1. 生物膜的结构　生物膜主要由脂质、蛋白质和多糖组成。其形态多种多样,取决于膜中物质分子的排列结构。

1935 年 Danielli 与 Davson 提出:生物膜是由含蛋白质的类脂双分子层构成的。

1972 年 Singer 进一步提出了生物膜的液态镶嵌模型,见图 18-1,该模型仍以脂质双分子层为基本结构,认为磷脂质与结构蛋白相聚集,形成球形蛋白和脂质的二维排列的流体膜。流动的脂质双分子层构成细胞膜的连续主体,蛋白质分子以不同的方式和不同的深度嵌入磷脂双分子层中。细胞膜上含有少量的糖类,主要是寡糖和多糖链,形成糖脂和糖蛋白。该模型强调了膜的流动性和不对称性,但不能说明其相对完整性和稳定性。

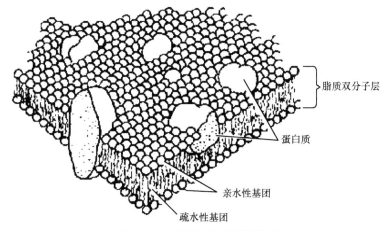

图 18-1　生物膜的液态镶嵌模型

1975 年由 Wallach 提出晶格镶嵌模型,进一步解释了生物膜的流动性、完整性和稳定性特征,即其流动性是由于脂质能可逆地进行无序(液态)和有序(晶态)的相变过程,膜蛋白对脂质分子的活动具有控制作用,具有流动性的脂质是呈小片的点状分布,因此脂质的流动性是局部的,并不是整个脂质双分子层都在流动。

2. 生物膜性质

(1) 生物膜的流动性:构成的脂质双分子层是液态的,具有流动性。

(2) 生物膜结构的不对称性:膜的蛋白质、脂类及糖类物质分布不对称。

(3) 生物膜结构的半透性:膜结构具有半透性,某些药物能顺利通过,另一些药物则不能通过。由于膜的液体脂质结构特征,脂溶性药物容易通过,脂溶性很小的药物难以通过。镶嵌在膜内的蛋白质具有不同的结构和功能,能与药物可逆性结合,起到药物载体转运的作用。小分子水溶性药物可经含水小孔透过吸收。

3. 药物的跨膜转运方式　不同药物往往以不同的方式转运,有时同一药物在不同的组织也会采取不同的转运方式。常见的转运方式有以下几种。

(1) 被动转运:是指存在于生物膜两侧的药物服从浓度梯度扩散原理,由高浓度侧扩散到低浓度侧的转运方式。被动转运的特点:不需要载体,膜对药物无特殊选择性;扩散过程与细胞代谢无关,因此不受细胞代谢抑制的影响,不消耗能量;不存在转运饱和现象和同类物竞争抑制现象。

被动转运分为单纯扩散和膜孔转运两种形式,绝大多数有机酸或有机碱药物在消化道内的吸收都是由被动扩散基质拖过生物膜的。

单纯扩散属于一级速率过程,服从 Fick 扩散定律:$dC/dt = DAk(C_{GI} - C)/h$,式中,$dC/dt$ 为扩散速度;D 为扩散系数;A 为扩散表面积;k 为分配系数;h 为膜厚度;C_{GI} 为胃肠道中的药物浓度;C 为血药浓度。当药物口服后,胃肠道中的浓度大于血中的药物浓度,则 C 可以忽略不计,且药物在吸收过程中,其 D、A、h、k 都为定值,可用透过系数 P 来表达,即 $P = DAk/h$,则有 $dC/dt = PC_{GI}$,即药物的扩散速度等于透过系数与胃肠道药物浓度的乘积。

(2)主动转运:是指借助于载体蛋白的帮助,药物分子由低浓度侧向高浓度侧转运的过程。主动转运的特点:逆浓度梯度转运,需载体、耗能,有饱和现象和竞争抑制性作用,有部位专属性。在肠、肾小管、脉络丛等上皮细胞上都存在主动转运过程。一些生命必需的物质,如氨基酸、单糖、Na^+、K^+、I^-、水溶性维生素及有机酸、碱等弱电解质的解离型均以主动转运方式通过生物膜而被吸收。

课堂互动

为什么葡萄糖不能通过无蛋白质的脂双层,却能通过细胞膜?

(3)促进扩散:又称为易化扩散,是指某些物质在细胞膜载体的帮助下,由膜高浓度侧向低浓度侧扩散的过程。促进扩散的特点:顺浓度梯度转运,需载体,但不耗能,有饱和现象和竞争抑制性作用,也有部位专属性,如 D-葡萄糖、D-木糖和某些季铵盐类的转运。

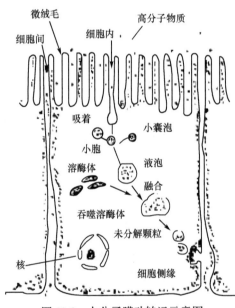

图 18-2 大分子膜动转运示意图

(4)膜动转化:又称胞饮作用,是指通过细胞膜的主动变形将药物摄入细胞内或从细胞内释放到细胞外的转运过程(图18-2)。膜孔转运包括物质向内摄入的胞吞作用(入胞作用)和向外释放的胞吐作用(出胞作用),如胰岛素分子被包裹在胰腺细胞小泡内,通过与质膜融合,逐渐将胰岛素释放到胰腺细胞外而进入血液,这是胞吐作用的一个典型例子。膜动转运是机体转运大分子化合物,如多肽和蛋白质的重要转运方式。

4. 药物在胃肠道的吸收 胃肠道由胃、小肠和大肠 3 部分组成。胃为消化道中最为膨大的部分,表面积较小,吸收有限,大部分药物口服后,在胃中崩解、分散和溶解,但一些弱酸性药物在胃中有较好的吸收。药物在胃中的吸收机制主要是被动扩散。

小肠由十二指肠、空肠和回肠组成,全长 3~5m,直径 4cm。小肠表面有环状皱褶、绒毛和微绒毛,故吸收面积极大,约为 200m²。其中绒毛最多的是十二指肠,向下逐渐减少。根据 Fick 定律,被动扩散的速率与表面积成正比,因此小肠(特别是十二指肠)是药物、食物等吸收的主要部位。小肠中药物的吸收以被动扩散为主,同时其他吸收机制也存在,如小肠也是某些药物主动转运的特异部位。大肠包括盲肠、结肠和直肠。大肠无绒毛结构,表面积小,因此对药物的吸收不起主要作用,大部分运行至结肠的药物可能是缓释制剂、肠溶制剂或溶解度很小而残留的部分。但直肠下端接近肛门部分,血管相当丰富,是直肠给药(如栓剂)的良好吸收部位。大肠中药物的吸收也以被动扩散为主。

二、影响药物吸收的生物因素

口服药物的吸收在胃肠道上皮细胞进行,胃肠道生理情况的变化对药物的吸收过程会产生较大的影响。掌握和熟悉各种影响药物吸收的生物因素,对于药物的剂型设计及药物临床合理用药等方面都有着非常重要的指导意义。

1. 胃肠环境的影响 对于有机弱酸和有机弱碱药物来说,胃肠道 pH 将影响其游离型药物的多少,从而最终影响其吸收的多少。通常胃液 pH 为 1~3,十二指肠液 pH 为 4~5,空肠时肠液 pH 为 6~7,大肠液 pH 为 7~8。由于胃液的 pH 呈酸性,有利于弱酸性药物的吸收;小肠自身分泌液是一种弱碱性液体,则成为了弱碱性药物最佳的吸收部位。但主动转运的药物在特定部位受载体或酶系统作用吸收,因此,这种药物的吸收不受消化道 pH 变化的影响。

胃肠液中含有酶类、胆盐及黏蛋白等物质,对药物的吸收产生不同的影响。胃蛋白酶、胰酶等可以消化食物,也能分解多肽及蛋白质,故多肽及蛋白质药物口服易分解而失效。胆汁中含有胆酸盐,是一种表面活性剂,能增加难溶性药物的溶解度,提高这类药物的吸收速度和程度。黏液中的黏蛋白可能与药物产生结合而干扰药物的吸收,而疾病、食物和药物都会对胃肠道 pH 产生影响,如十二指肠溃疡时 pH 下降,而抗胆碱药阿托品和溴丙胺太林、脂肪及脂肪酸等均能抑制胃液分泌,使 pH 上升。

2. 胃排空速率的影响 胃内容物经幽门向小肠排出称胃排空,胃排空的快慢用胃排空速率来描述。胃排空速率与药物的起效快慢、药效强弱和持续时间均有密切关系。另外,胃排空速率对药物吸收的影响还与药物本身的性质有关。

胃排空速率慢,药物在胃中停留时间延长,与胃黏膜接触机会和面积增大,对主要在胃中吸收的弱酸性药物的吸收会增加。但由于大多数药物以小肠吸收为主,因此当胃排空速率增加时,到达小肠部位所需的时间缩短,有利于药物吸收,产生药效时间也加快。但需要注意的是,少数药物由于在特定部位吸收,胃排空速率大,吸收反而较差,如维生素 B_2 在十二指肠主动吸收,若胃排空速率大,大量的维生素 B_2 同时到达吸收部位,从而出现载体转运的饱和现象,只有一小部分药物被吸收,使吸收量降低。

知识链接 **药物的最佳服用时间**

食物除了可改变胃排空速率而影响药物的吸收外,还能消耗胃肠内水分,使胃肠黏液减少,固体制剂的崩解、药物的溶出变慢,从而延缓药物的吸收。食物的存在还可增加胃肠道内容物的黏度,使药物的扩散速率减慢而影响吸收。但脂肪类食物具有胆汁分泌作用,由于胆汁中的胆酸离子具有表面活性作用,增加了难溶性药物的溶解度而促进其吸收。

宜于饭前服用的药有以下几种:①健胃滋补药:苦味药,如龙胆、大黄制剂。②抗酸药:碳酸钠、复方氢氧化铝、碱式碳酸铋等。③止泻、驱虫药:活性炭、噻嘧啶等。

宜饭后服用的药有以下几种:①刺激性药物:阿司匹林、吲哚美辛、硫酸亚铁、金属卤化物等。②助消化药:稀盐酸、胃蛋白酶、淀粉酶等。

---

3. 血流速率的影响 消化道周围的血流速率下降使得吸收部位不能维持漏槽条件,从而降低膜两侧浓度差,转运药物的能力下降,使药物吸收减少。血流速率对难吸收药物的影响较小,但对易吸收药物影响较大,如高脂溶性药物和自由通过膜孔的小分子药物的吸收即属血流限速过程。此外,血流变化对胃和小肠中药物吸收的影响不同,胃血流的改变可显著影响药物的吸收。据报道,饮酒能促进胃的血流增加,进而增加巴比妥酸等药物的吸收。而小肠血流丰富,故

血流量的少量增减对吸收速率影响不大。

4. 胃肠道代谢作用的影响 消化道黏膜内存在着各种消化酶和肠道菌丛产生的酶,它们既对食物有消化作用,又能使药物尚未被吸收就发生代谢反应而失去活性。药物的胃肠道代谢存在一种首关效应,对药物疗效有一定的甚至很大的影响。

5. 其他 胃肠道黏膜表面存在着大量糖蛋白,具有增加药物吸附和保护黏膜的作用。但某些药物可与之结合,使吸收不完全(如链霉素)或不能吸收(如庆大霉素)。此外,胆汁中的胆酸盐对难溶性药物具有增溶作用,可促进吸收,但与新霉素和卡那霉素等会生成不溶性物质而影响吸收,还可使制霉菌素、多黏霉素和万古霉素失效。

此外,药物在胃肠道的吸收还与肝首关效应、肠蠕动及肠上皮的外排机制等因素有关。

三、药物剂型因素对吸收的影响

广义的剂型因素应包括药物的理化性质(如溶解度、溶解速率、粒径、晶型等)、制剂处方(如辅料、附加剂、配伍等)、制备工艺、稳定性、剂型等,这些性质是进行药物处方研究前必须熟悉的基础知识。

1. 解离度 对弱酸性或弱碱性药物而言,由于受胃肠道 pH 的影响,药物以未解离型(即分子型)与解离型存在,而胃肠道上皮细胞膜的结构主体为脂质的双分子层,对于以被动扩散机制吸收的药物,分子型的药物易吸收,解离型的难以吸收。而药物中分子型所占的比例由吸收部位的 pH 和药物的解离常数 pK_a 所决定,同时又与油水分配系数($K_{o/w}$)有关。这之间的关系可用 pH-分配假说来解释。

多数药物为有机弱酸或有机弱碱,其溶液中非解离型的多少可以用药物的解离常数与消化液 pH 的函数来表示。其关系可用 Handerson-Hasselbalch 方程式表示。

弱酸性药物:

$$pK_a - pH = \lg \frac{[HA]}{[A^-]} = \lg \frac{C_u}{C_i} \qquad (18\text{-}1)$$

弱碱性药物:

$$pK_a - pH = \lg \frac{[HB^+]}{[B]} = \lg \frac{C_i}{C_u} \qquad (18\text{-}2)$$

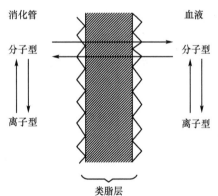

图 18-3 根据 pH-分配假说未解离型药物透过生物膜的模型

式中,C_u 和 C_i 分别为未解离型和解离型药物的浓度。从公式可知,在胃液中,对于弱酸性药物 pKa 越大,则 pK_a 与 pH 之间的差值越大,药物的未解离型多于解离型,则有利于吸收;而对于弱碱性药物,pKa 与 pH 的差值越大,则药物的解离型多于非解离型,所以其在胃中吸收较差,但在 pH 较高的肠道中可较好吸收。当 $pK_a = pH$,非解离型和解离型药物浓度相等时,这时的 pH 即为该药物的解离常数。根据 pH-分配假说,未解离型,即分子型药物透过生物膜可用图 18-3 表示。

药物在胃肠道中吸收机制极为复杂,并不都与体外的 pH 分配理论计算相一致,这主要针对的是在小肠吸收的药物。例如,水杨酸($pK_a = 3$)在小肠中几乎为解离型,但仍有相当程度的吸收。其原因主要有以下几个:①与胃相比,小肠吸收表面积很大。某些弱碱性药物在小肠内的未解离型比例虽然小于解离型比例,但由于小肠有丰富的血流和较大的吸收表面积,其吸收也较好。②小肠吸收表面微环境比肠内 pH 低,这使得弱酸性药物在小肠的实际吸收水平比按 pH 分配假说计算的大。

2. 脂溶性　某些药物口服后,即使以大量的非解离型状态存在,吸收仍然很差,原因是分子本身的脂溶性差,因此药物的吸收还与油水分配系数有关。

油水分配系数反映了药物脂溶性大小,通常油水分配系数大的药物脂溶性好。胃肠道上皮细胞为类脂膜,是药物吸收的通道,也是一层屏障。对弱电解质药物而言,即使药物以 100% 的解离型存在,但脂溶性不强,也不能较好的吸收,因此药物的脂溶性对其吸收十分重要。对于某些脂溶性小而吸收不好的药物,可通过结构改造来增加脂溶性。例如,氨苄西林制成吡呋喃氨苄西林后,脂溶性较好,因此吸收较好,生物利用度提高了 50%。

通常药物的油水分配系数大,则脂溶性好,吸收率也大,但药物的油水分配系数与药物的吸收却不是简单的比例关系。如果脂溶性过大,药物渗入类脂膜后,与其强烈结合,难以从中游离进入水溶性体液,会使得药物吸收率下降,影响药物吸收。

□ 知识链接　　　　**药物透过血-脑脊液屏障的决定因素**

血-脑脊液屏障是指脑毛细血管阻止某些物质(多半是有害的)由血液进入脑组织的一种屏障结构。血-脑脊液屏障的存在使血液中溶质从脑毛细血管进入脑组织有难有易,从而可使脑组织少受甚至不受循环血液中有害物质的损害,保持脑组织内环境的基本稳定。

血中溶质的脂溶性高低决定其通过屏障的难易和快慢。脂溶性越高的溶质通过屏障进入脑组织的速度也越快。根据这一规律可将某些中枢神经系统药物加以改造,使之更容易进入脑组织以便更快发挥药物的效果。例如,巴比妥是一种中枢麻醉药但其亲脂性弱,故进入脑组织很慢,但如改造成苯巴比妥,由于具有较强的亲脂性,故能更容易通过血-脑脊液屏障进入脑组织,很快发挥其催眠麻醉效应;又如吗啡改造成二醋吗啡就比较容易通过亲脂性内皮细胞膜到达脑组织更快发挥其镇痛作用。

---

3. 溶出速率　是指在一定溶出条件下,单位时间药物溶解的量。口服固体制剂(如片剂、胶囊剂、丸剂等)经口服后在胃肠道中首先要崩解、溶解后药物才能透过生物膜被吸收。因此,对于难溶性药物或溶解缓慢的药物,溶出的快慢将直接影响药物的吸收速度和程度。

(1) 药物的溶出速率可用 Noyes-Whitney 方程表示:

$$\frac{\mathrm{d}C}{\mathrm{d}t} = \frac{DS}{h}(C_\mathrm{s} - C) \tag{18-3}$$

式中,$\mathrm{d}C/\mathrm{d}t$ 为药物的溶出速度;D 为溶解药物的扩散系数;S 为固体药物的表面积;h 为扩散层厚度;C_s 为药物在液体介质中的溶解度;C 为 t 时间内药物在胃肠液或溶出介质中的浓度。

由于某一特定药物在固定的溶出条件下,其 D 和 h 为一定值,可用该药的特定的溶出速率常数 k 来表示,则有 $k=D/h$,由此可知,溶出速率($\mathrm{d}C/\mathrm{d}t$)与药物的溶出速率常数 k、固体药物颗粒的表面积(S)及药物溶解度(C_s)成正比。因此,增加药物的表面积及溶解度可提高药物的溶出速率,且可以采取以下措施提高药物的溶出速率:①减小药物的粒径(如微粉化、固体分散等),能增大药物的表面积,溶解速率加快;②振摇或搅拌(包括胃肠蠕动)能使扩散层厚度减小,促使溶出加快;③升高温度时,溶液黏度下降,扩散系数增大,则溶出速率加快;④采用成盐的方法,增加酸性或碱性药物的溶解度,从而提高溶出速率。

(2) 影响药物溶出的理化性质

1) 药物的溶解度:药物的溶解度与溶出速率直接相关,当药物在扩散层中的溶解度增大,扩散层与总体液体可形成较大的浓度差,则药物溶出速率加快。由于弱酸或弱碱性化合物的溶解度与 pH 的关系甚为密切,且有弱酸性药物的溶出速率随 pH 增加而增加,弱碱性药物的溶出速率随 pH 增加而降低,因此在胃液酸性环境中弱碱性药物的溶出速率最大,而弱酸性药物的溶出速率随胃液 pH 上升而逐渐增大。

2) 粒径:相同重量的药物粉末的表面积随粉末粒子直径的减少而增加,粒径和表面积的关系为:

$$S = \frac{6}{d} \times \frac{W}{D} \tag{18-4}$$

式中,d 为药物粉末颗粒的平均直径(粒径);D、W 分别为药物密度和质量,药物颗粒的表面积与粒径成反比。药物粒子越小,药物的溶出速率越大,吸收也越快。对于难溶或溶解缓慢的药物,其粒径是影响吸收的重要因素。但并非所有难溶性药物都需微粉化。例如,某些药物微粉化后会出现药物稳定性下降或对胃肠道刺激性增大等。

3) 多晶型:有机化合物普遍存在多晶型现象,即化学结构相同的药物,可因结晶条件不同而得到晶格排列不同的晶型。不同晶型化合物其化学性质虽相同,但它们的物理性质,如密度、硬度、熔点、溶解度和溶出速率等可能有所不同,并具有不同的生物活性和稳定性。在一定的温度和压力下,多晶型中有的是稳定型,其熵值最小,熔点最高,溶解度最小,化学稳定性好,生物活性差;其他晶型为亚稳定型,其熵值较高,熔点低,溶解度大,溶出速率也较快。不同晶型在一定条件下可以互相转化。一般亚稳定型的生物利用度高,而稳定型药物的生物利用度较低,甚至无效,因此在保证药物稳定性的前提下,对于一些难溶性药物,可选用亚稳定型为原料,以获得较高的溶出速率和较好的疗效。

药物分子要离开晶格所需的能量比从无定型粉末离开所需的能量多得多,因此无定型药物往往有较高的溶出速率,在临床上也表现出较好疗效。例如,结晶型新生霉素口服后并不能产生可测得的血药浓度,而无定型的溶解度和溶出速率均比结晶型的至少大 10 倍,故有显著的生物活性。

4) 溶剂化物:药物含有溶剂而构成的结晶称为溶剂化物。若溶剂为水则称为水合物;不含水的结晶为无水物;溶剂为有机溶剂则称为有机溶剂化物。一般药物在水中的溶解度和溶解速率为有机溶剂化物>无水物>水化物。因此,在原料药生产时,将药物制成无水物或有机溶剂化物,有利于溶出和吸收,如氨茶碱、咖啡因、苯巴比妥的无水物也比其水合物溶解速率快。

(3) 药物在胃肠道中的稳定性:某些药物在胃肠道中不稳定。一方面是胃肠道 pH 的影响,可促进某些药物的分解,如红霉素在胃液中 5min 后仅残留 3.5% 的活性。另一方面是由于药物不能耐受在胃肠道中的各种酶,出现酶解作用而失活,使吸收大大降低。例如,蛋白质、肽类药物极易被肠道酶系酶解而破坏其结构,失去药理活性。

防止药物在胃肠道不稳定的方法:制成药物的衍生物和前体药物,提高其稳定性。例如,红霉素在酸性条件下不稳定,可制成肠溶制剂防止药物在胃中的降解和失效。

(4) 剂型的影响:不同的剂型具有不同的释放特性,且药物的不同剂型给药的部位及吸收的途径也会有所不同,因此可能影响药物在体内的吸收的速率与量,从而影响药物的起效时间、作用强度、持续时间、毒副作用等。图 18-4 为不同剂型的药物在体内代谢的过程,一般认为口服剂型生物利用度高低的顺序为溶液剂>混悬剂>散剂>颗粒剂>胶囊剂>片剂>包衣片。

1) 溶液剂:由于药物以分子或离子状态分散在介质中,因此口服溶液剂的吸收是口服剂型中最快、较完全的,且生物利用度高。影响溶液中药物吸收的因素:溶液的黏度、渗透压、增溶作用、络合物的形成及药物稳定性等。

对于难溶性药物,通过采用成盐或复合溶剂的方法制成溶液剂,在胃酸的影响或胃肠液稀释后可能析出沉淀,但析出的粒子一般较细,仍可较快溶解,吸收仍很快;若粒子较大时则有可能延迟药物的吸收。而油溶液中药物的吸收速率取决于药物从油相转移到胃肠液中的分配过

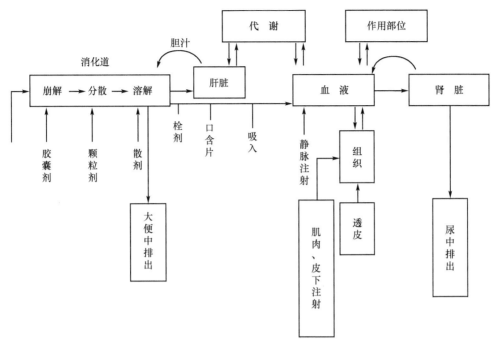

图 18-4　常见剂型的药物体内代谢过程示意图

程的影响,对于亲油性强的药物,难以转移到胃肠液中,因此吸收速率慢。

2)乳剂:乳剂具有分散好、表面积大的特点,且在乳化剂的促进作用下,有较高的生物利用度。如果乳剂的黏度不是限制吸收的主要因素,则乳剂吸收较混悬剂快,如果油相可以被消化吸收,则乳剂的吸收速率又可进一步增大。乳剂中的油脂可促进胆汁的分泌,油脂性药物可通过淋巴系统转运,这些作用都有助于药物的吸收。O/W 型乳剂中的油相有很大的表面积,能提高油相中药物在胃肠道中的分配速率,有利于药物的溶解吸收。例如,溶于油的药物制成乳剂,分配到水相的药物量是影响 O/W 型乳剂吸收的主要因素。

3)混悬剂:在吸收前,药物颗粒必须先溶解。因此,混悬剂的吸收速率次于水溶液,但比胶囊剂、片剂等固体制剂有较好的吸收。例如,将青霉素 V(苯氧甲基青霉素)制成混悬剂、胶囊剂、片剂 3 种剂型口服后,发现混悬剂的吸收情况要优于胶囊剂和片剂。影响混悬剂中药物吸收的因素比溶液剂多,如混悬剂中的粒子大小、晶型、附加剂、分散溶媒的种类、黏度及各组分间的相互作用等因素都可影响其生物利用度。

混悬剂中药物为难溶于水的固体颗粒,粒度的大小对其吸收影响很大,粒径为 0.1~1mm 时,其吸收速率受溶出速率的限制。水性混悬剂药物的吸收主要取决于药物的溶出速率、油/水分配系数及药物在胃肠道中的分散性。水性混悬剂的难溶性药物的吸收虽然比其水溶液慢,但较其他固体制剂快,因为它的分散性较好,在胃肠道有较大的表面积,而固体制剂只在较长的时间后才能达到这种分散性和表面积。有的药物的油混悬剂在胃肠道有较好的吸收。

多晶型药物的混悬剂在储存过程中,可能会发生晶型转变。混悬剂中的药物多为无定型或亚稳定型,在储存期间可能会转变为稳定型,导致生物利用度的降低。另外,分散溶媒和附加剂也会改变混悬剂中药物的吸收特性。

4)散剂:为固体制剂,与其他固体制剂相比(如片剂),散剂的比表面积大,且散剂服用后不经崩解和分散过程,因此吸收的速率较其他固体口服制剂快,生物利用度高。与混悬剂相类似,散剂的粒度、溶出速率、成分间的相互作用及储存的变化等影响药物的吸收及生物利用度的高低。这些影响因素中,最主要的是粒度大小的影响。例如,药物粒度大小影响溶解性能,从而影响其生物利用度。但粒度对一些水溶性药物及弱碱性药物来说,由于它们在酸性条件下很快就溶出了,因此降低粒径对其影响不大。此外,选择粒度还要考虑到药物刺激性及稳定性问题。

5) 胶囊剂:制备时不需加压力,服用后可在胃中迅速崩解,只要囊壳破裂,药物可迅速分散,因此吸收较好,生物利用度也较高。胶囊中药物粒度、晶型、分散状态及稀释剂都可能影响吸收。例如,磷酸氢钙用作四环素胶囊剂的稀释剂时,可生成难溶性的四环素钙盐,从而降低药物的吸收。此外,明胶胶囊壳对药物的溶出也有阻碍作用,通常有 10～20min 的滞后,要注意其对需要迅速起效药物的影响。

另外,胶囊的保存时间和条件也会影响药物的释放,储藏时相对湿度和温度对胶囊的崩解性有很大影响。

6) 片剂:是固体制剂中应用最广泛、生物利用度问题最复杂的剂型之一。主要原因是制备过程中加入黏合剂等辅料,并经加压成型,使得其有效表面积大大减小,从而减慢了药物从片剂中释放到胃肠液中的速度。片剂经口服,首先在胃肠道中崩解,分散成细小颗粒,待药物溶出后,才能被吸收。因此,片剂的崩解和溶出对药物的吸收起着重要作用。而影响片剂药物吸收的因素很多,除生物因素外,还有药物的粒度、晶型、pK_a 值、脂溶性、片剂的崩解度、溶出度、处方组成、制备工艺和储存条件等剂型因素。

 案例分析 　　　　　　　　**长效青霉素片剂被淘汰的原因**

【案例】　1982 年 9 月 4 日,卫生部宣布淘汰 127 种药品,其中长效青霉素(苄星青霉素)片剂被淘汰,请分析其被淘汰的主要原因。

【分析】　主要是剂型不当,给药途径不合理。苄星青霉素不耐酸,在消化道中不稳定,大部分被胃酸和肠碱、酶破坏,虽有少量吸收,但达不到治疗目的。因此在制备药物制剂时,应根据药物的性质,选择适宜的剂型。

---

7) 辅料对吸收的影响:为增强药物的均匀性、有效性和稳定性,往往添加各种辅料,完全惰性的辅料几乎是不存在的。辅料可能会改变药物的理化性质,也可能会直接影响到制剂中药物在体内的吸收速率与程度。例如,弱碱性的硬脂酸镁会促使阿司匹林降解,因而不宜作为其片剂的润滑剂。乳糖作为苯巴比妥胶囊的稀释剂,可显著加快药物的吸收,提高吸收率。淀粉是片剂中常用的崩解剂,其主要类型有玉米淀粉、马铃薯淀粉、米淀粉、葛粉、可压性淀粉,其中可压性淀粉制粒的片剂溶出速率最快,且同一种崩解剂用量不同,制备出的片剂的溶出速率也会不同。大分子化合物的存在可使混悬剂的黏度增加,对药物的扩散、溶出、吸收等都会产生影响,某些大分子化合物甚至会与药物形成难溶性复合物,使吸收减少。表面活性剂可促进或延缓药物的吸收。例如,在盐酸四环素药液中加入吐温 80 至接近临界胶团浓度,往往使药物吸收量显著增加,当浓度再高时,吸收量反而降低。此外,药物在制剂中可能与辅料发生相互作用,如络合物的形成、吸附作用及胶束形成等,都能使药物在吸收部位的浓度减小。

因此,辅料的选用,不仅要考虑主药物理化学性质的稳定性及美观廉价,还应评价其是否影响药物的生物利用度,辅料与辅料之间是否存在相互作用而影响药物的吸收。

8) 制备工艺对吸收的影响:药物制剂的制备工艺对药物的吸收与溶出有很大影响。在药物与辅料的混合中,如将药物溶于适宜的溶媒中再与辅料混匀有利于溶出,混合时药物与辅料持久研磨也能加快溶出。在制粒过程中,物料混合时间、制粒方法、颗粒大小与松紧等都会对药物的吸收产生较大影响。而在压制片剂时,所施加的压力对溶出速率的影响也是个比较复杂的问题。通常随着压力的增加,颗粒紧密结合,孔隙率减小,药物溶出速率随之减慢;当压力过大时,颗粒可能被压碎成更小颗粒,甚至使药物结晶破裂,导致表面积增加,溶出速率增加。

4. 非胃肠道血管外给药的吸收与影响因素　除了口服经胃肠给药存在着药物的吸收问题外,非胃肠道血管外给药也存在着吸收问题,这些给药途径包括:肌肉及皮下注射、眼(鼻)黏膜给药、皮肤给药、直肠给药、肺部给药等。

(1)注射给药:注射是一种重要的给药方法,一些口服不吸收或在胃肠道中易降解破坏的药物常以注射方式给药。注射方法包括静脉、肌内、皮下、鞘内与关节腔内注射等多种,除关节腔内注射及局部麻醉药外,注射给药一般产生全身作用,且血管内注射,主要包括静脉推注与静脉滴注,无吸收过程。

注射部位不同,所能容纳的注射液容积,允许的药物分散状态及药物吸收的快慢也会有所不同。由于注射部位的周围都有丰富的血液或淋巴液循环,且影响吸收的因素比口服要少,故一般注射给药吸收快,生物利用度也较高。

影响注射给药的因素较多,主要包括了生理因素与剂型因素。

1)生理因素主要是指注射部位的血流速率变化对药物吸收的影响。当血流速率大时,药物吸收快慢取决于药物的扩散;而当血流速率小时,血流速率则成为影响吸收的主要因素。

2)剂型因素中首先是药物的分子质量,药物分子质量越大吸收越慢,当分子质量相当大时,药物只能以淋巴部位作为主要吸收途径。而淋巴流速只有血浆流速的万分之一,因此吸收较慢。

此外,还包括药物分子和生物膜的理化性质、给药部位、药物的浓度、药物的剂型等因素。

(2)吸入给药:能产生局部或全身治疗作用,涉及的剂型有气雾剂、雾化剂和粉末吸入剂。呼吸道的结构较为复杂,因此药物到达作用部位的影响因素也较多。

1)呼吸道的直径对药物粒子的到达部位有很大影响。随着支气管分支增加,药物粒子向肺深部运动中,易因撞击等原因而被截留。支气管病变的患者,腔道往往较正常人窄,更易截留药物。使用治疗药物之前,先用支气管扩张药,可提高药物的治疗作用。

2)呼吸道黏膜中存在多种代谢酶,如磷酸酯酶和肽酶。药物可能在肺部上皮组织进行代谢,从而失去活性,因而酶代谢也是肺部药物吸收的屏障因素之一。已有实验表明,5-羟色胺、去甲肾上腺素、三磷腺苷、缓激肽等均能在肺部被酶降解。

吸入给药途径其药物的吸收主要在肺泡中进行,肺泡总面积达 $100 \sim 200 m^2$,与小肠黏膜绒毛总面积大致相等。肺泡壁由单层上皮细胞组成,并与血流丰富的毛细血管紧密相连。因此,药物能够在肺部十分迅速地吸收,可直接进入全身循环,不受肝首关效应的影响。此外,气管、支气管和终末细支气管等也有一定的吸收能力。

肺泡上皮细胞是类脂膜,故药物从肺部的吸收为被动扩散过程。除了药物的脂溶性以外,药物分子质量的大小是吸收的另一个影响因素。小分子物质吸收快,大分子物质相对难吸收,但与其他部位比较,肺部可能是一些大分子药物较好的给药部位,如 2006 年美国批准上市的胰岛素吸入剂。

(3)口腔黏膜给药:口腔黏膜为脂质膜,一般以被动扩散的方式吸收。亲脂性药物由于分配系数大,膜渗透系数较高,吸收速率较快。口腔黏膜分布着丰富的血管,形成大血管网,药物经口腔吸收后,通过颈内静脉到达心脏,再随血液循环向全身分布,因此不存在胃肠道吸收后遇到的首过作用。例如,硝酸甘油是酯类药物,口服后会水解,以致到达循环之前即失效;另一方面也因硝酸甘油的脂溶性好,口腔吸收的速率快,能迅速起效解除心绞痛,故以口腔给药最为适宜。

(4)皮肤给药:皮肤由表皮、真皮和皮下脂肪组织组成,其中表皮中的角质层具有保持水分的能力,是维持皮肤正常功能的必要条件,同时也是药物经皮肤吸收的主要屏障,见图 18-5。

药物透过皮肤吸收有两种途径:一种途径是通过角质层进入真皮组织,属于被动扩散。一

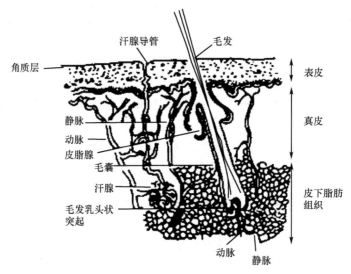

图 18-5　皮肤结构示意图

般认为,脂溶性强的药物,由于可以与角质层中的脂质相溶,角质层屏障作用小,而分子质量大、极性或水溶性的化合物难以通过。但当角质层受损时,药物的通透性显著增加,如在湿疹、溃疡或烧伤等创面上,药物的通透率可增加数倍至数十倍。不同部位的角质层厚度不同(足底和手掌>腹部>前臂>背部>前额>耳后和阴囊),其吸收程度也是不同的。另一种途径是通过汗腺、毛孔和皮脂腺等进入真皮和皮下组织,大分子或解离型药物通过该途径吸收的概率较高,见图 18-6。

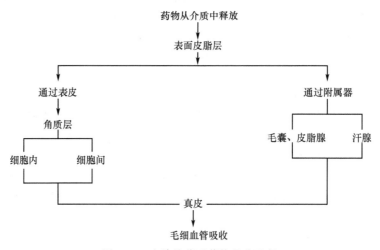

图 18-6　皮肤给药后药物吸收途径

皮肤的渗透性是影响药物经皮吸收的重要因素。药物经皮渗透存在着明显的个体差异,且不同个体相同解剖部位皮肤的渗透性也可能存在差异。药物经皮渗透速率随身体部位而异,渗透性的差异主要是由于角质层厚度及附属器密度不同引起。身体各部位皮肤渗透性的大小为阴囊>耳后>腋窝区>头皮>手臂>腿部>胸部。

另外,皮肤的水化作用、皮肤表面寄生的微生物,皮肤内存在的代谢酶、药物的脂溶性、药物的给药剂型等均对药物的吸收有影响。

（5）直肠给药:直肠黏膜表面无绒毛,皱褶少,比表面积比小肠要小得多,故直肠不是药物吸收的合适部位。但近肛门端血管丰富,故也是某些剂型,如栓剂、灌肠剂的特殊用药部位,吸收效果良好。直肠黏膜是类脂膜,故直肠吸收属于被动扩散,药物吸收与其脂溶性、解离度、溶解度、粒径和所用基质的种类等因素有关。例如,脂溶性药物能迅速从直肠吸收,离子型和非脂溶性药物吸收较差;阿司匹林栓剂,一种是过 100 目筛、平均粒径为 163μm 的药物粉末;另一种是颗粒状的,其比表面积只有前者的 1/25。这两种栓剂经健康受试者使用 12h 后,粉末制的栓剂其总水杨酸盐排泄累积量为颗粒制的 15 倍。

(6)鼻黏膜给药:多用于局部作用,如杀菌、抗病毒、血管收缩、抗过敏药物,可制成溶液剂滴入鼻腔,也可以气雾剂给药。近年来研究发现许多药物通过鼻黏膜给药可以获得比口服给药更好的生物利用度。某些本来很难从鼻腔吸收的多肽和蛋白质类药物,通过加入吸收促进剂、酶抑制剂或以生物黏附性微球给药,能提高鼻腔吸收的生物利用度。

鼻黏膜具有众多的细微绒毛,大大地增加药物吸收的有效表面积,而鼻上皮细胞下大量的毛细血管和淋巴管,促使药物快速通过血管壁进入血液循环,同时避免肝的首关效应。鼻黏膜也是类脂膜,其吸收主要为被动扩散。影响鼻黏膜吸收的主要因素是药物的分子质量大小,对于许多相对分子质量小于 1000 的药物吸收迅速有效,而对于一些大分子药物,则须在吸收促进剂的作用下才能达到有效的生物利用度。此外,由于鼻黏膜带负电荷,故带正电荷的药物易于透过。

(7)眼部给药:主要用于发挥局部治疗作用,如缩瞳、散瞳、降低眼压、抗感染等。甾体激素类抗炎药和抗感染药物在眼用制剂中应用最广泛。有些药物可以通过眼部给药进入体循环,发挥全身治疗作用。滴眼剂和眼膏剂是眼部给药最常见的剂型。

眼部给药主要有两条吸收途径:一条是经角膜吸收;另一条是经结膜吸收。角膜吸收是眼局部用药的有效吸收途径,大多数眼用药物经该途径吸收后作用于眼周边组织。经结膜吸收是药物经眼进入体循环的主要途径。

药物经何种途径吸收进入眼内,很大程度上依赖于药物本身的理化性质、给药剂量及剂型。脂溶性药物一般经角膜渗透吸收,亲水性药物及多肽蛋白质类药物不易通过角膜,一般通过结膜途径吸收,其原因主要与角膜组织脂质-水-脂质结构有关,具体内容参照滴眼剂章节。

第三节 药物的分布、代谢、排泄

一、药物的分布

药物从给药部位吸收进入血液循环后,随着血液向脏器、组织、体液和细胞转运的过程称为药物的分布。不同药物在体内分布存在差异,由此直接影响到药物治疗的效果,同时还关系到药物在组织的蓄积和毒副作用等安全性问题。

多数药物的分布过程是可逆的,分布速率则受多个因素影响。药物只有达到靶器官才能发挥疗效,其作用强度与该部位药物浓度有关。因此,掌握药物在体内的分布规律,对于评价药物安全性和有效性具有十分重要的意义。

1. 表观分布容积 是用来描述药物在体内分布状况的重要参数,是将全血或血浆中的药物浓度与体内药量联系起来的比例常数,也是药物动力学的一个重要参数,常以 V 表示,单位为 L 或 L/kg。它是假设在药物充分分布的前提下,体内全部药物按血中同样浓度溶解时所需的体液总容积,用公式可表示为:

$$V = \frac{D}{C} \tag{18-5}$$

式中,D 为体内药量;C 为相应的血药浓度。人的体液是由细胞内液、细胞外液和血浆 3 部分组成,如果药物不与血浆蛋白或组织蛋白结合,则表观分布容积接近于其真实的分布容积,且不应超过总体液容积。但由于大多数药物与血浆蛋白和组织蛋白结合,因此表观分布容积并不是机体的真实容积,它仅仅是反映药物在体内分布的广泛程度或药物与组织的结合程度的一项比例常数,没有生理学和解剖学意义。

由于 V 值的大小取决于药物的脂溶性、与血浆蛋白结合率、与组织蛋白结合程度及组织的血流情况等,因此可将其分为 3 种:①组织中的药物浓度与血液中药物浓度几乎相等,即该药的分布容积近似于总体液量,代表药物主要是安替比林;②组织中的药物浓度比血浆药物浓度低,即 V 值比该药实际分布容积小,代表药物为青霉素;③组织中药物浓度比高于血浆中药物浓度,即 V 值比该药实际分布容积大,代表药物为地高辛。一般来说,V 值越大,则表明药物在体内分布范围越广;反之,则分布越窄。通常脂溶性药物易与脂肪组织结合,具有较大的 V 值。水溶性药物易溶于水而进入细胞内液,具有较小的 V 值。

不同药物具有各不相同的 V 值,通常在较大的剂量范围内,一个药物的 V 值是恒定的,可依此推测药物在体内的分布特性。例如,V 为 5L 左右,与机体血液量相近,表明药物基本分布在血液中;如果 V 值远远大于机体体液总容积(约为体重的 60%),则表明药物集中分布于某种或某些组织中,如硫喷妥钠 $V=(2.3\pm0.5)$ L/kg,可大量分布在脂肪组织中,浓度是血药浓度的 6～12 倍。

2. 影响分布的因素

(1) 血液循环:药物的分布是通过血液循环进行的,因此血液循环情况会影响药物的分布速率。血液循环对分布的影响又主要取决于组织的血流速率,又称灌注速率。通常血流量大、血液循环好的器官和组织,药物的转运速率和转运量相应较大。反之,血流量小、血液循环差的器官和组织,药物的转运速率和转运量相应较小。按血液循环速率的不同,大致可将体内的器官和组织分为循环快的器官,主要有脑、肝和肾;循环中等程度的组织,主要有肌肉和皮肤;循环慢的组织,主要有脂肪组织和结缔组织。

(2) 血管通透性:毛细血管的通透性是影响药物向组织分布的重要因素。大多数药物以被动扩散方式透过毛细血管。由于毛细血管壁是有微孔的类脂质屏障,因此,分子型药物和脂溶性大的药物更易通过血管壁。非脂溶性药物的透过性则与分子质量密切相关,多数药物的相对分子质量为 200～300,其半径在 1nm 以内,可从血管膜孔透出,通过血管的内皮细胞,进入组织间隙内部。

(3) 药物的结合作用

1) 药物与血浆蛋白结合的影响:进入血液中的药物一部分与血浆蛋白结合成为结合型药物,一部分在血液中未与血浆蛋白结合成为游离型药物。通常只有游离型药物才能透过毛细血管向各组织和器官转运。因此,药物与血浆蛋白的结合影响药物的分布,药物向组织分布主要取决于血液中游离型药物的浓度。

知识链接

由于血管外的体液中蛋白质浓度比血浆中低,因此药物在血浆中的总浓度一般比淋巴液、脑脊液、关节腔液等其他血管外体液中的药物浓度高,血管外体液中的药物浓度与血浆中游离型药物浓度相似。例如,蛋白结合强的青霉素,其血中药物浓度高于淋巴液中的药物浓度,但血液和淋巴液中的游离型药物浓度几乎相等。

药物与血浆蛋白的结合是一种可逆的过程,可用关系式表示:

$$D+P \Longrightarrow DP \qquad\qquad (18\text{-}6)$$

式中,D 为药物;P 为血浆蛋白。药物与血浆蛋白结合后,在血液传送过程中,处于结合型与游离型药物的动态平衡状态。其中,只有游离型药物不断透过生物膜转运至各组织和器官,而结合型药物则起着临时储库的作用,从而使血浆及作用部位在一定时间内保持一定的浓度。

另外,药物与血浆蛋白的结合具有饱和现象,因此当应用蛋白结合率高的药物时,由于给药剂量增大使蛋白出现饱和现象,或者同时服用另一种蛋白结合能力更强的药物后,又由于药物与血浆蛋白结合的特异性差,理化性质相近的药物间可产生竞争性结合,则会使得与蛋白结合能力弱的药物的浓度急剧增加,容易导致安全性问题。例如,磺胺类等有机阴离子药物可置换出与蛋白结合能力较弱的胆红素,使血浆中游离胆红素浓度增加,从而增加了中枢神经系统毒性。

药物与蛋白结合除了与药物的理化性质、给药剂量等因素有关,还与动物种类、性别差异、生理和病理状态有关。

2) 药物与组织结合:药物不仅能与血浆蛋白结合,而且能与组织中的多种成分结合,从而影响药物的分布。对于组织结合率很高的药物来说,其组织中的总浓度高于血浆中的游离型药物浓度。例如,保泰松在血浆中的游离药物浓度仅占 2%,如果不发生强烈的组织结合,那么组织中的药物总浓度不应大于 2%,但实际上,保泰松在肌肉组织中的总浓度高达 39%,远远大于2%,这说明保泰松与肌肉组织发生了强烈的结合,导致组织中的药物浓度升高。如果连续应用某种组织结合率高的药物,那么该组织内残留的药量即有上升的趋势,这一现象称为药物的蓄积。例如,四环素与新生成的骨形成难溶性的络合物(四环素-钙正磷酸盐络合物),沉积于骨骼及牙齿中,造成小儿骨骼生长抑制及"四环素牙",这是药物蓄积的最典型实例之一。因此,在绝大多数情况下,我们不期望药物在组织内蓄积,以免产生较大的毒副作用。

3) 药物与红细胞结合:血液中的药物,可能与血红细胞膜上的磷脂结合,也可能与细胞内的血红蛋白结合,或直接与红细胞结合,如水杨酸、苯巴比妥、苯妥因、奎尼丁等。药物与血红蛋白的结合由于受到红细胞膜的阻碍,达到平衡比较缓慢。药物与红细胞结合对药物分布转运的影响,与药物与血浆蛋白结合的情况类似。

(4) 药物的相互作用:主要对药物蛋白结合率高的药物有影响。主要是因为这种药物与另一种药物竞争结合蛋白位点,使游离型药物大量增加,引起该药的分布容积、半衰期、受体结合量等发生一系列改变,最终导致药效的改变和不良反应的产生。

(5) 血-脑脊液屏障与胎盘屏障:许多药物进入血液后,可快速分布到各组织,但往往难以进入到具有生理性屏障的组织。药物要进入这些组织必须通过相应的屏障,包括血-脑脊液屏障、胎盘屏障等。

1) 血-脑脊液屏障:是指脑毛细血管阻止某些物质由血液进入脑组织的一层脂质屏障,它是影响药物转运的关键因素。脑屏障包括以下 3 种:血液-脑组织屏障、血液-脑脊液屏障、脑脊液-脑组织屏障。大多数药物向中枢神经系统的转运,采用的是被动转运的方式,因此转运取决于该药物在 pH=7.4 时的分配系数和解离度。在血浆 pH7.4 时,弱酸性药物主要以解离型存在,而弱碱性药物主要以非解离型存在,一般来说,弱碱性药物容易向脑脊液转运。除了药物在血液中的解离度和油水分配系数外,药物与血浆蛋白的结合程度也能在一定程度上影响血液-脑脊液间的药物分配,但只有药物的亲脂性才是药物能否透过血-脑脊液屏障的决定因素。一些营养物质,如葡萄糖、氨基酸、胆碱、核苷酸等,是通过主动转运机制透过屏障的。而一些活性肽则可通过不同转运类型进行转运,如被动扩散、受体介导转运、载体介导转运、入胞-出胞转运、液相入胞转运和吸附入胞转运等系统。

2) 胎盘屏障:药物向胎盘转运除了和药物本身的理化特性有关外,主要受胎盘屏障的影响。胎盘是母体循环和胎儿之间的一道天然屏障,进入母体循环系统的药物必须穿过胎盘和胎膜,才能达到胎儿。胎盘作用类似于血-脑脊液屏障,胎盘转运机制包括被动转运和主动转运。大多数药物是以被动扩散方式通过胎盘,但葡萄糖等可按促进扩散的方式转运,而一些金属离子(如Na^+、K^+等)、氨基酸、维生素及代谢抑制剂可按主动转运的方式通过胎盘。

(6)其他因素

1)给药途径:口服给药,由于首关效应的影响,药物分布量减少,其组织分布情况与非口服途径给药时相比往往有较大差异。例如,增加口服剂量,药物代谢会逐渐出现饱和现象,其分布、排泄又会发生变化。

2)患者因素:患者营养不良致全身性蛋白缺乏时,药物与血浆蛋白及组织蛋白的结合率会降低,分布也发生改变;烧伤及失血性休克患者,药物分布也会发生变化,用药时应加以注意。

知识链接　　哪些抗生素能透过血-脑脊液屏障(表18-1)

表18-1　常见抗生素透过血-脑脊液屏障情况

较易通过血-脑脊液屏障	一般不易透过血-脑脊液屏障,但能透过有炎症的血-脑脊液屏障	难于透过血-脑脊液屏障
哌拉西林	青霉素钠	头孢克洛
阿莫西林	氨苄西林	头孢拉定
头孢曲松钠	头孢呋辛	头孢唑啉
甲硝唑	头孢噻肟钠	林可霉素
利巴韦林	头孢他啶	红霉素
阿昔洛韦	头孢哌酮钠	亚胺培南-西司他汀钠(泰能)
更昔洛韦	头孢吡肟	
异烟肼	美罗培南	
利福平	硫酸阿米卡星	
吡嗪酰胺	克林霉素	
利福喷汀	硫酸万古霉素	
	盐酸去甲万古霉素	
	利福平	

二、药物的代谢

药物被机体吸收后,在体内各种酶及体液环境作用下,可发生一系列化学反应,导致药物化学结构上的转化,即药物代谢,又称生物转化。药物在体内的代谢可以自发进行,但绝大多数药物在体内的代谢均是在细胞特异酶的催化作用下进行的。通常药物的代谢产物的极性大于原型药物,更容易经肾脏和胆汁排泄。这些药物代谢酶主要位于细胞的内质网、微粒体、胞液、溶酶体及核模和脑质膜中,通常又可分为微粒体酶系和非微粒体酶系两大类。前者主要存在于肝,后者在肝、血液及其他组织中均有存在。

1. 代谢过程　药物代谢主要在肝内进行,其代谢过程可分为两个阶段:第一阶段药物分子通过氧化、开环、还原、水解等反应,结果使药物结构中增加了羟基、氨基、羧基等极性基团,使药物分子的水溶性增大;第二阶段反应是结合反应,上述极性基团与体内的葡糖醛酸、甘氨酸、硫酸等结合,增加药物的极性,使其容易从肾脏排泄,药理活性通常降低。有些药物不发生第二阶段反应,如哌替啶变为哌替啶酸。也有些药物只进行结合反应,然后由肾脏排泄,如甲丙氨酯直接与葡糖醛酸结合。除肝外，药物代谢也可能在其他部位发生，如血浆、肠道、肾、肌肉、皮肤等。

2. 影响代谢的因素

（1）给药途径：同一药物其给药途径不同可影响药物的代谢过程，从而使药效受到影响。例如，平喘药特布他林静脉注射后原型药物占尿中总排泄量的 70% ~ 90%，其余为硫酸结合物；而口服给药后，硫酸结合物明显增加，占尿中总排出量的 70% 左右，这是因为经肠黏膜吸收时形成了硫酸化合物。

（2）给药剂量与剂型：药物的代谢大多需要酶的催化作用，有时药物的剂量增加到某种程度以上时，代谢反应呈饱和现象，以致血药浓度异常增高，造成药物中毒。

（3）药物的光学异构特性：不同的光学异构体具有不同的药理活性和副作用，主要原因是体内的酶及药物受体具有立体选择性，因此不同的异构体同样显示出明显的代谢差异。

（4）酶诱导或酶抑制作用：药物在体内的代谢多是在酶的催化下进行的，某些药物重复应用或与其他药物合并应用后，可促进酶的合成、抑制酶的降解或两种以上药物与代谢酶竞争结合，导致药物代谢发生变化，从而改变药物作用的强度和持续时间。

酶诱导作用在药物治疗及高度反应性中间体的形成上都很重要。酶诱导的结果使代谢加快、血药浓度降低，使药物的药理活性减少；当药物代谢生成有活性或毒性的代谢产物时，酶诱导又可导致药理活性或毒性的增加。常见的药物代谢诱导剂有利福平、苯巴比妥、苯妥英钠等。

酶抑制作用使其他药物代谢减慢，导致药理活性及毒副作用增加。代谢抑制剂可分为不可逆性和可逆性两种。临床常见的代谢抑制剂有西咪替丁、氯霉素、异烟肼等。

（5）生理因素：生理因素的差异，如种族、性别、个体、年龄、病理、饮食等，也会影响药物代谢过程。不同人种之间可能由于体内代谢酶的种类或数量的不同，对同一药物的代谢程度可能有所不同，进而表现出药效强度的不同，甚至可表现出质的差异。有些药物（如利多卡因）在女性体内的半衰期比男性长，因此作用持续时间更长；而老年人由于各器官功能逐渐衰减而对药物的代谢能力下降，可使血药浓度过高或作用持续时间过长，而出现毒副作用。

三、药物的排泄

排泄是指体内原型药物或其代谢物排出体外的过程，是药物自体内消除的一种形式。药物的排泄与疗效、疗效维持时间及毒副作用等密切相关。排泄的途径和速率等依据药物的种类而异。药物排泄的主要途径是肾脏，其次是胆汁。还可从汗腺、涎腺、乳腺、呼气等排泄，但排泄量很少。

1. 肾脏排泄　药物通过肾脏排泄有 3 个过程，即肾小球的滤过、肾小管重吸收与肾小管主动分泌。其排泄量是肾单位的滤过、重吸收和分泌的综合结果，即肾排泄率 = 滤过率 + 分泌率 - 重吸收率。

（1）肾小球的滤过：由于肾小球毛细血管壁有很多直径为 6 ~ 10nm 的小孔，通透性较高，药物可以以膜孔扩散方式滤过。但药物若与血浆蛋白结合，则不能滤过。

（2）肾小管的重吸收：肾小管毛细血管膜具有类脂的性质，因此药物从肾小管远曲小管的重吸收是以被动扩散方式进行，其重吸收的程度取决于药物的脂溶性、pK_a 值和尿的 pH。

脂溶性、非解离型药物易于重吸收，故被排泄的量减少。对于弱酸性或弱碱性药物来说，尿液 pH 是影响重吸收的另一因素，尿液 pH 影响药物的解离度，从而影响药物的吸收。临床上可用调节尿液 pH 的方法，作为解救药物中毒的有效措施之一。例如，巴比妥类、水杨酸类等药物中毒，可服用碳酸氢钠碱化尿液，加速药物排出。药物的重吸收也会受到食物或某些药物的影响。碳酸氢钠解救巴比妥类药物中毒，就是由于提高了尿的 pH，降低了巴比妥类非解离型的浓度，从而减少了重吸收，促使药物大量排泄。

除了以上因素外,尿量也会对药物排泄存在影响。例如,尿量增加时,药物在尿液中的浓度下降,重吸收减少;尿量减少时,药物浓度增大,重吸收量也增多。临床上有时通过增加液体摄入或合并应用甘露醇等利尿剂,以增加尿量而促进某些药物的排泄。这种方法对于某些因药物过量而中毒的患者的解毒是有益的。

(3)肾小管主动分泌:指药物通过肾小管上皮细胞从肾小管周围的组织液转运入管腔的过程。肾小管主动分泌为主动转运过程,高度解离的有机弱酸及有机碱类药物都在肾小管内分泌,如氨基马尿酸、青霉素、噻嗪类、组胺等。

肾小管主动分泌具有以下特点:①需载体参与;②需要能量;③由低浓度向高浓度逆浓度梯度转运;④存在竞争抑制作用;⑤有饱和现象;⑥血浆蛋白结合率一般不影响肾小管分泌速率,这主要是由于在主动分泌部位,未结合型药物转运后,结合型药物能很快解离之故。

2. 胆汁排泄　有些药物或代谢物也可以通过毛细胆管膜向毛细胆管内分泌。胆汁排泄对原型药物而言是一个次要的排泄途径,但对药物的代谢物,特别是极性强的代谢产物来说则是主要的途径。能从胆汁分泌的药物需具备几个条件:①能主动分泌;②药物是极性物质,相对分子质量超过300(但超过5000的大分子或蛋白质不能排出)。

胆汁排泄的转运机制有被动扩散和主动转运两种。各种内源性物质、外源性物质及其代谢物是以主动转运方式向胆汁转运,而某些药物或代谢物经胆汁进入十二指肠后,又可在小肠重吸收返回门静脉血,形成肝肠循环。由于肝肠循环的存在,药物在体内能停留较长的时间,有时药物的血药浓度经时曲线出现双峰现象。

胆汁排泄除了受药物分子质量、脂溶性的影响之外,还受胆汁流量、种族差异的影响。

3. 其他排泄方式　除了肾脏排泄、胆汁排泄,还存在一些其他排泄方式,有些药物,如红霉素、地西泮等也可以通过乳汁排泄,且排泄量较大。除此之外,药物还可以从唾液、肺、汗腺排出。

第四节　药物动力学概述

药物动力学(pharmacokinetics)是应用动力学原理与数学处理方法,定量研究药物及其代谢产物在生物体内吸收、分布、代谢和排泄(即 ADME 过程)动态变化的一门科学。

药物动力学通过建立药物动力学模型,得出有关参数,揭示药物在体内的动态变化规律,并可指导临床给药方案。同时通过对药物制剂的生物利用度和生物等效性研究,掌握制剂的吸收规律,提高制剂的质量。同时对药物体内过程研究,对开发新的给药途径及新的剂型等方面都有着积极的意义。

> **知识链接**　　　　　**临床药物动力学的起源及发展**
>
> 临床药物动力学研究开始于 20 世纪 60 年代。20 世纪 80 年代以后,相继出版了临床药物动力学专著,如 Evans 等编写的《Applied Pharmacokinetics》,Rowland 等编写的《Clinical Pharmacokinetics Concept and Application》,Winter 编写的《Basic Clinical Pharmacokinetics》, Mangall 等编写的《Clinical Pharmacokinetics》等。中国于 20 世纪 70 年代末开始开展临床药物动力学研究工作,目前在药物动力学的研究中已经积累了相当多的经验,在新药和药物新制剂的研究开发及治疗药物监测、合理用药等方面取得了令人瞩目的成绩。

一、药动学基本参数

1. 转运速率常数　速率常数(rate constant, k)是描述速度过程的重要动力学参数。速率常数的大小可以定量地比较药物转运速率的快慢,速率常数越大,转运越快。速率常数常用"时间"的倒数为单位,如 $\min^{-1}$ 或 h^{-1}。

一定量的药物,从一个部位转运到另一个部位,转运速率与转运药物量的关系的数学公式为:

$$\frac{\mathrm{d}x}{\mathrm{d}t} = -kx^n \tag{18-7}$$

式中,$\mathrm{d}x/\mathrm{d}t$ 为药物转运的速率;x 为药物量;k 为转运速率常数;n 为级数。$n=1$ 时,k 为一级转运速率常数;$n=0$ 时,k 为零级转运速率常数。

2. 达峰时间和峰浓度 药物经血管外给药吸收后出现的血药浓度最大值称为峰浓度 ($C_{\max}$),达到峰浓度所需的时间为达峰时间($t_{\max}$),见图 18-7。二者是反映药物在体内吸收的速率和程度的两个重要指标,常用于药物吸收速率的品质评价。与吸收速率常数相比,它们能更直观和准确地反映出药物的吸收速率,因此更具有实际意义。药物的吸收速率快,则峰浓度高,达峰时间短,反之亦然。如图 18-8 所示,A、B、C 3 个制剂的吸收程度相似,但吸收速率不同,其中吸收速率 A>B>C。由此可见吸收速率是影响药物疗效或毒性的一个重要因素。

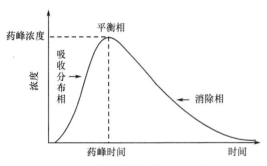

图 18-7 血管外给药吸收后 $C_{\max}$ 和 $t_{\max}$

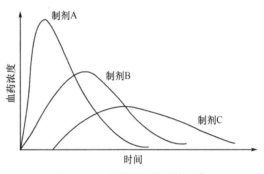

图 18-8 不同制剂的吸收速率

3. 生物半衰期(biological half-life, $t_{1/2}$) 指药物在体内的量或浓度降低 1/2 所需要的时间。生物半衰期是衡量一种药物从体内消除速率的指标。一般来说,代谢快、排泄快的药物,其生物半衰期短;代谢慢、排泄慢的药物,其生物半衰期长。

一级动力学的消除半衰期:

$$t_{1/2} = \frac{0.693}{k} \tag{18-8}$$

零级动力学的消除半衰期:

$$t_{1/2} = \frac{0.5C_0}{k_0} \tag{18-9}$$

米氏(非线性药物动力学)消除半衰期:

$$t_{1/2} = \frac{C_0 + 1.386K_m}{2V_m} \tag{18-10}$$

生物半衰期的临床意义有以下几点。

(1)药物生物半衰期是在疾病状态下调整给药剂量的主要参考依据。它可明确药物在体内的停留时间、积蓄程度,以确定重复用药的给药间隔,以及器官病变时调整给药方案。

(2)生物半衰期改变可反映消除器官的功能状态,可用肌酐或菊粉检测肾的功能状态。

(3)每个药物有自己的 $t_{1/2}$,它是反映药物从体内消除快慢的指标,其长短与原血药浓度无关,但单位时间内消除的药量,则随血药浓度的变化而变化。

4. 表观分布容积(apparent volume of distribution, V) 指药物在体内达到动态平衡时,体内

药量与血药浓度相互关系的一个比例常数,不代表药物在体内真实的容积,无直接的生理学意义,仅反映药物在体内分布的程度,因而称为表观分布容积,单位为 L 或 L/kg。对于单室模型的药物而言,分布容积 V 与体内药量 X 和血药浓度 C 之间的关系:$V=X/C$。

药物表观分布容积的大小取决于药物的脂溶性、膜通透性、组织分配系数及药物与血浆蛋白的结合率等因素。如果药物的血浆蛋白结合率高,则其组织分布较少,血药浓度高。根据药物的表观分布容积、体液分布情况,可推测药物在体内的大致分布情况,见表 18-2。

表 18-2　药物的表观分布容积

体液	细胞外液		细胞内液	总计
	血浆	血管外液		
占体重(%)	4~5	15~20	40~45	60~70
容积(L)	3	12	30	45

例如,①双香豆素的表观分布容积为 3~5L,与血浆容积相似,说明双香豆素主要分布于血液,并与血浆蛋白大量结合;②甘露醇的表观分布容积为 14L,约等于细胞外液,则说明甘露醇主要分布于血浆和细胞外液,药物不易通过细胞膜,无法进入细胞内液;③安替比林的表观分布容积为 40L,说明安替比林可以分布于血浆、细胞内液和细胞外液,在体内有广泛分布。

假如药物被组织细胞选择性摄取,则表观分布容积远远大于体液总量。例如,硫喷妥钠具有较高的脂溶性,可大量地分布于脂肪组织,其表观分布容积为(2.5±1.0)L/kg,肥胖者可达 7.9L/kg。

表观分布容积在临床药物动力学中的意义有以下几方面。

(1)表示药物在体内分布的程度。

(2)表观分布容积数值的变动,可直接影响血药浓度和消除半衰期的长短。

(3)表观分布容积的改变,可影响临床药物动力学各参数的计算。

5. 稳态血药浓度　按一定剂量,一定时间间隔,多次给药后,体内血药浓度将达到稳定状态,这时的血药浓度为稳态血药浓度 C_{ss}。在达到稳态血药浓度的状态下,体内药物的消除速率等于药物的输入速率。

6. 体内总清除率(total body clearance,TBCL)**或清除率**(clearance,CL)　是指单位时间内,从体内消除的药物表观分布容积数或从体内消除的含药血浆体积。清除率表示从血液或血浆中清除药物的速率或效率,并不表示实际被清除的药物量。清除率与消除速率常数和表观分布容积之间的关系可用 $CL=k \cdot V$ 表示。清除率的单位为-L/h 或 L/(h·kg)。

多数药物通过肝的生物转化或肾排泄从体内清除,因而药物的总清除率等于肝消除率 CL_h 与肾清除率之和 CL_r。

$$CL=CL_h+CL_r \qquad (18-11)$$

7. 生物利用度

(1)含义:生物利用度(bioavailability,F)是指制剂中的药物被吸收进入人体循环的速率与程度,它是评价药物吸收程度的重要指标。生物利用速度用吸收速率常数 k_a 表示,用于衡量药物进入血液循环的快慢。生物利用度可用血药浓度-时间曲线下面积表示,以反映药物进入血液循环的多少,其达峰时间可比较制剂间的吸收快慢。

生物利用度分为绝对生物利用度和相对生物利用度,绝对生物利用度(absolute bioavailability)是以静脉注射制剂作为参比制剂,通常用于原料药及新剂型的研究,可比较两种给药途径的吸收差异。相对生物利用度(relative bioavailability)主要用于比较同种药物不同剂型之间或同种制剂不同厂家之间的吸收差异,一般以吸收最好的剂型或制剂为参比标准。

绝对生物利用度

$$F = \frac{\mathrm{AUC_T}}{\mathrm{AUC_{iv}}} \times \frac{D_{iv}}{D_T} \times 100\% \qquad (18\text{-}12)$$

式中,$\mathrm{AUC_{iv}}$ 和 $\mathrm{AUC_T}$ 分别为静脉注射给药和血管外给药后的血药浓度-时间曲线下面积,D_{iv} 和 D_T 分别为静脉注射和血管外给药后的剂量。

相对生物利用度

$$F = \frac{\mathrm{AUC_T}}{\mathrm{AUC_R}} \times \frac{D_R}{D_T} \times 100\% \qquad (18\text{-}13)$$

式中,$\mathrm{AUC_T}$ 和 $\mathrm{AUC_R}$ 分别为服用受试制剂和参比制剂的血药曲线下面积,D_T 和 D_R 分别为受试制剂和参比制剂的剂量。

(2) 生物利用度的临床意义

1) 药物的吸收程度是用来衡量药物制剂中药物进入血液循环的量,即药物的吸收量。同一种药物的不同制剂,其吸收量可能不同。同一制剂,不同厂家的产品药物吸收量往往也存在差异,甚至同一厂家的制剂,不同生产批次也可出现吸收量的差异,从而影响药物疗效和安全性。例如,两种地高辛制剂均符合药典规定,但峰浓度相差 59%,血药浓度-时间曲线下面积相差 55%;水飞蓟宾糊精包合物比普通制剂的生物利用度提高 20 倍。

2) 药物的疗效不但与吸收量有关,同时与药物的吸收速率密切相关。如果一种药物的吸收速率太慢,药物在体内不能达到有效的治疗浓度,即使药物全部被吸收,也达不能到治疗效果。图 18-9 中 A、B、C 3 种制剂具有相同的 AUC,但制剂 A 吸收快,达峰时间短,峰浓度大,已超过最小中毒浓度,因此临床上应用可能会出现毒性反应。制剂 B 达峰时间比制剂 A 慢,血药浓度有较长时间落在最小中毒浓度与最小有效浓度之间,因此可以得到较好的疗效。制剂 C 的血药浓度一直在最小有效浓度以下,所以在临床上可能无效。因此,应该以峰浓度、达峰时间和血药浓度-时间曲线下面 3 个指标全面地评价制剂的生物利用度,衡量制剂的疗效差异,为临床合理用药提供重要依据。

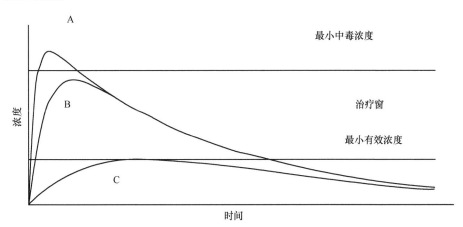

图 18-9　3 种不同制剂的血药浓度-时间曲线

二、隔室模型

隔室模型理论是将整个机体(人或其他动物)按动力学特性划分为若干个房室,把机体看成是由这些房室组成的一个完整的系统。定量研究药物体内过程(吸收、分布、代谢和排泄)的动态变化规律。根据药物在体内的动力学特征,隔室模型可分为单室模型、二室模型和多室模型。

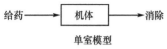

图 18-10　单室模型静脉注射
给药示意图

1. 单室模型　药物进入体内后,能够迅速在全身的组织及器官分布,在各组织、器官中很快达到分布上的动态平衡,且在各组织之间的转运速率相同,但达到动态平衡后各组织部位的药量不一定相等,药物从体内按一级过程消除。此时,整个机体可视为一个隔室,即单室模型(图 18-10),具有该分布特征的药物称为"单室模型"药物。

单室模型药物静脉注射给药后,血药浓度-时间曲线呈现出典型的指数函数的特征,即血药浓度的半对数与时间呈直线关系。

(1) 单次快速静脉给药

1) 模型建立:单次快速静脉注射给药后,药物很快随血液分布到机体各组织器官中,药物在体内基本上只有消除过程,药物的消除速度与体内该时刻的药物浓度成正比。其动力学模型见图 18-11。

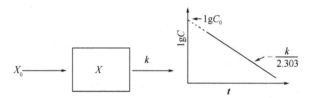

图 18-11　单室模型静脉给药的血药浓度-时间曲线

图 18-11 中,X_0 为静脉注射的给药剂量,X 为时间 t 时体内药物量。k 为一级消除速率常数。根据上述的模型,体内药量的变化速率可用下列微分方程表示:

$$\frac{\mathrm{d}X}{\mathrm{d}t} = -kX \tag{18-14}$$

$\frac{\mathrm{d}X}{\mathrm{d}t}$ 表示体内药物的消除速度;k 为一级消除速率常数;负号表示体内药量 X 随时间 t 的推移不断减少。

上式经拉氏变换后,可得体内药物量与时间的关系式:

$$X = X_0 \cdot e^{-kt} \tag{18-15}$$

由于实际工作中不可能测定体内的药物量,只能测定血药浓度,根据表观分布容积,式两端除以 V,得血药浓度与时间的关系式:

$$C = C_0 \cdot e^{-kt} \tag{18-16}$$

将式两边取对数,得血药浓度计算公式:

$$\lg C = -\frac{k}{2.303}t + \lg C_0 \tag{18-17}$$

2) 药动学参数计算:通过静脉注射给药的血药浓度数据,可以求算药动学参数 k、$t_{1/2}$、V、AUC、CL。

根据半衰期的定义,当 $t=t_{1/2}$ 时,$C=C_0/2$,代入血药浓度计算公式,可得:

$$\lg \frac{C_0}{2} = -\frac{k}{2.303}t_{1/2} + \lg C_0 \tag{18-18}$$

生物半衰期:

$$t_{1/2} = \frac{0.693}{k} \tag{18-19}$$

清除率：
$$CL = kV \qquad (18\text{-}20)$$

表观分布容积：
$$V = \frac{X_0}{C_0} \qquad (18\text{-}21)$$

根据 AUC 定义，可得：
$$\mathrm{AUC} = \frac{C_0}{k} = \frac{X_0}{kV} \qquad (18\text{-}22)$$

常用采用图解法与线性回归法可获得以上药动学参数。

某抗生素给体重 50kg 男性注射 6mg/kg，得到下列数据：

t(h)	0.25	0.5	1.0	3.0	6.0	12.0	18.0
C(μg/ml)	8.21	7.87	7.23	5.15	3.09	1.11	0.40

求算 k、$t_{1/2}$、V、AUC、CL，及药物动力学表达式。

A. 作图法

根据公式 $\lg C = -\dfrac{k}{2.303}t + \lg C_0$ 以血药浓度与时间在半对数坐标纸上作图（图 18-12），得直线。

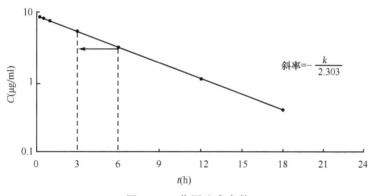

图 18-12　作图法求参数

在直线上找两点求斜率：斜率 $= \dfrac{\lg C_2 - \lg C_1}{t_2 - t_1}$，即斜率 $= \dfrac{\lg 3.09 - \lg 5.15}{6 - 3} = -0.0739$

$k = -(0.0739) \times 2.303 = 0.1702\mathrm{h}^{-1}$；$t_{1/2} = \dfrac{0.693}{k} = 4.07\mathrm{h}$；$t_{1/2}$ 也可从图中直接读出。当 $t = 0$ 时，取直线在对数坐标上的截矩，得 $C_0 = 8.57$（μg/ml）

$$V = \frac{X_0}{C_0} = \frac{300 \times 1000}{8.57} = 35\,005(\mathrm{ml}) = 35\mathrm{L}$$

$$CL = kV = 0.1702 \times 35 = 5.96(\mathrm{L/h})$$

$$\mathrm{AUC} = \frac{C_0}{k} = \frac{8.57}{0.1702} = 50.4$$

药物动力学表达式为：

$$\lg C = -\frac{k}{2.303}t + \lg C_0 = -\frac{0.1702}{2.303}t + \lg 8.57 = -0.0739t + 0.9330$$

B. 线性回归法

将血药浓度与时间关系与一般线性方程比较：$\lg C = -\dfrac{k}{2.303}t + \lg C_0$；$y = bx + a$；可见 $y =$

$\lg c$ ，$x = t$，$b = -\dfrac{k}{2.303}$

根据一般线性回归方法，先将有关数据列表：

序号	x	y	x^2	y^2	xy
1	0.25	0.9143	0.0625	0.8360	0.2285
2	0.5	0.8960	0.25	0.8028	0.448
3	1.0	0.8591	1	0.7381	0.8591
4	3.0	0.7076	9	0.5007	2.1228
5	6.0	0.4899	36	0.2400	2.9397
6	12	0.0453	144	0.00205	0.5438
7	18	−0.3979	324	0.1583	−7.1629
$\sum$ 7	40.75	3.5144	514.3125	3.2781	−0.0207

x 的离差平方和：$L_{xx} = \sum x^2 - (\sum x)^2 / N = 277.09$

y 的离差平方和：$L_{yy} = \sum y^2 - (\sum y)^2 / N = 1.5137$

x,y 离差乘积之和：$L_{xy} = \sum xy - \sum x \sum y / N = -20.4795$

$b = \dfrac{L_{xy}}{L_{xx}} = \dfrac{-20.4795}{277.09} = -0.0739$ $a = \dfrac{\sum y}{N} - b \times \sum x / N = \dfrac{3.5144}{7} - \left[-0.0739 \times \dfrac{40.75}{7} \right] = 0.932$

$r = \left| \dfrac{L_{xy}}{\sqrt{L_{xx} L_{yy}}} \right| = 0.99998$，相关性很好。

把 a、b 代入公式 $\lg C = -\dfrac{k}{2.303} t + \lg C_0$，得回归方程：

$\lg C = -0.0739t + 0.932$，则 $k = -2.303 \times (-0.0739) = 0.17 \mathrm{h}^{-1}$

$t_{1/2} = \dfrac{0.693}{0.17} = 4.07 \mathrm{h}$

$C_0 = \lg^{-1} 0.932 = 8.57 (\mu\mathrm{g/ml})$

其他参数计算与作图法相同。

（2）静脉注射尿排泄数据处理和清除率

1）静脉注射尿排泄数据处理：在某些情况下，血药浓度测定比较困难，如血药浓度过低，血液中物质干扰测定，不便对用药对象进行多次采血等。而尿药数据法，取样对机体没有损伤，比较方便，因而在某些情况下，常采用尿排泄数据法。但此法要求有较多原形药物从尿中排出，肾排泄过程属于一级过程，含量测定方法有专属性。其数据处理方法一般有两种：速度法和亏量法。

A. 速度法

尿排泄速度与体内药量成正比：

$$\dfrac{\mathrm{d}X_u}{\mathrm{d}t} = k_e X \tag{18-23}$$

$\dfrac{\mathrm{d}X_u}{\mathrm{d}t}$ 为尿药排泄速度，k_e 为表观一级肾排泄速度，X 为 t 时间体内药量。

因 $X = X_0 e^{-kt}$,则 $\dfrac{\mathrm{d}X_u}{\mathrm{d}t} = k_e X_0 e^{-kt}$,取对数:

$$\lg \frac{\mathrm{d}X_u}{\mathrm{d}t} = -\frac{kt}{2.303} + \lg k_e X_0 \tag{18-24}$$

若以平均速度 $\dfrac{\Delta X_u}{\Delta t}$ 代替瞬时速度 $\dfrac{\mathrm{d}X_u}{\mathrm{d}t}$,以中间时间 t_c 代替集尿时间 t ,则:

$$\lg \frac{\Delta X_u}{\Delta t} = -\frac{kt_c}{2.303} + \lg k_e X_0 \tag{18-25}$$

以 $\lg \dfrac{\Delta X_u}{\Delta t}$ 对 t_c 作图,可以求出消除速率常数 k 及肾排泄速度常数 k_e ,也可以求出消除半衰期。

通过实验测定各集尿时间间隔内尿的体积及尿中药物浓度,则能求出 ΔX_u ,而 $\Delta t = (t_{i+1} - t_i)$, $t_c = \dfrac{(t_{i+1} - t_i)}{2}$ 。则有关数据均可求出。若已知分布容积,也可求出肾清除率:

$$CL_r = k_e V \tag{18-26}$$

B. 亏量法

由于消除速度的波动性,速度法结果产生一定的误差,因而提出亏量法,以提高结果的准确性。

根据式(18-14)和式(18-23),经拉氏变换,可得:

$$X_u = \frac{k_e X_0}{k}(1 - e^{-kt}) \tag{18-27}$$

X_u 为 t 时间的累积药量,当 t 增加则 X_u 不断增加,直到 X_u^∞ (尿药总量),当 $t \to \infty$ 则 $e^{-kt} \to 0$,即:

$$X_u^\infty = \frac{k_e X_0}{k} \tag{18-28}$$

以上两式相减,取对数可得:

$$\lg(X_u^\infty - X_u) = -\frac{kt}{2.303} + \lg \frac{k_e X_0}{k} \tag{18-29}$$

以 $\lg(X_u^\infty - X_u)$ 对 t 作图,便可求出消除速率常数 k 及肾排泄常数 k_e ,也可求出消除半衰期。亏量法要测定 X_u^∞ ,需要较长时间,一般要求 7 个 $t_{1/2}$,此法结果准确。而速度法实验工作量较小,但精确度差。尿药回收率等于肾排泄分数:

$$f_e = \frac{X_u^\infty}{X_0} = \frac{k_e}{k} \tag{18-30}$$

2)清除率:药物消除动力学理论是以速率概念为基础,用消除速率常数和半衰期来表达。但这一理论用于解剖学或生理学范围内,并对药物消除机制进行验证时,并不方便。因此,用清除率来表征药物的处置特性,更易于理解。

A. 器官清除率

某一药物的器官清除率为抽取比与血流速率的乘积: $CL_0 = Q \cdot ER$,其中 Q 为器官血流速度, ER 为抽取比,设进入器官动脉血内药物浓度为 C_A ,而离开器官时静脉血内药物浓度为 C_V ,则:

$$ER = \frac{QC_A - QC_V}{QC_A} = \frac{Q(C_A - C_V)}{QC_A} = \frac{C_A - C_V}{C_A} \tag{18-31}$$

因为 QC_A 为药物进入器官的速率,而 QC_V 为药物离开器官的速率,故通过器官的消除速度为 $QC_A - QC_V$,所以抽取比实际上就是药物的消除速率与进入器官的速率之比。如果抽取比为 0.7,则表示通过器官的血流中有70%的药物被清除掉,所以器官清除率也可表示为:

$$CL_0 = Q \cdot ER = Q \cdot \frac{C_A - C_V}{C_A} \tag{18-32}$$

B. 肾清除率(renal clearance)

肾清除率为单位时间内由肾完全清除所含药物的血浆体积,即单位时间内肾将多少毫升血浆中的药物全部清除排除。肾清除率在数学上可定义为尿药排泄速率除以收集尿时间的中点时间的血药浓度。

$$CL_r = \frac{dX_u/dt}{C} \tag{18-33}$$

例 某药 0~0.5h 内尿中排出量为48.5mg,在0.25h时血浆内药物浓度测定为 $12\mu g/ml$,求 CL_r。

$$CL_r = \frac{dX_u/dt}{C} = \frac{(48.5 \times 1000)/0.5}{12} = 8083(ml/h) = 135(ml/min)$$

又因为 $\frac{dX_u}{dt} = k_e X$,所以,$CL_r = \frac{k_e X}{C} = k_e V$,将 $CL_r = \frac{dX_u/dt}{C}$ 从时间 0 到 ∞ 积分,整理得:

$$CL_r = \frac{X_u^\infty}{\int_0^\infty C dt} = \frac{X_u^\infty}{AUC}$$

人体流经肾的血流量约为 1200ml/min,流过肾的血浆量约为 650ml/min。肾小球滤过率为 120~130ml/min,氨基马尿酸可用来测定肾血浆流量,菊粉可用来测定肾小球滤过率,菊粉清除率(CL_{in})为125ml/min。药物通过肾排泄机制包括肾小球滤过、肾小管重吸收和肾小管分泌。药物肾清除机制,通过排泄比能够得到一个大致的判断。

$$排泄比 = \frac{药物清除率}{菊粉清除率} = \frac{CL_r}{CL_{in}}$$

$\frac{CL_r}{CL_{in}} < 1$,即 $CL_r < 125ml/min$ 可能有部分药物从肾小管重吸收;

$\frac{CL_r}{CL_{in}} = 1$,即 $CL_r = 125ml/min$,药物只从肾小球滤过;

$\frac{CL_r}{CL_{in}} > 1$,即 $CL_r > 125ml/min$,药物可能有肾小管分泌。

药物排泄比最大为5,说明该药物的肾清除率等于通过肾的血浆流量。有些药物如葡萄糖排泄比为零,说明该药物全部被重吸收。

C. 总清除率

总清除率是药物在体内各个消除过程清除率的总和,它等于总的清除速率与血浆药物浓度之比:

$$CL = \frac{dX_E/dt}{C} = \frac{\mu g/h}{\mu g/ml} = ml/h \tag{18-34}$$

式中,dX_E/dt 为各种途径药物的清除速率,整理上式可得:$dX_E = CLCdt$。从 $t=0$ 到 ∞ 积分得

$$(X_E)_0^\infty = CL\int_0^\infty C dt = CL \cdot AUC \tag{18-35}$$

$(X_E)_0^\infty$ 为药物消除总量,静脉注射时 $(X_E)_0^\infty = X_0$,故式(13-29)又可写为

$$CL = \frac{X_0}{\text{AUC}} \tag{18-36}$$

又因 $\text{AUC} = \frac{X_0}{kV}$，所以 $\qquad CL = \frac{X_0}{X_0/kV} = kV \tag{18-37}$

清除率的单位为 ml/h 或 ml/min 或 L/h。

根据定义，总清除率为各个清除率之和，故

$$CL = kV = k_e V + k_b V + \cdots \tag{18-38}$$

$$CL_r = k_e V \tag{18-39}$$

$$CL_b = k_b V \tag{18-40}$$

CL_b 为非肾清除率，一般指肝清除率，实验不易测定，但可由公式：$CL_b = CL - CL_r$ 可求出。

（3）静脉滴注给药：静脉滴注也称静脉输注，是以恒定速率向血管内给药的方式，在临床上应用十分广泛，特别是在抢救危重患者，或特殊药物给药（如去甲肾上腺素、普鲁卡因等作用强、治疗指数小，或生物半衰期短的药物），可有效维持恒定的有效血药浓度，减少毒副作用。

单室模型药物以静脉滴注方式进入体内，在滴注时间 t 之内，体内除了清除过程外，同时存在一个恒速增加药量的过程，当滴注完成后，体内才只有消除过程。因此，这种模型包括两个方面：①药物以恒定速率 k_0 进入体内。②体内药物以 k 即一级速度从体内消除。体内过程的模型见图 18-13。

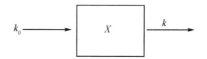

图 18-13　单室模型静脉滴注给药示意图

因此，体内药物量 X 的变化情况，一方面以 k_0 恒速增加，一方面从体内消除，药物从体内的消除速率与当时体内药物量成正比，体内药物的变化速率应该是这两部分的代数和，用微分方程式表示为：

$$\frac{\mathrm{d}X}{\mathrm{d}t} = k_0 - kX \tag{18-41}$$

式中，$\frac{\mathrm{d}X}{\mathrm{d}t}$ 为体内药物量的瞬时变化率；k_0 为零级静脉滴注速率，以单位时间内的药量来表示；k 为一级消除速度常数。

经拉氏变化，并将 $X = VC$ 代入，得到血药浓度与时间的关系为：

$$C = \frac{k_0}{kV}(1 - e^{-kt}) \tag{18-42}$$

在静脉滴注开始后的一段时间内，血药浓度逐渐上升，然后增大程度越来越小，最后保持一个恒定水平，此时的血药浓度值称为稳态血药浓度或称坪浓度，用 C_{ss} 表示。在达到稳态血药浓度的状态下，体内药物的消除速率等于药物的输入速率。

当 $t \to \infty$ 时，$e^{-kt} \to 0$，$(1-e^{-kt}) \to 1$，则式中的血药浓度 C 用 C_{ss} 表示：

$$C_{ss} = \frac{k_0}{kV} \tag{18-43}$$

从式中可以看出，单室模型静脉注射给药稳态血药浓度与静脉滴注速度 k_0 成正比，滴注速率越大，稳态血药浓度速率将更大。

由于每种药物，在体内达到某一血药浓度时，所需要的生物半衰期是一致的，与药物生物半衰期的长短无关。例如，达到 C_{ss} 的 90% 时需要 3.3 个 $t_{1/2}$，达到 C_{ss} 的 95% 时需要 4.3 个 $t_{1/2}$，各种药物都一样。这是因为：

$$kt = \frac{0.693}{t_{1/2}} \cdot nt_{1/2} = 0.693n \qquad (18\text{-}44)$$

因为体内药物达到某一浓度 C 时,其值均小于稳态血药浓度,故任何时间的 C 值均可用 C_{ss} 的某一分数来表示,即达坪分数,以 f_{ss} 表示:

$$f_{ss} = \frac{C}{C_{ss}} = \frac{\dfrac{k_0}{kV}(1 - e^{-kt})}{\dfrac{k_0}{kV}} = 1 - e^{-kt} \qquad (18\text{-}45)$$

因此实际工作中常需计算药物达稳态血药浓度某一分数时所需时间。

两式经整理,可得: $\qquad n = -3.32\lg(1 - f_{ss}) \qquad (18\text{-}46)$

式中,n 表示静脉滴注给药达到坪浓度某一分数所需 $t_{1/2}$ 的个数。

由此,可看出静脉滴注给药的动力学特征:

1)血药浓度随时间递增,当 $t \to \infty$ 时,$e^{-kt} \to 0$,血药浓度达到稳态,稳态血药浓度 C_{ss} 可按下式估算

$$C_{ss} = \frac{k_0}{kV} \qquad (18\text{-}47)$$

2)从上式可以看出,稳态水平高低取决于滴注速率,C_{ss} 与 k_0 成正比关系。

3)达到稳态水平所需要的时间取决于药物的消除半衰期,而与滴注速率无关,当 $t = 4.3t_{1/2}$ 时,$C = 0.95C_{ss}$,当 $t = 6.64t_{1/2}$ 时,$C = 0.99C_{ss}$,即经 $4.3t_{1/2}$ 即可达到坪浓度的95%;经 $6.64t_{1/2}$ 即可达到坪浓度的99%。

4)期望稳态水平确定后,滴注速率即可确定

$$k_0 = C_{ss}Vk \qquad (18\text{-}48)$$

5)静脉滴注开始时,血药浓度距稳态差别很大,若药物 $t_{1/2} = 1h$,到达稳态93.7%要4h。因此临床需要先静注一个负荷剂量,使血药浓度立即达到或接近 C_{ss}。计算首剂剂量的方法是:

$$X_0^* = C_{ss}V \qquad (18\text{-}49)$$

（4）单室模型药物单次血管外给药

1)模型建立:血管外给药一般指静脉以外的给药途径,包括口服、肌注和直肠给药等途径。血管外给药后,药物需经过一个吸收过程才能进入血液循环,药物以接近一级吸收速率进入体内,按照一级速率消除,模型见图18-14。

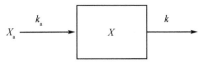

图 18-14　单室模型血管外给药示意图

X_a 为吸收部位的药量,X 为体内药量,k_a 为一级吸收速率常数,k 为一级消除速率常数。根据上述模型列出微分方程:

$$\frac{\mathrm{d}X}{\mathrm{d}t} = k_a X_a - kX \qquad (18\text{-}50)$$

式中,k_a 为一级吸收速率常数,X_a 为残留在吸收部位的药量。

由于 $X_a = X_0 e^{-k_a t}$,体内药量的初始值为0,吸收部位的初始药量为 FX_0,F 为吸收分数。

两式经拉氏变换,整理后可得,

$$C = \frac{k_a FX_0}{V(k_a - k)}(e^{-kt} - e^{-k_a t}) \qquad (18\text{-}51)$$

令 $A = \dfrac{k_a FX_0}{V(k_a - k)} \qquad (18\text{-}52)$

则 $C = A(e^{-kt} - e^{-k_at})$ (18-53)

A. 达峰时间和达峰浓度

单室模型单次血管外给药时,可出现血药峰浓度 $C_{\max}$,它与给药剂量和给药途径有关;出现血药峰浓度 $C_{\max}$ 的时间为达峰时间 $t_{\max}$,它与吸收速率和消除速率有关,一般吸收速率大于消除速率,吸收速率快则达峰时间短。

$$\frac{\mathrm{d}C}{\mathrm{d}t} = \frac{k_a X_0 F}{V(k_a - k)}(k_a e^{-k_at} - k e^{-kt})$$ (18-54)

当时间为 $t_{\max}$ 时,$\frac{\mathrm{d}C}{\mathrm{d}t} = 0$,血药浓度达峰值 $C_{\max}$。上式简化、整理后可得:

$$t_{\max} = \frac{2.303 \lg(\frac{k_a}{k})}{k_a - k}$$ (18-55)

由此可得

$$C_{\max} = \frac{FX_0}{V} e^{-kt_{\max}}$$ (18-56)

B. 滞后时间

血管外给药后,在吸收前有一释放过程,然后才能被吸收,存在一个滞后时间 (lag time,t_{lag}),如图 18-15 所示:$t-t_{lag}$。

因此,血管外给药的血药浓度公式应为

$$C = A[e^{-k(t-t_{lag})} - e^{-k_a(t-t_{lag})}]$$ (18-57)

$$A = \frac{k_a X_0 F}{V(k_a - k)}$$ (18-58)

上式经计算,可得

$$t_{lag} = \frac{2.303 \lg(A_2 - A_1)}{k_a - k}$$ (18-59)

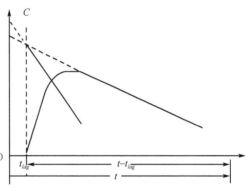

图 18-15　单室模型血管外给药后时间-浓度曲线图

2) 药物动力学参数计算:某单室模型药物口服 1000mg 时数据如下:

时间(h)	0.25	0.5	1.0	2.0	3.0	5.0	8.0	12.0
C(μg/ml)	12.5	23.8	37.0	50.0	61.0	50.0	37.8	26.0

求 k、k_a、$t_{1/2}$、V、$t_{\max}$、$C_{\max}$、AUC、CL(已知 $F = 0.698$)。

A. 用残数法求 k、k_a,同时计算 $t_{1/2}$、$t_{1/2(a)}$

根据公式:$C = A(e^{-kt} - e^{-k_at})$,一般 $k_a \gg k$,即吸收速率常数大于消除速率常数,当 t 充分大时,$e^{-k_at} \to 0$,得 $C = A e^{-kt}$,故 $\lg C = -\frac{kt}{2.303} + \lg A$

以 $\lg C$ 对 t 作图,得一条双指数曲线,而尾端几个点连成直线,从直线斜率求出 k。

$$斜率 = \frac{\lg C_2 - \lg C_1}{t_2 - t_1} = \frac{\lg 37.8 - \lg 61.0}{8 - 3} = -0.0416$$

$k = -(-0.0416) \times 2.303 = 0.0957h^{-1}$,$t_{1/2} = \frac{0.693}{k} = 7.24h$

该直线外推至零时间可得到截距,得 $A = 82\mu g/ml$。

若 F、V 已知可从截距中求 k_a，一般情况下，F、V 是未知的，可用残数法求 k_a。将 $C = A(e^{-kt} - e^{-k_a t})$ 展开后移项，$Ae^{-kt} - C = Ae^{-k_a t}$

取对数得 $\lg(Ae^{-kt} - C) = -\dfrac{k_a t}{2.303} + \lg A$

式中，Ae^{-kt} 为外推浓度。例如，1h 外推浓度可以将曲线尾段直线外推得外推线，以 1h 与浓度 37.0μg/ml 的连线向上延长至外推线，便可得外推浓度 $C_外$（74μg/ml）。吸收相其他各时间的外推浓度，也可以用同样的方法求出。C 为实测浓度，以外推浓度减去实测浓度，便得残数浓度（C_r）。因此上式可写为：$\lg C_r = -\dfrac{k_a t}{2.303} + \lg A$

将所得数据列表：

t(h)	0.25	0.5	1.0	2.0	3.0	5.0	8.0	12.0
C(μg/ml)	12.5	23.8	37.0	50.0	61.0	50.0	37.8	26.0
$C_外$(μg/ml)	80	78	74	67				
C_r(μg/ml)	67.5	54.2	37	17				

以 $\lg C_r$ 对 t 作图得直线叫残数线（图 18-16），从残数线的斜率便可求出 k_a。

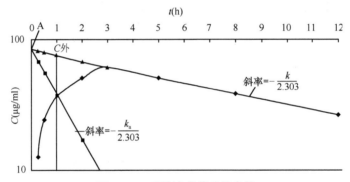

图 18-16 残数法求药动学参数

残数线斜率为：斜率 $= \dfrac{\lg C_2 - \lg C_1}{t_2 - t_1} = \dfrac{\lg 17 - \lg 67.5}{2 - 0.5} = -0.3422$

所以 $k_a = -2.303 \times (-0.3422) = 0.788 \text{h}^{-1}$

$t_{1/2(a)} = \dfrac{0.693}{k_a} = 0.88 \text{h}$；$t_{1/2(a)}$ 为吸收半衰期。

但用残数法求 k_a，必须在吸收相内测定足够的数据，至少有 3 点。残数法非常重要，凡二项指数式三项指数式中有关参数均可用此法求出，为了便于掌握，现将此法操作步骤总结如下：①作 $\lg C$-t 图。②用消除相（曲线尾段）几个点作直线求 k。③直线外推得外推线，求吸收相各时间 C_1，C_2，C_3…在外推线相应的外推浓度 $C_{1外}$，$C_{2外}$，$C_{3外}$…④外推浓度-实测浓度=残数浓度（C_r）。⑤作 $\lg C_r$-t 图得残数线，从残数线的斜率求出 k_a。

B. 求 V、t_{max} 与 C_{max}。

已知 $F = 0.698$，$X_0 = 1000\text{mg} = 1\,000\,000\mu\text{g}$，$A = 82$（μg/ml）则

分布容积 $V = \dfrac{k_a F X_0}{A(k_a - k)} = \dfrac{0.788 \times 0.698 \times 1\,000\,000}{82 \times (0.788 - 0.0957)} = 9689\text{ml} = 9.689\text{L}$

达峰时间 $t_{max} = \dfrac{2.303 \lg(\dfrac{k_a}{k})}{k_a - k} = \dfrac{2.303 \lg(\dfrac{0.788}{0.0957})}{0.788 - 0.0957} = 3.046h$

峰浓度 $C_{max} = \dfrac{FX_0}{V} e^{-kt_{max}} = \dfrac{0.698 \times 1\ 000\ 000}{9689} e^{-0.0957 \times 3.046} = 53.83(\mu g/ml)$

曲线下面积 $AUC = \dfrac{FX_0}{Vk} = \dfrac{0.698 \times 1\ 000\ 000}{9689 \times 0.0957} = 752.77(\mu g/ml)$

总清除率 $CL = kV = 9689 \times 0.0957 = 927.24(ml/h) = 15.45(ml/min)$

2. 多室模型

（1）双室模型快速静脉给药：本类药物
在体内分布符合双室模型,药物静脉注射后
全部迅速进入中央室,药物只有在中央室与
周边室之间交换(图 18-17)。药物的消除仅
在中央室,并按一级消除速率常数进行。药
物的室间交换速率亦符合一级速率过程。

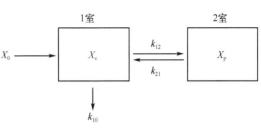

图 18-17 双室模型静脉注射给药示意图

图 18-17 中,X_0 为给药剂量,X_c 为中央
室的药量,X_p 为周边室的药量;k_{12} 为药物从中央室向周围边室转运的一级速率常数;k_{21} 为药物
从周边室向中央室转运的一级速率常数;k_{10} 为药物从中央室消除的一级速率常数。

1）血药浓度

$$\frac{dX_c}{dt} = k_{21}X_p - k_{12}X_c - k_{10}X_c \tag{18-60}$$

$$\frac{dX_p}{dt} = k_{12}X_c - k_{21}X_p \tag{18-61}$$

$\dfrac{dX_c}{dt}$ 为中央室药物的转运速率;$\dfrac{dX_p}{dt}$ 为周边室药物的转运速率。

上两式经拉氏变换可得：

$$X_c = \frac{X_0(\alpha - k_{21})}{\alpha - \beta} e^{-\alpha t} + \frac{X_0(k_{21} - \beta)}{\alpha - \beta} e^{-\beta t} \tag{18-62}$$

$$X_p = \frac{k_{12}X_0}{\alpha - \beta}(e^{-\beta t} - e^{-\alpha t}) \tag{18-63}$$

由于血药浓度与中央室的药量呈比例。$X_c = V_c C$,V_c 为中央室分布容积,可得

$$C = \frac{X_0(\alpha - k_{21})}{V_c(\alpha - \beta)} e^{-\alpha t} + \frac{X_0(k_{21} - \beta)}{V_c(\alpha - \beta)} e^{-\beta t} \tag{18-64}$$

简写成 $C = Ae^{-\alpha t} + Be^{-\beta t} \tag{18-65}$

$$A = \frac{X_0(\alpha - k_{21})}{V_c(\alpha - \beta)}; B = \frac{X_0(k_{21} - \beta)}{V_c(\alpha - \beta)}$$

α 称为快处置速度常数,一般称为"分布速率常数",它主要由分布过程来决定。β 称为慢处
置速度常数,也称为"消除速率常数",由消除过程决定的。一般 $\alpha > \beta$,药物的生物半衰期则由慢
处置速率常数 β 来决定。α、β 又称混杂参数,与模型参数间存在以下关系：

$$\alpha + \beta = k_{12} + k_{21} + k_{10} \tag{18-66}$$

$$\alpha\beta = k_{21}k_{10} \tag{18-67}$$

2）参数计算：给药初期血药浓度迅速下降,主要由中央室向周边室分布,称之为分布相。然

后进入缓慢下降的消除相或后分布相。此时,血浆中药物浓度与所有组织建立平衡,体内各组织和体液内药量按比例消除。通常 $\alpha \gg \beta$,$e^{-\alpha t}$ 值随时间增长,趋于零,而 $e^{-\beta t}$ 仍为定值,于是 $C = Be^{-\beta t}$,

即
$$\lg C = \lg B - \frac{\beta t}{2.303} \tag{18-68}$$

从斜率算出 β 值,从外推至纵轴的截距可算出 B 值,β 值的单位为 $\min^{-1}$。

其相对应的生物半衰期为 $t_{1/2}\beta = 0.693/\beta$,定义为消除相中任一浓度降低一半所需时间,与单室模型 $t_{1/2}$ 含义基本相同。

剩余血药浓度 $C_r = Ae^{-\alpha t}$ $\tag{18-69}$

即
$$\log C_r = \log A - \frac{\alpha t}{2.303} \tag{18-70}$$

由实测浓度值减去消除直线外推线浓度计算出相应的残数浓度(C_r),以 $\lg C_r$ 对 t 作图可得一直线,由该直线斜率求出 α 值,由截距求 A 值。

由混杂参数 α、β、A、B 可求出药动学隔室模型参数。

当 $t=0$ 时,$e^{-\alpha t}=1$,$e^{-\beta t}=1$,因此 $C_0 = A + B$,$V_c = \frac{X_0}{C_0} = \frac{X_0}{A+B}$,代入可得,

$$AUC_{0\to\infty} = \int_0^\infty C dt = \int_0^\infty (Ae^{-\alpha t} + B^{-\beta t}) dt = \frac{A}{\alpha} + \frac{B}{\beta} \tag{18-71}$$

$$k_{10} = \frac{\alpha\beta}{k_{21}} \tag{18-72}$$

$$k_{12} = \alpha + \beta - k_{21} - k_{10} \tag{18-73}$$

$$k_{21} = \frac{A\beta + B\alpha}{A+B} \tag{18-74}$$

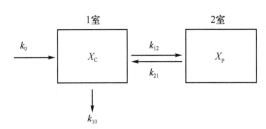

图 18-18　双室模型静脉滴注给药示意图

（2）双室模型静脉滴注:双室模型静脉滴注给药时,一方面药物以恒速 k_0 逐渐进入中央室,不断补充中央室的药物量;另一方面,药物同时也在中央室和周边室之间转运。其模型见图 18-18。

可由微分方程表示为:

$$\frac{dX_c}{dt} = k_0 + k_{12}X_p + k_{12}X_c - k_{10}X_c \tag{18-75}$$

$$\frac{dX_p}{dt} = k_{12}X_c - k_{21}X_p \tag{18-76}$$

解方程得,血药浓度 $C = \frac{k_0}{V_c k_{10}}\left[1 - \left(\frac{k_{10}-\beta}{\alpha-\beta}\right)e^{-\alpha t} - \left(\frac{\alpha-k_{10}}{\alpha-\beta}\right)e^{-\beta t}\right]$ $\tag{18-77}$

当 $t\to\infty$,则 $e^{-\alpha t}$ 及 $e^{-\beta t}$ 均趋于 0,则其稳态血药浓度为 $C_{ss} = \frac{k_0}{V_c k_{10}}$ $\tag{18-78}$

设机体总表观分布为 V_β,则它与中央室表观分布容积 V_c 之间存在如下关系式:

$$V_\beta\beta = V_c k_{10} \tag{18-79}$$

因此当药物的总表观分布容积 V_β,总消除速度常数 β 已知后,可按临床所要求的理想血药浓度 C_{ss},设计该药的静脉滴注速度。

$$k_0 = C_{ss}V_\beta\beta \tag{18-80}$$

（3）双室模型血管外给药：双室模型血管外给药，其体内动力学模型示意图见（图18-19）。

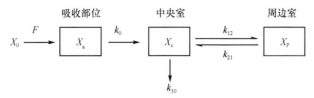

图18-19　双室模型血管外给药示意图

根据动力学模型，其微分方程为：

$$\frac{\mathrm{d}X_c}{\mathrm{d}t} = k_a X_a + k_{21} X_p - k_{12} X_c - k_{10} X_c \tag{18-81}$$

$$\frac{\mathrm{d}X_p}{\mathrm{d}t} = k_{12} X_c - k_{21} X_p \tag{18-82}$$

$$\frac{\mathrm{d}X_a}{\mathrm{d}t} = - k_a X_a \tag{18-83}$$

解上述微分方程，可得中央室药物浓度与时间 t 函数关系式如下：

$$C = \frac{k_a F X_0 (k_{21} - k_a)}{V_c(\alpha - k_a)(\beta - k_a)} \cdot e^{-k_a t} + \frac{k_a F X_0 (k_{21} - \alpha)}{V_c(k_a - \alpha)(\beta - \alpha)} \cdot e^{-\alpha t} + \frac{k_a F X_0 (k_{21} - \beta)}{V_c(k_a - \alpha)(\alpha - \beta)} \cdot e^{-\beta t}$$
$$\tag{18-84}$$

该式反映了双室模型血管外给药后，中央室内药物浓度与时间的变化规律。

令 $N = \dfrac{k_a F X_0 (k_{21} - k_a)}{V_c(\alpha - k_a)(\beta - k_a)}$；$L = \dfrac{k_a F X_0 (k_{21} - \alpha)}{V_c(k_a - \alpha)(\beta - \alpha)}$；$M = \dfrac{k_a F X_0 (k_{21} - \beta)}{V_c(k_a - \alpha)(\alpha - \beta)}$ 上式可简写为：

$$C = N \cdot e^{-k_a t} + L \cdot e^{-\alpha t} + M \cdot e^{-\beta t} \tag{18-85}$$
$$N + L + M = 0 \tag{18-86}$$

（4）药物动力学参数的计算：由于双室模型比较复杂，为便于理解，通过以下实例，求算有关动力学参数。

例　某双室模型药物静注 100mg，测得各个时间的血药浓度如下：

t(h)	0.165	0.5	1.0	2.5	3.0	5.0	7.5	10.0
C(μg/ml)	65.03	28.69	10.04	4.93	2.29	1.36	0.71	0.38

求 $\alpha, \beta, t_{1/2\alpha}, t_{1/2\beta}, C_0, A, B, V_c, k_{21}, k_{10}, k_{12}$。

1）在半对数坐标纸上以 $\lg C$ 对 t 作图。

2）根据后 4 点构成直线外推，得各时间点对应的外推浓度 $C_{外}$，并推至 y 轴交点，得截距 $B = 4.8 \mu g/ml$。

t(h)	0.165	0.5	1.0	2.5
C_r(μg/ml)	60.33	24.49	6.34	1.63

t(h)	0.165	0.5	1.0	2.5
$C_{外}$(μg/ml)	4.7	4.2	3.7	3.3

3）根据实测浓度减去外推浓度得出剩余浓度 C_r。

以 C_r 对 t 仍在这张坐标纸上作残数线，并

以残数线向上外推至 y 轴交点，得截距 $A = 96 \mu g/ml$。

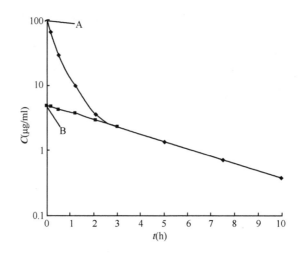

4）计算

$$\alpha = -2.303 \left(\frac{\lg 1.63 - \lg 60.33}{1.5 - 0.165} \right) = 2.7055(\mathrm{h^{-1}})$$

$$\beta = -2.303 \left(\frac{\lg 0.38 - \lg 2.29}{10 - 3} \right) = 0.2566(\mathrm{h^{-1}})$$

$$t_{\frac{1}{2}\alpha} = \frac{0.693}{\alpha} = \frac{0.693}{2.7055} = 0.2561\mathrm{h} \; ; \; t_{\frac{1}{2}\beta} = \frac{0.693}{\beta} = \frac{0.693}{0.2566} = 2.7007\mathrm{h}$$

$$C_0 = A + B = 96 + 4.8 = 100.8\mu\mathrm{g/ml} \; ; \; V_c = \frac{X_0}{C_0} = \frac{100 \times 1000}{100.8} = 9921\mathrm{ml} = 9.921\mathrm{L}$$

$$k_{21} = \frac{A\beta + B\alpha}{A + B} = \frac{96 \times 0.2566 + 4.8 \times 2.7055}{100.8} = 0.3732(\mathrm{h^{-1}})$$

$$k_{10} = \frac{\alpha\beta}{k_{21}} = \frac{0.2566 \times 2.7055}{0.3732} = 1.8602(\mathrm{h^{-1}})$$

$$k_{12} = \alpha + \beta - k_{21} - k_{10} = 0.2566 + 2.7055 - 0.3732 - 1.8602 = 0.7269(\mathrm{h^{-1}})$$

三、非线性药物动力学

在临床使用的药物中,绝大多数药物在体内的动力学过程属于线性药物动力学(linear pharmacokinetics)。这类药物在体内的转运和消除速率常数呈现为剂量或浓度非依赖性(dose independent),表现为血药浓度或血药浓度曲线下面积与剂量呈正比。但临床上某些药物存在非线性的吸收或分布(如维生素 C、萘普生等),某些药物(水杨酸、苯妥英钠和乙醇等)以非线性的方式从体内消除。这主要是由于与药物代谢或生物转化及药物吸收、排泄有关的酶、载体等达到饱和,药物在体内的转运和消除速率常数呈现为剂量或浓度依赖性(dose dependent),此时药物的消除呈现非一级过程,其药动学参数如生物半衰期、清除率等不是常数,AUC、C_{max} 等也不再与剂量成正比变化。上述情况在药动学上称为非线性药动学(nonlinear pharmacokinetics)。

非线性药物动力学的研究对临床上一些治疗指数较窄的药物(如苯妥英钠等)来说具有非常重大的意义,了解它们的药动学特征,有利于避免出现药物不良反应和保证临床疗效。目前新药的药动学研究规定,必须对药动学性质进行研究,即研究不同剂量下药物的药动学行为是否发生变化,有时还需研究药物在中毒剂量下的药动学性质。

在此重点讨论药物的非线性消除问题,采用 Michaelis-Menten 方程分析血药浓度对生物半衰期和药-时曲线下面积的影响,并介绍常用的米氏常数的计算方法和非线性药动学的临床应用。此外对药物的非线性吸收及非线性药动学近年的研究进展作简单的介绍。

1. 非线性药动学特征 非线性药动学特点可归纳如下。

(1)动力学方程只能用非线性微分方程来描述。

(2)血药浓度与给药剂量不成正比关系。

(3)AUC 与给药剂量不成正比关系。

(4)消除半衰期随给药剂量增加而延长。

(5)平均稳态血药浓度与给药剂量不成正比关系。

(6)其他药物可能竞争酶或载体系统,影响其动力学过程。

(7)药物代谢物的组成比例可能由于剂量变化而变化。

2. 非线性药动学的识别 临床上需要鉴别某种药物是线性动力学或非线性动力学消除,

(1)图形观察法:药物静注后,作 $\lg C$-t 图,若呈明显的上凸曲线可考虑为非线性动力学,若为直线或下凹曲线则可初步判断为线性动力学,见图 18-20。

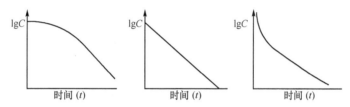

图 18-20 非线性动力学与线性动力学的 $\lg C$-t 图比较

(2)面积法:对同一受试者给予不同的剂量,分别计算 AUC 值,若 AUC 与 X_0 间呈比例,说明为线性,否则为非线性。若 AUC 随剂量增加较快,可考虑为非线性消除;若 AUC 随剂量增加较慢,血管外给药的情况下可考虑为吸收出现饱和,即非线性吸收,见图 18-21。

3. Michaelis-Menten 型非线性药物的动力学 具有 Michaelis-Menten 型非线性药物的动力学特征为:①高浓度时为零级过程;②低浓度时近似一级过程;③消除速率和生物半衰期不是常数,而与初浓度 C_0 有关;④AUC 与剂量不成比例。

(1)Michaelis-Menten 型非线性药物动力学方程

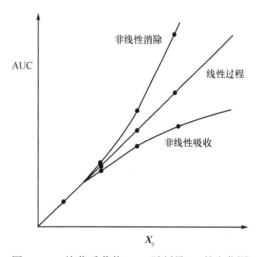

图 18-21 给药后药物 AUC 随剂量 X_0 的变化图

$$-\frac{\mathrm{d}C}{\mathrm{d}t} = \frac{V_{\mathrm{m}}C}{K_{\mathrm{m}}+C} \tag{18-87}$$

$\dfrac{\mathrm{d}C}{\mathrm{d}t}$ 为药物消除速度;V_{m} 为这一过程最大速度;K_{m} 为米氏常数,实际 K_{m} 等于速度为最大理论值一半时的药物浓度。

米氏方程有两种极端的情况:

若 $K_{\mathrm{m}} \ll C$ 时,该式可简化为:

$$- \frac{\mathrm{d}C}{\mathrm{d}t} = \frac{V_{\mathrm{m}}}{K_{\mathrm{m}}}C = KC \qquad (18-88)$$

因 V_{m} 和 K_{m} 都为常数,我们可用一个新的常数 K 来代替,这就得到表示一级速度过程的基本公式。对大多数药物而言,在治疗浓度范围内,其血药浓度均远大于 K_{m},所以可用一级动力学方程来近似描述。

当 $C \gg K_{\mathrm{m}}$,该式可简化为:

$$- \frac{\mathrm{d}C}{\mathrm{d}t} = \frac{V_{\mathrm{m}}C}{K_{\mathrm{m}} + C} = \frac{V_{\mathrm{m}}C}{C} = V_{\mathrm{m}} \qquad (18-89)$$

这时变化速率与药物浓度无关而以 V_{m} 的速度恒速进行,也就是零级速率进行。

(2)生物半衰期:将公式 18-87 积分、整理可得:

$$C - C_0 + \frac{K_{\mathrm{m}}\ln C_0}{C} = V_{\mathrm{m}}t \qquad (18-90)$$

当 $C = \dfrac{C_0}{2}$ 时,所需要的时间,即 $t_{\frac{1}{2}}$ 为

$$t_{1/2} = \frac{C_0 - \dfrac{C_0}{2} + K_{\mathrm{m}}\ln \dfrac{C_0}{\dfrac{C_0}{2}}}{V_{\mathrm{m}}} = \frac{\dfrac{C_0}{2} + K_{\mathrm{m}}\ln 2}{V_{\mathrm{m}}} = \frac{C_0 + 2K_{\mathrm{m}}\ln 2}{2V_{\mathrm{m}}} = \frac{0.5C_0 + 0.693K_{\mathrm{m}}}{V_{\mathrm{m}}} \qquad (18-91)$$

由上式可知,在体内具有米氏动力学特征的药物,低浓度时,药物的半衰期与血药浓度无关,而高浓度时, $t_{1/2}$ 随血药浓度的增加而延长。

(3)稳态血药浓度:若按一定剂量,一定时间间隔,多次给药后,体内血药浓度达到稳定状态,这时得血药浓度称为稳态血药浓度(C_{ss})。当达到稳态血药浓度时,药物从体内的消除速率 $- \dfrac{\mathrm{d}c}{\mathrm{d}t}$ 等于给药速率,用公式表示为:

$$- \frac{\mathrm{d}c}{\mathrm{d}t} = R \qquad (18-92)$$

R 为给药速率。

在静脉注射给药时,给药速率等于输注速度,即 $R = k_0$

(4)AUC:非线性药动学消除过程,其 AUC 与 X_0 不成比例关系。

将米氏方程整理后可得:

$$C\mathrm{d}t = \frac{(K_{\mathrm{m}} + C)}{V_{\mathrm{m}}}\mathrm{d}C \qquad (18-93)$$

根据 AUC 的概念,将该式从 $t = 0, C = 0$,到 $t = \infty, C = 0$ 积分,得:

$$\mathrm{AUC} = \frac{C_0}{V_{\mathrm{m}}}\left(K_{\mathrm{m}} + \frac{C_0}{2}\right) \qquad (18-94)$$

当剂量低到 $K_{\mathrm{m}} \gg \dfrac{C_0}{2}$ 时,上式简化为:

$$\mathrm{AUC} = \frac{K_{\mathrm{m}}}{V_{\mathrm{m}}} \cdot C_0 \qquad (18-95)$$

此时 AUC 与初浓度或剂量成正比。

当剂量很高时, $K_{\mathrm{m}} \ll \dfrac{C_0}{2}$ 时,则为:

$$\text{AUC} = \frac{C_0^2}{2V_m} \quad\quad (18\text{-}96)$$

此时 AUC 与初浓度或剂量的平方成正比,其关系为抛物线形式。稍增加剂量,即可使血药浓度-时间曲线下面积显著增加。

4. 常用非线性药物 最早发现阿司匹林、地高辛、肝素、法华令、乙醇、苯妥英钠、乙酰唑胺、对氨基水杨酸、苯海拉明等药物具有典型的非线性特征。

β-内酰胺类抗生素——头孢呋辛具有非线性特征,静脉给药后呈双室分布,主要消除途径为肾排泄,同时呈现肾小管重吸收饱和现象;口服给药后,该药在消化道被部分降解,吸收过程中有寡肽转运蛋白 PEPT1 参与,高剂量下吸收出现饱和。采用静脉注射和灌胃两种给药途径给药,在静脉注射 1.78、8.9 和 17.8mg 头孢呋辛钠后,药物呈明显的非线性消除,随着剂量的增加血浆清除率增大,药物的消除半衰期和平均驻留时间缩短,血药浓度曲线下面积和给药剂量的比值 $\text{AUC}_{0-\infty}/X$ 由 30.78h/L 减小至 20.87h/L。近年报道的非线性特征药物有:抗微生物药 voriconazole、抗老年痴呆症药 rivastigmine,抗癌药表皮生长因子抗体 C225、DNA 拓扑异构酶抑制剂 NB-506、HIV-1 反转录酶药 Efavirnz 等。

四、多剂量给药

临床治疗中,除了安眠药、镇痛药、平喘药等单次给药即能发挥治疗效果外,绝大多数药物均需重复多次给药,即多剂量给药后才能达到有效治疗浓度。多剂量给药系指按一定剂量、一定给药间隔,持续给药一定(可称为疗程)的给药方式。那么多剂量给药后,体内血药浓度和时间之间的关系与单次给药相比是否有变化?变化的规律如何?如何通过多剂量给药,达到预期的血药浓度,并使血药浓度始终维持在安全有效范围内,是多剂量给药需要解决的主要问题。

1. 单室模型静脉注射多次给药 当药物以一定时间间隔和相同剂量作重复静脉注射时,

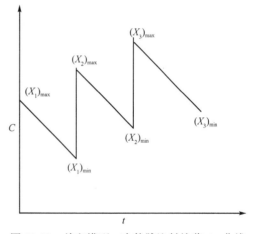

图 18-22 单室模型 n 次静脉注射给药 $C\text{-}t$ 曲线

一般前一次给药后体内还未消除完就需第 2 次给药,见图 18-22。

第 1 次静脉注射后,体内最大药量 $(X_1)_{max}$ 就等于静注剂量 X_0,即 $(X_1)_{max} = X_0$,在第 1 次给药后经过 τ 时(给予第 2 次剂量前),体内药量为最小量 $(X_1)_{min}$,即 $(X_1)_{min} = X_0 e^{-k\tau}$,然后静注剂量相同的第 2 次药物,到体内药量迅速增至 $(X_2)_{max}$。并经 τ 时下降至 $(X_2)_{min}$。即

$$(X_2)_{max} = X_0 + (X_1)_{min} = X_0 + X_0 e^{-k\tau} = X_0(1 + e^{-k\tau}) \quad\quad (18\text{-}97)$$

$$(X_2)_{min} = (X_2)_{max} e^{-k\tau} = X_0(1 + e^{-k\tau})e^{-k\tau} = X_0(e^{-k\tau} + e^{-2k\tau}) \quad\quad (18\text{-}98)$$

第 3 次静注后体内最大即最小药量为

$$(X_3)_{max} = X_0(1 + e^{-k\tau} + e^{-2k\tau}) \quad\quad (18\text{-}99)$$

$$(X_3)_{min} = X_{3max} e^{-k\tau} \quad\quad (18\text{-}100)$$

如此类推,第 n 次给药后,

$$(X_n)_{max} = X_0(1 + e^{-k\tau} + e^{-2k\tau} + e^{-3k\tau} \cdots\cdots + e^{-(n-1)k\tau}) \quad\quad (18\text{-}101)$$

$$(X_n)_{min} = X_{nmax} e^{-k\tau} \quad\quad (18\text{-}102)$$

令多剂量函数

$$r = 1 + e^{-k\tau} + e^{-2k\tau} + e^{-3k\tau} \cdots\cdots + e^{-(n-1)k\tau} \qquad (18\text{-}103)$$

可得:

$$r = \frac{1 - e^{-nk\tau}}{1 - e^{-k\tau}} \qquad (18\text{-}104)$$

通过多剂量函数,可求出第 n 次给药后体内最大及最小药量:

$$(X_n)_{\max} = X_0 \frac{1 - e^{-nk\tau}}{1 - e^{-k\tau}} \qquad (18\text{-}105)$$

$$(X_n)_{\min} = X_0 \frac{1 - e^{-nk\tau}}{1 - e^{-k\tau}} \cdot e^{-k\tau} \qquad (18\text{-}106)$$

在第 n 次给药间隔后任何时间的体内药物量 X_n 为:

$$X_n = X_0 \frac{1 - e^{-nkt}}{1 - e^{-kt}} \cdot e^{-kt} \qquad (18\text{-}107)$$

将以上三式的体内药物量转变成血药浓度式,为:

$$(C_n)_{\max} = \frac{X_0}{V} \frac{1 - e^{-nk\tau}}{1 - e^{-k\tau}} \qquad (18\text{-}108)$$

$$(C_n)_{\min} = \frac{X_0}{V} \frac{1 - e^{-nk\tau}}{1 - e^{-k\tau}} \cdot e^{-k\tau} \qquad (18\text{-}109)$$

$$C_n = \frac{X_0}{V} \frac{1 - e^{-nkt}}{1 - e^{-kt}} \cdot e^{-kt} \qquad (18\text{-}110)$$

因此,若已知药物的表观分布容积及消除速率常数(可通过单剂量静脉注射后数据获得),则每隔 τ 时间静脉注射固定剂量的药物时,在某剂量给药后的任何时间的血药浓度都可以算出。

2. 单室模型口服多剂量给药

(1) n 次给药后血药浓度与时间关系:单室模型的药物,其重复给药后的血药浓度时间历程,可在单剂量给药后的血药浓度-时间方程式 $C = A(e^{-kt} - e^{-k_a t})$ 中,将每一个指数项乘以多剂量函数,该函数的速率常数与指数项的速率常数相同。

$$C_n = A\left(\frac{1 - e^{-nk\tau}}{1 - e^{-k\tau}} \cdot e^{-kt} - \frac{1 - e^{-nk_a\tau}}{1 - e^{-k_a\tau}} \cdot e^{-k_a t}\right) \qquad (18\text{-}111)$$

(2) 达稳态后血药浓度与时间关系:当 $n \to \infty$,达到稳态时,在一个剂量间隔时间内消除一个剂量药物。因此在到达稳态后,在剂量间隔时间内,每一相应时间的血药浓度是相同的,其公式为:

$$C_{ss} = A\left(\frac{1}{1 - e^{-k\tau}} \cdot e^{-kt} - \frac{1}{1 - e^{-k_a\tau}} \cdot e^{-k_a t}\right) \qquad (18\text{-}112)$$

(3) 达稳态后达峰时间与峰浓度及谷浓度

$$\frac{\mathrm{d}C_{ss}}{\mathrm{d}t} = A\left(\frac{-ke^{-kt_{\max}}}{1 - e^{-k\tau}} - \frac{-k_a e^{-k_a t_{\max}}}{1 - e^{-k_a\tau}}\right) = 0 \qquad (18\text{-}113)$$

整理后得

$$t_{\max} = \frac{2.303}{(k_a - k)}\lg\left[\frac{k_a(1 - e^{-k\tau})}{k(1 - e^{-k_a\tau})}\right] \qquad (18\text{-}114)$$

$$C_{\max}^{ss} = \frac{FX_0}{V}\left(\frac{e^{-k_a t_{\max}}}{1 - e^{-k\tau}}\right) \qquad (18\text{-}115)$$

$$C_{\min}^{ss} = A\left(\frac{e^{-k\tau}}{1-e^{-k\tau}} - \frac{e^{-k_a\tau}}{1-e^{-k_a\tau}}\right) \tag{18-116}$$

因 k_a 较大时在 τ 时吸收基本结束,故 $e^{-k_a\tau} \to 0$,则公式 18-115 可简化为

$$C_{\min}^{ss} = A\left(\frac{1}{1-e^{-k\tau}}\right)e^{-k\tau} \tag{18-117}$$

3. 双室模型多次给药

(1) n 次给药后血药浓度与时间关系:n 次静脉注射给药后的血药浓度时间方程,可将双室模型给药后的血药浓度-时间方程式各项乘以多剂量函数,转变成多剂量函数。

$$C_n = A\left(\frac{1-e^{-n\alpha\tau}}{1-e^{-\alpha\tau}}\right)e^{-\alpha\tau} - B\left(\frac{1-e^{-n\beta\tau}}{1-e^{-\beta\tau}}\right)e^{-\beta\tau} \tag{18-118}$$

同理可将双室模型一级吸收单剂量给药后的血药浓度时间方程,转变成:

$$C_n = L\left(\frac{1-e^{-n\alpha\tau}}{1-e^{-\alpha\tau}}\right)e^{-\alpha\tau} + M\left(\frac{1-e^{-n\beta\tau}}{1-e^{-\beta\tau}}\right)e^{-\beta\tau} + N\left(\frac{1-e^{-nk_a\tau}}{1-e^{-k_a\tau}}\right)e^{-k_a\tau} \tag{18-119}$$

(2) 达稳态后血药浓度与时间关系:当 $n \to \infty$,即达到稳态时,$e^{-n\alpha\tau} \to 0$,$e^{-n\beta\tau} \to 0$,故达到稳态后静脉注射血药浓度时间关系为:

$$C_{ss} = A\left(\frac{1}{1-e^{-\alpha\tau}}\right)e^{-\alpha\tau} - B\left(\frac{1}{1-e^{-\beta\tau}}\right)e^{-\beta\tau} \tag{18-120}$$

一级吸收稳态时的血药浓度-时间关系式为:

$$C_{ss} = L\left(\frac{1}{1-e^{-\alpha\tau}}\right)e^{-\alpha\tau} + M\left(\frac{1}{1-e^{-\beta\tau}}\right)e^{-\beta\tau} + N\left(\frac{1}{1-e^{-k_a\tau}}\right)e^{-k_a\tau} \tag{18-121}$$

(3) 隔室模型判断:在药物动力学研究中,对试验测得的血药浓度或尿药数据进行处理,求算各种动力学参数时,遇到的首要问题是,这种药物属于哪种房室模型? 目前确定房室模型可按下述方法判定房室数。

例:某药静脉注射血药浓度与时间关系的数据如下:

$t(h)$	0.25	0.5	1.0	1.5	2.0	4.0	8.0	12.0	16.0
$C(\mu g/ml)$	43	32	20	14	11	6.5	2.8	1.2	0.52

判断该药属几室模型。

1) 作图法:将试验所得血药浓度-时间数据在半对数坐标纸上描点,见图 18-23,根据线性关系选择。如果线性好的为单室模型,线性不好的为二室或三室模型。具体判断采用以下方法作进一步判断。

由于 $\lg C$-t 曲线不呈直线,判断此药不是一室模型,可能是二室模型。

2) 残差平方和(SUM)判断:将上述数据按双室模型处理,得其药物动力学方程为:

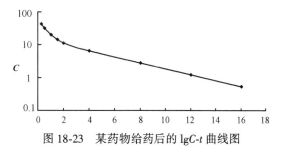

图 18-23 某药物给药后的 $\lg C$-t 曲线图

$$C = 45e^{-1.8014t} + 15^{-0.2105t}$$

根据所假定的模型计算出的血药浓度 $(\hat{c}_i)$ 值与试验所测得的血药浓度 (C_i) 值,计算残差平方和 SUM $= \sum_{i=1}^{n}(C_i - \hat{c}_i)^2 = 0.2369$,而按三室模型计算出的 SUM $= 0.4317$;计算结果 SUM 值越小,说明理论值与实测值的差别越小,所选择的模型能比较符合药物的体内过程,因此属于二室模型。

3）拟合度（r^2）法：应用拟合度法，可进一步判别所设置的房室模型是否适当。计算公式为：

$$r^2 = \frac{\sum\limits_{i=1}^{n} C_i^2 - \sum\limits_{i=1}^{n} (C_i - \hat{c}_i)^2}{\sum\limits_{i=1}^{n} C_i^2} \tag{18-122}$$

上例按二室模型处理得 $r^2 = 0.999172$，而按三室模型处理得 $r^2 = 0.998043$；所计算的 r^2 越大，则说明所选模型与该药有合适的拟合度，因此属于二室模型。残差平方和法与拟合度法判断结果一致。

4）AIC 法：若采用上述方法仍不能进行很好的判断，采用 AIC（Akaike' information criterion）法可较好地判断药物动力学模型。其公式为：

$$AIC = N\ln R_e + 2P \tag{18-123}$$

式中，N 为试验数据的个数；R_e 为参差平方和；P 是所设模型参数地个数；R_e 与 P 地计算公式为：

$$R_e = \sum_{i=1}^{n} W_i (C_i - \hat{c}_i)^2 \tag{18-124}$$

$$P = 2n \tag{18-125}$$

式中，n 为隔室数；W_i 为权重系数，当高浓度数据的精密度高于低浓度数据的精密度，则 $W_i = 1$；而当两者的精密度相近时，则假设 $W_i = 1/C_i^2$。AIC 值越小，则认为该模型拟合程度越好。当两种模型的残差平方和相近时，AIC 值较小的模型较为合适。

5）F 检验（F text）法：可用于模型的判断，但需要查阅 F 值表。

$$F = \left(\frac{R_{e1} - R_{e2}}{R_{e2}} \times \frac{\mathrm{d}f_2}{\mathrm{d}f_1 - \mathrm{d}f_2} \right), (\mathrm{d}f_1 > \mathrm{d}f_2) \tag{18-126}$$

式中，R_{e1}，R_{e2} 分别为由第一种和第二种模型得到的加权离差平方和；df 为自由度，即各自的试验数据的个数减去参数的数目。

F 值的显著性可与 F 值表中的自由度为（$df_1 > df_2$）及 df_2 的 F 界值，比较后进行判定。

实际工作中，主要根据 AIC 值来判断隔室模型，若用 AIC 法判断有困难时，可采用 F 检验、离差平方和等方法。

第五节　群体药动学

群体药动学基本概念群体药物动力学（population pharmacokinetics，PPK）是将经典的药动学理论与统计模型结合起来的一种药动学理论，主要研究药物体内过程的群体规律，研究药动学参数的统计分布及影响因素的药动学分支学科。

药动学可以将患者的个体特征与药动学参数联系起来，作为患者临床个体化给药的依据。在群体药物动力学的研究过程中，通常把一些基本的药动学参数（如 Cl、V、F 等）的平均值作为群体药动学参数（population parameters）。将群体平均值与标准差结合构成药动学参数的群体分布（population distribution）。大量的研究证实，药动学参数的分布规律一般符合正态分布，或取对数后符合正态分布。将试验人群按年龄、性别、体重、病种等分类后再进行统计分析，会发现对某类患者来说标准差显著变小。这些按体征分类后的药动学参数被称之为次群体药动学参数，利用次群体药动学参数作为患者用药剂量调整的依据时，必然会提高用药的准确度。

1. 群体药动学的研究目的

（1）观测患者群体的药动学和药效学的整体特征。

（2）观察相关因素对于群体药动学和药效动力学的影响。观察患者个体生理因素(体重、年龄、性别等)和病理因素(疾病的种类、程度等)对药动学和药效动力学的影响,鉴别个体差异的主要来源,保证患者用药安全。

（3）评估随机变异性的影响。

2. 群体药动学的特点

（1）对于富集数据组与稀疏数据组均可进行分析。

（2）应用于临床前的群体数据分析及种属之间的外推。

（3）可对不同期或不同次的试验结果进行同时分析。

（4）对于相关因素的分析可以为未来的试验设计、剂量选择提供指南。

（5）群体模型的建立可为临床试验计划的仿真提供基础。

（6）有助于临床各期试验中对于药动学-药效学相关关系研究。

3. 群体药动学估算参数的方法

（1）单纯集聚数据分析法(naive pooled data analysis,NPD):将所有个体的原始血药浓度数据集中,共同对模型拟合数据,确定群体药动学参数。此法忽视个体差异,对参数估计比较粗略,得不到个体间变异数据。

（2）两步法(two-stage method,TS):先对个体原始血药浓度数据分别进行曲线拟合,求得个体药动学参数;再将个体化参数进行统计分析。得到群体参数的均值及个体间和个体内变异参数,最后得到特定药动学参数与固定效应之间的关系,如消除速率常数与肾功能。该法要求取样点大,否则结果偏差较大。且只能将青壮年人群作目标人群,对患者针对性不够。

（3）非线性混合效应模型(nonlinear mixed effect model,NONMEM):介于单纯集聚数据分析法和两步法之间,把原始血药浓度-时间数据集合在一起,同时考虑年龄、体重、身高、肾功能等生理、病理情况及合并用药、吸烟、饮食等因素对药物处置的影响,把经典的药动学模型与各固定效应,个体间、个体自身变异的统计模型结合起来,一步求出群体药动学参数。

4. NONMEM 法简介

（1）方法简介:NONMEM 法是一种临床药动学参数计算方法。与传统的药学计算方法不同的是,该法将传统的药动学模型和群体模型结合起来,将受试者的药-时数据和生理、病理因素(如性别、年龄、身高、体重、肝肾功能等)作为患者药动学参数变异的来源。在数据处理过程中,除个体误差外,还包括其他来源的误差,如测定误差、计算误差等,将其统称为偶然误差。

NONMEM 法只需对患者采集两三次血样,与 NPD 法和 TS 法相比操作比较简便且更易为患者接受,通常 NONMEM 法所得参数的误差小于上述两种方法。国内学者在 20 世纪 90 年代初曾利用 3 种方法对茶碱的群体药动学参数进行了估算,结果 3 种方法所得参数值(k_a、k_e、V、T_0)比较一致。但由于 NONMEM 法取血点较少,而且能处理临床治疗药物监测中收集的非均匀的零散数据,更适合临床个体化给药。

NONMEM 法由于考虑的因素很多,将目标函数变得较为复杂,使计算机处理数据的工作量变得很大,需用大型计算机进行计算,从而使该法的应用受到一定的限制。但该法减少了数据采集和测定的工作量,故仍值得推广。

（2）研究步骤

1）查阅文献并依据文献报道确定影响因素。

2）建立包括各种影响因素(生理因素,如年龄、体重、身高;病理因素,如肾功能、肝功能;其他因素,如合并用药、吸烟等)的数据库。

3）建立固定效应模型,用 NONMEM 法求固定效应参数,实际个体的初剂量。

患者给予初剂量后,取一两点血药浓度,用 Bayesian 法反馈程序进行反馈处理,进一步求出患者个体的药动学参数,再根据个体药动学参数调整给药方案,将血药浓度控制在理想范围内。

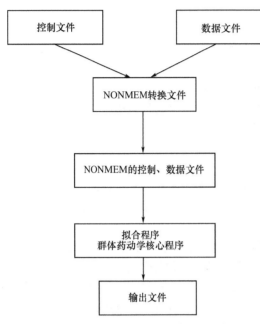

图 18-24　NONMEM 程序的基本组成及其关系

（3）程序简介:NONMEM 程序是由 FORTRAN 语言编写的应用软件,可以在 Microsoft Windows、UNIX 等多种环境下使用。在 Windows 系统中,原装的 NONMEM 需要在 DOS 窗口内运行。近年来人们相继开发了一些 NONMEM 辅助程序,可以在 Windows 环境中控制 NONMEM 的文件编辑、运行,并作图分析其输出结果,使得 NONMEM 的使用更加方便、快捷和有效。NONMEM 由控制文件、数据文件、转换文件、核心文件和输出文件等几个部分组成,其基本关系见图 18-24。

5. 个体给药方案的制订——Bayesian 法　原理:Bayesian 法由群体药动学参数预报个体药动学参数,可用于制订个体给药方案。它是在群体药动学参数的基础上,采用患者的一两个血药浓度作为反馈,可得到较理想的个体药动学参数。该法通常用于研究治疗浓度范围狭窄的药物,如氨基糖苷类、环孢素、地高辛、利多卡因、苯妥英、锂盐、茶碱、华法林和一些抗肿瘤药物等。

Bayesian 法和 NONMEM 法结合应用,见图 18-25。

6. 群体药动学的应用

（1）特殊人群:对于孕妇、婴儿、老人等特殊群体,应用 NONMEN 法能获得较理想的参数。婴儿与成人药动学和药理学方面存在区别,特别是身体组成及肝肾功能成熟程度不同,婴儿在 3 周前肝功能较差,婴儿体内许多药物与血浆蛋白结合较低,按单位体重计算,新生儿的肾活性只有成人的 30% ~ 50%,主要依靠肾排泄药物,其消除半衰期将显著增加,如青霉素成人消除半衰期为 0.5h,婴儿则为 3.2h。因此对婴儿的给药方案与成人不同,应特别注意。

（2）生物利用度:利用临床监测中收集的

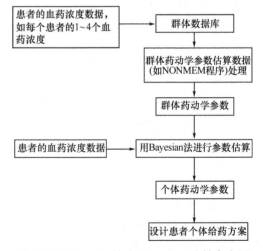

图 18-25　Bayesian 法和 NONMEM 法结合应用

血药浓度数据估算药物在患者中的生物利用度,可以发挥 NONMEM 法处理零散数据的优势。有人用 NONMEM 法分析在临床患者中收集的零散数据,获得呼吸道和泌尿道感染患者国产氧氟沙星片的相对生物利用度为 91.7% ±8.0%,获得依托度酸胶囊的相对生物利用度为 94.8%,

与经典药动学分析方法比较基本无显著性差异。用 NONMEM 法进行生物利用度研究简便快捷,准确度较高。

(3) 合并用药:群体药动学可以定量研究药物相互作用的影响。有人通过采集 298 例儿童癫痫患者服用苯巴比妥常规治疗的监测资料数据,利用 CPKDP 程序分析药动学参数,结合 Bayesian 反馈法及二步迭代估算儿童个体药动学参数。发现儿童苯巴比妥群体药动学主要参数 K_p、V、Cl 在单用苯巴比妥组分别为 0.351/h、0.452L/kg 和 5.145L/(h·kg);与丙戊酸(vaproic,VPA)、氯硝西泮(clonazepam,CNP)、托吡酯(topiramate,TPM)、苯妥英(phenytoin,PHT)、卡马西平(carbamazepine,CBZ)合并应用,可显著影响苯巴比妥清除率,其中 VPA、CBZ 和 PHT 均增加 PB 的清除率,而 CNP、TPM 则降低其清除率。

(4) 药动药效学:药动药效学研究使治疗药物浓度监测从单纯的血药浓度上升到浓度与效应的结合,成为考察药效学的指标,利用 NONMEM 法研究药动药效学已经成为血药浓度监测的热点。国内对丙戊酸钠治疗癫痫患儿的临床数据进行 NONMEM 法处理,建立了中国癫痫儿童应用 VPA 的群体药动学/药效学(PPK/PD)结合模型;齐夫多定、硫喷妥钠、肼苯哒嗪等也有 PPK/PD 结合模型的相关文献报道。

(5) 新药开发:新药临床试验中常采用经典的药物学研究方法,存在一定的局限,受试者是健康人群或一般患者,受试人数少,少有并发症,几乎不需合并用药,这些结果不适合特殊人群,如老人、婴儿、肾衰竭患者。NONMEM 法仅需采集 2~4 次血,适合开展特殊人群的研究。美国 FDA 已经批准用 NONMEM 法对婴儿及肿瘤患者进行新药临床药动学研究。

(6) 优化个体给药方案:群体药动学已经广泛用于氨基糖苷类抗生素、抗癫痫药物、茶碱、地高辛等药物的个体化给药方案优化设计。例如,对 219 例门诊癫痫患者苯妥因的每日剂量-稳态血药浓度数据采用 NONMEM 法进行分析,获得了优化苯妥因个体化给药方案。

目标检测

一、选择题

(一) **A 型题**(单项选择题)

1. 下列有关药物在胃肠道的吸收描述中哪个是错误的( )
   A. 胃肠道分为 3 个主要部分:胃、小肠和大肠,而小肠是药物吸收的最主要部分
   B. 胃肠道内的 pH 从胃到大肠逐渐上升,通常是胃 pH 13(空腹偏低,为 1.2~1.8,进食后 pH 上升到3)、十二指肠 pH 5~6、空肠 pH 6~7、大肠 pH 7~8
   C. pH 影响被动扩散的吸收
   D. 主动转运很少受 pH 的影响
   E. 弱碱性药,如麻黄碱、苯丙胺在十二指肠以下吸收较差

2. 下列有关药物表观分布容积的叙述中,正确的是( )
   A. 表观分布容积大,表明药物在血浆中浓度小
   B. 表观分布容积表明药物在体内分布的实际容积
   C. 表观分布容积不可能超过体液量

D. 表观分布容积的单位是 L/h
   E. 表观分布容积具有生理学意义

3. 大多数药物吸收的机制是( )
   A. 逆浓度差进行的消耗能量过程
   B. 消耗能量,不需要载体的高浓度侧向低浓度侧的移动过程
   C. 需要载体,不消耗能量向低浓度侧的移动过程
   D. 不消耗能量,不需要载体的高浓度侧向低浓度侧的移动过程
   E. 有竞争装运现象的被动扩散过程

4. 下列无吸收过程的给药途径是( )
   A. 口服　　　　　　B. 静脉注射
   C. 肌内注射　　　　D. 直肠给药
   E. 皮下注射

(二) **X 型题**(多项选择题)

5. 可减少或避免肝首关效应的给药途径或剂型是( )
   A. 舌下片给药　　　B. 口服胶囊
   C. 栓剂　　　　　　D. 静脉注射

E. 透皮吸收给药

6. 影响胃排空速度的因素是（　　）

A. 空腹与饱腹

B. 药物因素

C. 药物的组成与性质

D. 药物的多晶体

E. 药物的油水分配系统

二、名词解释

1. 生物药剂学　2. 表观分布容积　3. 生物半衰期

4. 房室模型

三、问答题

1. 试述口服剂型吸收速率的差别，为什么？

2. 隔室模型的判别方法？

3. 群体药动学的特点有哪些？

4. 房室模型在药物动力学研究中的作用有哪些？

5. 某一单一模型药物，生物半衰期为 8h，静脉滴注达稳态血药浓度的 95% 需要多少时间？研究非线性动力学特征，在临床上有何意义？

（王丽梅）

实　　训

实训一　参观药厂 GMP 车间

一、实 训 目 的

1. 了解制剂厂的总体情况。
2. 了解和感受药厂 GMP 车间的基本布局和设计要求。
3. 了解和感受药品生产设备管理制度及现场执行情况。
4. 了解制剂车间的空气净化设施及洁净分区。

二、实 训 内 容

1. 药厂(制剂)的总体布局、厂房设计及生产设备的概况。
2. 分组参观各剂型车间,了解设施设备管理的各项制度并确认各设备的状态。
3. 参观流程图,见实训图-1。

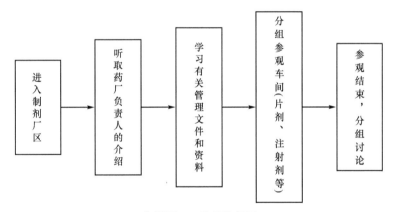

实训图-1　参观流程图

4. 注意事项
(1) 遵守药厂有关规章制度,注意安全和卫生。
(2) 穿工作服、戴工作帽,备用一双干净的鞋子。
(3) 听讲解,现场随时提问,做好记录。
(4) 分组参观时,应将任务具体分配。

三、思 考 题

1. 叙述药厂的一条制剂生产流水线的基本设备组成。
2. 叙述药厂的安全和卫生要求。
3. 车间工作人员是如何进行设施设备管理来保证药品生产质量的?
4. GMP 车间的洁净度是如何要求和保证的?

(朱照静)

实训二　低分子和高分子溶液剂的制备

一、实 训 目 的

1. 学会低分子和高分子溶液剂的制备方法。
2. 能进行液体药剂制备的实验操作及仪器使用。
3. 能正确、及时记录实验现象及数据。

二、实 训 指 导

1. 溶液剂一般配制工艺流程

见实训图-2。

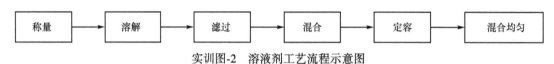

实训图-2　溶液剂工艺流程示意图

2. 理论指导

真溶液型液体药剂是指药物以分子或离子状态溶解于适当溶剂中制成的澄明的液体药剂。真溶液型液体药剂主要为低分子溶液,其分散相(药物)小于1nm,可内服,也可外用。常用的溶剂有水、乙醇、甘油、丙二醇、液状石蜡、植物油等。

芳香水剂系芳香挥发性药物(多半为挥发油)的饱和或近饱和水溶液。用水与乙醇的混合液作溶剂,含大量挥发油的溶液称为浓芳香水剂。芳香水剂的制备方法因原料而异,有溶解法、稀释法、蒸馏法。纯净的挥发油或化学药物多用溶解法或稀释法;用含挥发油成分的植物药材为原料时多用蒸馏法,此法制得的芳香水剂常称为药露或露剂,如金银花露。

糖浆剂是指含有药物或芳香物质的浓蔗糖水溶液,供口服应用。糖浆中的药物可以是化学药物,也可以是药材提取物。化学药物糖浆剂、药材提取物和芳香物质的糖浆,含蔗糖量均应不低于45%(g/ml)。单糖浆浓度为85%(g/ml)或64.7%(g/g),作矫味剂、助悬剂用。

3. 操作指导

(1) 真溶液型液体药剂的制法有溶解法、稀释法和化学反应法,以溶解法应用最多。其操作要领如下。

1) 药物的称取和量取。

2) 溶解及加入药物:约取处方溶液的1/2~3/4量,加入药物搅拌使溶解,必要时加热。难溶性药物应先加入溶解,也可加入适量助溶剂或采用复合溶剂,帮助溶解。易溶解药物、液体药物及挥发性药物最后加入。酊剂加入水溶液中时,速度要慢,且应边加边搅拌。

3) 过滤:药液应反复过滤,直至到达澄明度合格为止。

4) 包装及贴标签:质量检查合格后,定量分装于适当容器内,一般情况内服液体制剂用蓝色标签,外用液体制剂则为红色标签。

(2) 根据液体药剂的不同目的可加入一些附加剂,如增溶剂、助溶剂、潜溶剂、防腐剂、矫味剂、着色剂和稳定剂等。制备过程中各物料的加入顺序如下:一般将助溶剂、潜溶剂、稳定剂等附加剂先加入,固体药物中难溶性药物应先加入溶解,易溶性药物、液体药物及挥发性药物后加入。

（3）成品应进行质量检查,包括外观、性状、配制量、澄清度检查等项目。

三、实训材料与器材

1. 实训材料　碘、碘化钾、纯化水、蔗糖、95%乙醇、薄荷油、聚山梨酯80、樟脑、枸橼酸铁铵、单糖浆、食用香精、羟苯乙酯溶液（5%）、羧甲基纤维素钠、糖精钠、纯化水。

2. 实训器材　天平、烧杯、三角烧瓶、玻璃表面皿、量筒、量杯、称量纸、滤纸、漏斗、玻璃棒、电炉、投药瓶、瓶签、瓶塞等。

四、实训内容

1. 复方碘口服溶液的制备

【处方】	碘		5g
	碘化钾		10g
	纯化水	加至	100ml

【制法】　取碘化钾,加入少量纯化水溶解配成浓溶液,加入碘搅拌使溶解,再加入纯化水适量至100ml,即得。

【用途】　本品可调节甲状腺功能,用于缺碘引起的疾病如甲状腺肿、甲亢等的辅助治疗。每次0.1~0.5ml,饭前用水稀释5~10倍后服用,一日3次。

【注意事项】

（1）碘的溶解度在水中为1:2950,加碘化钾可与碘生成易溶于水的络合物,增加碘在水中的溶解度,同时使碘稳定不易挥发,并减少其刺激性。

（2）为加快药物溶解,宜将碘化钾加适量纯化水配制成浓溶液,然后加入碘溶解。应特别注意加水量不能过多,一般不超过10ml,以免溶液浓度太低难以助溶。

（3）碘具有强氧化性、腐蚀性和挥发性,称取时应用玻璃器皿,不能用称量纸称取,更不能直接置于天平托盘上称重,以防腐蚀天平;称取后不宜长时间露置在空气中;碘溶液应储存于密闭玻璃塞瓶内,不得直接与木塞、橡皮塞及金属接触。

（4）本品一般不过滤,若需滤过,宜用垂熔玻璃滤器。

2. 单糖浆的制备

【处方】	蔗糖		85g
	纯化水	加至	100ml

【制法】　取纯化水约45ml煮沸,加蔗糖搅拌溶解后,继续加热至100℃,趁热保温滤过,自滤器上添加纯化水,使其冷至室温制成100ml,搅匀即得。

【用途】　本品含蔗糖为85%（g/ml）,常用作矫味剂和赋形剂使用。

【注意事项】

（1）制备时加热温度不宜过高（尤其直火加热时）,时间不宜过长,以防蔗糖焦化和转化糖过多生成影响质量。但若加热时间太短,达不到灭菌效果。

（2）包装容器洗净后应干热灭菌。趁热灌装后应将容器密塞倒置放冷后,再恢复直立,以防蒸汽冷凝成水珠存于瓶颈使糖浆发酵变质。

（3）本品应密封,在30℃以下避光保存。

3. 薄荷水的制备

【处方】
薄荷油   0.5ml

聚山梨酯80   2ml

纯化水   加至 1000ml

【制法】 取薄荷油与聚山梨酯80混匀后,加纯化水适量至全量,搅匀,即得。

本品为无色澄明液体,有薄荷清香味,为芳香矫味药与祛风药。

【注意事项】

(1) 薄荷油在水中溶解度较小,约为0.05%,故加入适量聚山梨酯80作增溶剂促进其溶解。

(2) 本品亦可采用稀释法,用浓薄荷水1份加蒸馏水39份稀释制得。

4. 枸橼酸铁铵合剂的制备

【处方】
枸橼酸铁铵   5g

单糖浆   10ml

食用香精   适量

羟苯乙酯溶液(5%) 0.5ml

纯化水   加至 50ml

【制法】 取羟苯乙酯溶液(5%)缓缓加入约35ml纯化水中,随加随搅拌;取枸橼酸铁铵分次撒于上述液面,随即搅拌溶解,加食用香精、单糖浆搅匀,再加纯化水至全量,搅匀即得。

【用途】 本品为棕红色胶体,用于缺铁性贫血。

【注意事项】

(1) 块状。切忌直接加水搅拌溶解。本品不宜过滤,配制时应避免落入异物。

(2) 本品配制时不宜加热促溶,并应新鲜配制,不宜久储,以免枸橼酸铁铵分解。

(3) 枸橼酸铁铵有潮解性,遇光易变质,应使用遮光包装。

5. 羧甲基纤维素钠的制备

【处方】
羧甲基纤维素钠   2.5g

甘油   30ml

羟苯乙酯溶液(5%) 2ml

香精   适量

纯化水   加至 100ml

【制法】 取羧甲基纤维素钠分次加入热纯化水(约50ml)中,轻轻搅拌使其溶解,然后加入甘油、羟苯乙酯溶液、香精,最后添加纯化水至全量,搅匀,即得。

【用途】 本品为润滑剂,用于腔道、器械检查或肛检时。

【注意事项】

(1) 羧甲基纤维素钠在冷、热水中均可溶解,但在冷水中溶解缓慢,应于60℃以下加热溶解。若超过80℃长时间加热,黏度降低。配制时若用少量乙醇润湿,再按上法溶解,效果更好。

(2) 羧甲基纤维素钠遇阳离子型药物及碱土金属、重金属盐能发生沉淀,故应选用羟苯酯类防腐剂,不能使用季铵类和汞类防腐剂。

(3) 本制剂中甘油起保湿、增稠和润滑作用,随着甘油浓度增加,胶浆剂的黏度也逐渐增加。

五、思 考 题

1. 碘化钾在复方碘溶液制备中起到什么作用?说出复方碘溶液的制备原理及操作注意事项。

2. 蔗糖的焦化与转化对制得的糖浆剂质量有何影响？

3. 羧甲基纤维素钠胶浆的制备过程中应注意什么问题？

（贾　雷）

实训三　混悬剂的制备

一、实训目的

1. 掌握混悬剂的一般制备方法。

2. 会对混悬剂进行质量评定。

3. 理解助悬剂、润湿剂、絮凝剂及反絮凝剂等在混悬液中的作用。

二、实训指导

混悬剂加液研磨法的制备工艺流程，见实训图-3。

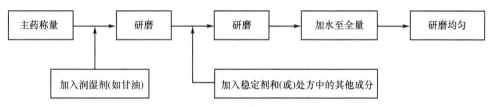

实训图-3　混悬剂加液研磨法工艺流程图

混悬剂系指难溶性固体药物以微粒状态分散于分散介质中形成的非均相的液体药剂。混悬剂属于粗分散体系，分散相质点一般在 $0.5 \sim 10\mu m$，但凝聚体的粒子可小到 $0.1\mu m$，大到 $50\mu m$。多用水作分散介质，也可用植物油作分散介质。混悬剂可供口服、局部外用和注射用。

优良的混悬剂其微粒应细腻均匀、沉降缓慢，下沉后的微粒不结块，稍加振摇，即能均匀分散，储存期间粒子大小保持不变，黏稠度适度、易倾倒，外用混悬剂应易于涂布，不易流散，能迅速干燥，且不易被擦掉。

混悬剂中微粒与分散介质之间存在密度差，由于重力的作用，静置时会发生沉降，在一定条件下，微粒沉降速度符合 Stokes 定律。

$$V = \frac{2r^2(\rho_1 - \rho_2)g}{9\eta}$$

式中，V 为微粒沉降速度，r 为微粒半径，ρ_1 为微粒密度，ρ_2 为分散介质密度，η 为分散介质的黏度，g 为重力加速度。

由以上公式可以看出，沉降速度 V 与 r^2、$(\rho_1 - \rho_2)$ 成正比，与 η 成反比，V 越大，越不稳定。所以选用粒度小的药物及加入助悬剂增加分散介质的黏度，均可以降低微粒沉降速度。

混悬剂的质量检查：可通过测定各制剂的沉降体积比 F 与沉降后的再分散性，来评价混悬剂的沉降稳定性及所用稳定剂的效果。具体方法如下所述。

（1）混悬剂在沉降前原始高度为 H_0，放置一定时间后沉降物的高度为 H，沉降体积比即为 $F = \dfrac{H}{H_0}$，F 值在 $0 \sim 1$，F 值越大，则混悬剂越稳定。

（2）将混悬剂放置一定时间后（最好大于 24h，也可依条件而定），将装有混悬剂的带塞的

100ml 量筒,倒置翻转(一反一正为 1 次),记录筒底沉降物分散完全所需翻转的次数,次数越少则混悬剂质量越好。

三、实训材料与器材

1. 实训材料　炉甘石、氧化锌、甘油、羧甲基纤维素钠、三氯化铝、枸橼酸钠、沉降硫、硫酸锌、樟脑醑、5%苯扎溴铵溶液、吐温 80、纯化水。

2. 实训器材　天平、乳钵、50ml 带塞量筒(或带刻度有塞比浊管)、量筒、量杯、称量纸、滤纸、漏斗、小烧杯或投药瓶等。

四、实 训 内 容

1. 炉甘石洗剂

【处方】　按下列处方配制炉甘石洗剂,见实训表-1。

【制法】　处方 1 的制法:加液研磨制备。先将炉甘石、氧化锌置乳钵中,加甘油和适量水研磨成糊状,逐渐加水至全量;处方 2 的制法同处方 1,羧甲基纤维素钠应先用少量水溶胀后加热溶解,加入前者的糊状物;处方 3 的制法是将炉甘石、氧化锌置乳钵中,加甘油和适量水研磨成糊状,加水至全量后再加入三氯化铝;处方 4 的制法同处方 3,但最后加入枸橼酸钠而不是三氯化铝。

实训表-1　炉甘石洗剂四处方

	处方 1	处方 2	处方 3	处方 4
炉甘石(120 目)	4g	4g	4g	4g
氧化锌(120 目)	4g	4g	4g	4g
甘油	5ml	5ml	5ml	5ml
羧甲基纤维素钠		0.25g		
三氯化铝			0.1g	
枸橼酸钠				0.25g
纯化水加至	50ml	50ml	50ml	50ml

【注意事项】

(1) 炉甘石与氧化锌为典型的亲水性药物,可以被水润湿,故先加入适量水和甘油研成细腻的糊状,使粉末为水分散,以阻止颗粒的凝聚,振摇时易悬浮。加水的量以成糊状为宜。

(2) 本处方中的炉甘石和氧化锌应研细混合过 120 目筛。

(3) 羧甲基纤维素钠应先用少量水溶胀后,水浴加热至完全溶解成为胶浆后使用。

(4) 炉甘石洗剂作为混悬剂若配制不当或助悬剂使用不当,不易保持良好的悬浮状态,且涂用时也会有沙砾感,久储颗粒易聚结,虽振摇也不易再分散。改进措施有:①应用高分子物质(如纤维素衍生物)作助悬剂;②用控制絮凝的方法来改进,常采用 $0.25 \sim 0.5$ mmol/L 的三氯化铝作絮凝剂或采用 0.5% 枸橼酸钠作反絮凝剂等。

【质量检查】　将配制好的几种炉甘石洗剂分别置于有刻度的具塞量筒中,密塞,用力振摇 1min,记录混悬液的开始高度 H_0,并放置,按照实训表-2 所规定的时间分别测定沉降物的高度 H,计算各个放置时间的沉降体积比,记入实训表-2。沉降体积比在 $0 \sim 1$,其数值越大,混悬剂越稳定。

实训表-2 炉甘石洗剂 1h 内的沉降体积比（H/H_0）

时间	处方1	处方2	处方3	处方4
5min				
15min				
30min				
60min				

2. 复方硫洗剂

【处方】 按下列处方配制复方硫洗剂,见实训表-3。

【制法】 处方1的制法:取沉降硫置乳钵中加甘油研匀,缓缓加入硫酸锌。

实训表-3 复方硫洗剂三处方

	处方1	处方2	处方3
沉降硫	1.5g	1.5g	1.5g
硫酸锌	1.5g	1.5g	1.5g
樟脑醑	12.5ml	12.5ml	12.5ml
甘油	5ml	5ml	5ml
聚山梨酯80		0.15ml	
5%苯扎溴铵溶液			0.2ml
纯化水加至	50ml	50ml	50ml

水溶液,研匀,然后缓缓加入樟脑醑,边加边研,最后加适量纯化水至全量,研匀即得;处方2的制法:取沉降硫置乳钵中加甘油和聚山梨酯80研匀,缓缓加入硫酸锌水溶液,研匀,然后缓缓加入樟脑醑,边加边研,最后加适量纯化水至全量,研匀即得;处方3的制法同2,只把聚山梨酯80改为苯扎溴铵溶液即可。

【注意事项】

（1）硫磺为典型的疏水性药物,不被水润湿但能被甘油润湿,故应先加入甘油使之充分分散,便于与其他药物混悬均匀,也可应用聚山梨酯80及5%（ml/ml）苯扎溴铵代替甘油作润湿剂。

（2）硫磺有升华硫、精制硫和沉降硫3种,以沉降硫的颗粒最细,易制得细腻制品,故复方硫洗剂最好选用沉降硫。

（3）硫酸锌水溶液系将硫酸锌溶于12.5ml纯化水中并过滤制得。本制剂因含有硫酸锌而不能加入软皂作为润湿剂,因二者有可能产生不溶性的二价锌皂。

（4）樟脑醑应以细流缓缓加入水性溶液中并急速搅拌,防止樟脑醑因骤然改变溶媒而析出大颗粒。樟脑醑中含有乙醇,能使硫磺润湿,故亦可将硫磺先用樟脑醑润湿。

【质量检查】 将装有复方硫洗剂的具塞量筒放置48h使其自然沉降,然后将具塞量筒倒置翻转,并将底部沉降物重新分散所需反转的次数记录于实训表-4中。一般所需翻转的次数越少,则说明混悬剂重新分散性越好。若始终未能分散表示结块,也应记录。具塞量筒倒置翻转一反一正记为1次。

实训表-4　复方硫洗剂重新分散试验数据

	处方1	处方2	处方3
重新分散			
翻转分散			

五、思　考　题

1. 根据 Stokes 定律并结合处方分析影响混悬剂稳定性的主要因素有哪些？应采取什么措施？

2. 亲水性药物与疏水性药物在制备混悬剂时有什么不同？

3. 根据实验结果，说明炉甘石洗剂各处方和复方硫洗剂各处方的质量有何不同，并分析原因。

（贾　雷）

实训四　乳剂的制备

一、实 训 目 的

1. 能采用干胶法、湿胶法和新生皂法制备乳剂。
2. 会进行乳剂类型的鉴别。
3. 能比较不同方法制备乳剂的液滴粒度大小、均匀度及其稳定性。
4. 能正确、及时记录实验现象及数据。

二、实 训 指 导

乳剂（亦称乳浊液）系指两种互不相溶的液体混合，其中一种液体以细小液滴的形式分散在另一种液体中形成的非均相液体药剂。其中一种液体往往是水或水溶液，被称为"水相"；另一种则是与水不相混溶的有机液体，统称为"油相"，分散的液滴称为分散相、内相或不连续相，包在外面的液体称为分散介质（分散媒）、外相或连续相。一般分散相直径在 $0.1\sim100\mu m$。

液体分散相分散在不相混溶的介质中形成乳剂的过程称为"乳化"，制备乳剂时，除需要油相与水相外，还需要加入一种物质，能够使分散相乳化，并能保持乳剂稳定，这种物质称为"乳化剂"。"油"为分散相，分散在水中，称为水包油（O/W）型乳剂；水为分散相，分散在"油"中，称为油包水（W/O）型乳剂。乳剂的类型，主要决定于乳化剂的种类及性质。

常用乳化剂按其性质不同，可以分为三类，即天然乳化剂、合成乳化剂、固体粉末乳化剂。乳化剂的 HLB 值范围一般为 $3\sim16$，当 HLB 值在 $3\sim8$ 时，多作为油包水（W/O）型乳剂的乳化剂，而当 HLB 值在 $8\sim16$ 时，则用作水包油（O/W）型乳剂的乳化剂。

（1）制备初乳时，干胶法应选用干燥乳钵，按比例加入油相与胶粉（乳化剂），充分研匀后一次加水，迅速沿同一方向研磨，否则不易形成 O/W 型乳剂或形成后也不稳定。

（2）湿法所用的胶浆应提前制好，备用。

（3）制备初乳时，必须待初乳形成后，方可逐步加水稀释，边加边搅拌。

（4）用混合乳化剂（如聚山梨酯80与脂肪酸山梨坦80）制备乳剂时，可不考虑混合顺序，即将油、水及乳化剂混合,用振摇法或其他器械制成。

(5) 以阿拉伯胶作乳化剂,常采用干胶法和湿胶法;大量制备时可用机械法制备。常用设备有搅拌器、乳匀机、胶体磨或超声波乳化器等。

三、实训材料与器材

1. 实训材料 液状石蜡、阿拉伯胶、纯化水、氢氧化钙溶液、花生油(或其他植物油)、苏丹红、亚甲蓝。

2. 实训器材 瓷乳钵、天平、烧杯、三角烧瓶、试管、载玻片、显微镜、试管、滴管、量筒等。

四、实 训 内 容

1. 液状石蜡乳的制备

【处方】
液状石蜡	12ml
阿拉伯胶	4g
纯化水	加至 30ml

【制法】

(1) 干胶法:将阿拉伯胶粉 4g 置干燥乳钵中,加入液状石蜡 12ml,稍加研磨,使胶粉分散后,加纯化水 8ml,不断研磨至发生噼啪声,形成稠厚的乳状液,即成初乳,再加纯化水适量研匀即得。

(2) 湿胶法:取纯化水约 8ml 置乳钵中,加入 4g 阿拉伯胶粉研匀成胶浆后,分次加入液状石蜡,迅速向同一方向研磨,至制成稠厚的初乳。然后加入适量纯化水,使成 30ml,搅匀,即得。

【用途】 本品为润滑性轻泻剂。用于治疗便秘,特别适用于高血压、动脉瘤、疝气、痔及手术后便秘者。

【注意事项】

(1) 制备初乳时,干胶法应选用干燥乳钵;油相与胶粉充分研匀后应严格按液状石蜡、水、胶约为 3:2:1 的比例一次加水(添加的水量不足或加水过慢时,易形成 W/O 型初乳,此时再研磨稀释也难以转变成 O/W 型,形成后亦极易破裂。若在初乳中添加水量过多,因外相水液的黏度较低,不能把油很好地分散成油滴,制成的乳剂也不稳定并容易破裂),迅速沿同一方向研磨。研磨时应注意方向一致,由乳钵体内部向外,再由外向内。其间不能改变研磨方向,也不宜间断研磨。

(2) 本品以阿拉伯胶为乳化剂,故为 O/W 型乳剂,必须在初乳制成后加水稀释。所制得的乳剂为乳白色,镜检油滴应细小均匀。

2. 石灰搽剂的制备

【处方】
氢氧化钙溶液	30ml
花生油	30ml

【制法】 取氢氧化钙溶液与花生油置具塞三角烧瓶中,加盖用力振摇至乳剂形成即得。

【用途】 本品用于烧伤、烫伤的治疗。

【注意事项】

(1) 本法系采用新生皂法制备乳剂。氢氧化钙与花生油中所含的少量游离脂肪酸经皂化反应形成钙皂后,作为乳化剂生成 W/O 型乳剂。其他常见的植物油如菜油、麻油等均可代替花生油。实际应用中花生油用前应以干热法灭菌。

(2) 本实验中所用氢氧化钙溶液应为饱和溶液。氢氧化钙溶液制法:取氢氧化钙 0.3g,置锥形瓶内,加纯化水 100ml,密塞摇匀,时时剧烈振摇,放置 1h,即得。用时倾取上层澄明液使用。

(3) 本品具有收敛、保护、润滑、止痛等作用。氢氧化钙有收敛、杀菌作用,钙离子能使毛细血管收缩,抑制烧伤后的体液外渗,并能促进上皮细胞生成。钙皂还可中和酸性渗出液、减少刺激。花生油对创面也有滋润和保护作用。

3. 乳剂类型鉴别

(1)操作步骤

1)稀释法:取试管2支,分别加入液状石蜡乳和石灰搽剂各1滴,再加入纯化水约5ml,振摇、翻转数次,观察混合情况,并据此判断乳剂类型。

2)染色法:将液状石蜡乳和石灰搽剂分别涂在载玻片上,分别用油溶性染料苏丹红和水溶性染料亚甲蓝染色,在显微镜下观察并判断乳剂类型。

将以上实验结果记入实训表-5。

(2)操作注意

1)染色法所用检品及试剂,用量不宜过多,以防污染或腐蚀显微镜及影响观察结果。

2)乳剂类型的鉴别,见实训表-6。

实训表-5 O/W 型与 W/O 乳剂的鉴别

	O/W 型乳剂	W/O 型乳剂
外观	一般为乳白色	接近油的颜色
稀释性	可用水稀释	可用油稀释
水溶性染料	外相染色	内相染色
油溶性染料	内相染色	外相染色

实训表-6 乳剂类型鉴别现象和结果

乳剂名称	染色法		稀释法稀释情况	乳剂类型
	内相染色情况	外相染色情况		
液状石蜡乳				
石灰搽剂				

注:内外相染色情况栏中填入能否染色及被何种染色剂染色。

五、思 考 题

1. 根据哪些条件来判断乳剂的类型?

2. 简述干胶法、湿胶法制备初乳的操作要点。

3. 石灰搽剂的乳化剂是什么?属何种类型的乳剂?

(贾　雷)

实训五　中药口服液的制备和质量检查

一、实 训 目 的

1. 掌握中药口服液剂的制备工艺、操作要点。

2. 掌握中药口服液剂的质量检查项目和方法。

二、实训指导

中药口服液是指中药材经过适当方法的提取、纯化,加入适宜的添加剂制成的一种口服液体制剂。它是在汤剂、注射剂基础上发展起来的新剂型,其制备工艺流程为:药材预处理、提取与精制、浓缩、配液、过滤、灌封、灭菌与检漏、质量检查、贴标签与包装。

常用浸出方法的工艺流程,见实训图-4、实训图-5、实训图-6。

（1）煎煮法：

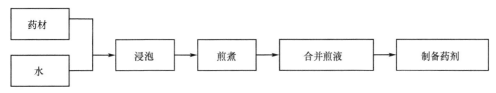

实训图-4 中药口服液煎煮法工艺流程图

（2）浸渍法：

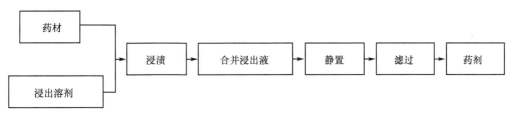

实训图-5 中药口服液浸渍法工艺流程图

（3）渗漉法：

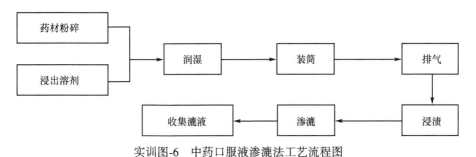

实训图-6 中药口服液渗漉法工艺流程图

三、实训材料与器材

1. 实训材料 金银花、黄芩、连翘、乙醇。

2. 实训器材 煎煮容器、电炉、过滤器具、蒸馏装置、抽滤装置、灌封机、扎盖机、比重瓶、分析天平、恒温水浴锅、酸度计、量筒、烧杯。

四、实训内容

双黄连口服液的制备

【处方】　　金银花　　　　　　　　　　　　　　37.5g

　　　　　　黄芩　　　　　　　　　　　　　　　37.5g

　　　　　　连翘　　　　　　　　　　　　　　　75.0g

　　　　　　蔗糖　　　　　　　　　　　　　　　30g

【制法】

（1）中药材提取、精制、浓缩

1）黄芩加水煎煮3次，第1次2h，第2、3次各1h，合并煎液，滤过，滤液浓缩并在80℃时加入2mol/L盐酸溶液适量调节pH至1.0～2.0，保温1h，静置12h，滤过，沉淀加6～8倍量水，用40%氢氧化钠溶液调节pH至7.0，再加等量乙醇，搅拌使溶解，滤过，滤液用2mol/L盐酸溶液调节pH至2.0，60℃保温30min，静置12h，滤过，沉淀用乙醇洗至pH为7.0，回收乙醇备用。

2）金银花、连翘加水温浸30min后，煎煮2次，每次1.5h，合并煎液，滤过，滤液浓缩至相对密度为1.20～1.25（70～80℃）的清膏，冷至40℃时缓缓加入乙醇，使含醇量达75%，充分搅拌，静置12h，滤取上清液，残渣加75%乙醇适量，搅匀，静置12h，滤过，合并乙醇液，回收乙醇至无醇味。

3）加入上述黄芩提取物，并加水适量，以40%氢氧化钠溶液调节pH至7.0，搅匀，冷藏（4～8℃）72h，滤过，得滤液。

（2）配液：滤液加入蔗糖30g，搅拌使溶解，或再加入香精适量，调节pH至7.0，加水制成100ml，搅匀，静置12h，滤过，得口服液。

（3）灌装（每支装10ml），灭菌，即得成品。

本品为棕红色的澄清液体；味甜，微苦。功能主治：疏风解表，清热解毒。用于外感风热所致的感冒，症见发热、咳嗽、咽痛。

【质量标准】　外观、相对密度、pH、装量（结果填入实训表-7、实训表-8中）。

（1）外观：应澄清。

（2）相对密度：应不低于1.12[照《中国药典》2010年版（一部）附录ⅦA相对密度测定法测定]。

（3）pH：应为5.0～7.0[照《中国药典》2010年版（一部）附录ⅦG pH测定法测定]。

（4）装量：取供试品5支，将内容物分别倒入经校正的干燥量筒内，在室温下检视，每支装量与标示装量相比较，少于标示装量的不得多于1支，并不得少于标示装量的95%。

【注意事项】

（1）本品为中药口服液，饮片须经提取、纯化、浓缩至一定体积。

（2）浓缩制备清膏时，应控制温度避免焦化。

（3）应在清洁的环境中配制，及时灌装于洁净干燥的容器中。

（4）使用pH计前，应取标准缓冲液对其进行校正。

【质量检查】

实训表-7　双黄连口服液的质量检查结果

	外观	相对密度	pH
双黄连口服液			

实训表-8　双黄连口服液的装量检查结果（每支装10ml）

	支数				
	1	2	3	4	5
装量					
结果判断					

五、思 考 题

1. 中药口服液的制备工艺流程是什么？

2. 中药合剂的质量要求是什么？

（肖　兰）

实训六　灭菌器的使用

一、实训目的

1. 掌握干热灭菌法、湿热灭菌法的特点和适用范围。
2. 熟悉烘箱、手提式热压灭菌器、卧式热压灭菌柜的结构。
3. 学会烘箱、手提式热压灭菌器、卧式热压灭菌柜的使用。

二、实训指导

　　为了保证用药安全,必须对药物制剂,特别是对无菌、灭菌制剂(如注射用、眼用制剂)、敷料和缝合线等进行灭菌,灭菌操作是灭菌药剂生产过程中最主要的单元操作之一。

　　灭菌是指使用物理、化学或机械方法杀死或除去所有微生物,以获得无菌状态的过程,所用的灭菌方法称灭菌法。

　　灭菌的方法可分为物理灭菌法、化学灭菌法、滤过除菌法和无菌操作法。其中物理灭菌法是指利用加热、干燥、辐射、声波等物理手段达到灭菌目的的方法,常见的有干热灭菌法、湿热灭菌法等。

三、实训材料与器材

　　烘箱、手提式热压灭菌器、卧式热压灭菌柜。

四、实训内容

1. 烘箱、手提式热压灭菌器、卧式热压灭菌柜的结构(实训图-7)

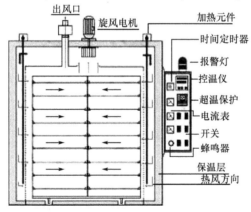

A. 烘箱

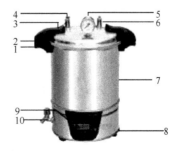

1.下手柄
2.上手柄(内有安全锁)
3.冷空气泄放阀
4.放气阀
5.压力表
6.安全阀
7.桶身
8.底座
9.微机控制面板
10.排水阀

B. 手提式热压灭菌器

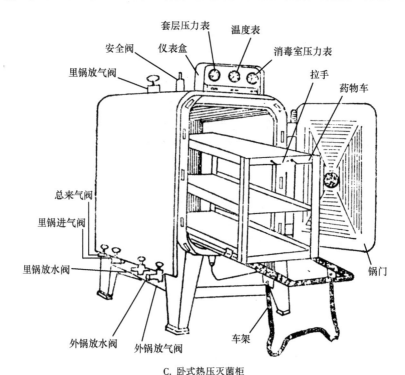

C. 卧式热压灭菌柜

实训图-7 灭菌器材示意图

2. 烘箱、手提式热压灭菌器、卧式热压灭菌柜的使用

卧式热压灭菌柜操作步骤如下。

（1）将待灭菌物品装在格车上，推至搬运车上，再推入灭菌柜内。

（2）关闭柜门，打开蒸汽阀，同时打开排气阀，预热 10～15min，排净冷空气，当柜下部温度达 100～101℃时（排气孔没有雾状水滴），即可关闭排气阀，等柜内温度上升至比规定温度低 1～2℃时，调节进气阀，维持要求达到的灭菌温度。

（3）灭菌时间必须由全部药液温度真正达到要求的温度算起。到达灭菌时间后，关闭进气阀，渐开排气阀，约在 5min 内表压下降到零，等排气阀中没有余气排出，可将柜门稍稍打开，待 10～15min，再全部打开。

（4）稍冷却后，可将格车推至搬运车上。

3. 注意事项

（1）所有灭菌设备，灭菌时间必须从全部灭菌物品的温度真正达到所要求的温度算起，以确保灭菌效果。灭菌结束后，应等温度降低到一定程度后再开启，取出物品。

（2）灭菌柜的结构、被灭菌物品的体积、数量、排布均对灭菌的温度有一定影响，故应先进行灭菌条件实验，确保灭菌效果。

（3）灭菌前应先检查压力表，温度计是否灵敏，安全阀是否正常，排气是否畅通；如有故障必须及时修理，否则可造成灭菌不安全，也可能因压力过高，使灭菌器发生爆炸。

（4）热压灭菌时，应排尽灭菌柜内的冷空气使蒸汽与温度相符合。

（5）热压灭菌完毕应缓缓降压，以免压力骤然降低而冲开瓶塞，甚至玻璃瓶爆炸。

五、思　考　题

1. 使用热压灭菌器应注意哪些事项？
2. 干热灭菌法、湿热灭菌法分别适用于哪些物品的灭菌？
3. 绘制烘箱、手提式热压灭菌器、卧式热压灭菌柜的结构原理示意图。

（樊　燕）

实训七　注射剂的制备

一、实训目的

1. 掌握空安瓿与垂熔玻璃滤器的处理方法。
2. 掌握注射液的配制、滤过、灌封、灭菌等基本操作。
3. 熟悉注射剂漏气检查和可见异物检查的方法。
4. 了解干燥箱和净化工作台的使用。

二、实训指导

（1）安瓿的处理：将纯化水灌入安瓿内，经100℃加热30min，趁热甩水，再用滤清的纯化水、注射用水灌满安瓿，甩水，如此反复3次，以除去安瓿表面微量游离碱、金属离子、灰尘和附着的砂粒等杂质。洗净的安瓿，立即以120~140℃烘干，备用。

（2）垂熔玻璃滤器的处理：将垂熔玻璃滤器用纯化水冲洗干净，用1%~2%硝酸钠硫酸液浸泡12~24h，再用纯化水、注射用水反复抽洗至抽洗液中性且澄明，抽干，备用。

（3）配液：配液用器具按要求处理洁净，干燥后使用。一般配液方法有两种：①稀配法：即将原料药加入溶剂中，一次配成所需的浓度。②浓配法：即将原料药加入部分溶剂中，配成浓溶液，加热滤过，必要时可加活性炭处理，也可冷藏后再过滤，然后稀释到所需浓度。

（4）滤过：过滤方法有加压滤过、减压滤过和高位静压滤过等。滤器的种类也较多，以供粗滤、预滤和精滤。按实验室条件，安装好滤过装置。

（5）灌封：将滤清的药液立即灌封。要求剂量准确，药液不沾安瓿颈壁。易氧化药物，在灌装过程中可通惰性气体。

（6）灭菌与检漏：安瓿熔封后按规定及时灭菌。灭菌完毕，趁热取出放入冷的1%亚甲蓝溶液中检漏。

三、实训材料与器材

1. **实训材料**　注射用盐酸普鲁卡因、注射用氯化钠、稀盐酸、注射用水、纯化水等。
2. **实训器材**　空安瓿、pH计(试纸)、灌注器、G_2垂熔玻璃漏斗、微孔滤膜滤器、安瓿熔封仪。

四、实训内容

盐酸普鲁卡因注射液的制备

【处方】　盐酸普鲁卡因　　　　　　　　　　　3.0g

　　　　　0.1mol/L 盐酸　　　　　　　　　　适量

　　　　　氯化钠　　　　　　　　　　　　　　1.8g

　　　　　注射用水　　　　　　　　　　　　　加至 300ml

【制法】

(1) 取注射用水约 200ml,加入氯化钠,搅拌溶解,再加盐酸普鲁卡因使之溶解。

(2) 加 0.1mol/L 盐酸溶液调节 pH4.0~4.5,再加水至足量,搅匀。

(3) 用垂熔玻璃滤器粗滤,用微孔滤膜精滤。

(4) 灌装于中性玻璃易折安瓿中,熔封。

(5) 用流通蒸汽 100℃加热 30min 灭菌,灭菌后立即放入冷的 1%亚甲蓝溶液中检漏。

(6) 质检、印字、包装。

【注意事项】

(1) 配液采用稀配法。

(2) 灌注时注意不要将药液沾在安瓿颈上,以防焦头。

(3) 盐酸普鲁卡因在酸性条件下不易变质,故调 pH 4.0~4.5。

(4) 酸性条件不利于微生物的生长繁殖,2ml 注射剂可用流通蒸汽 100℃加热 30min 灭菌。

(5) 熔封时注意安全,避免事故发生。

【质量检查】

(1) 漏气检查:将灭菌后的安瓿趁热置于 1%亚甲蓝溶液中,稍冷取出被染色的安瓿,并记录漏气支数。

(2) 可见异物检查:将安瓿外壁擦干净,1~2ml 注射剂每次拿取 6 支,于伞棚边处,手持安瓿颈部使药液轻轻翻转,用目检视。每次检查 18s。50ml 或 50ml 以上的注射液按直立、倒立、平视 3 步法旋转检视。按以上装置及方法检查,除特殊规定品种外,未发现有异物或仅带微量白点者作合格论。

(3) 记录检查结果:记录可见异物检查结果,记于实训表-9。

实训表-9　可见异物检查结果记录

不合格原因	漏气	玻璃屑	纤维	白点	白块	焦头	其他
总检支数							
废品支数							
成品合格率							

【分析讨论】

(1) 白块:是指用规定的检查方法,能看到有明显的平面或棱角的白色物质。

(2) 白点:不能辨清平面或棱角的按白点计。但有的白色物质虽不易看清平面、棱角(如球形),但与上述白块同等大小或更大者,应作白块论。在检查中见似有似无或若隐若现的微细物,不作白点计数。

(3) 微量白点:50ml 或 50ml 以下的注射液,在规定的检查时间内仅见到 3 个或 3 个以下白点者,作为微量白点;100 ml 或 100ml 以上的注射液,在规定检查时间内仅见到 5 个或 5 个以下的白点时,作为微量白点。

(4) 少量白点:药液澄明、白点数量比微量白点较多,在规定检查时间内较难准确计数者。

(5) 微量沉积物:指某些生化制剂或大分子化合物制剂,静置后有微小的质点沉积,轻轻倒转时有烟雾状细线浮起,轻摇即散失者。

（6）异物:包括玻璃屑、纤维、色点、色块及其他外来异物。

（7）特殊异物:指金属屑及明显可见的玻璃屑、玻璃块、玻璃砂、硬毛或粗纤维等异物。有闪烁性或有棱角的透明物即是玻璃屑。

五、思　考　题

1. 易水解药物的注射剂在生产上应注意什么问题？
2. 灭菌温度和灭菌时间对盐酸普鲁卡因注射剂的质量有何影响？

（樊　燕　余　巧）

实训八　输液剂的制备

一、实　训　目　的

1. 掌握输液剂容器的处理方法。
2. 掌握输液剂的配制、滤过、灌封、灭菌等基本操作。
3. 熟悉输液剂可见异物和不溶性微粒检查的方法。

二、实　训　指　导

输液剂是指由静脉滴注输入体内的大剂量注射液,一次给药在100ml以上。

输液的质量要求与注射剂基本上一致,但由于这类产品的注射量大,直接进入血液循环,故对无菌、无热原及可见异物这三项要求更加严格,也是当前输液生产中存在的主要质量问题。此外,还应注意以下的质量要求:①输液的pH应在保证疗效和制品稳定的基础上,力求接近人体血液的pH,过高或过低都会引起酸碱中毒;②输液的渗透压应为等渗或偏高渗;③输液中不得添加任何抑菌剂,并在储存过程中质量稳定;④应无毒副作用,要求不能有引起过敏反应的异性蛋白及降压物质,输入人体后不会引起血常规的异常变化,不损害肝、肾功能等;⑤乳剂型输液剂除应符合上述质量要求外,其分散相液滴粒度绝大多数应在$1\mu m$以下,并不得大于$5\mu m$,应能耐受热压灭菌,储藏期间稳定。

三、实训材料与器材

1. **实训材料**　盐酸普鲁卡因、氯化钠、葡萄糖、稀盐酸、注射用水、纯化水等。
2. **实训器材**　输液瓶、丁基胶塞、pH计(试纸)、灌注器、G_3垂熔玻璃漏斗、轧盖器。

四、实　训　内　容

25%葡萄糖注射液的制备

【处方】

注射用葡萄糖	125g
1%盐酸	适量
注射用水	加至　500ml

【制法】

（1）取葡萄糖加入已煮沸的注射用水250ml中,搅拌使溶解。

（2）用盐酸调节 pH 至 3.8~4.0,加入活性炭 0.5g,煮沸约 15min。

（3）放冷至约 60℃左右,趁热用布氏漏斗抽滤除炭,滤液添加注射用水至 500ml。

（4）用 3 号垂熔玻璃漏斗精滤至澄明,灌装 250ml 输液瓶。

（5）再盖上丁基胶塞铝盖,用压口机封固,116℃热压灭菌 40min,检查包装,即得。

【注意事项】

（1）加入活性炭处理的目的在于吸附可能含有的菌体、热原、色素及蛋白质等,一般用量为浓配液量的 0.2%~1.0%,同时应选用符合注射用标准规格的注射用活性炭。

（2）葡萄糖注射液的稳定性与 pH 密切相关,生产经验证明,pH 在 3.8~4.0 为最好。在 116℃热压灭菌 40min,即可保证灭菌完全,又不致注射液颜色变黄或 pH 降低至不符合药典规定。

（3）本品采用浓配法制备,抽滤除炭时,药液温度不宜过高或过低,温度过高不利于杂质的凝聚析出而过滤除去,温度过低(如 40℃)时,又使滤过困难,故操作时应注意掌握。

五、思 考 题

1. 在制备 25% 的葡萄糖注射液中,盐酸调 pH 的作用是什么?

2. 为了防止葡萄糖注射液变黄,在整个操作过程中,应控制哪些工艺条件?

（樊 燕 余 巧）

实训九 热 原 检 查

一、实 训 目 的

1. 掌握热原检查方法的操作。

2. 掌握判断热原检查的结果。

二、实 训 指 导

（1）热原检查实验原理:将一定剂量的供试品,静脉注入家兔体内,在规定时间内测定体温升高的情况,判定供试品中所含热原的限度是否符合规定。

（2）细菌内毒素检查法:利用鲎试剂和细菌内毒素产生凝胶反应的原理来检测细菌内毒素,以判断供试品中细菌内毒素是否符合规定。细菌内毒素检查包括两种方法,即凝胶法和光度测定法,后者包括浊度法和显色基质法。供试品检测时,可使用其中任何一种方法进行试验。当测定结果有争议时。除另有规定外,以凝胶法结果为准。

细菌内毒素的量用内毒素单位(Eu)表示。

细菌内毒素国家标准品自大肠埃希菌提取精制而成,用于标定、复核、仲裁鲎试剂灵敏度和标定细菌内毒素工作标准品的效价。

细菌内毒素工作标准品是以细菌内毒素国家标准品为基准标定其效价,用于试验中的鲎试剂灵敏度复核、干扰试验及各种阳性对照。

细菌内毒素检查用水是指内毒素含量小于 0.015Eu/ml(用于凝胶法)的灭菌注射用水。光度测定法用的细菌内毒素检查用水,其内毒素的含量应小于 0.005Eu/ml。

试验所用的器皿需经处理,以去除可能存在的外源性内毒素。常用的方法是在 250℃干热 30min,也可采用其他确证不干扰细菌内毒素检查的适宜方法。若使用塑料器械,如微孔板和微量加样器配套的吸头等,应选用标明无内毒素并且对试验无干扰的器械。试验操作过程应防止微生物的污染。

供试品溶液的制备:某些供试品需进行复溶、稀释或在水性溶液中浸提制成供试品溶液。一般要求供试品溶液的 pH 为 6.0~8.0。对于过酸、过碱或本身有缓冲能力的供试品,需调节被测溶液(或其稀释液)的 pH,可使用酸、碱溶液或鲎试剂生产厂家推荐的适宜的缓冲液调节 pH。酸或碱溶液需用细菌内毒素检查用水在已去除内毒素的容器中配制。缓冲液必须经过验证不含内毒素和干扰因子。

确定最大有效稀释倍数(MVD),最大有效稀释倍数是指在试验中供试品溶液被允许稀释的最大倍数,在不超过此稀释倍数的浓度下进行内毒素限值的检测。用以下公式来确定 MVD:

$$MVD = cL/\lambda$$

式中,L 为供试品的细菌内毒素限值;c 为供试品溶液的浓度,λ 为在凝胶法中鲎试剂的标示灵敏度(Eu/ml),或是在光度测定法中所使用的标准曲线上最低的内毒素浓度。当 L 以 Eu/ml 表示时,则 c 等于 1.0 ml/ml;当 L 以 Eu/mg 或 EU/U 表示时,c 的单位为 mg/ml 或 U/ml。例如,供试品为注射用无菌粉末或原料药,则 MVD 取 1,可计算供试品的最小有效稀释浓度 $c = \lambda/L$。

三、实训材料与器材

1. 实训材料　浓氯化钠注射液、凡士林、75% 的乙醇(医用)、5% 葡萄糖注射液、细菌内毒素工作标准品、细菌内毒素检查用水。

2. 实训器材　体重计、肛温计、家兔、家兔固定夹、注射器及针头。

四、实训内容

1. 热原检查法

(1)家兔的挑选:供试用的家兔应健康合格,体重 1.7kg 以上,雌兔应无孕。预测体温前 7 日即应用同一饲料饲养,在此期间内,体重应不减轻,精神、食欲、排泄等不得有异常现象。未曾用于热原检查的家兔;或供试品判定为符合规定,但组内升温达 0.6℃ 的家兔;或 3 周内未曾使用的家兔,均应在检查供试品前 3~7 日预测体温,进行挑选。挑选试验的条件与检查供试品时相同,仅不注射药液,每隔 30min 测量体温 1 次,共测 8 次,8 次体温均在 38.0~39.6℃ 的,且最高与最低体温相差不超过 0.4℃ 的家兔,方可供热原检查用。用于热原检查后的家兔,如果供试品判定为符合规定,至少应休息 48h 方可再供热原检查用,其中升温达 0.6℃ 的家兔应休息 2 周以上。如果供试品判定为不符合规定,则组内全部家兔不再使用。

(2)试验前的准备:在做热原检查前一两天,供试用家兔应尽可能处于同一温度环境中,实验室和饲养室的温度相差不得大于 3℃,且应控制在 17~25℃。在试验全部过程中,应注意实验室温度变化不得大于 3℃,防止动物骚动并避免噪声干扰。家兔在试验前至少 1h 开始停止给食,并置于宽松舒适的装置中,直至试验完毕。测量家兔体温应使用精密度为 ±0.1℃ 的测温装置。测温探头或肛温计插入肛门的深度和时间各兔应相同,深度一般约 6cm,时间不得少于 1.5min,每隔 30 min 测量体温 1 次,一般测量 2 次,2 次体温之差不得超过 0.2℃,以此两次体温的平均值作为该兔的正常体温。当日使用的家兔,正常体温应在 38.0~39.6℃,且各兔间正常体温之差不得超过 1℃。试验用的注射器、针头及一切与供试品溶液接触的器皿,应置于烘箱中 250℃ 加热 30min,也可用其他适宜的方法除去热原。

(3)检查法:取适用的家兔 3 只,测定其正常体温后 15min 以内,自耳静脉缓缓注入规定剂量并温热至约 38℃ 的供试品溶液,然后每隔 30min 按前法测量其体温 1 次,共测 6 次,以 6 次体温中最高的 1 次减去正常体温,即为该兔体温的升高温度(℃)。例如,3 只家兔中有 1 只体温升高 0.6℃ 或高于 0.6℃,或 3 只家兔体温升高的总和达 1.3℃ 或高于 1.3℃,应另取 5 只家兔复试。检查方法同上。

（4）结果判断：在初试的 3 只家兔中，体温升高均低于 0.6℃，并且 3 只家兔体温升高总和低于 1.3℃；或在复试的 5 只家兔中，体温升高 0.6℃ 或高于 0.6℃ 的家兔不超过 1 只，并且初试、复试合并 8 只家兔的体温升高总和为 3.5℃ 或低于 3.5℃，均判定供试品的热原检查符合规定。

在初试的 3 只家兔中，体温升高 0.6℃ 或高于 0.6℃ 的家兔超过 1 只；或在复试的 5 只家兔中，体温升高 0.6℃ 或高于 0.6℃ 的家兔超过 1 只；或在初试、复试合并 8 只家兔的体温升高总和超过 3.5℃，均判定供试品的热原检查不符合规定。

当家兔升温为负值时，均以 0℃ 计。将实验结果记录于实训表-10 中。

实训表-10　热原检查法结果记录

品名：　　　　批号：　　　　试验日期：＿＿＿＿年＿＿月＿＿日

兔号	体重/kg	正常体温/℃			注射后体温/℃						升高体温/℃
		1	2	平均值	1	2	3	4	5	6	
1											
2											
3											

2. 细菌内毒素检查法　凝胶法是通过鲎试剂与内毒素产生凝集反应的原理来检测或半定量内毒素的方法。凝胶法分为凝胶限度法和凝胶半定量法。

（1）实验准备：试验所用的器皿须经处理，以去除可能存在的外源性内毒素。

（2）凝胶限度试验：按凝胶限度试验溶液的制备实训表-11 制备溶液 A、溶液 B、溶液 C 和溶液 D。使用稀释倍数 MVD 并且已经排除干扰供试品溶液来制备溶液 A 和溶液 B。

实训表-11　凝胶限度试验溶液的制备

编号	内毒素浓度/被加入内毒素的溶液	平行管数	备注
A	无/供试品溶液	2	供试品溶液
B	2λ/供试品溶液	2	供试品阳性对照
C	2λ/检查用水	2	阳性对照
D	无/检查用水	2	阴性对照

根据鲎试剂灵敏度的标示值（λ），将细菌内毒素国家标准品或细菌内毒素工作标准品用细菌内毒素检查用水溶解，在漩涡混合器上混匀 15min，然后制成 2λ 浓度的内毒素标准溶液，稀释均应在漩涡混合器上混匀 30s。取分装有 0.1ml 鲎试剂溶液的 10 mm×75mm 试管或复溶后的 0.1ml/支规格的鲎试剂原安瓿 8 支，分别加入上表制备好的试验溶液。将试管中溶液轻轻混匀后，封闭管口，垂直放入（37±1）℃ 的恒温器中，保温（60±2）min。

将试管从恒温器中轻轻取出，缓缓倒转 180°，若管内形成凝胶，并且凝胶不变形、不从管壁滑脱为阳性；未形成凝胶或形成的凝胶不坚实、变形并从管壁滑脱者为阴性。保温和拿取试管过程应避免受到振动造成假阴性结果。

（3）保温（60±2）min 后观察结果：若阴性对照溶液 D 的平行管均为阴性，供试品阳性对照溶液 B 的平行管均为阳性，阳性对照溶液 C 的平行管均为阳性，试验有效。

若溶液 A 的两个平行管均为阴性，判供试品符合规定；若溶液 A 的两个平行管均为阳性，判供试品不符合规定。若溶液 A 的两个平行管中的一管为阳性，另一管为阴性，需进行复试。复试时，溶液 A 需做 4 支平行管，若所有平行管均为阴性，判供试品符合规定；否则判供试品不符合规定。将试验结果记录于实训表-12 中。

实训表-12　细菌内毒素(凝胶限量)试验结果记录

溶液编号	平行管号数		备注
	1	2	
A			供试品溶液
B			供试品阳性对照
C			阳性对照
D			阴性对照

五、思　考　题

1. 用家兔热原检查法时对家兔有什么要求？在使用肛温计时要注意哪些操作要点？
2. 分析影响细菌内毒素检查结果的因素有哪些？

(樊　燕　余　巧)

实训十　参观药厂注射剂车间

一、实训目的

1. 通过参观调查，了解药厂输液剂生产设备、规模、管理制度等。
2. 进一步熟悉注射剂生产的 GMP 要求。
3. 熟悉注射剂生产工艺流程和主要设备，了解注射剂生产的品种。

二、实训材料与器材

笔记本、钢笔、调查表等。

三、实训内容

1. 首先听取药厂负责人介绍药厂概况、生产规模、输液剂生产品种等情况。
2. 分组参观生产、质检等部门，了解生产管理、质量管理的各项制度，并随时询问有关问题。
3. 返校后写一份参观调查报告。画出所参观注射剂车间布局示意图，写出所参观车间的安瓿剂与输液剂生产的工艺流程。

四、思　考　题

注射剂车间与普通液体制剂车间有什么不同？

(樊　燕　余　巧)

实训十一　滴眼剂的制备

一、实训目的

1. 熟悉净化工作台的使用方法。

2. 掌握一般滴眼剂的制备方法。

二、实训指导

滴眼剂是指由药物与适宜辅料制成的供滴入眼内的无菌液体制剂。以水溶液为主,包括少数水性混悬液,也有将药物做成片剂等固态形式,临用时配成水溶液。滴眼剂常用作消炎杀菌、散瞳缩瞳、降低眼压、麻醉或诊断,也可用作润滑或代替泪液等。滴眼剂一般应在无菌环境下配制,眼部有无外伤是滴眼剂无菌要求严格程度的界限。用于外科手术、供角膜穿通伤用的滴眼剂及眼内注射溶液要求无菌、且不得加抑菌剂与抗氧剂,需采用单剂量包装。一般滴眼剂要求无致病菌,尤其不得有铜绿假单孢菌和金黄色葡萄球菌,可加入抑菌剂。

三、实训材料与器材

1. **实训材料** 氯霉素、硼酸、硼砂、硫柳汞、注射用水。
2. **实训器材** 灌装器、注射器、塑料滴眼瓶、配液容器。

四、实训内容

氯霉素滴眼液的制备

【处方】
氯霉素		0.25g
硼酸		1.9g
硼砂		0.038g
硫柳汞		0.004g
注射用水	加至	100ml

【制法】

(1) 取注射用水约90ml,加热至沸,加入硼酸、硼砂使溶。

(2) 待冷至约40℃,加入氯霉素、硫柳汞搅拌使溶,加注射用水至100ml。

(3) 精滤至澄明后,100℃流通蒸汽灭菌30min。

(4) 无菌分装,质量检查,即得。

【注意事项】

(1) 氯霉素易水解,但其水溶液在弱酸性时较稳定,本品选用硼酸缓冲液来调整 pH。

(2) 氯霉素滴眼液在储藏过程中,效价常逐渐降低,故配液时适当提高投料量,使在有效储藏期间,效价能保持在规定含量以内。

五、思考题

1. 处方中的硼砂和硼酸起什么作用? 试计算此处方是否与泪液等渗。

2. 滴眼剂中选用抑菌剂应考虑哪些原则? 本处方中的硫柳汞可改用何种抑菌剂? 使用浓度是多少?

(余 巧)

实训十二 粉体流动性的测定

一、实训目的

1. 掌握常用流动性参数的测定方法。

2. 熟悉影响粉体流动性的因素。

3. 了解粉体助流原理。

二、实训指导

固体药物制剂制备中,物料或半成品的流动性至关重要。粉末或颗粒状物料的流动性对于原辅料的混匀、沸腾制粒、分装、压片等工艺过程影响很大。特别是在压片工艺过程中,为了使颗粒能自由连续流入冲模,保证均匀填充,减小压片时对冲模内壁的摩擦和黏附,降低片重差异,必须设法使颗粒具有良好的流动性。

影响流动性的因素比较复杂,除了粉末和颗粒间的摩擦力、附着力之外,颗粒的粒径、形态、松密度等,对流动性也有影响。为改善粉末或颗粒的流动性,可从添加润滑剂或助流剂、改变粒径和形态等角度入手。

表示流动性的参数,主要有休止角、滑角、摩擦系数和流动速度等。其中以休止角比较常用,休止角的大小,可以间接反映流动性的大小。一般认为粒径越小,或粒度分布越大的颗粒,其休止角越大,而粒径大且均匀的颗粒,颗粒间摩擦力小,休止角小,易于流动。所以休止角可以作为选择润滑剂或助流剂的参考指标。一般认为休止角小于30°者流动性好,大于40°者流动性不好。

休止角是粉体堆积层的自由斜面在静止的平衡状态下,与水平面所形成的最大角。常用的方法是固定圆锥法。将粉体注入圆盘中心上,直到粉体堆积层斜边的物料沿圆盘边缘自动流出为止,停止注入,测定休止角 α。

$$\tan\alpha = h/r \qquad\qquad \alpha = \arctan(h/r)$$

三、实训材料与器材

1. **实训材料**　微晶纤维素、淀粉、滑石粉、硬脂酸镁、微粉硅胶。

2. **实训器材**　休止角测定仪(或铁架台、铁圈、漏斗、培养皿),直尺或量角器。

四、实训内容

【测定方法】　使待测物料轻轻地、均匀地落入圆盘的中心部,使粉体形成圆锥体,当物料从粉体斜边沿圆盘边缘中自由落下时停止加料,用量角器测定休止角(或测定圆盘半径和粉体高度,计算休止角)。

【考察内容】

(1) 分别取微晶纤维素 10g 和淀粉 8g,测定休止角,比较不同物料对休止角的影响。

(2) 称取淀粉 8g,共 3 份,分别向其中加入 1% 的滑石粉、微粉硅胶、硬脂酸镁,混合均匀后测定休止角,比较不同润滑剂的助流效果。

(3) 称取淀粉 8g,共 4 份,依次向其中加入 0.5%、1.0%、2.0% 和 5.0% 的滑石粉,均匀混合后测定其休止角,比较助流剂的量对流动性的影响。以休止角为纵坐标,加入量为横坐标,绘出曲线。选择最适宜加入量(实训表-13)。

实训表-13　休止角测定结果

润滑剂	用量(g)	润滑剂的比例(%)	r	h	$\tan\alpha = h/r$	α
微晶纤维素	10	0				
淀粉	8	0				

续表

润滑剂	用量(g)	润滑剂的比例(%)	r	h	$\tan\alpha=h/r$	α
淀粉+硬脂酸镁	8+0.08	1.0				
淀粉+滑石粉	8+0.08	1.0				
淀粉+微粉硅胶	8+0.08	1.0				
淀粉+滑石粉	8+0.04	0.5				
	8+0.08	1.0				
	8+0.16	2.0				
	8+0.4	5.0				

【制备过程图片】

粉体流动性测定的装置。

各种形态的粉体流动性测定的装置。

【注意事项】

(1) 休止角的大小跟工艺过程密切相关,也跟实训所涉及环境和仪器条件有着直接联系,不可忽视的重要因素包括:①物料的干燥程度;②是否制粒;③不同面积和材质的接收器皿;④不同的滑落高度;⑤漏斗垂直和是否对准圆心;⑥物料撒落的方式;⑦漏斗内表面及出口内径;⑧椎体圆周、直径和高度的测算误差;⑨物料的用量及椎体的大小;⑩空气流动甚至呼吸的影响等因素,都会影响测定,因此操作过程中应注明和规范相关参数。

(2) 注意锥体形成后要原位测量,不要移动。

(3) 物料滑落的方式可以选择:①沿内壁环形撒入;②用针尖或牙签拨入;③用药匙少量多次撒入;④戴一次性手套以手指轻捻撒入。

(4) 漏斗内壁应该光滑、干燥,每次操作前都应擦净。

(5) 测定锥体的高度是关键。可以采用直接测定法和间接测定法两种。后者主要通过测定锥体底面的周长,折算成半径来实现,适用于所成圆锥体比较对称和均匀的情况。

(6) 椎体的形成应自然、匀称,应避免异型圆锥体(如"飞来石"、偏心、长尖、"雪崩"、结块等情况)的出现,否则测定会有较大误差。

(7) 培养皿宜倒扣在衬纸上,先在纸上用笔标记一个圆点,使表面皿-圆点-漏斗下料口三点成一线,以保证漏斗垂直,所成锥体也均匀、对称。

(8) 时间所限,每个配方只做1次。要获得精确的数据,应至少重复3次。

(9) 提升实训效率的技巧:①考查内容2中的1.0%滑石粉用量在考查内容3中不必重复测定;②考查内容3中滑石粉的用量呈递加的规律,可以只称量一份淀粉,依次加入由小到大剂量的滑石粉,每加1次,测定1个休止角,但应注意要保证在测定过程中淀粉的量不会有过大的损失。

【实训结果】 按实训内容和进程的要求,测出相应数据,计算每一个休止角后填入实训表-12。根据淀粉中加入滑石粉用量的不同,将滑石粉用量对休止角作图,探索润滑剂对于物料流动性的数量规律。注意本实训中滑石粉的用量共分0、0.5%、1.0%、2.0%和5.0% 5种情况。

五、思 考 题

1. 助流剂种类及用量对流动性的影响。

2. 影响流动性的主要因素有哪些?

3. 助流剂过多会不会影响流动性,为什么?

4. 漏斗的高度与休止角的大小有无关系?

(祁秀玲)

实训十三　散剂的制备

一、实训目的

1. 通过实训掌握散剂的制备方法。
2. 对散剂的生产工艺、制备方法、质量控制等方面有一定的认识。
3. 了解倍散,能进行等量递加法的操作和应用。
4. 会对散剂制备过程中出现的问题进行分析和解决。

二、实训指导

散剂是指药物或与适宜的辅料经粉碎、均匀混合制成的干燥粉末状制剂。分为内服散剂和局部用散剂。

散剂的制备一般包括物料前处理、粉碎与过筛、混合、质量检查、分剂量与包装等工序。一般散剂的粉末应能通过六号筛,儿科和外用散剂应能通过七号筛。处方中比例量悬殊时应采用等量递加法进行混合,毒性药物或药理作用强的药物,因剂量小,应制成倍散。散剂的工艺流程如下:

药物→粉碎→过筛→称量→混合→质量检查→分剂量→包装。

制备时需注意以下几点:①凡散剂中各药物的相对密度和比例差异不大时,可直接混合。比例悬殊及含有毒药时,则采用等容积递增(配研)法进行混合。②含共熔组分的散剂是否采用共熔法混合,应根据共熔后药物性质是否发生变化,以及处方中所含其他固体组分的数量来决定,如果共熔后其药效优于单独混合时,则采用共熔法;若共熔后药效无变化,且处方中固体组分较多时,亦可将共熔组分共熔,再与其他固体成分混合,使分散均匀。③含有少量挥发性液体时,可加少量吸收剂吸收后再混合。若液体体积较大时,应先蒸发浓缩后再混合。

散剂的质量检查项目有以下几个。

(1) 粒度:取供试品 10g,用七号筛振摇 3min,通过筛网的粉末质量,不应低于 95%。

(2) 外观均匀度:取供试品,置于光滑纸上,压平观察,应呈现均匀的色泽,无花斑与色斑。

(3) 干燥失重:按干燥失重法测定,在 105℃ 干燥至恒重,减失质量不超过 2.0%。

(4) 装量差异:取散剂 10 份,精密称定每包内容物的质量,每包与标示量相比较,超出装量差异限度的散剂不得多于 2 份,并不得有 1 份超出装量差异限度的 1 倍。

(5) 微生物限度:细菌数不得超过 1000 个/g,真菌、酵母菌数不得超过 100 个/g,不得检查出大肠埃希菌。

(6) 无菌检查:用于深部组织或损伤皮肤的散剂,应做无菌检查。

三、实训材料与器材

1. 实验材料　冰片、硼砂、朱砂、玄明粉、薄荷脑、薄荷油、樟脑、麝香草酚、水杨酸、升华硫、氧化锌、硼酸、淀粉、1% 胭脂红乳糖、乳糖、硫酸阿托品、滑石粉、称量纸、包装材料(包药纸、塑料袋等)。

2. 实验器材 普通天平、乳钵、方盘、药匙、药筛、薄膜封口机、放大镜、烧杯、量杯、玻璃棒、120目标准筛。

四、实 训 内 容

1. 痱子粉

【处方】

薄荷脑	0.1g
樟脑	0.1g
氧化锌	1.0g
硼酸	1.0g
水杨酸	0.3g
升华硫	0.4g
薄荷油	0.1ml
滑石粉	适量
混合制成散剂	20.0g

【制法】 樟脑、薄荷脑研磨液化,加入薄荷油与少量滑石粉研匀;再分别将硼酸与氧化锌;水杨酸与升华硫混合均匀;按等量递增法将上述各组粉末混合均匀,最后分次加入滑石粉研匀,过120目筛,即得。

【用途】 有吸湿、止痒及收敛作用,用于汗疹、痱子等。

【注意事项】

(1) 研钵需干净、干燥,用前可用少量滑石粉饱和、润滑一下研钵。

(2) 本实验共有8种组分,其中7种组分按性质、密度和用量的差异分3组分别研磨混合,之后按等量递增的方式制备:①薄荷脑、樟脑和薄荷油;②氧化锌、硼酸;③水杨酸、升华硫。

(3) 本处方含有低共熔组分,即两种以上药物混合后熔点降低、出现润湿或液化的现象,如薄荷脑和樟脑研磨出现液化现象。制备时可将薄荷脑和樟脑混合研磨至共熔液化,加入薄荷油后再用滑石粉吸收。

(4) 散剂制备的核心要点是混合应均匀,保证混合均匀的手段还有多次过筛法、含量测定法等。

(5) 局部用散剂应为极细粉,一般以能通过八号至九号筛为宜。敷于创面及黏膜的散剂应经灭菌处理。

(6) 在研钵里研磨混合后,转移混合粉末时,可用滑石粉作"固体清洗剂",将残余或吸附于内壁、研棒上的物料稀释、转移。

(7) 痱子是由于夏季气温高、湿度大,身体出汗过多,不易蒸发,汗液浸渍表皮角质层,致汗腺导管口闭塞,汗腺导管内汗液储留后,因内压增高而发生破裂,汗液渗入周围组织引起刺激,于汗孔处发生疱疹和丘疹,即为痱子。也有认为汗孔的闭塞是一种原发性葡萄球菌感染,此感染与热和湿的环境有关。本品中滑石粉可吸收皮肤上水分及油脂,使皮肤蒸发畅通;以氧化锌为收敛剂,使局部组织收缩,水肿消退。硼酸具调整pH和轻度消毒作用,樟脑、薄荷脑有清凉止痒作用。

(8) 本品处方中成分较多,应按处方药品顺序将药品称好,同时在称量纸上做好标注,以免出现混料的情况。

2. 硫酸阿托品倍散

【处方】

硫酸阿托品		0.2g
1%胭脂红乳糖		0.2g
乳糖	加至	20g

【制法】　先取少量乳糖于研钵中研磨使内壁饱和,再加入硫酸阿托品和胭脂红乳糖研匀,然后加等体积的乳糖研匀,按等量递加法至全部乳糖加完为止,混合至色泽均匀一致。

【用途】　抗胆碱药,解除平滑肌痉挛,抑制腺体分泌,散大瞳孔。用于胃、肠、胆绞痛等。

【用法与用量】　口服,需要时服 1 包。

【注意事项】

(1) 硫酸阿托品为毒性药物,因剂量小,称取、分装都有困难,为方便分剂量、保证用药安全,应加适量赋形剂配成稀释散,称为“倍散”。常用倍散的浓度多为 1∶10 或 1∶100。为了易于辨别混匀的程度和标出是倍散,常在倍散的赋形剂中加入食用色素,如胭脂红、苋菜红、靛蓝、亮蓝等进行着色。本处方为百倍散,即 1 份药物用 99 份稀释剂稀释而成。

(2) 因为药物和稀释剂的量比例悬殊,因此采用等量递加法进行混合。等量递加法的操作是先将量小的组分,加入等量的量大的组分混匀,再取与混合物等的量大的组分混匀,如此倍量增加,直至全部混匀。

(3) 制备时先取少量乳糖于研钵中研磨使内壁饱和,目的是减少硫酸阿托品在乳钵内壁的黏附。

(4) 处方中使用 1% 胭脂红乳糖,以便观察混合是否均匀。1% 胭脂红乳糖的制备:取胭脂红 1g 置于乳钵中,加 90% 的乙醇 15ml 研磨使溶解,加入少量的乳糖吸收并研匀,再按等量递加法将 99g 的乳糖加完,混合至颜色均匀一致,60℃干燥,过 100 目筛,即得。

3. 冰硼散

【处方】	冰片	0.5g
	硼砂	5g
	朱砂	0.6g
	玄明粉	5g

【制法】　先取朱砂以水飞法粉碎成细粉,干燥后备用。另将硼砂研细,与研细的冰片、玄明粉混匀。将朱砂与上述混合粉末按等量递增的混合原则研磨混合均匀,过 120 目筛,即得。

【用途】　清热解毒,消肿止痛。用于咽喉、牙龈肿痛,口舌生疮。

【用法与用量】　吹敷患处,每次少量,一日数次。

【注意事项】

(1) 由于本品配方中颜色鲜明,混合时按套色法研磨混合均匀。

(2) 冰片,即龙脑,外用消肿止痛;玄明粉,即风化芒硝(无水硫酸钠),外用治疗疮肿丹毒、咽肿口疮;朱砂为天然硫化汞,外用消毒。

(3) 局部用散剂应为极细粉,一般以能通过八号至九号筛为宜。敷于创面及黏膜的散剂应经灭菌处理。

【质量检查】　根据中国药典检查方法检查散剂质量,将实训结果记录于散剂质量检查结果表(实训表-14)。

实训表-14　散剂质量检查结果

品名	外观性状	粒度	外观均匀度	干燥失重	装量差异
痱子粉					
硫酸阿托品散					
冰硼散					

五、思 考 题

1. 通过实训,对散剂有什么新认识?
2. 散剂制备的注意事项有哪些?

（李　鹏）

实训十四　颗粒剂的制备

一、实 训 目 的

1. 通过实验掌握颗粒剂的制备方法。
2. 对颗粒剂的生产工艺、制备方法、质量控制等方面有一定的认识。
3. 会对制出的颗粒剂进行品质评价。
4. 会对颗粒剂制备过程中出现的问题进行分析和解决。
5. 能理论联系实际,对药厂生产颗粒剂有一定的了解。

二、实 训 指 导

颗粒剂是指药材提取物与适宜的辅料或药材细粉制成具有一定粒度的颗粒状制剂。颗粒分为可溶颗粒、混悬颗粒和泡腾颗粒。常见的颗粒剂有板蓝根颗粒、夏桑菊颗粒、小青龙颗粒、山楂泡腾颗粒等。

一般颗粒剂的工艺流程为:原辅料的处理→制软材→制颗粒→干燥→整粒、加后加成分混匀→质量检查→分剂量、包装。

制备颗粒剂的关键是控制软材的质量,一般要求手握成团,轻压即散,此种软材压过筛网后,可制成均匀的湿粒,无长条、块状物及细粉。软材的质量要通过调节辅料的用量及合理的搅拌与过筛条件来控制。如果稠膏黏性太强,可加入适量70%~80%的乙醇来降低软材的黏性。挥发油应均匀喷入干燥颗粒中,混匀,并密闭一定时间。湿颗粒制成后,应及时干燥。干燥温度应逐渐上升,一般控制在60~80℃。

颗粒剂的质量检查项目有以下几个。

（1）外观性状:色泽符合要求,均匀一致。

（2）粒度要求:不能通过一号筛与能通过五号筛的总和不得超过15%。

（3）水分:按水分测定法测定,水分含量不超过6.0%。

（4）溶化性:取颗粒剂10g,加热水200ml,搅拌5min,可溶性颗粒剂应全部溶化,允许有轻微混浊,不得有焦屑。取单剂量泡腾颗粒剂1包,加温水200ml,应迅速产生CO_2气体,5min内颗粒应完全分散或溶解在水中。

（5）装量差异:颗粒剂10包,精密称定每包内容物的装量和平均装量,每包装量与平均装量相比较,超出装量差异限度的颗粒剂不得多于2包,并不得有1包超出装量差异限度的1倍。

（6）微生物限度:细菌数不得超过1000个/g,真菌、酵母菌数不得超过100个/g。

三、实验材料与器材

1. 实验材料　益母草清膏、大清叶、连翘、拳参、板蓝根、布洛芬、交联羧甲基纤维素钠、聚维酮、糖精钠、微晶纤维素、苹果酸、碳酸氢钠、无水碳酸钠、橘型香料、十二烷基硫酸钠、淀粉、糊精、蔗糖粉。

2. 实验器材　研钵、标准药筛(12、14、60、80、120 目)、水浴锅。

四、实训内容

1. 益母草颗粒

【处方】

益母草清膏	3ml
蔗糖粉	10g
糊精	12.6g
60%乙醇	适量

【制法】　取益母草清膏 1.5～2ml 分次加入糊精拌匀,再加入糖粉拌匀,补加余下的益母草清膏,捏合制成软材,用 14 目筛制粒,60℃干燥,用 12 目筛整粒,再用 60 目筛筛去细粉,分装于 3 只小塑料袋中,密封。

益母草颗粒剂制备过程中常见现象和益母草颗粒剂的制备见实训图-8。

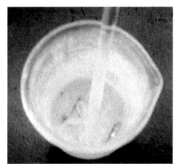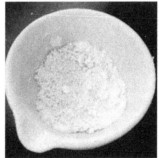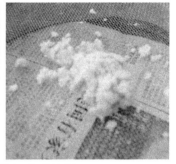

益母草颗粒剂制备过程中常见现象(左:混合;中:过硬而不均匀;右:软材形态)

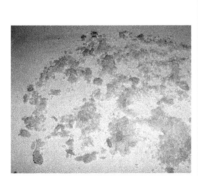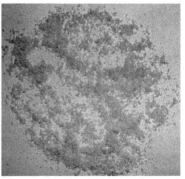

益母草颗粒剂的制备(左:有结块;右:均匀合格)

实训图-8

【用途】　活血调经,用于经闭、痛经及产后淤血、腹痛。

【用法与用量】　每天两三次,每次 1 袋,孕妇忌服。

【注意事项】

(1) 糖粉、糊精应在 60℃以下干燥,过 80 目筛。

（2）具体操作时应先将糊精称量后加入研钵中,后滴加 1ml(相对准量)的浸膏,混合均匀后再加糖粉,再补加 0.5~1ml 的浸膏。

（3）制备过程中应采用手指捏合的方法,类似"捻数钞票"的动作,使浸膏和糊精充分捏合均匀,之后再加入糖粉。错误的操作:①在研钵中采用研磨的方式;②先将糊精和糖粉混合后再加入浸膏。这两种做法往往都会导致粉末黏成一体,制软材失败。同时应注意:用捏合法制备时捏合时间不能太长,以免结块。

（4）如软材过干时,可适当加少量乙醇(一两滴)调节湿度。

（5）有条件最好戴手套,因为手汗会导致软材过湿。

（6）益母草清膏的制法:取益母草洗净,切成小段,加水至高出药面 2~3cm,浸渍 15min,加热煎煮 2 次,每次 30min,合并煎液与压榨液,静置使澄清,滤过,滤液浓缩,并时时捞去液面泡沫,按比 1:4 收膏得清膏。益母草清膏制法与益母草煎膏中的清膏相同。

（7）由于清膏的来源和制备工艺的变异性,每次实验前要有充分的预试。

（8）软材制成后应尽快过筛,否则会结硬块。

2. 板蓝根颗粒

【处方】
板蓝根	5g(约 4.2ml)
蔗糖	12g
糊精	12g

【制法】 板蓝根清膏(1 份清膏相当于 10 份药材),加入适量蔗糖粉与糊精的混合物(蔗糖:淀粉=1:1)及适量 70% 的乙醇,拌和成软材,挤压过筛(12~14 目)制颗粒,60℃ 干燥,整粒,按 10g 分装,密封,即得。

【用途】 清热解毒、凉血利咽、消肿。用于扁桃体炎、腮腺炎、咽喉肿痛,防止传染性肝炎、小儿麻疹等。

【注意事项】

（1）清膏采用水提醇沉法制备:水提醇沉法是根据药材中有效成分在水中和乙醇中的溶解度不同而进行提取、精制的一种方法。药材先用水煎煮,药材中有效成分提取出来的同时,也煎煮出以水作为提取溶剂的许多水溶性杂质,加入一定量乙醇,可将大部分杂质除去。

（2）制软材:根据清膏的相对密度进行适当调整。如果清膏相对密度大,可用 75% 的乙醇调节湿度,易捏成团。如果清膏相对密度小,可用 95% 的乙醇进行分散,以降低软材黏性,易于过筛。软材以"握之成团,按之即散"为准。

（3）制湿颗粒:采用软材过筛制粒法进行制粒。根据颗粒粗细需要选择筛号,通常选择 10~14 目筛。

（4）干燥:湿颗粒可在 60~80℃ 常压干燥,通常采用热风循环烘箱进行干燥。干燥至用手握有刺手感,或在口中含立即溶化为准。

（5）整粒:通常采用 1 号筛和 4 号筛进行整粒,除去粉状和细粉。

（6）质量检查:参照《中国药典》检查项目进行质量检查。

3. 感冒清热颗粒

【处方 1】
大清叶	20g
板蓝根	20g
连翘	10g
拳参	10g

制得清膏 1 份

【处方2】	清膏	1 份
蔗糖粉		3 份
糊精		1.25 份

制得感冒清热颗粒

【制法】 以上四味,加纯化水4~6倍,煎煮2次,每次1.5h,合并煎液,滤过,滤液浓缩至相对密度约为1.08(90~95℃),待冷至室温,加等量的乙醇使沉淀,静置;取上清液浓缩至相对密度1.20(60~65℃),加等量的水,搅拌,静置8h,取上清液浓缩成相对密度为1.38~1.40(60~65℃)的清膏。

取蔗糖粉3份、糊精1.25份过80目筛,放置于容器中,混合均匀;加入清膏1份,边加边搅拌,可加适量乙醇帮助分散;调节干湿度,用手捏成"握之成团,按之即散"的软材;用手挤压通过12目筛制成湿颗粒,将湿颗粒置于烘盘中,于热风循环烘箱70℃干燥;整粒,用一号筛筛去粗粒,四号筛筛去细粉,用干燥容器收集颗粒,即得。进行外观、性状、粒度、水分、溶化性等方面的质量检查。

【用途】 清热解毒,用于上呼吸道感染、急性扁桃体炎、咽喉炎。

4. 布洛芬泡腾颗粒

【处方】	布洛芬	2g
交联羧甲基纤维素钠		0.1g
聚维酮		0.03g
糖精钠		0.05g
微晶纤维素		0.5g
蔗糖细粉		11g
苹果酸		5.3g
碳酸氢钠		1.7g
无水碳酸钠		0.5g
橘型香料		0.5g
十二烷基硫酸钠		0.01g

【制法】 将布洛芬、微晶纤维素、交联羧甲基纤维素钠、苹果酸和蔗糖粉过16目筛后,置于混合器内与糖精钠混合。混合物用聚维酮异丙醇液制粒,干燥,过30目筛整粒后与剩余处方成分混匀。混合前,碳酸氢钠过30目筛,无水碳酸钠、十二烷基硫酸钠和橘型香料过60目筛。制成的混合物装于不透水的袋中,每袋含布洛芬600mg。

【用途】 消炎、解热、镇痛,用于类风湿关节炎和风湿性关节炎。

【注意事项】

(1)处方中微晶纤维素和交联羧甲基纤维素钠为不溶性亲水聚合物,可改善布洛芬的混悬性;十二烷基硫酸钠可加快药物的溶出。

(2)聚维酮异丙醇液作为黏合剂,泡腾颗粒剂应避开水,本法属非水的湿法制粒。

(3)苹果酸和碳酸氢钠、无水碳酸钠是泡腾剂。

(4)糖精钠、蔗糖细粉、橘型香料为矫味剂。

5. 质量检查

按《中国药典》规定方法,检查外观性状、粒度、溶化性、装量差异等内容,应符合药典要求。

将实验结果记录于颗粒剂质量检查结果表(实训表-15)。

实训表-15　颗粒剂质量检查结果

品名	外观	性状	水分	粒度	溶化性	装量差异
益母草颗粒						
板蓝根颗粒						
布洛芬泡腾颗粒						
感冒清热颗粒						

五、思 考 题

1. 通过实验,对颗粒剂有什么新认识。
2. 制备颗粒剂过程中遇到什么困难,如何解决?
3. 颗粒剂制备的注意事项有哪些?

（李　鹏）

实训十五　片剂的制备

一、实 训 目 的

1. 通过片剂制备,掌握湿法制粒压片的工艺过程。
2. 掌握单冲压片机的使用方法及片剂质量的检查方法。
3. 考察压片力及崩解剂等对片剂的硬度或崩解的影响。

二、实 训 指 导

片剂的制备方法有制粒压片(分为湿法制粒和干法制粒)、粉末(结晶)直接压片和空白颗粒压片。其中,湿法制粒压片最为常见,传统湿法制粒压片的生产工艺过程见实训图-9:

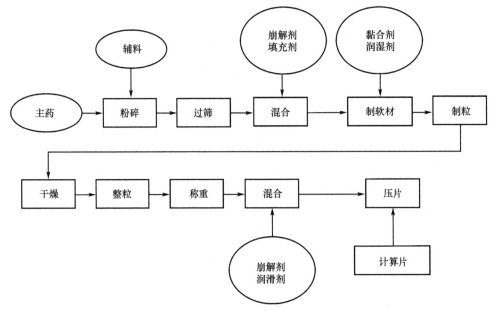

实训图-9　传统湿法制粒压片流程图

制成的片剂需按照《中国药典》规定的片剂质量标准进行检查。检查的项目,除片剂的外观应完整、光洁、色泽均匀、硬度适当、含量准确外,必须检查重量差异和崩解时限。对有些片剂产品药典还规定检查溶出度和含量均匀度,规定凡是检查溶出度的片剂,不再检查崩解时限,凡检查含量均匀度的片剂,不再检查重量差异。

三、实训材料与器材

1. 实训材料　维生素 C、淀粉、糊精、酒石酸、50%的乙醇、硬脂酸镁、甘草浸膏(粉末)、氯化铵、滑石粉。

2. 实训器材　18~20 目尼龙筛、烘箱、单冲压片机、片剂四用测定仪。

四、实 训 内 容

1. 维生素 C 片剂的制备

【处方】

维生素 C	50.0g
淀粉	20.0g
糊精	30.0g
酒石酸	1.0g
50%乙醇	适量
硬脂酸镁	1.0g

【制法】　称取维生素 C 粉或极细结晶、淀粉、糊精混合均匀。另将酒石酸溶解于适量的 50%乙醇中,并一次性加入于混合粉末中,加入时分散面要大,混合要均匀,制软材,通过 18~20 目尼龙筛制成湿粒,60℃以下干燥,当干燥接近要求时可升至 70℃以下,以加速干燥,干粒水分应控制在 1.5%以下。用与制粒时相同目筛整粒,筛出干粒中的细粉,与过筛的硬脂酸镁混匀,然后再与干颗粒混匀,压片。

【注意事项】

(1) 维生素 C 在润湿状态下较易分解变色,尤其与金属(如铜、铁)接触时,更易于变色。因此,为避免在润湿状态下分解变色,应尽量缩短制粒时间,并宜在 60℃以下干燥。

(2) 处方中酒石酸用以防止维生素 C 遇金属离子变色,因它对金属离子有络合作用。也可改用 2%枸橼酸,同样具有稳定作用。由于酒石酸的量小,为混合均匀,宜先溶入适量润湿剂于 50%乙醇中。

2. 复方甘草片的制备

【处方】

甘草浸膏(粉末)	12.5g
氯化铵	6g
糊精	适量
50%乙醇	适量
滑石粉	适量

【制法】　取甘草浸膏(粉末),加氯化铵及糊精适量,充分混合,加 50%乙醇作湿润剂,迅速制成软材,立即通过 16 目筛二次制粒,湿粒用 70℃以下温度干燥,干粒先通过 18 目筛整粒,加滑石粉作润滑剂混匀,压片,即得。

【注意事项】

(1) 甘草浸膏为块状甘草浸膏,取用时先放在冰库中冷却,剥去包皮纸,打碎成小块(含水量约 15%),在冬季不必先行冷却。将小块甘草浸膏置于衬有牛皮纸的烘盘中,纸上撒布少量淀粉,以免粘连。然后在80℃左右干燥约24h,使含水量降至1%左右。取出松脆的甘草浸膏,经万能磨粉机粉碎,过60目筛,得甘草浸膏干粉,即可供配料用。操作应在低温车间或相对湿度70%以下进行。如果所用甘草浸膏为软膏状制品(含甘草酸在20%以上),可先在水浴上加热溶化,加淀粉适量拌和,使成50%的甘草膏粉,再依上法制粒后压片。

(2)本品中含有油质,压片时易产生裂片或松片等现象,故干粒中细粉不宜过多,以不超过30%为宜,干粒中所含水分以保持在5%为宜。油类成分加入后,应密闭放置3~4h,使油类渗入干粒中,以免压片时,药片表面产生油斑。

(3)本品用稀醇作润湿剂,在制软材或制粒操作时均需迅速,以免醇挥发后,使软材变硬或结块,影响制粒。湿粒也应迅速干燥以免湿粒粘连或结块。

3. 片剂的质量检查

本实训检查硬度、脆碎度、崩解时限和质量差异。将各项检查结果列于表中(实训表-16,实训表-17)。

实训表-16 片剂硬度检查

	硬度(kg)						
	1	2	3	4	5	6	平均
1. 维生素 C 片							
2. 复方甘草片							
结论							

(1)硬度检查法:采用破碎强度法,采用片剂四用测定仪进行测定。方法如下:将药片径向固定在两横杆之间,其中的活动柱杆借助弹簧沿水平方向对片剂径向加压,当片剂破碎时,活动柱杆的弹簧停止加压,仪器刻度盘所指示的压力即为片的硬度。测定3~6片,取平均值。结果列于实训表-16。

(2)脆碎度检查法:取药片,按《中国药典》2010年版二部附录项下检查法,置片剂四用测定仪脆碎度检查槽内检查,记录检查结果。检查方法及规定如下:片重为0.65g或以下者取若干片,使其总重量约为6.5g;片重大于0.65g者取10片。用吹风机吹去脱落的粉末,精密称重,置圆筒中,转动100次。取出,同法除去粉末,精密称重,减失重量不得过1%,且不得检出断裂、龟裂及粉碎的片。

(3)崩解时间检查法:应用片剂四用测定仪进行测定。采用吊篮法,方法如下:取药片6片,分别置于吊篮的玻璃管中,每管各加1片,开动仪器使吊篮浸入37±1.0℃的水中,按一定的频率(30~32次/min)和幅度(55±2mm)往复运动。从片剂置于玻璃管开始计时,至片剂破碎并全部固体粒子都通过玻璃管底部的筛网(Φ2mm)为止,该时间即为该片剂的崩解时间,应符合规定崩解时限(一般压制片为15min)。如有1片不符合要求,应另取6片复试,均应符合规定。结果列于实训表-17。

实训表-17 片剂崩解时间检查

	崩解时间(min)						
	1	2	3	4	5	6	平均
1. 维生素 C 片							
2. 复方甘草片							
结论							

（4）重量差异检查法：取药片20片，精密称定总重量，求得平均片重后，再分别精密称定各片的重量。每片重量与平均片重相比较(凡无含量测定的片剂，每片重量应与标示片重比较)超出重量差异限度的药片不得多于2片，并不得有1片超出限度1倍。将上述实验结果列于实训表-18中。

实训表-18　片剂重量差异检查

片重	①	②	③	④	⑤
	⑥	⑦	⑧	⑨	⑩
	⑪	⑫	⑬	⑭	⑮
	⑯	⑰	⑱	⑲	⑳

总重：　　　　平均片重：　　　　重量差异：　　　　超限片数：　　　　超限1倍片数：

结论

五、思 考 题

1. 制备维生素C片时，干燥颗粒的温度有何要求？
2. 处方中的酒石酸可以换成其他的酸吗？
3. 制备中药浸膏片时与制备化学药片有什么不同？
4. 在使用甘草浸膏的时候有何注意的问题？

（祁秀玲）

实训十六　软膏剂的制备

一、实 训 目 的

1. 掌握软膏剂的制法、操作要点及操作注意事项。
2. 掌握软膏剂中药物的加入方法。

二、实 训 指 导

软膏剂由药物与基质两部分组成，基质是软膏剂形成和发挥药效的重要组成部分。软膏剂的制法按照形成的软膏类型、制备量及设备条件的不同而不同，溶液型或混悬型软膏常采用研和法或熔和法制备，乳化法是乳膏剂制备的专用方法。制备软膏剂的基本要求是使药物在基质中分布均匀、细腻，以保证药物剂量与药效。操作时注意以下事项。

（1）选用的基质应纯净，否则应加热熔化后滤过，除去杂质，或加热灭菌后备用。

（2）混合基质熔化时应将熔点高的先熔化，然后加入熔点低的熔化。

（3）以调节软膏硬度。

（4）不溶性药物应先研细过筛、再按等量递加法与基质混合。药物加入熔化基质后，应不停搅拌至冷凝，否则药物分散不匀。但已凝固后应停止搅拌，否则空气进入膏体使软膏不能久储。

（5）挥发性或受热易破坏的药物，需待基质冷却至40℃以下时加入。

(6) 含水杨酸、苯甲酸、鞣酸及汞盐等药物的软膏,配制时应避免与铜、铁等金属器具接触,以免变色。

(7) 水相与油相两者混合的温度一般应控制在80℃以下,且两者温度应基本相等,以免影响乳膏的细腻性。

(8) 乳化法中两相混合的搅拌速度不宜过慢或过快,以免乳化不完全或因混入大量空气使成品失去细腻和光泽并易变质。

三、实训材料与器材

1. 实训材料 乙酸氯己定、冰片、无水羊毛脂、白凡士林、乙醇、硬脂酸、氢氧化钾、甘油、香精、十一烯酸锌、十一烯酸、聚乙二醇400、聚乙二醇4000、纯化水。

2. 实训器材 电子天平。

四、实 训 内 容

(一) 油脂性基质软膏的制备

乙酸氯己定软膏

【处方】

乙酸氯己定	5g
冰片	5g
无水羊毛脂	40g
白凡士林	901g
乙醇	适量
共制	1000g

【制法】 取乙酸氯己定、冰片溶解于适量乙醇中,加入无水羊毛脂吸收混合,最后加入白凡士林混合均匀,分装,每盒约10g。

【注意事项】

(1) 乙酸氯己定(原名乙酸洗必泰)微溶于水,冰片在水中几乎不溶,但两者在乙醇中易溶,故先将其制成乙醇溶液,再用无水羊毛脂吸收;白凡士林为油脂性基质,起润滑、保护作用。如果用熔融法制备,熔化的基质应冷却至40℃以下时加入。

(2) 包装容器,如塑料盒,需经热水、洗涤剂、纯化水反复清洗,最后用75%的乙醇擦拭,也可用紫外线灯照射灭菌。

(二) 乳剂型软膏的制备

雪花膏的制备

【处方】

硬脂酸	20.0g
氢氧化钾	1.4g
甘油	5.0ml
香精	适量
纯化水	适量
共制	100.0g

【制法】 硬脂酸置于蒸发皿中,水浴加热至80℃;再将氢氧化钾溶于水中,并与甘油混合,热至同温,逐渐加入熔化的硬脂酸中,不断搅至皂化完全;约再经15min搅拌至冷,加入香精,搅匀,即得。

【注意事项】

（1）碱可用其他碱代替,氢氧化钾制得的成品细腻、硼砂制出的色白。

（2）搅拌越久越白。

（三）水溶性基质软膏的制备

复方十一烯酸锌软膏

【处方】

十一烯酸锌	200g
十一烯酸	50g
聚乙二醇400	375g
聚乙二醇4000	375g
共制	1000g

【制法】　取十一烯酸锌研成细粉,加十一烯酸混合均匀;另取聚乙二醇400和聚乙二醇4000水浴加热熔和后,将上述药物加入基质中,充分混匀,搅拌至凝固,即得。

【注意事项】　十一烯酸锌为白色无定形粉末,在水或乙醇中几乎不溶。十一烯酸为淡黄色液体,凝点不低于21℃,遇冷则呈现为乳白色的结晶型团块。

五、思　考　题

1. 软膏剂常用的制备方法有哪些?其分别适用哪种类型的软膏剂制备?

2. 简述乳化法操作要点及注意事项。

（张　晶）

实训十七　膜剂的制备

一、实 训 目 的

1. 了解成膜材料聚乙烯醇(PVA)的性质特点。

2. 学会制备膜剂的方法。

二、实 训 指 导

膜剂的制备方法主要有匀浆制膜法、热塑制膜法与复合制膜法。匀浆流涎制膜法又称涂膜法、流涎法,是目前国内制备膜剂最常用的方法。其流程见实训图-10。

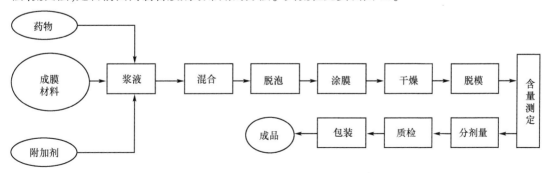

实训图-10　膜剂制备工艺流程图

三、实训材料与器材

1. 实训材料 PVA17-88、甘油、纯化水、替硝唑、氧氟沙星、羧甲基纤维素钠、糖精钠等。

2. 实训器材 玻璃板、推杆、烧杯、量筒、玻璃棒、刀片、药勺、药筛、托盘天平、水浴锅、烘箱等。

四、实训内容

复方替硝唑口腔膜剂

【处方】

替硝唑	0.2g	氧氟沙星	0.5g
聚乙烯醇(PVA17-88)	3.0g	羧甲基纤维素钠	1.5g
甘油	2.5g	糖精钠	0.05g
纯化水	加至100g		

【制法】

(1) 按处方规定量取 PVA、羧甲基纤维素钠分别加适量纯化水浸泡,完全湿润膨胀后,于水浴上加热溶解,制成成膜材料浆液,备用。

(2) 按处方称取替硝唑溶于 15ml 热水中,氧氟沙星加适量稀乙酸溶解后加入胶浆中,加糖精钠、纯化水至足量,慢慢搅拌均匀。

(3) 放置,待气泡除尽后,在玻璃板上铺成 20cm×20cm 的膜。

(4) 于 50℃左右干燥后脱膜,切成 1cm×1cm 的药膜。

(5) 在紫外灯下照射 15min 灭菌,分装于塑料袋中即得。

【注意事项】

(1) PVA 可先浸泡过夜,膨胀后于 90～100℃水浴上搅拌使其溶解,搅拌速度要缓慢,避免产生过多的气泡。

(2) 玻璃板可用铬酸洗液处理,洗净后自然晾干,有利于药膜的脱膜。

(3) 铺膜宜均匀,膜厚度控制在 0.8mm 为宜。

(4) 干燥后用刀片划痕分格,封装于塑料包装袋中。

五、思 考 题

1. 膜剂的特点有哪些?

2. 常用的成膜材料有哪些?

（张　晶）

实训十八　栓剂的制备

一、实训目的

1. 了解栓剂基质的特点。

2. 掌握熔融法制备栓剂的特点及方法。

二、实训指导

栓剂系指药物与适宜基质制成的供腔道给药的固体制剂。栓剂因使用腔道部位和作用的不同,其大小和形状各不相同。常用的有阴道栓和肛门栓,栓模见实训图-11、实训图-12。

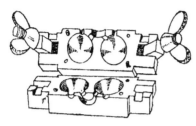
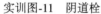
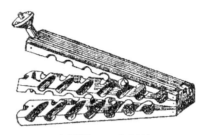

实训图-11　阴道栓　　　　　　　　　实训图-12　肛门栓

栓剂中药物与基质应混合均匀,栓剂外形要完整光滑;塞入腔道后应无刺激性,应能融化、软化或溶化,并与分泌液混合,逐渐释放出药物,产生局部作用;并应有适宜的硬度,以免在包装或储藏时变形。

通常情况下栓剂模型的容积是固定的,由于药物和基质密度的不同可容纳的质量也不同。通过置换价的计算可以确定栓剂基质的量。一般用同体积药物和可可豆脂的重量比表示置换价。例如,鞣酸的置换价为1.6,即表示1.6g鞣酸和1g可可豆脂所占的容积相等。

栓剂常用油脂性基质和水溶性或亲水性基质。一般采用热熔法制备栓剂。

三、实训材料与器材

1. 实训材料　甘油、硬脂酸、碳酸钠、液状石蜡。

2. 实训仪器　肛门栓模、蒸发皿、水浴、电炉、分析天平、融变时限测定仪。

四、实　训　内　容

甘油栓

【处方】　　甘油　　　　　　　　　　　　　　　　8g

　　　　　干燥碳酸钠　　　　　　　　　　　　　0.2g

　　　　　硬脂酸　　　　　　　　　　　　　　　0.8g

　　　　　蒸馏水　　　　　　　　　　　　　　　1g

【制法】　取干燥碳酸钠与蒸馏水置蒸发皿内,加甘油混合后,置水浴上加热,缓缓加入硬脂酸细粉,边加边搅拌,待泡沸停止、溶液澄明,将此溶液注入涂过润滑剂(液状石蜡)的栓模中,共注3枚,放冷、整理、启模、取出即得。

【注意事项】

(1)制备甘油栓时,水浴要保持沸腾,且蒸发皿底部要接触水面,使硬脂酸细粉(少量分次加入)与碳酸钠充分反应,直至泡沸停止、溶液澄明、皂化反应完全,才能停止加热。化学反应式如下:

$$2C_{17}H_{35}COOH + Na_2CO_3 \rightarrow 2C_{17}H_{35}COONa + CO_2 \uparrow + H_2O$$

产生的二氧化碳须除尽,否则所得的栓剂内含有气泡,影响美观。也有处方用硬脂酸钠直接和甘油加热混合制备,避免了皂化反应过程,提高了栓剂的质量。

(2)甘油栓中含有大量甘油(90%~95%),与皂化产生的硬脂酸钠,两者均具有轻泻作用。

五、思　考　题

1.甘油栓的制备原理及操作时的注意事项是什么?

2. 甘油栓的作用机制是什么?

（张小勇）

实训十九　经皮吸收制剂的制备

一、实训目的

1. 掌握制备经皮吸收制剂的方法。
2. 熟悉经皮吸收制剂的基本原理。

二、实训指导

经皮吸收制剂,又称经皮给药系统(TDDS),是指经皮肤敷贴方式用药,药物由皮肤吸收进入全身血液循环并达到有效血药浓度,实现疾病治疗或预防的一类制剂。与普通制剂相比经皮吸收制剂具有如下特点:①经皮吸收的药物避免胃肠道生理因素的影响和肝脏的首过效应;②减弱或消除血药浓度的峰谷现象,可提高药物的生物利用度,减轻毒副作用;③给药方便,并可随时终止给药,患者乐于使用;④由于皮肤的屏障作用,药物起效慢,药物利用率低。为加速药物渗透穿过皮肤,在经皮吸收制剂中常加入渗透促进剂,如表面活性剂、氮酮类化合物、醇类化合物等。

经皮吸收制剂可分为:膜控释型、黏胶分散型、骨架扩散型和微储库型。

膜控释型经皮吸收制剂的制备流程见实训图-13。

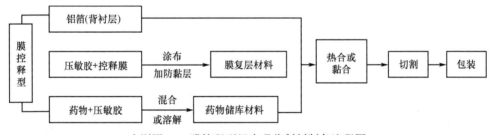

实训图-13　膜控释型经皮吸收制剂制备流程图

目前临床应用的经皮吸收制剂主要有硝酸甘油 TDDS、东莨菪碱 TDDS、可乐定 TDDS、普萘洛尔 TDDS 等。

三、实训材料与器材

1. 实训材料　东莨菪碱、聚异丁烯 MML-100、聚异丁烯 LM-MS、液状石蜡、氯仿、铝塑膜、硅纸、聚丙烯膜。

2. 实训器材　托盘天平、分析天平。

四、实训内容

东莨菪碱经皮吸收制剂

【处方】(每片用量)　　　　　　　　　　　　　药库层　　　黏胶层

	药库层	黏胶层
聚异丁烯 MML-100	29.2g	31.8g
聚异丁烯 LM-MS	36.5g	39.8g
液状石蜡	58.4g	63.6g
东莨菪碱	15.7mg	4.6mg
氯仿	860.2ml	360.2ml

【制法】　按药库层和黏附层处方称取各成分,溶解后分别制成药库层及黏附层基质,将药库层基质铺在 65μm 厚的铝塑膜上,烘干或自然干燥,形成约 50μm 厚的药库层;将黏附层基质铺在 200μm 厚的硅纸上,制成约 50μm 厚的黏附层;将 25μm 厚的聚丙烯控释膜复合到药库层上后将黏附层复合到控释膜的另一面,切成 1cm² 的圆形贴片。所设计的释药量为:初始量 150～250μg/(cm²·h),维持量 3～3.5μg/(cm²·h)。

【分析讨论】

(1) 东莨菪碱为 M 胆碱受体阻断药,在临床上对晕动病有较好的效果,但其有口干、面红、散瞳、视物模糊、心率加快等副作用,且副作用与血药浓度有关,控制给药速度可是血药浓度保持在一定范围,利于避免副作用的产生。

(2) 东莨菪碱经皮吸收系统为膜控释型系统,第一层为背衬层,由铝塑膜或其他非渗透性聚合物构成,能防止挥发性成分的选出,也是该制剂的支持层;第二层为药库层,药物以一定浓度溶于或以极小粒子分散于矿物油及高分子材料(加聚丙烯、聚异丁烯)胶浆中;第三层为控释膜层,控制药物从药库层中的释放速率;第四层为黏胶层,含有少量的药物,分布在与储库层相似的胶浆中,该层提供首剂量并能粘贴在皮肤上;第五层为保护层,在制剂的储存过程中起保护作用,使用时揭去,它常由防胶纸或玻璃纸等构成。

五、思 考 题

1. 经皮吸收制剂制备的基本原理?
2. 在东莨菪碱经皮吸收制剂制备中应注意哪些问题?

(贾　雷)

实训二十　固体分散体的制备

一、实 训 目 的

1. 掌握固体分散体共沉淀物的制备工艺。
2. 了解验证固体分散体形成的方法。

二、实训材料与器材

1. **实训材料**　布洛芬、PVP k30、无水乙醇、二氯甲烷、0.2mol/L 氢氧化钠、纯化水。
2. **实训器材**　蒸发皿、干燥器、恒温水浴、毛细管。

三、实 训 指 导

固体分散体可起到速效或长效作用,如用乙基纤维素、聚丙烯酸树脂等一些缓释材料为载体,可制备缓释固体分散物。固体分散物可进一步制成片剂、胶囊剂、栓剂、颗粒剂等,也可直接制成滴丸剂。

固定分散体常用的载体有聚乙二醇类、聚乙烯吡咯烷酮类、泊洛沙姆 188 和纤维素及其衍生物等。固体分散体常用的制备方法有:①熔融法,适用于熔点较低的药物。②溶剂法,适合于高熔点的药物。③溶剂-熔融法,适用于高熔点、不耐热的药物。④研磨法,所用载体比例较高,适用于小剂量药物。⑤喷雾干燥(或冷冻干燥)法,适用于遇热不稳定的药物。

根据药物的分散状态及制备方法,可把固体分散体分为低共熔混合物、共沉淀物和固态溶液三种类型,它们中药物的分散状态分别为微晶、无定形及分子三种形式。三种类型均可提高药物的溶出速率,其中以固态溶液的效果最好。药物与载体是否形成固体分散体及药物的分散状态可通过溶出速率、平衡溶解度、熔点的测定、X-射线衍射、差热分析及偏光显微镜等方法验证。

四、实 训 内 容

布洛芬固体分散体的制备

【处方】　布洛芬　　　　　　　　　　0.5g

　　　　　PVP　　　　　　　　　　　2.5g

【制法】

(1) 取处方量 PVP 置蒸发皿中,加无水乙醇-二氯甲烷(1∶1 体积分数)混合溶剂 10ml,在 50~60℃水浴上加热使溶解。

(2) 加入处方量布洛芬,搅拌使溶解,不断搅拌蒸去溶剂。

(3) 将蒸发皿置真空干燥器内,60℃干燥 1h,粉碎过 80 目筛备用。

(4) 按共沉淀物中布洛芬-PVP 的比例,称取布洛芬和 PVP,混合均匀,即得物理混合物。

(5) 分别取布洛芬粉末、PVP 粉末、布洛芬-PVP 物理混合物及共沉淀物粉末装入毛细血管中,按《中国药典》二部附录ⅥC 第一法测定样品的熔点,并记录。

【注意事项】

(1) 减压干燥制得的共沉淀物更均匀,更疏松,易于粉碎。

(2) 溶剂的蒸发速度越快,共沉淀物越均匀,所以应搅拌使之快速蒸发。

(3) 制备物理混合物时,注意不能研磨,否则可能形成研磨法制备的固体分散体。

【质量评价】　将熔点测定结果记录于实训表-19。比较四种样品的熔点,说明共沉淀物的形成。

实训表-19　熔点测定结果

	布洛芬	PVP	布洛芬-PVP 固体分散体	布洛芬-PVP 物理混合物
熔点				

五、思 考 题

1. 固体分散体可分为几种? 其提高难溶性药物和生物利用度的机制有哪些?

2. 本实验中制备固体分散体的方法是什么?

3. 物理混合物与共沉淀物的熔点及溶出速度是否一样? 为什么?

(林凤云)

实训二十一　包合物的制备

一、实训目的

1. 掌握饱和水溶液法制备包合物的工艺。
2. 了解β-环糊精(β-CD)的性质、应用。
3. 了解包合物的验证方法。

二、实训材料与器材

1. 实训材料　β-CD、薄荷油、无水乙醇、95%乙醇等。
2. 实训器材　磨塞锥形瓶、量筒、干燥器、水浴、电炉、天平等。

三、实训指导

包合物是由客分子和主分子两种组分加合而成,主分子具有较大的空穴结构,足以将客分子容纳在内形成分子囊。药物制成包合物后,可增加药物的溶解度和溶出速率;提高药物的稳定性;使液体药物粉末化;改善药物的吸收和生物利用度;降低药物的刺激性与毒副作用;掩盖药物的不良嗅味;调节释药速率。

目前应用最多的主分子是环糊精。其中以β-环糊精(β-CD)应用最为广泛。β-CD空洞大小合适,易从水中析出结晶,其溶解度随温度升高而增大,其筒状结构内部显疏水性,开口处显亲水性,毒性很低。同时,客分子的大小、极性、解离状态等均能影响环糊精包合物的形成及稳定。

包合物的验证可采用显微镜、相溶解度法、X-射线衍射法、红外光谱、核磁共振、差热分析、薄层色谱等一系列方法加以验证。β-环糊精包合物的制备方法有:饱和水溶液法、溶液搅拌法、研磨法、冷冻干燥法、混合溶剂法、共沉淀法等。

四、实训内容

薄荷油包合物的制备

【处方】
β-CD	4.0g
薄荷油	1.0ml
蒸馏水	50ml

【制法】　取处方量的β-CD,置100ml带塞锥形瓶中,加蒸馏水50ml,加热溶解,降温至50℃;加入处方量的薄荷油,恒温搅拌2.5h,冷却至室温,有白色沉淀析出,待沉淀完全后过滤。用无水乙醇5ml洗涤沉淀3次,至表面近无油渍。将包合物置干燥器中干燥,称重,计算收率。

【注意事项】

(1) 本实验采用饱和水溶液法制备包合物,主分子β-CD在25℃时水中溶解度为1.85%,但在50℃时溶解度可增加至4.0%。故在实验过程中,应控制好温度,包合过程结束后,通过降低温度使包合物从水中析出沉淀。

(2) 包封率取决于环糊精种类、药物与环糊精的配比量及包合时间,应按照实验内容的要求进行操作。

【质量评价】　计算包合物的产率。计算公式如下:

包合物收率(%) = 包合物实际量(g)/[环糊精量(g)+药物量(g)]×100%

五、思 考 题

1. 制备β-CD 包合物的关键是什么？应如何进行操作？
2. 除饱和水溶液法外,还有哪些方法可以制备包合物？各有何优缺点？
3. 包合物在药物制剂中有何意义？

（林凤云）

实训二十二 微囊的制备

一、实训目的

1. 掌握复凝聚法制备微型胶囊的工艺及影响微囊形成的因素。
2. 通过实验进一步理解复凝聚法制备微型胶囊的原理。

二、实训材料与器材

1. 实训材料 液状石蜡、阿拉伯胶、明胶、37% 甲醛、10% 乙酸、20% NaOH、纯化水。
2. 实训器材 烧杯、玻璃棒、组织捣碎机、显微镜、载玻片、泛 pH 试纸、恒温水浴锅、抽滤瓶、布氏漏斗。

三、实 训 指 导

微囊是一种新工艺,微型胶囊可以看做是药物包裹在一种薄膜内而形成的一种无缝胶囊剂。它在药物制剂上的作用是:①延缓药物的释放;②增加药物的稳定性;③改善某些口服药物的消化道反应;④掩盖药物的苦味;⑤减少复方制剂的配伍禁忌等。根据临床需要可将微囊制成散剂、胶囊剂、片剂、注射剂及软膏剂等。

微囊的制法很多。固药物性质及制备条件不同而加以选择,其中以复凝法应用较多。其原理是:亲水胶体是带有电荷的,当两种或两种以上带相反电荷的胶体溶液相遇时,因电荷中和而产生沉淀,如使用的阿拉伯胶带负电荷,而 A 型明胶在等电点以上带负电,在等电点以下带正电。如果将准备包囊的药物先与阿拉伯胶混合,制成乳剂(囊心为液体药物,如鱼肝油)或混悬液(囊心为固体药物),然后在 40~60℃温度下与等量的明胶溶液混合,此时由于明胶溶液带少量正电荷,故并不发生凝聚现象。若此时用乙酸调节混合液的 pH 至 4.5 以下(一般在 3.8~4.0),则明胶全部转为正电荷,与带负电荷的阿拉伯胶相互凝聚而包在药物周围,成为微囊。但此时的微囊松软,若降低温度使达到胶凝点以下,就开始胶凝,硬化成硬的胶囊,再加入甲醛使囊膜变性,则微囊硬化。因此,甲醛用量的多少能影响变性程度。当降温接近凝固点时,微囊容易粘连,故需不断搅拌,并用一定量的水稀释。最后用 20% NaOH 调 pH 至 7~8,以增强甲醛与明胶的交联作用,使凝胶的网状结构孔隙缩小,可以耐热。

四、实 训 内 容

液状石蜡微囊的制备

【处方】

液状石蜡($\rho=0.91$)	6ml
阿拉伯胶	5g
明胶	5g
37%甲醛溶液	2.5ml
10%乙酸溶液	适量
20%NaOH溶液	适量
蒸馏水	适量

【制法】

(1) 明胶溶液的配制:称取明胶5g,用蒸馏水适量浸泡溶胀后,加热溶解,加蒸馏水至100ml,搅匀,50℃保温备用。

(2) 阿拉伯胶溶液的配制:取蒸馏水80ml置小烧杯中,加阿拉伯胶粉末5g,加热至80℃左右,轻轻搅拌使溶解,加蒸馏水至100ml。

(3) 液状石蜡乳剂的制备:取液状石蜡6ml与5%阿拉伯胶溶液100ml置组织捣碎机中,乳化10s,即得乳剂。

(4) 乳剂镜检:取液状石蜡乳剂一滴,置载玻片上镜检,绘制乳剂形态图。

(5) 混合:将液状石蜡乳转入1000ml烧杯中,置50~55℃水浴上加5%明胶溶液100ml,轻轻搅拌使混合均匀。

(6) 微囊的制备:在不断搅拌下,滴加10%乙酸溶液于混合液中,调节pH至3.8~4.0(广泛试纸)。

(7) 微囊的固化:在不断搅拌下,将约30℃蒸馏水400ml加至微囊液中,将含微囊液的烧杯自50~55℃水浴中取下,不停搅拌,自然冷却,待温度为32~35℃时,加入冰块,继续搅拌至温度为10℃以下,加入37%甲醛溶液2.5ml(用蒸馏水稀释1倍),搅拌15min,再用20%NaOH溶液调其酸碱度至pH8~9,继续搅拌20min,观察至析出为止,静置待微囊沉降。

(8) 镜检:显微镜下观察微囊的形态并绘制微囊形态图,记录微囊的大小(最大和最多粒径)。

(9) 过滤(或甩干):待微囊沉降完全,倾去上清液,过滤(或甩干),微囊用蒸馏水洗至无甲醛味,抽干,即得。

【注意事项】

(1) 复凝聚法制备微囊,用10%乙酸溶液调节pH是操作关键。因此,调节pH时一定要把溶液搅拌均匀,使整个溶液的pH为3.8~4.0。

(2) 制备微囊的过程中,始终伴随搅拌,但搅拌速度以产生泡沫最少为度,必要时加入几滴戊醇或辛醇消泡,可提高收率。

(3) 固化前勿停止搅拌,以免微囊粘连成团。

【质量评价】

(1) 绘制乳剂和微囊的显微镜下形态图,并说明两者之间差别。

(2) 记录微囊的直径(最大粒径和最多粒径)。

五、思 考 题

1. 本实验中制备微囊的方法是什么?除该方法外,还有哪些方法可以制备微囊?

2. 说明调节pH前后显微镜观察混合液的变化情况,并说明变化原因。

3. 复凝聚法制备微囊的关键是什么?

(林凤云)

实训二十三 缓释制剂的制备及释放度测定

一、实训目的

1. 熟悉缓释制剂的基本原理与设计方法。
2. 掌握亲水凝胶骨架型和溶蚀性缓释片的缓释机制和制备工艺。
3. 熟悉缓释片释放度的测定方法。

二、实训指导

　　缓释制剂是指在规定释放介质中,按要求缓慢地非恒速释放药物的制剂,该类制剂用药后能在较长时间内持续释放药物而达到长效治疗作用。口服缓释制剂可根据释药过程符合一级动力学(或 Higuchi 方程)和零级动力学方程分缓释制剂和控释制剂。缓控释制剂与相应的普通制剂相比,用药次数减少,作用时间延长,血药浓度峰谷比减小,药物的毒副作用降低。口服缓释制剂在人体胃肠道的转运时间一般可维持 8~12h,根据药物的用量及药物的吸收代谢性质,其作用可达 12~24h,患者一天口服 1~2 次即可。

　　按照释药机制的不同,缓控释制剂主要分为骨架型和膜控型两类。其中骨架型缓释片依据所含骨架材料的不同,又分为亲水凝胶骨架片、溶蚀性骨架片和不溶性骨架片。

　　亲水凝胶骨架片的骨架材料主要有海藻酸钠、琼脂、西黄蓍胶、羟丙甲基纤维素(HPMC)、甲基纤维素(MC)、羧甲基纤维素钠(CMC-Na)、壳聚糖、半乳糖甘露聚糖、聚乙烯醇(PVA)、卡波姆、聚维酮(PVP)、丙烯酸树脂等。这些材料遇水或消化液后经水合作用而膨胀,并在释药系统周围形成一层稠厚的凝胶屏障,药物可以通过扩散作用透过凝胶屏障而释放,释放速率因凝胶屏障的作用而延缓,材料的亲水能力是控制药物释放的主要因素。溶蚀性骨架片系以惰性蜡质、脂肪酸及其酯类等物质为骨架材料,与药物一起混合压制成片剂。在体温下骨架材料逐渐溶蚀,药物从骨架中释放出来,释放速率取决于骨架材料的用量及溶蚀性。在该片组成中除骨架材料外,常加一些致孔剂来调节释药速率。不溶性骨架片是指以不溶于水或水溶性小的高分子聚合物为骨架来制备,口服后胃肠液渗入骨架孔隙,药物溶解并通过骨架中细小孔径的通道,缓缓向外扩散而释放。

　　由于缓释制剂中含药物量普遍多于普通制剂,制剂工艺也较复杂,需要制定合理的体外药物释放度试验方法,以保证药品即有可靠的疗效,又能避免突释引起毒副作用的增加。除另有规定外,缓释制剂的体外药物释放度可采用溶出度测定仪,温度模拟体温控制在 37℃±0.5℃,释放介质以去空气的新鲜水为佳,也可根据药物的溶解特性、处方要求以及吸收部位,使用稀盐酸(0.001~0.1mol/L)或 pH 3~8 的磷酸盐缓冲液,对难溶性药物可加少量表面活性剂(如十二烷基硫酸钠)。释放介质的体积应符合漏槽条件,一般要求不少于形成药物饱和溶液量的 3 倍,并脱气。

　　缓释制剂体外释放速率试验应能反映出受试制剂释药速率的变化特征,且能满足统计学处理的需要,释药全过程的时间不应低于给药的间隔时间,且累积释放率要求达到 90% 以上。除另有规定外,制剂质量研究中,通常将释药全过程的数据作累积释放百分率-时间的释药速率曲线图,制订出合理的释放度检查方法和限度。

　　缓释制剂从释药速率曲线图中至少选出 3 个取样时间点,第 1 点为开始 0.5~2h 的取样时间点 t(累积释放率约30%),用于考察药物是否有突释;第 2 点为中间的取样时间点 t(累积释放率约50%),用于确定释药特性;最后的取样时间点 t(累积释放率>75%),用于考察释药量是否基本完全。此 3 点可用于表征体外缓释制剂药物释放度。

本实验以茶碱为药物制备亲水凝胶骨架片和溶蚀性骨架片,并进行释放度测定。

三、实训材料与器材

1. 实训材料　茶碱、硬脂醇、羟丙甲基纤维素(HPMC K10M)、乳糖、乙醇、硬脂酸镁。

2. 实训器材　单冲压片机、溶出仪、紫外可见分光光度计。

四、实 训 内 容

1. 茶碱亲水凝胶骨架片的制备

【处方】

茶碱	10.0g
HPMC(K10M)	4.0g
乳糖	5.0g
80%乙醇溶液	适量
硬脂酸镁	适量
制成	100 片

【制法】

(1) 将茶碱、乳糖研细分别过 100 目筛,HPMC(K10M)过 80 目筛,混合均匀,加 80%乙醇溶液制成软材,过 18 目筛制粒。

(2) 湿颗粒于 50~60℃干燥,用 16 目筛整粒,称重,加硬脂酸镁混匀。

(3) 计算片重,压片即得。每片含茶碱 100mg。硬脂酸镁的量约占颗粒总量的 1.2%。

2. 茶碱溶蚀性骨架片的制备

【处方】

茶碱	10.0g
硬脂醇	1.0g
HPMC(K10M)	0.1g
硬脂酸镁	适量
制成	100 片

【制法】

(1) 将茶碱研细过 100 目筛,另将硬脂醇置于蒸发皿中,80℃水浴加热熔融,加入茶碱搅匀,冷却,置研钵中研碎。

(2) 取 HPMC(K10M)用 80%乙醇 3ml(量可适当调整)制成胶浆,加入到上述混合物中制软材,过 18 目筛制粒。

(3) 湿颗粒于 36~40℃干燥,用 16 目筛整粒,称重,加硬脂酸镁混匀。

(4) 计算片重,压片即得。每片含茶碱 100mg。硬脂酸镁的量约占颗粒总量的 1.2%。

3. 释放度试验

(1) 标准曲线的制作:精称茶碱对照品约 20mg,置 100ml 容量瓶中,加 0.1mol/L 盐酸溶液溶解,并至刻度。精密吸取此液 10ml 置 50ml 容量瓶中,加 0.1mol/L 盐酸溶液至刻度。取溶液 0.5、1.25、2.5、5、7.5、10ml,分别置 25ml 容量瓶中,加同溶液至刻度,制成 0.8、2、4、8、12、16μg/ml 的溶液。按分光光度法,在 270nm 波长处测定吸收度。对溶液浓度与吸收度进行回归分析得到标准曲线回归方程。

(2) 释放度试验:取制得的茶碱亲水凝胶缓释片 1 片,按照《中国药典》2010 年版释放度测定法规定,采用溶出度测定法第二法(浆法)的装置,以 0.1mol/L 盐酸溶液 900ml 为溶剂,温度

37℃±0.5℃,转速为50r/min,依法操作,经1、2、3、4、6、12h,分别取释放液3ml,用0.8μm微孔滤膜过滤,并及时在溶出杯中补充相同温度的释放介质3ml。取续滤液1ml,置10ml容量瓶中,加0.1mol/L盐酸溶液至刻度。按分光光度法,在270nm波长处测定吸收度。

4. 实验结果与讨论

(1) 根据标准曲线求得各取样时间释放液中的药物浓度,计算各时间的累积释放量,除以每片的药物含量(标示量),即得各取样时间药物的累积释放百分率,填于实训表-20中。

实训表-19 茶碱亲水凝胶缓释片释放度实验结果

取样时间	1h	2h	3h	4h	6h	12h
吸收度(A)						
药物浓度(μg/ml)						
累积释放量						

$$累积释放量(\%) = [(C_{\mu g/ml} \times 介质总量 \times 10^{-3})/标示量] \times 100\%$$

(2) 以累积释放百分率为纵坐标,时间为横坐标,绘制药物累积释放百分率-时间曲线图。

(3) 根据《中国药典》2010年版规定,茶碱缓释片的释放度标准为:每片在2h、6h与12h的溶出量应分别为20%~40%、40%~65%和70%以上。比较本片剂的释放度,作出评价。

五、思 考 题

1. 缓释制剂有何特点?
2. 在释放度测定过程中,有哪些注意事项?

(林凤云)

参 考 文 献

崔福德. 2011. 药剂学(第七版). 北京:人民卫生出版社

高宏. 2008. 药剂学. 北京:人民卫生出版社

高宏. 2011. 药剂学. 北京:人民卫生出版社

国家食品药品监督管理局执业药师资格考试认证中心. 2013. 国家执业药师资格考试应试指南-药学专业知识(二). 北京:中国医药科技出版社

国家药典委员会. 2010. 中华人民共和国药典(2010年版). 北京:中国医药科技出版社

侯慧民,王浩. 2012. 安塞尔药物剂型给药系统. 北京:科学出版社

蒋新国. 2009. 生物药剂学与药物动力学. 北京:高等教育出版社

梁秉文. 2008. 新型药物制剂处方与工艺. 北京:化学工艺出版社

梁文权. 2007. 生物药剂学与药物动力学. 北京:人民卫生出版社

刘素兰. 2010. 药剂学. 北京:科学出版社

龙晓英,房志仲. 2009. 药剂学. 北京:科学出版社

陆彬. 2005. 药物新剂型与新技术. 北京:人民卫生出版社

王小根,刘德军. 2009. 中药制剂技术. 北京:人民卫生出版社

杨宗发. 2012. 药物制剂设备. 北京:人民军医出版社

张琦岩. 2013. 药剂学(第二版). 北京:人民卫生出版社

张兆旺. 2004. 中药药剂学. 北京:中国中医药出版社

张志荣. 2011. 药剂学. 北京:高等教育出版社

郑俊民. 2006. 经皮给药新剂型. 北京:人民卫生出版社

中国医药教育协会职业技术教育委员会. 2001. 药剂学基础. 北京:中国医药科技出版社

周金彩. 2013. 药剂学. 北京:化学工业出版社

朱照静. 2010. 药剂学. 北京:科学出版社

Abrams LS,Skee D,Natarajan J,et al. 2002. Pharmacokinetic overview of Ortho Evra/Evra. Fertil Steril,77:3~12

Attwood D,Ktistis G. 1989. Int J Pharm Sci,52:165

Banker GS,et al. 1995. Modern Pharmaceutics. 3rd ed. New York:Marcel Dekker Inc,611~627

Banker GS,et al. 1995. Modern Pharmaceutics. 3rd ed. New York:Marcel Dekker Inc,613~680

Gref R,et al. 1993. Biodegradable PEG-coated stealth nanospheres. Proc Int Symp Controlled Release Bioact Mater,20:131

Gupta PK. 1990. Drug targeting in cancer chemotherapy:a clinical perspective. *J Pharm Sci*,79(11):99

Harel Z,Riggs S,Vaz R,et al. 2005. Adolescents' experience with the combined estrogen and progestin transdermal contraceptive method Ortho Evra. J Pediatr Adolesc Gynecol,18(2):85~90

Huwyler J,et al. 1996. Brain drug delivery of small molecules using immunoliposomes. Proc Natl Acad Sci,93(24):14164

Lee MJ,et al. 1995. Inverse targeting of drugs to reticuloendothelial sysytem-rich organs by lipid microemulsion emusified with poloxamer 338. Int J Pharm,113:175

Leopold CS,et al. 1995. In vivo pharmacokinetic study for the assessment of poly(L-aspartic acid) as a drug carrier for colon-specific drug delivery. J Pharmacokinet Biopharm,23(4):397

Lundberg BB,et al. 1996. Submicron lipid emulsions containing amphipathic polyethyleneglycol for use as drug-carriers with prolonged circulation time. Int J Pharm,134:119

Szachowicz-Petelska B,et al. 2001. Mechanisms of transport across cell membranes of complexes contained antitumour drugs. Int J Pharm,222:169~182

Uekama K,et al. 1997. 6A-O-[(4-biphenyl)acetyl]-alpha-,-beta-,and － gamma-cyclodextrins and 6A-deoxy-6A-[[(4-biphenylyl)acetyl]amino]-alpha-,-beta-,and － gamma-cyclodextrins:potential-prodrugs for colon-specific delivery. J Med Chem,40(17):2755

Zhang ZR,et al. 1996. Mitoxantrone polybutylcyanoacrylate nanoparticles as an anti-neoplastic targeting drug delivery system. Int J Pharm,139:1~8

目标检测选择题答案

第一章

1. C　2. E　3. E　4. A　5. C　6. C　7. E　8. A
9. B　10. D　11. E　12. B　13. C　14. A　15. A
16. C　17. D　18. B　19. ACE　20. ABD
21. ABCE　22. ABD

第二章

1. B　2. B　3. C　4. D　5. A　6. A　7. A
8. B　9. B　10. D　11. B　12. C　13. C　14. B
15. D　16. A　17. B　18. D　19. C　20. E　21. D
22. A　23. C　24. E　25. B　26. E　27. D　28. C
29. B　30. A　31. AD　32. BD　33. ABCD　34. BC
35. AD　36. ABCD　37. ABC　38. AC　39. ACD
40. BCD

第三章

1. B　2. C　3. B　4. D　5. E　6. E　7. A　8. C
9. B　10. D　11. D　12. A　13. E　14. B　15. C
16. E　17. B　18. A　19. ACDE　20. ABE　21. DE
22. ABD

第四章

1. A　2. D　3. A　4. C　5. B　6. E　7. D　8. B
9. B　10. D　11. D　12. E　13. D　14. E　15. B
16. A　17. C　18. ACE

第五章

1. D　2. B　3. D　4. D　5. D　6. C　7. C　8. C
9. A　10. B　11. D　12. B　13. A　14. E　15. B
16. C　17. D　18. E　19. A　20. C　21. C　22. D
23. A　24. C　25. B　26. D　27. C　28. A　29. B
30. D　31. E　32. C　33. B　34. ABE　35. BE
36. ABCE　37. AC　38. ABCD

第六章

1. B　2. C　3. A　4. D　5. B　6. A　7. B　8. B
9. D　10. B　11. E　12. B　13. A　14. D　15. C
16. BCDE

第七章

1. A　2. E　3. A　4. C　5. D　6. C　7. C　8. C

9. D　10. C　11. A　12. E　13. A　14. D　15. B
16. C　17. DE　18. ABCDE　19. ABCE　20. ABC
21. ABCD　22. ABDE

第八章

1. A　2. C　3. D　4. C　5. E　6. A　7. B　8. E
9. A　10. E　11. D　12. B　13. C　14. C　15. D
16. B　17. C　18. D　19. E　20. A　21. C　22. D
23. A　24. E　25. C　26. E　27. D　28. B　29. C
30. E　31. A　32. D　33. ACE　34. ABCD　35. AD
36. ABDE　37. AB　38. CD　39. ACE　40. ACD
41. ACD　42. ABC

第九章

1. B　2. D　3. D　4. C　5. B　6. B　7. B　8. A
9. B　10. D　11. C　12. B　13. A　14. B　15. C
16. A　17. C　18. C　19. D　20. D　21. B　22. E
23. C　24. B　25. C　26. E　27. A　28. D　29. A
30. A　31. C　32. B　33. D　34. A　35. C　36. B
37. E　38. D　39. B　40. D　41. A　42. C　43. B
44. D　45. A　46. B　47. C　48. E　49. ABCD
50. ABCE　51. ABCDE　52. BCDE　53. BD　54. AD

第十章

1. C　2. C　3. C　4. C　5. D　6. A　7. E　8. B
9. E　10. B　11. ABC　12. ABC

第十一章

1. E　2. E　3. C　4. A　5. C　6. A　7. E　8. E
9. D　10. A　11. D　12. C　13. B　14. C　15. A
16. C　17. D　18. BD　19. ABD　20. BDE　21. ACD

第十二章

1. A　2. E　3. A　4. D　5. C　6. E　7. D　8. A
9. C　10. C　11. E　12. C　13. A　14. D　15. B
16. D　17. C　18. A　19. E　20. A　21. D　22. C
23. E　24. B　25. ABE　26. ABCDE　27. ACD
28. ABCDE　29. CD

第十三章

1. B　2. D　3. C　4. A　5. C　6. A　7. E　8. B

9. D　10. B　11. D　12. A　13. C　14. E　15. BDE

16. BCE　17. CD　18. ACD　19. ABCDE

第十四章

1. E　2. B　3. B　4. D　5. B　6. A　7. ABDE

8. ABCDE

第十五章

1. B　2. C　3. C　4. D　5. A　6. B　7. D　8. A

9. C　10. D　11. A　12. D　13. B　14. C　15. D

16. B　17. C　18. D　19. E　20. C　21. D　22. C

23. D　24. E　25. A　26. B　27. A　28. B　29. C

30. D　31. B　32. C　33. A　34. E　35. B　36. D

37. ABD　38. BC　39. ABCDE　40. BCD　41. ABCD

42. ACE　43. ABCD　44. ABCDE　45. ABCD

46. ABCE　47. ABCDE　48. BCE　49. BCD

第十六章

1. C　2. B　3. A　4. E　5. D　6. E　7. B　8. C

9. D　10. A　11. E　12. C　13. A　14. B　15. C

16. B　17. E　18. C　19. A　20. C　21. E　22. C

23. A　24. E　25. B　26. B　27. D　28. E　29. B

30. E　31. A　32. ACD　33. ADE　34. CE　35. BCDE

36. AD　37. BD　38. BE　39. AB　40. ACE　41. BCE

42. BE　43. ABDE　44. BCD　45. BCDE　46. BE

47. ABCD　48. ACE

第十七章

1. B　2. D　3. A　4. B　5. BCD　6. BDE　7. BC

8. ABDE

第十八章

1. E　2. A　3. D　4. B　5. ACDE　6. ABC